主 审 简 介

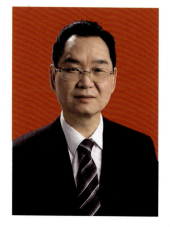

陈孝平

中国科学院院士，教授，主任，博士生导师，肝胆胰外科领域专家。华中科技大学同济医学院名誉院长，华中科技大学同济医学院附属同济医院外科学系主任、肝胆胰外科研究所所长。教育部器官移植重点实验室主任、国家卫生健康委员会器官移植重点实验室主任、中国医学科学院器官移植重点实验室主任。

在肝胆胰外科领域取得了较系统的创新性成果：提出新的肝癌分类和大肝癌可安全切除的理论；建立控制肝切除出血技术 3 项和肝移植术 1 项；提出小范围肝切除治疗肝门部胆管癌的理念，建立不缝合胆管前壁的胆肠吻合术和插入式胆肠吻合术；改进了胰十二指肠切除术操作步骤，创建陈氏胰肠缝合技术等。这些理论和技术应用到临床，效果显著。

获得国家科学技术进步奖二等奖、国家级教学成果奖二等奖、教育部提名国家科技进步奖一等奖、中华医学科技奖一等奖、何梁何利基金科学与技术进步奖、中国抗癌协会科技奖一等奖、湖北省科技成果推广奖一等奖、湖北省科技进步奖一等奖各 1 项，并获得中国肝胆胰外科领域杰出成就金质奖章、湖北省科学技术突出贡献奖。先后被评为全国教学名师、全国卫生单位先进个人、卫生部有突出贡献的中青年专家和全国医德标兵，获得全国五一劳动奖章。2017 年获得亚太肝胆胰协会颁发的突出贡献金质奖章，2019 年获得"最美科技工作者"称号，2020 年获得全国创新争先奖章，2023 年获国际肝胆胰协会（IHPBA）杰出贡献奖。英国爱丁堡皇家外科学院荣誉院士，University of Insubria Medical School 前任校长 Renzo 教授在 Nature 发表署名文章，称陈孝平为"国际肝胆胰外科技术改进与创新的领导者"。

现任亚太腹腔镜肝切除推广与发展专家委员会主席，中国腹腔镜肝切除推广与发展专家委员会主任委员，国际肝胆胰协会中国分会主席，亚太肝癌协会常委，美国外科学会荣誉院士（Honorary Fellowship）、美国外科学院院士（Fellowship）、国际外科专家组（ISG）成员（中国大陆仅 1 名），中华医学会外科学分会常务委员兼肝脏学组组长，中国医师协会外科医师分会副会长和器官移植分会副会长，中国抗癌协会腔镜与机器人分会主任委员，武汉市医学会会长。

U0619678

顾 问 简 介

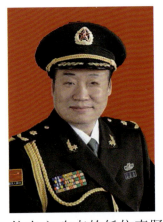

高春芳

　　教授，主任医师，博士生导师。中国人民解放军联勤保障部队第九八九医院原院长，技术一级，文职一级，将军。全国著名肛肠外科专家，兼任中国卫生法学会会长，中国医师协会常委，中国医师协会肛肠医师分会第三届、第四届会长和第五届名誉会长，全军肛肠外科研究所所长，海军医科大学博士生导师，教授，主任医师，第十届、十一届、十二届全国政协委员，享受国务院政府特殊津贴。他自主攻克的低位直肠癌根治术，解决了世界性的医学难题。曾获国家和军队科技进步成果奖 30 项，主编《现代结、直肠手术学》、《消化系统肿瘤学》、《痔疮就医指南》、《肛裂就医指南》、《便秘就医指南》、《肛周脓肿就医指南》、《肛瘘就医指南》、《结肠炎就医指南》及《结直肠肿瘤就医指南》等著作 10 余部，参与编写专著多部，发表论文 170 余篇。被评为全国首届中青年医学科技之星、国家有特殊贡献中青年专家、全国优秀科技工作者。

主 编 简 介

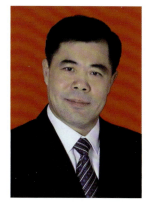

李春雨

　　教授，主任医师，硕士生导师。现任中国医科大学附属第四医院肛肠外科主任，兼任中国医师协会肛肠医师分会第三届、第四届副会长，中国医师协会医学科学普及分会副会长，中国医师协会肛肠医师分会科普专业委员会主任委员，中国医师协会医学科学普及分会肛肠专业委员会主任委员，国家健康科普专家库第一批、第二批成员，国际盆底疾病协会常务理事，中国医药教育协会肛肠疾病专业委员会副主任委员，中国医师协会外科医师分会肛肠医师专业委员会副主任委员，中国医师协会结直肠肿瘤专业委员会早诊早治专业委员会副主任委员，中国临床肿瘤学会肿瘤微创外科专家委员会委员，辽宁省医学会肛周疾病学组主任委员，辽宁省免疫学会肛肠免疫分会主任委员，沈阳市医师协会肛肠科医师分会主任委员。高等学校"十二五"本科系列教材《肛肠病学》主编，高等学校"十三五"本科系列教材《肛肠病学》（第2版）主编，科学出版社普通高等教育"十四五"本科规划教材《肛肠外科学》（案例版）主编，普通高等教育"十二五"研究生规划教材《肛肠外科学》主编、科学出版社普通高等教育"十四五"研究生规划教材《肛肠外科学》（第2版）主编，高等学校医学研究生创新教材《结直肠肛门外科学》主编。

　　毕业于中国医科大学，医学硕士。从事结直肠肛门外科医疗、教学、科研及科普工作30余年，具有丰富的临床经验。师承世界著名肛肠外科专家萧俊教授、喻德洪教授和陈春生教授。秉承"微创、无痛、科学、规范"的治疗理念，对结、直肠肛门外科有较深的造诣，尤其擅长肛肠疾病的微创治疗。

　　在国内外核心期刊上发表学术论文100余篇，发表医学科普读物150余篇。参与国家自然科学基金科研课题2项，承担省、部级科研课题10项。获辽宁省科学技术进步奖二等奖1项、三等奖3项，辽宁省自然科学学术成果奖二等奖3项、三等奖6项，沈阳市科技进步奖三等奖1项。获得国家实用新型专利6项。

　　出版教材、专著及科普书籍46部。其中主编教材6部、参编教材8部。主编专著《实用肛肠外科学》、《临床肛肠外科学》、《现代肛肠外科学》、《实用盆底外科》、《肛肠外科手术学》、《肛肠外科手术技巧》、《肛肠外科手绘手术图谱》、《实用肛门手术学》等12部；主编科普书籍《肛肠病名医解答》、《便秘就医指南》及《大肠癌看这本就够了》等15部。

　　2010年荣获第三届沈阳优秀医师奖、2011年荣获首届中西医结合优秀青年贡献奖、2015年荣获中国医科大学优秀教师，2016年在援疆期间，荣获"全国第八批省市优秀援疆干部人才"、"新疆塔城地区第二批优秀援疆干部人才"和"辽宁省第四批优秀援疆干部人才"等荣誉称号。2023年获首届"临床医学奖-医学科普传播奖"。

副主编简介

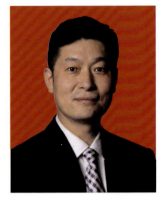

丁克峰

　　教授，主任医师，博士生导师。现任浙江大学医学院附属第二医院副院长。国家重点研发计划首席科学家、浙江省"万人计划"杰出人才、浙江省卫生领军人才。浙江大学肿瘤学学位点负责人，浙江大学"求是特聘医师"。兼任中华医学会肿瘤学分会常务委员、中国抗癌协会大肠癌专业委员会候任主任委员、中国医师协会结直肠肿瘤专业委员会副主任委员、浙江省医学会肿瘤外科分会候任主任委员、浙江省医学会精准医学分会主任委员、浙江省抗癌协会大肠癌专业委员会候任主任委员及浙江省医师协会肛肠外科学会副主任委员。主持国家重点研发计划项目 1 项、国家自然科学基金项目 8 项、浙江省重点研发计划项目 1 项、浙江省"领雁"研发攻关计划项目 1 项及临床研究 6 项。

　　毕业于浙江医科大学，医学博士。长期从事肿瘤外科和大肠癌一线临床和科研工作。专注于大肠癌腹腔镜微创治疗和综合诊治，以及大肠癌的早筛、早诊早治。创建浙江大学大肠癌多学科诊治中心；牵头或主要参与制定了中国结直肠癌"筛查、早诊早治、临床诊治规范、多学科诊治规范"等 4 部国家级临床诊治指南和专家共识；是中国最早一批腹腔镜大肠癌手术、快速康复治疗理念、MDT 综合诊治理念的探索者和推广者。主要研究方向有结直肠癌早诊早治与早期筛查新方法、结直肠癌微创外科治疗与晚期肠癌的综合诊治、结直肠癌专病队列研究、基于人工智能的结直肠癌诊疗新体系及结直肠癌创新药物研发与辅助治疗新技术。

　　近 5 年以通讯作者发表 SCI 论文 60 余篇，担任新编 8 年制教材《肿瘤学》副主编、科学出版社"十四五"普通高等教育本科规划教材《肛肠外科学》（案例版）副主编和人民卫生出版社《结直肠肿瘤学》主编。

科学出版社"十四五"普通高等教育本科规划教材

案例版

肛肠外科学

主　　审　陈孝平

顾　　问　高春芳

主　　编　李春雨

副 主 编　丁克峰

科学出版社

北　京

内 容 简 介

　　本教材系国内第一部肛肠外科学案例版"十四五"规划教材，由中国科学院院士、《外科学》教材主编陈孝平教授担任主审并作序。由李春雨教授牵头，组织国内 30 余位肛肠外科领域临床一线专家、学者共同撰写。

　　本教材分五篇，共 57 章。第一篇为肛肠外科学基础，系统地介绍肛肠外科的常见症状、检查方法等；第二篇为肛门直肠疾病，详细地介绍痔、肛周脓肿、肛瘘、直肠脱垂、直肠癌等；第三篇为结肠疾病，全面地介绍肠息肉、结肠癌等；第四篇和第五篇分别为小儿肛肠疾病和肛肠其他疾病。对每一疾病的阐述内容紧贴临床，层次清晰，特色鲜明，重点突出，并辅以典型临床案例，便于学生阅读理解，为学生进入临床实践奠定了坚实的基础。同时，将一些临床实用性较强的最新科研成果编入教材中，与临床实践结合更加紧密，实用性更强。

　　本教材可作为五年制临床医学专业、"5+3"一体化临床医学专业和专业型研究生的教科书，也可作为住院医师规范化培训的工具书，还可作为各级医院肛肠外科、普通外科、肿瘤外科的住院医师及进修医师的参考书。

图书在版编目（CIP）数据

肛肠外科学 / 李春雨主编. -- 北京：科学出版社，2024.12. --（科学出版社"十四五"普通高等教育本科规划教材）. -- ISBN 978-7-03 -080447-1

Ⅰ. R657.1

中国国家版本馆 CIP 数据核字第 20243RJ591 号

责任编辑：朱　华 / 责任校对：宁辉彩
责任印制：张　伟 / 封面设计：陈　敬

科 学 出 版 社 出版

北京东黄城根北街 16 号
邮政编码：100717
http://www.sciencep.com

北京中科印刷有限公司印刷
科学出版社发行　各地新华书店经销

*

2024 年 12 月第　一　版　　开本：787×1092　1/16
2024 年 12 月第一次印刷　　印张：28　插页：2
字数：828 000
定价：139.00 元
（如有印装质量问题，我社负责调换）

编委名单

主　　审　　陈孝平

顾　　问　　高春芳

主　　编　　李春雨

副 主 编　　丁克峰

编委名单　　（按姓氏笔画排序）

丁克峰　　浙江大学医学院附属第二医院

丁健华　　中国人民解放军火箭军特色医学中心

王　权　　吉林大学第一医院

王夫景　　哈尔滨医科大学附属第二医院

王永兵　　上海市浦东新区人民医院

王亚旭　　重庆医科大学附属第二医院

韦　东　　中南大学湘雅医学院附属海口医院

冯　波　　上海交通大学医学院附属瑞金医院

曲牟文　　中国中医科学院广安门医院

刘仍海　　北京中医药大学东方医院

刘蔚东　　中南大学湘雅医院

江　滨　　南京中医药大学附属南京中医院

汤玉蓉　　南京医科大学第一附属医院

孙　哲　　大连大学附属新华医院

孙大庆　　天津医科大学总医院

李心翔　　复旦大学附属肿瘤医院

李玉玮　　天津市人民医院

李春雨　　中国医科大学附属第四医院

杨　烈　　四川大学华西医院

杨　巍　　上海中医药大学附属曙光医院

吴　斌　中国医学科学院北京协和医院

沙静涛　西安市中医医院

陈启仪　同济大学附属第十人民医院

陈洪生　哈尔滨医科大学附属第四医院

周海涛　中国医学科学院肿瘤医院

周智洋　中山大学附属第六医院

郑建勇　空军军医大学西京医院

姜金波　山东大学齐鲁医院

聂　敏　辽宁中医药大学附属第三医院

党诚学　西安交通大学第一附属医院

徐　月　重庆中医药学院附属第一医院

黄　亮　中山大学附属第六医院

曹志新　华中科技大学同济医学院附属同济医院

彭　慧　中山大学附属第六医院

韩加刚　首都医科大学附属北京朝阳医院

楼　征　海军军医大学第一附属医院

路　瑶　中国医科大学附属第四医院

谭文斐　中国医科大学附属第一医院

编写秘书　路　瑶

序　言

随着精准医学时代的到来，肛肠外科学的发展更是日新月异，编撰、出版符合当前我国医学生教学的《肛肠外科学》（案例版）教材，正是时代的需要。

该教材系科学出版社"十四五"普通高等教育本科规划教材，由中国医科大学李春雨教授牵头，邀请国内 28 所著名高校或医院在结直肠肛门外科领域造诣颇深的 30 余位专家、学者共同编写这部引领医学教育发展趋势的《肛肠外科学》（案例版）教材。

该教材编排设计合理，结构清晰，特色鲜明，重点突出。对疾病的论述内容紧密结合临床，采用临床案例引导教学方法，即在教材中增加临床真实病例，这是本教材有别于其他教材的特色，对于肛肠外科基础与临床研究具有重要指导意义。

李春雨教授领衔的编写团队具有扎实的理论基础、丰富的临床经验、严谨的科学态度及雄厚的编写实力。借此机会，我向所有参与该教材编写，并长期工作在临床、教学、科研一线的编者的精益求精、严谨求实的治学精神表达诚挚的敬意。

该教材不仅可作为全日制高等医药院校的五年制临床医学专业、"5+3"一体化临床医学专业和专业型研究生的教科书，也可以作为住院医师规范化培训的工具书，还可作为各级医院肛肠外科、普通外科、肿瘤外科的住院医师及进修医师的参考书。这是一部高质量、高水平的教科书，具有较高的学术价值，本书的出版，必将促进我国肛肠外科学的进一步完善和发展，为广大高校师生及肛肠疾病患者带来福音。

中国科学院院士

陈孝平

2023 年 12 月

前　言

随着医学事业的蓬勃发展，我国肛肠外科的诊疗水平与国际先进水平之间的差距逐渐缩小，新知识、新理念、新方法、新技术不断涌现。为适应目前高等医学院校的教育现状，受科学出版社之委托，由李春雨教授牵头，组织国内 30 余位结直肠肛门外科领域临床教学一线的著名专家编写这部引领医学教育发展趋势的《肛肠外科学》（案例版）教材。

《肛肠外科学》（案例版）教材系科学出版社"十四五"普通高等教育本科规划教材，全书共分五篇，57 章。第一篇为肛肠外科学基础，系统地介绍肛肠外科的常见症状、常见专科检查、麻醉与止痛等；第二篇为肛门直肠疾病，详细地阐述痔、肛裂、肛周脓肿、肛瘘、直肠脱垂、直肠癌等；第三篇为结肠疾病，全面地介绍肠息肉、结肠癌等；第四篇和第五篇分别为小儿肛肠疾病和肛肠其他疾病。对疾病的论述内容紧密结合临床，层次清晰，重点突出，并辅以典型临床病例，便于学生阅读理解，为学生进入临床实践奠定了坚实的基础。同时，将一些临床实用性较强的最新科研成果编入书中，与临床实践结合更加紧密，实用性进一步加强。

本教材特色鲜明，重点突出。编写过程中秉持以下五个原则：①内容上重视"三基"，即基础理论、基本知识和基本技能，而且理论与实践并重；②形式上紧贴临床实践，充分体现了思想性、科学性、先进性和实用性并举；③采用临床案例引导教学方法，即在教材中增加临床真实病例，这是本教材有别于其他教材的特色；④采用创新性编写模式，使医学生对肛肠外科学的学习更加主动、形象；⑤书后附有复习思考题，便于学生对重点知识的理解与掌握。

本教材聘请中国科学院院士、《外科学》教材主编陈孝平教授担任主审并作序。各位编委和出版社编辑在编撰过程中的组稿、修改、校对等环节付出了艰辛的努力，没有他们的无私奉献，本教材不可能顺利完成，借此书付梓之际，在此一并致以衷心的谢忱。

由于作者经验不足，水平有限，书中难免存在不足，希望老师、同学和肛肠科同道们不吝批评指正，以便再版时更正。

2023 年 10 月

目　　录

第一篇　肛肠外科学基础

第一章　绪论 ··· 1
　　第一节　肛肠外科学的内容与范围 ·························· 1
　　第二节　如何学习肛肠外科学 ······························· 1
第二章　病史采集与分析 ··· 3
　　第一节　临床症状 ··· 3
　　第二节　临床体征 ·· 13
第三章　常用专科检查 ··· 17
　　第一节　肠镜检查 ·· 17
　　第二节　肛门直肠压力测定 ·································· 18
　　第三节　肛门直肠腔内超声 ·································· 21
　　第四节　结肠传输试验 ······································· 22
　　第五节　排粪造影 ·· 23
　　第六节　计算机断层扫描 ····································· 25
　　第七节　磁共振成像 ·· 33
第四章　肛肠外科临床诊断思维与治疗决策 ··············· 41
第五章　肛肠外科微创技术 ····································· 45
　　第一节　吻合器手术在肛肠外科中的应用 ················· 45
　　第二节　腹腔镜技术在肛肠外科中的应用 ················· 51
　　第三节　达芬奇机器人手术在肛肠外科中的应用 ·········· 55
　　第四节　经自然腔道取标本手术在肛肠外科中的应用 ····· 58
第六章　肠道微生态与慢性便秘的关系 ····················· 60
第七章　加速康复外科在肛肠外科中的应用 ················ 64
第八章　肛肠麻醉与术后镇痛 ································· 67
　　第一节　肛肠麻醉 ·· 67
　　第二节　术后镇痛 ·· 70
第一篇参考文献 ·· 73

第二篇　肛门直肠疾病

第九章　肛门直肠先天性畸形 ································· 75
　　第一节　肛门闭锁 ·· 75
　　第二节　异位肛门 ·· 80
　　第三节　直肠阴道瘘 ·· 84

　　第四节　直肠膀胱瘘 ……………………………………………………………………… 87
　　第五节　泄殖腔畸形 ……………………………………………………………………… 91
第十章　痔 …………………………………………………………………………………… 98
第十一章　肛裂 ……………………………………………………………………………… 107
第十二章　肛周脓肿 ………………………………………………………………………… 114
第十三章　肛瘘 ……………………………………………………………………………… 119
第十四章　肛周坏死性筋膜炎 ……………………………………………………………… 130
第十五章　肛周化脓性汗腺炎 ……………………………………………………………… 139
第十六章　肛隐窝炎及肛乳头炎 …………………………………………………………… 143
第十七章　肛门直肠狭窄 …………………………………………………………………… 147
　　第一节　肛门狭窄 ………………………………………………………………………… 147
　　第二节　直肠狭窄 ………………………………………………………………………… 151
第十八章　大便失禁 ………………………………………………………………………… 159
第十九章　出口梗阻型便秘 ………………………………………………………………… 169
　　第一节　直肠前突 ………………………………………………………………………… 169
　　第二节　直肠内套叠 ……………………………………………………………………… 173
　　第三节　耻骨直肠肌综合征 ……………………………………………………………… 176
　　第四节　盆底痉挛综合征 ………………………………………………………………… 178
　　第五节　会阴下降综合征 ………………………………………………………………… 180
　　第六节　孤立性直肠溃疡综合征 ………………………………………………………… 183
第二十章　肛周克罗恩病 …………………………………………………………………… 187
第二十一章　肛门直肠损伤 ………………………………………………………………… 191
第二十二章　肛门直肠异物 ………………………………………………………………… 195
第二十三章　肛周皮肤病 …………………………………………………………………… 198
　　第一节　肛门瘙痒症 ……………………………………………………………………… 198
　　第二节　肛门湿疹 ………………………………………………………………………… 202
　　第三节　肛周皮肤癣 ……………………………………………………………………… 205
　　第四节　肛门接触性皮炎 ………………………………………………………………… 207
第二十四章　肛门直肠性病 ………………………………………………………………… 209
　　第一节　肛门尖锐湿疣 …………………………………………………………………… 209
　　第二节　肛门直肠淋病 …………………………………………………………………… 211
　　第三节　艾滋病 …………………………………………………………………………… 213
　　第四节　梅毒 ……………………………………………………………………………… 219
第二十五章　肛门直肠良性肿瘤 …………………………………………………………… 228
第二十六章　直肠脱垂 ……………………………………………………………………… 230
第二十七章　直肠癌 ………………………………………………………………………… 240
第二十八章　肛管及肛门周围恶性肿瘤 …………………………………………………… 255
　　第一节　鳞状细胞癌 ……………………………………………………………………… 255
　　第二节　基底细胞癌 ……………………………………………………………………… 258

第三节　恶性黑色素瘤 259
第四节　肛周 Paget 病 261
第二篇参考文献 264

第三篇　结肠疾病

第二十九章　先天性巨结肠 268
第三十章　结肠闭锁 273
第三十一章　结肠扭转 276
第三十二章　结肠梗阻 279
第三十三章　结肠套叠 284
第三十四章　结肠损伤 287
第三十五章　结肠慢传输型便秘 291
第三十六章　溃疡性结肠炎 296
第三十七章　克罗恩病 302
第三十八章　放射性肠炎 307
第三十九章　肠息肉 313
第四十章　结肠癌 319
第四十一章　结直肠癌远处转移 334
第四十二章　结直肠肛管少见肿瘤 341
第一节　淋巴组织源性肿瘤 341
第二节　上皮源性肿瘤 344
第三节　间叶性肿瘤 345
第四节　结直肠脂肪瘤 346
第五节　神经源性肿瘤 347
第六节　神经内分泌肿瘤 348
第四十三章　结直肠间质瘤 351
第四十四章　肠造口 357
第四十五章　阑尾疾病 361
第一节　急性阑尾炎 361
第二节　慢性阑尾炎 366
第三节　特殊类型阑尾炎 367
第四节　阑尾肿瘤 369
第三篇参考文献 372

第四篇　小儿肛肠疾病

第四十六章　小儿肛裂 375
第四十七章　小儿直肠息肉 379
第四十八章　小儿肛周脓肿 384
第四十九章　小儿肛瘘 389

第五十章　小儿直肠脱垂 ………………………………………………………………… 393

第五十一章　骶尾部脊膜膨出 …………………………………………………………… 397

第四篇参考文献 …………………………………………………………………………… 401

第五篇　肛肠其他疾病

第五十二章　下消化道出血 ……………………………………………………………… 402

第五十三章　结肠黑变病 ………………………………………………………………… 412

第五十四章　结肠憩室病 ………………………………………………………………… 415

第五十五章　骶尾部藏毛窦 ……………………………………………………………… 420

第五十六章　骶前肿瘤 …………………………………………………………………… 427

第五十七章　骶尾部畸胎瘤 ……………………………………………………………… 434

第五篇参考文献 …………………………………………………………………………… 438

第一篇　肛肠外科学基础

第一章　绪　论

学习目标
　　掌握　肛肠外科学的学习方法。
　　熟悉　肛肠外科学的内容与范围。

第一节　肛肠外科学的内容与范围

　　对于肛肠疾病的治疗，中、西医都有悠久的历史和丰富的经验，中、西医的理论体系和诊疗技术各有优势，两者各取所长，相互弥补，形成了具有中国特色的肛肠外科学。

　　肛肠外科学是研究肛门、直肠和结肠疾病的一门学科，是从外科分支出来的新兴的独立学科。其疾病包括肿瘤性疾病、功能性疾病、炎症性肠病、先天性疾病和损伤性疾病等多种疾病。近年来，肛肠外科新理论、新技术不断涌现，使临床诊断与治疗发生了日新月异的变化，成为发展最快的学科之一。不仅在临床研究方面，而且在基础研究方面也取得了可喜的成就，成为医学界关注的焦点。

第二节　如何学习肛肠外科学

　　肛肠外科学是发展迅速、特色鲜明的一门新兴学科，要想学好并非易事，但凡获得一点成就，都需付出百倍努力，绝非一看就懂，一学就会。殊不知术业有专攻，易中有难的道理。只有刻苦钻研，努力实践，才能学好肛肠外科学。

一、树立为人民服务的思想，实现医学与人文相结合

　　现代医学模式已从生物医学模式转向生物-心理-社会医学的模式。大多数医务人员可能更多关注疾病本身而忽略与患者的沟通交流，对患者及家属提出的疑问，敷衍塞责、草率应付、态度生硬、解释不清，直接造成了医患关系不融洽，并且这种矛盾随着医疗差错、事故的发生最终演变为医疗纠纷。在临床实践中，不仅要注重技术的精湛，更要注重医德的高尚，这就要求我们医务人员更要重视心理、社会因素在健康和疾病中的作用。外科医生除了应承担解除患者病痛的责任外，还应承担向患者解释、说明的责任。对待患者不但要"知主诉，知不适"，更要"知苦恼，知生活不便，知社会问题"。只有树立良好的医德医风，我们的医术才能发挥其最大的作用。必须坚持以患者为中心，培养学生医德高尚、技术过硬、勇于探索、善于创新的职业精神。裘法祖院士曾经说过："一个好的医生就应该做到急病人之所急，想病人之所想，把病人当作自己的亲人。"外科医生在治疗疾病的同时，也要关注患者的心理健康，才能真正地做到"医者仁心，大爱无疆"，实现医学与人文的有机结合。

二、注重外科基本功训练，实现理论与实践相结合

　　医学是一门实践学科，因为病情是千变万化的，有些技术不能完全靠书本来学习。基本功包括基础理论、基础知识和基本技能，在学完临床医学基础理论和基本技能后，特别是掌握了外科基本理论和技能操作，再学肛肠外科学就比较容易。要从头学起，由浅入深，循序渐进，学好肛肠外科解剖知识是基础，练好切开、缝合、止血、结扎、换药等外科基本功是保障。手术不仅是外科治疗的一个重要手段，也是外科治疗成败的关键，但片面地强调手术，就有可能给患者带来

1

不可弥补的伤害。陈孝平院士提出：①严于术前，即严格掌握手术指征和手术时机；②精于术中，即具备精湛的手术技能；③勤于术后，即勤观察、勤处理，勤与患者或患者家属沟通和说明病情，只有这样，才能保证每例手术成功。一名外科医生不仅会施行手术，而且知道为什么要施行这样的手术，做到"知其然与知其所以然"。如肛瘘挂线手术中寻找肛瘘内口，要反复体会才能运用自如。在大量临床工作中不断地积累经验、反复实践。外科手术要靠上级医师的言传身教才能学会，要理论联系实际，具有扎实的基础理论，同时必须亲自参加临床实践。仅靠学会书本文字不行，学会手术技能的同时，不要忘记基础理论学习，否则，只能成为一名"手术匠"。管好每一个患者，写好每一份病历，做好每一台手术，切忌浮夸急躁、急功近利和虎头蛇尾。做事严谨认真，脚踏实地是每一名外科医师必须坚持的态度，尤其作为青年医生，在成长的道路上树立良好的、正确的学风和医风尤为重要。

三、正确处理急危重症，实现多学科相结合

肛肠疾病病位与膀胱、前列腺、子宫、阴道和骶尾部相毗邻。在掌握专科知识基础上，通过自学、进修和会诊等途径学习泌尿外科、妇产科和骨外科等相关学科知识。继续学习和挖掘肛肠学科的精华，加以整理提高，不断充实和提高专业水平。多学科综合治疗的形成，使患者获得最大的利益，避免非本专业知识缺陷，减少手术并发症的发生，提高治愈率。医学生对某些外科危、重、急症治疗知识相对薄弱，在肛肠外科学习过程中，要积极参加危重患者的抢救工作。如结直肠恶性肿瘤、炎症性肠病、慢性便秘及肛周坏死性筋膜炎等多学科综合治疗，在病情迅速发展变化时，与麻醉科、重症监护病房（ICU）、泌尿外科、妇产科、消化科、肿瘤科、影像科等多科室专家协同诊疗，患者终可转危为安，提高疾病诊治水平。外科医生应该树立"活到老，学到老"的求知态度。从行业管理、学术研究、人才培养三方面入手，推进多学科综合诊疗规范的应用，从根本上提高危、急、重症的诊断和处理能力。

四、积极开展学术交流，实现临床与科研相结合

科研和思考是对一名优秀临床医生的基本要求。作为医生，用口看病，仅仅询问病史，是不合格的医生；用手看病，给患者认真体检，是合格医生；用心看病，凡事问个为什么，是好医生；用脑筋看病，探讨什么方法治疗最好，是优秀医生。纵观肛肠外科的发展历程，我们深刻地认识到，其临床诊疗发展是在去除病变的基础上保留重要功能，以改善患者生存质量为目标。为此应以精准医疗循证医学与微创观念为前提，开展前瞻性、多中心临床与基础研究，加强专科医师培养与教育，使诊疗行为专业化和规范化，进一步提高我国肛肠外科的整体水平。要处理好临床与科研的关系，求真务实，一丝不苟，记录内容要真实，统计数据要准确，决不能弄虚作假，搞学术腐败。同时，要了解国际学术动态和动向，不断汲取和引进先进技术，丰富我国肛肠学科的内涵。

（李春雨）

思　考　题

1. 何为肛肠外科学？
2. 作为一名外科医生，如何实现理论与实践相结合？

第二章　病史采集与分析

第一节　临 床 症 状

学习目标

掌握　常见肛肠疾病症状的表现和诊断。

熟悉　常见肛肠疾病症状的原因。

了解　常见肛肠疾病症状的发病机制和诊断思路。

症状是患者患病后对机体生理功能异常的自身体验和感受。通过症状，我们可以早期发现疾病、诊断疾病。肛肠疾病由于种类繁多，症状的表现也千差万别，熟练掌握各种常见症状的表现形式和发病机制，对于临床诊断和治疗具有重要意义。

一、腹　　痛

腹痛（abdominal pain）是临床最常见的症状之一，在结直肠疾病中也非常常见。腹痛的病因非常复杂，既有可能是腹部脏器出现病变引起的，也有可能是功能性紊乱或身心疾病引起的。通过对疼痛的性质、部位、伴随症状的了解，可以对疾病有一个大概判断，为进一步检查等提供方向。

（一）病因

1. 腹部脏器疾病　腹腔内任何脏器和腹膜的病变都有可能导致腹痛的发生。

（1）内脏急慢性炎症、溃疡或肿胀，如胆囊炎、溃疡性结肠炎等。

（2）空腔脏器穿孔、结石或梗阻，如肠穿孔、肠梗阻等。

（3）实质性脏器破裂，如肝破裂。

（4）空腔脏器扭转或活动性脏器蒂扭转，如肠扭转、卵巢蒂扭转。

（5）血栓或血管瘤等血管病变，如肠系膜血栓。

（6）脏器恶性肿瘤，如结肠癌、胃癌等。

2. 腹外病变　胸腔脏器疾病有些可引起腹部牵涉痛，如肺炎、胸膜炎、心绞痛、食管裂孔疝等。

3. 腹壁疾病　炎症、损伤和各种腹壁疝。

4. 全身性疾病　各种代谢性疾病、中毒、过敏、结缔组织疾病、血液疾病、内分泌疾病均有可能导致腹痛。

5. 身心疾病和腹腔脏器功能紊乱。

（二）临床表现

腹痛的临床表现复杂多变，部位、性质、疼痛程度、持续时间以及伴随症状均对疾病诊断具有导向意义。有经验的医生通过腹痛的临床表现，就会对疾病有大概的诊断。

1. 部位　腹部按四分法或九分法分区，各自区域对应的脏器在发生病变时，相应区域多会出现相应的疼痛。此外，有些疾病除解剖所在分区出现疼痛外，还会出现放射痛和转移：如阑尾炎刚发病时会出现脐周痛，随后固定于右下腹，称为转移性右下腹痛；胆囊炎会出现放射至右肩的疼痛；胰腺炎会出现后背疼痛。因此对于引起腹痛的疾病，在其疾病临床表现中，均会对腹痛情况进行详细描述。

2. 性质　一般而言，烧灼样疼痛，多见于炎症；绞痛多见于空腔脏器梗阻或痉挛、扭转等；胀痛多见于梗阻和肿胀；穿孔时会表现出刀割样疼痛；隐痛和钝痛，多见于肝炎、肾炎、结核肿瘤等慢性疾病；酸坠痛，多见于内脏下垂或疝脱出，巨大肿瘤、血肿、囊肿发生压迫症状，也可以引起坠痛；钻顶痛多见胆道蛔虫症。

3. 疼痛程度 轻度或隐痛，多见于肠炎或功能性疼痛，但恶性肿瘤早期疼痛不明显，往往耽误就诊时机。重度疼痛，多见于穿孔、梗阻等。

4. 持续时间 一过性疼痛，大多见于功能性疾病，如肠痉挛等；持续性疼痛，多见于器质性疾病；急性疼痛，起病急，发展快，腹痛多进行性加剧，多见于急症，如梗阻、穿孔；慢性疼痛，起病缓慢，病程长，腹痛呈间歇性或隐痛，多见于慢性疾病，如溃疡性结肠炎、肿瘤等；阵发性腹痛，多见于梗阻、痉挛；腹痛进行性加重，表示疾病出现恶化。值得注意的是，当发生穿孔时，短时间内腹痛会有所减轻，此后腹痛迅速加重。

5. 与伴随症状的关系 先发热再腹痛，一般见于内科疾病；先腹痛再发热，一般见于外科疾病，如穿孔、肠梗阻等。排便前腹痛，病变多在结肠；排便时腹痛，病变多在直肠。

（三）伴随症状

对于结直肠病变而言，最常见的伴随症状有以下几种。

1. 发热 一般见于炎症性疾病和恶性肿瘤。

2. 腹胀、肠鸣 多见于肠痉挛、肠道菌群紊乱、肠积气、不完全性肠梗阻等。

3. 腹泻 多见于肠道炎症，如急性肠炎、溃疡性结肠炎等。也可以见于功能性疾病，如肠易激综合征。还可见于结肠癌、直肠癌等恶性肿瘤患者。

4. 便血 可能是缺血性肠病、溃疡性结肠炎、细菌性痢疾等造成。肠梗阻、肠套叠出现肠坏死时也可以出现便血。

5. 黏液便 多见于结肠炎症或者结直肠肿瘤。

6. 腹部包块 时隐时现的包块，多见于梗阻导致的肠型；持续增大的固定包块，多见于肿瘤。

二、腹　　胀

腹胀（abdominal distension）是患者感觉腹部膨胀不适的一种症状。

（一）病因

腹胀的原因多见于消化道原因，此外还有腹腔其他疾病、腹壁疾病和精神心理类疾病 3 类。

1. 消化道原因

（1）生理或功能性原因：进食进饮过量、吞入空气过多；过食产气食物，肠道细菌发酵产气；术后肠道功能未恢复，未通气排便，出现腹胀；便秘患者宿便堆积等也可产生腹胀。

（2）动力障碍性疾病：胃肠动力紊乱、痉挛或者蠕动不协调，会导致腹胀，如肠易激综合征。低钾血症、腹膜炎、麻痹性肠梗阻、中毒性巨结肠等全身或消化道疾病也可以出现腹胀。

（3）肠梗阻：由于套叠、占位、粘连、扭转等各种原因导致肠梗阻，会导致腹胀。

2. 腹腔其他疾病

（1）腹腔内肿瘤：腹腔内任何脏器的肿瘤发生占位和压迫均会导致腹胀。

（2）腹腔积液：各种疾病导致的腹水、脓肿、腹腔积血都会出现腹胀。

（3）妊娠：妊娠中后期，胎儿和子宫发生占位和压迫肠道，均会导致腹胀。

3. 腹壁疾病 腹壁皮下脂肪增多的肥胖者，腹壁有炎症水肿的患者均出现腹胀。

4. 精神心理类疾病 有许多神经官能症患者可以出现腹胀症状。

（二）临床表现

患者感觉腹部膨胀不适，可以伴有或不伴有腹部膨隆。同时可出现肠鸣音增多、排气增多、腹痛、呕吐、便秘等症状。一过性的腹胀，多考虑生理和功能性原因；进行性加重的多考虑梗阻或肿瘤、腹水等原因；排便后不减轻者，多考虑消化道外疾病。

（三）伴随症状

1. 腹痛　腹胀最常见的伴随症状为腹痛，先出现腹胀，后出现腹痛，可见于肠炎、肿瘤、麻痹性肠梗阻、机械性肠梗阻等；先出现腹痛，再出现腹胀，多见于肠梗阻、肠扭转、肠套叠等肠道疾病和急性腹膜炎等。

2. 呕吐　高位肠梗阻、幽门梗阻、胃潴留等，可出现呕吐，之后腹胀可缓解，但是梗阻不解除，呕吐可以反复。

3. 排便排气停止　多见于低位肠梗阻。

4. 肠鸣音异常　低钾血症、腹腔炎症、全身性感染中毒等可伴随肠鸣音减弱或消失；机械性肠梗阻、结肠炎、先天性巨结肠等常伴有肠鸣音亢进。

5. 嗳气或呃逆　上消化道消化不良、胃炎、溃疡等患者可合并嗳气或呃逆。

6. 肛门排气增多　多见于功能性疾病，或菌群失调。

三、腹部包块

腹部包块是指腹部检查时触及腹部异常包块。

（一）病因

1. 脏器肿大　腹腔实质性脏器因炎症、淤血、梗阻或肿瘤增生导致脏器肿大，出现腹部包块。循环衰竭，如心包疾患时，肝淤血可发生肝肿大；输尿管堵塞、狭窄或受压可导致肾积水，发生肾脏肿大；门静脉高压可以引起脾肿大；脏器的扭转或异位，也可以出现腹部包块。

2. 空腔脏器膨胀　多由于炎症、肿物或脏器扭转引起梗阻。导致腔内积液、积气出现腹部包块。

3. 腹腔炎症　空腔脏器或实质脏器因感染，发生脓肿、粘连，可以引起腹部包块。如肝脓肿、肾周围脓肿、阑尾周围脓肿和结核性腹膜炎导致的腹腔粘连。

4. 腹腔肿物　腹腔脏器的良恶性肿瘤，均可在所在部位形成包块，如胃癌、胰腺癌常在上腹部扪及肿块。肿物压迫邻近空腔脏器，引起梗阻，也会出现包块。腹腔的良性肿物多见于囊肿，可为先天性或继发性囊肿，一般生长速度缓慢，但体积可以增大。

（二）临床表现

1. 部位　据腹部包块部位可大致判断发病所属器官。但需要注意的是，腹部包块随着发展，部位可能超过有关原发器官的解剖位置，如肝囊肿、肾囊肿可移至中下腹。还有解剖学变异发生的器官异位，如游走脾、肾下垂等。小肠肿瘤也可表现为可以推动的，不定位的腹部包块。高位阑尾肿块可移至肝下。

2. 发病缓急　慢性发病，缓慢增大，不伴有全身或局部症状者，多为良性肿瘤；伴有低热、潮红、盗汗及结核病史者高度怀疑腹腔结核；进行性肿大，伴有消瘦、贫血或梗阻症状者，应考虑恶性肿瘤；急性发作，时大时小，伴有疼痛者，多考虑梗阻导致的空腔器官部分闭塞，如部分肠梗阻；若时有时无者，多为功能性障碍，如易激综合征等；急性起病并伴有腹痛、发热及局部压痛者多考虑腹内急性感染、脓肿等；有腹部外伤史者，要考虑腹腔内血肿。

3. 患者属性　儿童自幼发生的腹部包块多考虑先天发育异常，如先天性幽门肥厚及肾母细胞瘤；青少年多见于结核性病变；老年人以恶性肿瘤居多；女性要考虑来自生殖器官的病变，如子宫肌瘤、卵巢肿瘤及生殖系结核等。

4. 查体　收缩腹肌，包块不消失者，多位于腹壁；伴有压痛、腹肌紧张者多见于腹腔感染；增加腹压，如咳嗽、屏气时，包块出现，平躺后消失，多考虑腹壁疝。

（三）伴随症状

1. 胃肠道症状　腹部包块位于上消化道，导致梗阻时，会出现呕吐。呕吐物有胆汁者，提示包块位于十二指肠乳头远侧；如无胆汁，则可能位于十二指肠乳头近侧、幽门附近。腹部包块位于上消化道时，可伴有腹泻、便秘或腹胀。当伴有呕血、黑粪时，提示病变部位较高，位于胃、十二指肠或十二指肠悬韧带（Treitz 韧带）以上的空肠。有鲜血者，提示腹部包块来自结肠、直肠，但不能忽视高位消化道，如胃、小肠的大出血。

2. 腹痛　如出现阵发性腹痛，并伴有肠蠕动亢进者，多提示腹部包块导致消化道梗阻；腹痛呈持续性，有背部放射者，应考虑包块有无压迫、浸润腹膜后组织，如恶性肿瘤或消化性溃疡后壁穿孔等；疼痛向右肩背部放射者，则腹部包块多与肝胆病变有关。

3. 黄疸　合并黄疸，多提示肝、胆、胰病变，溶血性黄疸伴有脾肿大，也可造成腹部包块。上腹部包块伴随进行性黄疸，多为胰头或胆道系统癌肿。

4. 其他症状　伴有尿路刺激症状或血尿者，提示泌尿系统病变。

四、便　血

便血（hematochezia）是肛肠疾病最常见的症状，是指有血液自肛门排出，可以是独立出血，包括擦拭时便纸染血、便前便后滴血、喷射状出血，也可以是混杂大便，伴有黏液稀便的混合出血。除了肉眼可见的鲜红色、暗红色或黑便等便血表现外，还有大便颜色肉眼观察无异常，但在专门的隐血检查时发现的隐秘性便血，被称为隐血（occult blood），隐血是消化道慢速、少量的出血，多见于疾病早期。大便隐血阳性是最简单的消化道早癌筛查方法。

（一）病因

引起便血的原因很多，常见以下几种类型。

1. 上消化道疾病　出血部位在十二指肠悬韧带以上的消化道，多见于胃、十二指肠溃疡、肿瘤。因出血量及速度不同，可表现为粪便隐血阳性、黑便及便血。

2. 下消化道疾病　多表现为粪便隐血阳性、黏液血便、果酱样便等，一般血液和粪便混杂。

（1）小肠疾病：可见于小肠息肉或肿瘤、梅克尔（Meckel）憩室或溃疡、肠套叠、急性出血坏死性肠炎、空肠憩室炎或溃疡、克罗恩（Crohn）病、钩虫病、肠伤寒、肠结核等。

（2）结肠疾病：可见于溃疡性结肠炎、结肠憩室炎、肠套叠、结肠息肉、家族性息肉病、结肠肿瘤、急性细菌性痢疾、阿米巴痢疾、结肠结核、血吸虫病、假膜性肠炎、缺血性肠病等。

3. 肛管直肠疾病　良性疾病，如痔、肛裂、直肠肛管外伤多表现为鲜血流出；恶性病变表现为暗红色或黑色血便；溃疡性结肠炎、放射性肠炎、直肠炎等炎症性肠病多表现为黏液血便。

4. 全身性疾病　一些血液系统疾病、血管病变、尿毒症、凝血障碍性疾病、流行性出血热、抗凝药物过量、化学物质中毒及维生素 C、维生素 K 缺乏等营养代谢性疾病均可导致便血。

（二）临床表现

便血的表现方式有很多，包括粪便隐血阳性、单纯少量出血、黑便、黏液血便、大量便血等。便血颜色与出血量、出血部位距离肛门远近、引起出血疾病性质、血液在肠腔内留置时间有关。一般而言，若出血量大、速度快，或出血位置距肛门口较近，血液很快排出，则为鲜红色；如果出血量小、速度慢，或出血点距肛门口较远，血液在肠道内停留时间较长，则颜色越深。

（三）伴随症状

1. 粪便形状改变　腹泻血水样便，可见于肠结核、重症血吸虫性肠病等；腹泻脓血便可见于溃疡性结肠炎、克罗恩病、细菌性痢疾、阿米巴痢疾、结肠憩室病等。阿米巴痢疾有典型的果酱样便。细菌性痢疾有典型的脓血便伴里急后重。

2. 腹痛　炎症性肠病，便血常伴有慢性隐痛，如细菌性痢疾、阿米巴痢疾、溃疡性结肠炎、克罗恩病等。缺血性肠病和肠坏死大量便血时可伴有剧烈腹痛。肿瘤等由于梗阻，可出现腹部胀痛，便血后腹痛可有所缓解。

3. 肛门疼痛 多见于肛门直肠及周围疾病，如肛裂、嵌顿痔、肛周脓肿、肛瘘、肛窦炎等。

4. 包块 伴随症状发现腹部包块，要考虑结肠癌、肠结核、肠道恶性淋巴瘤、克罗恩病及肠套叠等的可能。便血合并肛门包块最常见于痔。

5. 发热 急性高热多提示感染性疾病，如肠炎、肛周脓肿、肛瘘急性发作；慢性、间断性低热多见于某些恶性疾病，如结直肠癌、肠道恶性淋巴瘤等。

6. 皮肤黏膜改变 伴有皮肤黏膜血管扩张，考虑便血可能为毛细血管扩张症所致；发现伴发皮肤黏膜出血者，便血多与过敏性紫癜、白血病、再生障碍性贫血、血友病、弥散性血管内凝血等血液或全身性疾病有关。

五、肛门肿物脱出

肛门肿物脱出（prolapse of anus neoplasm）是肛门部有异常的包块增生或者排便、劳累时从肛门内脱出的症状。

（一）病因

1. 直肠末端及肛门部的血管和炎症性疾病导致的包块。如内痔脱出，靠近齿状线的炎症性外痔和血栓性外痔，小儿的血管瘤等。

2. 直肠末端及肛门部增生性疾病，如肛乳头状瘤、肛门直肠部的肿瘤（以带蒂肿物多见，如直肠息肉、直肠管状腺瘤、部分肛管直肠癌等）。

3. 肛门松弛和直肠固定韧带松弛导致的器官脱出，如直肠脱垂。

（二）临床表现

肛门肿物脱出和肛门包块的区别在于，肛门肿物脱出一般在排便和劳累、直立位时有包块从肛门内脱出，脱出后可以还纳回肛门内。肛门包块一般位于肛门外，不能送回。但两者可以并存，如混合痔既可以表现为肛门包块，也可在便后因内部痔核脱出，导致包块增大，经手法复位后，部分还纳回肛门内，包块缩小。也有可能脱出后因水肿嵌顿，无法还纳回肛门内。一般而言，脱出的包块质软者多见于良性疾病，如痔、直肠腺瘤、直肠脱垂等；如脱出包块较硬，则要考虑恶性疾病，如肛管直肠癌等。

（三）伴随症状

1. 便血 是肛门肿物脱出最常见的伴随症状。伴有鲜血，多见于良性疾病，如痔、直肠脱垂等；伴有暗红色和黑色血，则要考虑肛门直肠恶性肿瘤等。

2. 疼痛 脱出时伴有疼痛，回纳消失，多见于较大的内痔和直肠脱垂等；脱出和回纳后均有疼痛者，需要考虑合并肛管炎症，以及恶性肿瘤等。

3. 排便障碍 一般表现为便意频繁、排便困难和便后不尽感。多见于直肠黏膜脱垂、内痔合并感染等，也可见于肛管直肠恶性肿瘤导致的梗阻。

4. 分泌物 较少的粪水性分泌物多见于内痔、直肠脱垂；伴有恶臭的暗红色血性分泌物多见于肛管直肠癌。

5. 肛门坠胀 肛门肿物脱出一般都会出现肛门坠胀不适，但如果回纳后仍有坠胀不适，可见于合并肛窦炎、直肠黏膜内脱垂，或肛管直肠癌。

6. 肛门瘙痒 肛门肿物脱出往往导致肛门部分泌物增多，从而腌渍皮肤，诱发肛周湿疹，从而引起肛门瘙痒。

六、肛门直肠疼痛

肛门直肠疼痛（pain of anus and rectum）也是肛肠疾病常见症状之一。根据疼痛性质可以分为胀痛、坠痛、刺痛、烧痛、撕裂样疼痛。根据疼痛特点可以分为便时痛、便后痛、持续痛、阵发痛。

（一）病因

1. 感染因素　肛门直肠炎症，均会导致疼痛。肛周皮肤的炎症多表现为锐性疼痛，如肛周脓肿、肛瘘、皮肤疖肿等；深部炎症多表现为坠痛、胀痛，如直肠炎、深部肛周脓肿等。

2. 肿瘤因素　肛管直肠癌会侵犯神经，引起肛门直肠疼痛。

3. 损伤因素　如肛裂、肛门外伤、肛周湿疹皮损等导致肛门皮肤损伤，可以引起疼痛。手术后的瘢痕、血运障碍也可以导致疼痛。

4. 功能性障碍因素　如肛门松弛、括约肌痉挛、会阴下降等会阴淤血、缺血或牵拉神经而引起疼痛。

5. 精神心理因素　许多精神心理性疾病，也可以表现为肛门疼痛。

（二）临床表现

1. 疼痛发作时间　可分为急性疼痛和慢性疼痛，急性疼痛多为良性疾病，疼痛较为剧烈，多为锐性疼痛，如血栓性外痔、肛周脓肿、肛裂等。慢性疼痛多以钝性疼痛为主，疼痛较为轻微，但可阵发性加剧，多见于慢性疾病，如肛管直肠癌、慢性直肠炎、会阴下降、慢性盆底痛等。

2. 疼痛性质

（1）胀痛、烧痛：多见于感染性疾病，如肛周脓肿、肛窦炎、直肠炎、肛周疱疹等。

（2）坠痛：多见于深部肛周脓肿、肛管直肠癌、会阴下降和肛门异物。

（3）刺痛、撕裂样疼痛：多见于肛管损伤，如肛裂、外伤等。

（4）便时痛、便后痛：疼痛和排便有关，多见于肛门直肠良性疾病，如肛裂、痔等。

（5）持续性剧痛：可见于肛周脓肿和血栓性外痔。

（6）持续性隐痛，阵发性加重：可见于肛窦炎、盆底痉挛综合征和肛管直肠癌。此外，许多精神心理性疾病、骶丛功能紊乱、自主神经功能紊乱、术后瘢痕也可以引起肛门持续性疼痛，被称为慢性盆底痛。

（三）伴随症状

1. 肛门包块　胀痛伴有肛门包块脱出，多考虑痔；肛周包块则多考虑肛周脓肿。

2. 便血　便血量少而疼痛剧烈者，多见于肛裂；便血量多而疼痛轻微者，多考虑痔。以上两者便血多为鲜血。如果伴有暗红色血便和脓血便，多见于直肠炎和肛管直肠癌。

3. 肛旁流脓　多可见于肛周脓肿、肛瘘伴感染等。

4. 黏液　可见于直肠炎、肛窦炎等。

5. 焦虑　多见于慢性疼痛，查体未见明确痛点，或痛点不固定，每次检查会出现疼痛位置不同，则多考虑精神心理因素或功能性肛门直肠痛。

七、肛门部分泌物

肛门部分泌物（anal discharge）既可以是疾病产生的脓液、血液，也可以是正常的直肠肛管黏膜分泌的黏液，以及汗液，可见于多种肛肠疾病和部分健康人群。

（一）病因

1. 肛门直肠细菌感染　肛瘘、肛周脓肿、肛裂因感染导致炎性分泌物、脓液从肛内或肛周皮肤流出。肛周化脓性汗腺炎、肛周皮肤毛囊炎导致皮肤汗腺脓性分泌物。肛窦炎、直肠炎导致肠道分泌物增多。骶尾部藏毛窦感染、骶尾骨结核、骶尾骨骨髓炎也可导致骶尾部和会阴产生脓性分泌物。

2. 黏膜脱出　直肠脱垂、脱出、肛乳头瘤脱出、较大的直肠息肉脱出等，导致黏膜组织外露，使得黏膜分泌物沾染肛门皮肤。

3. 肛周皮肤疾病　如肛周湿疹、肛周尖锐湿疣、淋病、梅毒等可以导致肛门皮肤产生分泌物。

4. 肛门直肠恶性肿瘤 某些肿瘤具有较强的分泌能力，从而使肛门部位分泌物增多。

5. 退行性改变和个人体质 老年人因为肛门失禁导致肛周分泌物增多；体胖，臀沟较深、易出汗的人群，在夏季、久坐等因素下，也可以导致肛门分泌物增多。

（二）临床表现

肛周皮肤分泌物有脓性、血性或黏液性等之分，由于肛门细菌丰富，分泌物经细菌发酵多伴有粪性臭味。厌氧菌感染的肛周脓肿，还有独特的腥臭味。分泌物可以从肛门内流出，也可自肛周皮肤的破溃孔排出，也有可能由肛门皮肤汗腺分泌。

（三）伴随症状

1. 瘙痒 肛门部分泌物增多，常会导致肛周湿疹，引起皮肤剧烈瘙痒。

2. 疼痛 肛周化脓性疾病在急性炎症期时常会伴有明显胀痛；肛窦炎分泌物增多时，常有肛门内的烧痛；直肠脱垂和嵌顿痔亦可伴有明显胀痛；肛裂、肛周湿疹、尖锐湿疣、肛周皮肤疱疹等可出现肛门刺痛或者刀割样的锐性疼痛。

3. 包块 痔、肛瘘、肛周脓肿、肛周尖锐湿疣、骶尾部藏毛窦等，在有分泌物时，肛门和肛周都有可能扪及异常的包块。

八、肛 门 瘙 痒

肛管、肛门周围皮肤发痒，常需搔抓的症状称为肛门瘙痒（pruritus ani），是肛门皮肤疾病最常见的症状之一。

（一）病因

1. 全身性因素 黄疸、尿毒症、糖尿病、变应性疾病、霍奇金病、血液病、甲状腺疾病、药物不良反应、食物刺激、妊娠及精神焦虑，神经性疾病等会导致全身皮肤瘙痒，也包括肛周皮肤。

2. 局部因素

（1）肛门分泌物：各种肛肠疾病导致的肛门分泌物增多，刺激肛周皮肤发生肛门瘙痒。对于女性，某些妇科疾病亦有可能产生分泌物导致肛门瘙痒。

（2）肛周皮肤病变：肛周湿疹、佩吉特病（Paget disease）、癣、毛囊炎、尖锐湿疣、肛周皮肤汗腺分泌过旺、皮脂腺分泌脂质及蛋白堆积、异物刺激等均可导致肛门瘙痒。

（3）肠道寄生虫疾病：蛔虫、钩虫等肠道寄生虫可能在肛周活动，导致肛门瘙痒。

（4）皮肤寄生虫疾病：疥螨、阴虱、滴虫等可能侵犯肛周皮肤，导致肛门瘙痒。

（5）局部卫生状况：个人不良的卫生习惯、便后不能有效清理肛周污物，喜穿紧身裤等均可能导致肛周瘙痒的发生。

（二）临床表现

患部组胺的释放能促进痒感。抓痒因压痛有止痒作用，但又促进释放更多的组胺，加重痒感。肛周皮肤瘙痒严重者会显著影响生活与休息，疼痛可以压制痒感，所以患者常通过搔抓以缓解瘙痒，形成痒—抓—痒的恶性循环，患者多出现肛周皮肤抓痕或因搔抓而导致局部皮肤破损。一般肛周瘙痒多伴发肛周潮湿，皮肤会有湿疹样皮损。但也有部分患者并无皮损，仅表现为瘙痒，称为肛周瘙痒症，考虑和末梢神经异化有关。

（三）伴随症状

1. 肛门分泌物 肛门瘙痒最常见伴有肛门分泌物，表现为肛周潮湿。其中分泌物既是肛门瘙痒的原因，也有可能是瘙痒皮损引起的结果。

2. 肛周皮损 肛门瘙痒最多见于肛周湿疹，早期表现为肛周皮肤潮红，严重者出现苍白、皮肤纹理增粗，呈象皮样改变，伴有丘疹、疱疹、糜烂、脱屑等皮损；神经性皮炎可见皮肤苔藓样变；皮癣可见皮肤粗糙、干裂、脱屑、脱毛。

3. 肛周包块　肛瘘、肛门皮肤结核，可见皮肤结节或溃疡；尖锐湿疣，肛周皮肤可见表面呈毛刺状的隆起。

4. 肛门异物感　由肛门包块脱出性疾病引起的肛门瘙痒，都有可能出现肛门异物感，如直肠脱垂、内痔脱出、直肠腺瘤脱出等；此外，肛窦炎也可表现为肛门异物感。

5. 便血　内痔、直肠肛门肿瘤、直肠脱垂等可出现不同程度的便血；肛门瘙痒也可因搔抓导致肛门皮肤破损，从而出现便后纸上带血。

九、肛门坠胀

肛门坠胀（anal pendant expansion）为直肠病损刺激局部引起的症状。由于直肠下段由内脏神经支配，对痛觉不敏感，而对牵拉敏感，所以直肠部位患病，常疼痛不明显而下坠感明显。

（一）病因

1. 炎症刺激　是最常见的肛门坠胀原因。如细菌性痢疾引起的典型症状里急后重；慢性结肠炎可以出现坠胀、腹泻；慢性肛窦炎可出现肛门憋胀不适；深部肛周脓肿可引起强烈的肛门坠胀不适等。

2. 肿瘤刺激　晚期肛管直肠癌侵及骶前神经和会阴神经，会引起明显下坠，严重者出现疼痛。

3. 直肠内容物刺激　如直肠黏膜内脱垂会刺激肛门感受器，诱发坠胀；粪嵌塞、肛门异物也可引起坠胀。

4. 直肠牵拉刺激　如内痔脱垂、内痔嵌顿、直肠脱垂等脱出性疾病，在包块脱出后牵拉直肠壁，引起下坠。

5. 肛门手术　如内痔结扎、注射、肛门手术后创面刺激、术后伤口水肿都会引起一定程度的肛门坠胀。

6. 盆底功能障碍　衰老导致肛门松弛，会阴下降牵拉阴部神经，肛门直肠神经症引起的感觉异常都会引起肛门坠胀。

7. 精神心理因素　焦虑、抑郁等精神心理疾患的患者，也会出现肛门下坠。

（二）临床表现

肛门坠胀轻者表现为局部胀满、下坠、轻度便意。严重者或表现为里急后重，即便意频繁，频频如厕，但不能排出或排出少量粪便，便后下坠不减甚至加重；或者持续坠胀，大小便费力。

（三）伴随症状

1. 便意　肛门坠胀均会引起一定程度的便意。结肠炎等可出现腹泻；痢疾可以出现里急后重；直肠黏膜套叠、会阴下降等可出现排便困难。

2. 肛门分泌物　肛门下坠患者常由于如厕增多，出现肛门分泌物增多。内痔、直肠脱垂可见鲜血；痢疾、肠炎可见脓血性分泌物；肛周脓肿可见脓性分泌物；肿瘤可见暗红色血性分泌物伴有坏死组织。

3. 肛门包块　内痔、直肠脱垂可见柔软包块脱出；恶性肿瘤可见肛门直肠质硬包块；肛周脓肿和肛瘘，可在肛周触及痛性包块。

十、腹　泻

腹泻（diarrhea）是临床较为常见的症状之一，一般是指大便次数达每日 3 次以上，且粪便变稀，每天总量大于 200g，含水量大于 8%的一种临床症状。腹泻可影响人体对营养物质的吸收，降低人体免疫力，诱发多种疾病的发生。严重腹泻更可能导致水电解质失衡，甚至危及生命。

（一）病因

1. 肠道因素 可分为功能性腹泻和器质性腹泻两类。

（1）功能性腹泻

1）过敏性结肠：部分人群对鱼虾、牛奶、鸡蛋等食物或某些药物过敏，服用后发生变态反应，出现腹泻症状，称为过敏性结肠炎。表现为无痛性腹泻，大便带黏液，常无阳性体征，多见于青壮年。

2）肠易激综合征：腹泻型肠易激综合征患者以腹泻为主要症状。

3）粪嵌塞：当直肠内有大量干硬粪块阻塞时，会刺激直肠黏膜，导致患者便意频繁，表现为频繁少量恶臭粪水排出，称为假性腹泻。

（2）器质性腹泻

1）肠道感染：是发生腹泻最常见的原因之一。各种细菌、病毒、真菌、原虫、蠕虫等感染所引起的肠炎均可出现腹泻症状。

2）肠道炎症：溃疡性结肠炎、克罗恩病、放射性肠炎、出血坏死性肠炎等非细菌性炎症肠病，均可导致腹泻的发生。

3）肠道肿瘤：结直肠癌可导致腹泻与便秘交替出现；直肠癌、直肠部的绒毛状腺瘤等因刺激直肠导致排便次数增多。

4）肠缺血性疾病：如肠系膜动脉痉挛或栓塞等可导致缺血性肠病发生，从而引起腹泻。

5）食物中毒：进食变质食物引起的食物中毒以及误食有毒食物（如毒菌，未经正确烹制的海豚、鱼胆等）可引起急性腹泻。

6）乳糖不耐受症：因肠内缺乏乳糖酶，常于饮用牛奶后出现腹泻。多见于婴儿，也可继发于广泛小肠切除术后、胃切除术后等。

7）吸收不良：肠道吸收功能下降，食物消化不良，消化道手术后吸收功能障碍等都可以引起腹泻。

2. 肠道外因素

（1）腹腔内因素：腹腔内其他脏器的疾病，也可能引起腹泻。如肝硬化、胆囊炎、胆囊切除术后、胰腺炎及胰腺肿瘤、盆腔炎、阑尾炎等。

（2）全身性因素

1）内分泌及代谢性疾病：一些内分泌和代谢性疾病可出现腹泻症状。如甲状腺功能亢进症、糖尿病、类癌综合征、库欣（Cushing）综合征、胃泌素瘤等。

2）其他系统疾病：系统性红斑狼疮、硬皮病、麻疹、过敏性紫癜、尿毒症等也可导致腹泻发生。

3）精神神经性因素：精神紧张、情绪波动明显、过度惊吓时出现的腹泻，称为精神神经性腹泻。

（3）其他因素

1）药物的不良反应：广谱抗生素的过度应用，可导致腹泻的发生；一些药物有引发腹泻的副作用，如利舍平、美卡拉明、考来烯胺、新斯的明、洋地黄类药物等。

2）化学物质中毒：铅、汞、砷等化学毒物中毒，可出现腹泻。

（二）临床表现

根据发病缓急，腹泻可以分为急性腹泻和慢性腹泻。急性腹泻发病急促，症状较为严重，便次明显增多，多则可达每日十余次甚至数十次，多为稀状或水样便，也可出现脓血便。慢性腹泻病程较长，每天排便次数在3次以上，多为糊状便和稀便，亦可混杂脓血、黏液。

（三）伴随症状

1. 腹痛 若腹泻伴脐下腹痛，排便后缓解，多为结肠病变；若腹痛在脐周，多为小肠病变。

2. 腹胀　常见于消化吸收不良、粪嵌塞。

3. 腹泻与便秘交替　多见于肠易激综合征、结直肠癌、结肠憩室炎等。

4. 里急后重　见于细菌性痢疾、直肠肿瘤、直肠炎等，病变多位于直肠或乙状结肠末端。

5. 脓血便　提示结肠癌、细菌性痢疾、阿米巴痢疾、溃疡性结肠炎等。

6. 发热　见于各类肠炎和肠道恶性淋巴瘤、败血症等。

7. 消瘦　可见于肠道恶性肿瘤、肠结核。

8. 皮疹或皮下出血　见于败血症、伤寒或副伤寒、麻疹、过敏性紫癜等。

9. 关节痛、关节肿胀　可见于克罗恩病、溃疡性结肠炎、肠结核、系统性红斑狼疮、惠普尔（Whipple）病等。

十一、便　　秘

便秘（constipation）是指排便间隔时间延长超过 3 天、大便干结、排出障碍 3 种情况。老年人、孕妇及儿童高发。根据病因可以分为器质性便秘和功能性便秘。临床上以功能性便秘多见。在国际胃肠功能性疾病的罗马Ⅳ标准中，与便秘相关的功能性胃肠疾病有肠道功能性便秘、阿片类药物引起的便秘、便秘型肠易激综合征和功能性排便障碍。但在国内，大多数医生还是习惯使用慢传输型便秘（slow transit constipation，STC）、出口梗阻型便秘（outlet obstructed constipation，OOC）、混合型便秘（mixed constipation，MIX）的分类方法。慢传输型便秘是指肠道传输功能障碍，导致肠道内容物通过缓慢引起的便秘；出口梗阻型便秘是指肛管和直肠的功能异常，导致的排出困难型便秘；若同时具有以上两种情况则称为混合型便秘。便秘与许多肛肠疾病的发生密切相关，包括痔、肛裂、肛周脓肿、直肠脱垂、结直肠癌等。近些年，还认识到慢性功能性便秘是脑-肠轴相互作用障碍性疾病，因此，便秘和精神心理障碍互为因果，相互影响。

（一）病因

可能导致便秘的原因很多，除了功能性和器质性疾病之外，还有药源性、社会行为、精神心理、肠道细菌等众多因素，具体如表 2-1 所示。

表 2-1　慢性便秘常见病因与相关因素

病因	相关因素
功能性疾病	功能性便秘、功能性排便障碍、便秘型肠易激综合征
器质性疾病	肠道疾病（结肠肿瘤、憩室、肠腔狭窄或梗阻、巨结肠、结直肠术后、肠扭转、直肠脱垂、痔、肛裂、肛周脓肿和瘘管、肛提肌综合征、痉挛性肛门直肠痛）；内分泌和代谢性疾病（严重脱水、糖尿病、甲状腺功能减退症、甲状旁腺功能亢进症、多发性内分泌腺瘤、重金属中毒、高钙血症、高镁血症、低镁血症、低钾血症、卟啉病、慢性肾病、尿毒症）；神经系统疾病（自主神经病变、脑血管疾病、认知障碍或痴呆、多发性硬化、帕金森病、脊髓损伤）；肌肉疾病（淀粉样变性、皮肌炎、硬皮病、系统性硬化）
形态异常	耻骨直肠肌肥厚、内括约肌肥厚、直肠膨出、直肠黏膜松弛、直肠扩张、直肠内脱垂、乙状结肠冗长、盆底疝、骶直分离、直肠褶曲
药源性因素	抗抑郁药、抗癫痫药、抗组胺药、抗帕金森病药、抗精神病药、解痉药、钙通道阻滞剂、利尿剂、单胺氧化酶抑制剂、阿片类药物、拟交感神经药、含铝或钙的抗酸药、钙剂、铁剂、止泻药、非甾体抗炎药
社会行为因素	教育程度、工作状态、生活习惯、体质体格等
精神心理因素	焦虑、抑郁、强迫状态，大脑躯体化症状
肠道细菌	肠道菌群失调、双歧杆菌减少等
先天性以及营养因素	肠道间质卡哈尔（Cajal）细胞减少、肠道神经细胞发育不完全、兴奋类脑肠激素受体减少、肠道平滑肌肌纤维薄弱、膳食不均衡性营养不良、脂溶性维生素缺乏等

（二）临床表现

便秘的临床表现主要体现在粪便性状和排便状态两方面。急性便秘主要表现在大便干结伴排便困难，便意明显。但是慢性便秘往往会影响到患者心理情绪，对全身也会带来影响，症状评估是慢性便秘重要的诊断依据（图 2-1）。胃肠功能性疾病的罗马Ⅳ诊断标准体系，通过对排便费力程度、大便性状、排便不尽感、直肠梗阻或阻塞感、需要用手帮助的情况及周排便次数六个方面对便秘进行评估。

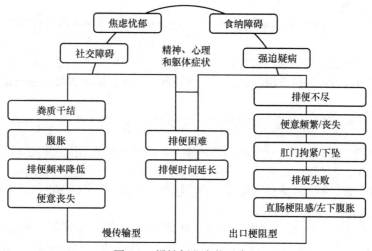

图 2-1　慢性便秘症状示意图

（三）伴随症状

1. **呕吐、腹胀、腹痛**　可能为各种原因所致肠梗阻。
2. **腹部包块**　需考虑结肠肿瘤、肠结核、克罗恩病、肠痉挛或宿粪堆积。
3. **便秘与腹泻交替**　应注意肠易激综合征、溃疡性结肠炎、结肠癌、肠结核等。
4. **精神症状**　焦虑、抑郁、失眠等，考虑合并精神心理障碍。

（郑建勇　张　波）

第二节　临床体征

学习目标

掌握　常见肛肠疾病临床体征的表现和诊断。

熟悉　常见肛肠疾病临床体征的检查方法。

了解　常见肛肠疾病临床体征的原因和鉴别诊断。

体征是临床医生通过查体，获得的患者身体因疾病导致的变化信息，具有一定的客观性。

一、腹部体征

腹部体征，主要通过视触叩听的查体方法获得。检查顺序为视、听、叩、触，其重点和难点是触诊的学习和掌握。但为了格式统一，记录时仍按视、触、叩、听顺序记录。

（一）视诊

1. **腹部膨隆**　生理性腹膨隆见于妊娠、肥胖。病理性腹膨隆分为全腹膨隆和局部膨隆。

（1）全腹膨隆：多见于腹水、胃肠胀气、腹腔广泛肿瘤转移、腹腔巨大包块等。

（2）局部膨隆：多见于实质脏器肿大、肿瘤、空腔脏器梗阻、腹壁疝等。

2. 腹部凹陷　生理性腹部凹陷见于消瘦。病理性腹部凹陷同样分全腹和局部，以全腹凹陷意义重大。

（1）全腹凹陷：多见于恶性肿瘤重度消耗，严重者腹部凹陷严重，前腹壁贴近脊柱，可见腹主动脉波动，称为舟状腹。其他的消耗性疾病、脱水也可导致全腹凹陷。早期急性腹膜炎由于腹肌痉挛也可以见到全腹凹陷。

（2）局部凹陷：多为腹壁瘢痕挛缩所致，较大的腹壁疝平卧时也可见到凹陷，立位和加大腹压反而膨出。

3. 胃肠型和蠕动波　胃肠蠕动引起的波浪式运动，称为蠕动波（peristaltic wave）。当消化道梗阻时，梗阻近端的胃或肠段饱满隆起，显示胃或肠的形状，称为胃型（gastral pattern）或肠型（intestinal pattern）。

（二）触诊

1. 腹膜刺激征　包括压痛、肌紧张、反跳痛，是定位腹膜炎部位的重要体征。其中反跳痛的出现，标志着腹膜壁层已受到炎症累及，病情加重，是手术与否的重要判断指标。

2. 腹部肿块　包括肿大或异位的脏器、炎性包块、囊肿、肿大的淋巴结以及良恶性肿瘤等。

（1）部位：有助于判断肿块起源。

（2）大小：凡触及肿块，都应判断其大小，对判断疾病的严重程度有重要意义。大小不定，可能为痉挛、充气的肠管。缓慢增大，多为良性疾病。增大迅速多为恶性疾病。巨大的肿块多发生于实质性脏器肿瘤，以囊肿居多。

（3）性质：注意肿块的形态、轮廓、质地、活动度、压痛等，有助于判断肿块良恶性，判断其预后。

（三）叩诊

肛肠疾病叩诊主要包括脏器叩诊和腹水叩诊。肠梗阻或肠麻痹患者因肠胀气，腹部叩诊可呈鼓音，腹腔肿瘤大量转移，全腹叩诊可呈实音。

（四）听诊

肠鸣音是腹部听诊的重要内容。

（1）肠鸣音活跃：指肠鸣音>10次/分，音调不高亢。见于急性肠炎、消化道大出血或服泻药后。

（2）肠鸣音亢进：次数增多，且音调响亮高亢，甚至呈金属音者。见于机械性肠梗阻。

（3）肠鸣音减弱：肠鸣音明显少于正常，或持续 3～5min 一次。见于老年性便秘、电解质紊乱（如低血钾等）、胃肠动力低下、腹膜炎等。

（4）肠鸣音消失：指持续 3～5min 听不到肠鸣音。见于急性腹膜炎或麻痹性肠梗阻等。

二、肛门直肠体征

肛门直肠检查，通常采用视诊和直肠指检，辅以肛门镜检查。

（一）视诊

视诊主要注意观察肛门外形以及肛门内和肛周有无包块、结节、破损、分泌物、皮损以及皮肤颜色等，最好再观察肛门收缩和模拟排便的动作（图 2-2）。

1. 畸形　先天性肛门畸形包括肛门闭锁与狭窄，后天畸形多由外伤、手术瘢痕所致，也可以是感染、肛裂导致。

2. 包块　肛缘包块多见于痔，外覆皮肤的是外痔；表面为黏膜，呈草莓状，为内痔。其他的还可能为直肠脱垂、肛乳头状瘤、直肠腺瘤、直肠癌脱出所致。肛周包块可见于肛瘘外口；体表良性肿瘤，如脂肪瘤、皮脂腺囊肿等；性传播疾病，尖锐湿疣、梅毒等；皮肤鳞癌等。肛周皮下包块，伴有表皮红肿、疼痛剧烈者，多见于肛周脓肿；皮肤正常，无明显自觉症状者，多为肛周囊肿或间质瘤等。

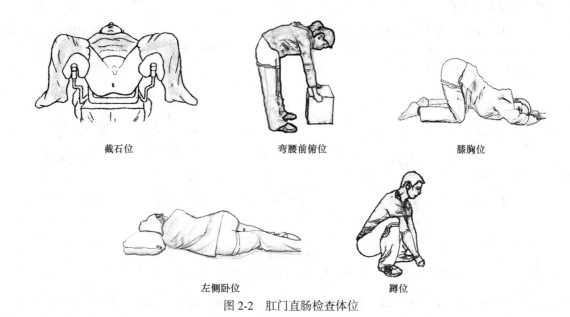

截石位　　　　弯腰前俯位　　　　膝胸位

左侧卧位　　　　蹲位

图 2-2　肛门直肠检查体位

3. 破损　肛管前后出现的纵行伤口，多见于肛裂；肛周皮肤结节，中央有破溃，并有脓血分泌，多见于肛瘘外口；肛周湿疹可见肛门潮红伴皮肤皲裂；肛管癌可见肛周异常包块伴溃疡，基底污秽。

4. 分泌物　包括血液、黏液、脓液。肛门内的分泌物多见于痔、肛裂、肛周脓肿、肛窦炎、直肠炎等；肛周分泌物多见于肛瘘、肛周湿疹等。

5. 皮肤颜色　肛周湿疹可表现为肛周皮肤潮红、苍白、增厚、苔藓样改变等。血栓性外痔在包块处可表现为紫黑色血栓。肛周脓肿可见肿胀区域表皮红热。

6. 肛门运动　收缩乏力多见于肛门松弛、大便失禁；排便动作时有反向收缩，可见于排便障碍；排便时肛门呈洞状，多见于肛门失禁、直肠脱垂。

（二）直肠指检

医生戴手套，深入患者肛门内进行触诊，称为肛门指诊或直肠指检。指诊时，应先检查肛门和括约肌的紧张度，然后肛管和直肠的内壁，重点在于探查有无压痛和包块，最后让患者做提肛和模拟排便动作，感受肛门运动功能。

1. 指诊时肛门触痛剧烈，多见于肛裂及脓肿；肛管和肛周可扪及触痛包块，有波动感，首先考虑肛周脓肿。

2. 肛管内可扪及质软的包块，无压痛或者轻压痛，见于痔核。

3. 齿状线附近可以扪及凹陷或压痛，多见于肛窦炎、肛瘘内口。

4. 肛门外皮下可扪及条索状硬物，多见于肛瘘。

5. 齿状线可扪及米粒大质中包块，可能是肛乳头肥大。有带蒂质中包块，多见于肛乳头状瘤。

6. 肛管内触及质硬包块，表面凹凸不平，剧痛或中间凹陷，四周增生者，多见于肛管癌。

7. 直肠内触及表面光滑、柔软有弹性的包块时，见于直肠息肉。

8. 直肠内触及质硬、凹凸不平的包块，退指后手套带有黏液、脓液或血液时，应考虑直肠癌。

9. 肛门模拟排便时收缩，考虑盆底痉挛综合征；女性直肠前壁松弛，考虑直肠前突；指诊直肠内黏膜堆叠挤压指尖，无空腔感，考虑直肠黏膜内套叠；女性直肠前方有肠外光滑硬块，多见于子宫后位和宫颈肥大,男性多见于前列腺增生。

10. 直肠前上方抬举痛,可能存在盆腔脓肿。

（三）肛门镜检查

1. 肛门镜 是肛门检查最常用到的检查器具,对诊断、治疗肛门直肠疾病很有价值。肛门镜可由金属、塑料、有机玻璃等不同材料制成。现在结合光电转化技术,电子直肠肛门镜得到广泛应用。常用肛门镜如图 2-3 所示。

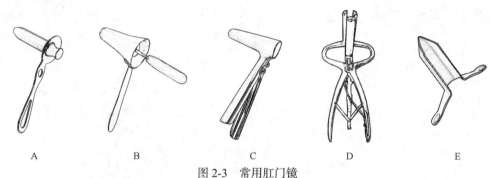

图 2-3　常用肛门镜

A. 筒式肛门镜；B. 喇叭式肛门镜；C. 分叶式肛门镜；D. 钳式肛门镜；E. C 式肛门镜

2. 诊断 通过肛门镜可以查看直肠黏膜色泽,有无肿瘤、溃疡、包块、糜烂、出血、水肿、松弛、肥厚等；肛管有无包块、充血、隆起、凹陷,对内痔、肛窦炎、肛乳头肥大、肛瘘内口具有重要意义,并可确定病变部位、性状、大小、数目。

3. 治疗 经肛门镜可以进行活检和手术操作,方便深处组织操作。

（郑建勇　张　波）

思　考　题

肛肠疾病的常见症状有哪些？

第三章 常用专科检查

第一节 肠 镜 检 查

学习目标

掌握 肠镜检查的适应证和禁忌证。

熟悉 肠镜检查前肠道准备、操作方法。

了解 肠镜检查的并发症。

案例 3-1

患者，男性，53 岁。主因"便血 3 天"于门诊就诊。

患者于 3 天前开始出现大便表面附着暗红至鲜红色少量血迹，偶伴有少量黏液。无明显腹痛、腹胀，无便秘、腹泻，无肛门疼痛、坠胀。未予重视及治疗。近 1 个月体重稍有减轻，约下降 2kg。既往健康，否认痔疮、肛裂病史。

体格检查：肛门及肛周皮肤未见明显异常。直肠指检：距肛门 7cm 内未触及硬性肿物，指套退出时尖端可见少量血迹。

问题：

1. 首先建议行哪项检查以辅助诊断？

2. 该患者可能诊断有哪些？

肠镜检查是利用电子结肠镜由肛门缓慢进入结肠，循腔进镜直至回盲部或末端回肠，然后缓慢退镜，退镜时可以从黏膜面观察所检查部位之病变，如肿瘤、溃疡等，并可根据病情需要取活体组织送检的检查方法。

一、适 应 证

肠镜检查的适应证比较广泛，在排除禁忌证的前提下，所有疑诊结直肠疾病者、一些结直肠疾病的定期复查及术后复查、结直肠疾病（如结直肠癌）的筛查等都建议行肠镜检查。

二、禁 忌 证

1. 绝对禁忌证 严重心肺功能不全、休克、腹主动脉瘤、急性腹膜炎、肠穿孔等。

2. 相对禁忌证

（1）腹腔内广泛粘连、肠腔狭窄、大量腹水、肠系膜炎症、肠管高度异常屈曲及癌肿晚期伴有腹腔内广泛转移者。

（2）重症溃疡性结肠炎，有中毒性巨结肠风险患者。

（3）体弱、高龄，以及有严重的心、肺、脑血管疾病患者。

（4）肛门、直肠有严重化脓性炎症或疼痛性病灶。

（5）不能配合检查的患者。

（6）妊娠、月经期一般不宜做检查。

三、检查前准备

肠镜检查前需要行肠道准备。检查前宜无渣或少渣半流质饮食。通常采用的清肠方法为口服泻剂法，临床常用的泻剂有聚乙二醇、磷酸钠盐、乳果糖等。若因病情不能口服泻剂者可采用经肛门清洁灌肠。

四、检 查 过 程

患者常规为左侧卧位，双膝屈曲，暴露肛门。检查医生将肠镜由肛门进入肠腔，采用循腔进镜的方法，直至回盲部或末端回肠，然后缓慢退镜。在进镜和退镜的过程中仔细观察末端回肠、回盲部、升结肠、横结肠、降结肠、乙状结肠、直肠、肛管部位有无病变，如黏膜糜烂、溃疡、出血、肿物等。在检查过程中，根据检查情况必要时需要患者变换体位以配合检查。

五、注 意 事 项

肠镜检查为一项侵入性检查，存在一定的并发症风险和概率，如出血、穿孔、感染等。肠镜检查前需签署知情同意书，告知患者检查的相关风险（图 3-1）。

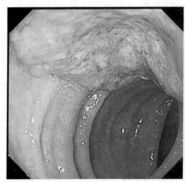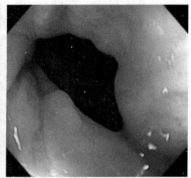

图 3-1　肠镜检查

距肛门约 10cm 处可见一不规则新生物，沿管壁生长，表面充血糜烂；肛门未见明显异常

案例 3-1 解析

1. 建议行肠镜检查。
2. 该患者可能的诊断有直肠癌、溃疡性结肠炎、直肠炎、肛裂、内痔等。

（汤玉蓉）

第二节　肛门直肠压力测定

学习目标

掌握　肛门直肠压力测定的适应证。

熟悉　肛门直肠压力测定的操作方法及临床意义。

了解　肛门直肠压力测定检查前准备。

案例 3-2

患者，男性，22 岁，因"肛门阵发性痉挛性疼痛伴排便障碍 1 年"于门诊就诊。

患者于 1 年前开始出现肛门阵发性痉挛性疼痛，排便时明显，初为偶尔发作，近期发作逐渐频繁，每天 3~4 次，持续时间为数分钟至半小时，伴有排便费力、疼痛，患者经常因疼痛而自行控制排便。大便性状无明显异常，无黏液血便，无明显腹痛、腹胀、腹泻。日常饮食睡眠尚可，体重无明显下降。无特殊病史及腹部手术史。

体格检查：肛门及肛周皮肤未见明显异常。直肠指检：直肠未触及明显肿物，肛管有紧缩感，检查过程中患者感肛门疼痛要求中止检查。

> **问题：**
>
> 1. 建议行哪些辅助检查？
> 2. 如果患者诊断为痉挛性肛门直肠疼痛，在肛门直肠压力测定下可有哪些表现？

肛门直肠压力测定（anorectal manometry，ARM）是在肛门直肠内置入压力传感器装置将腔内的压力信号转换为电信号，再经过计算机处理，呈现为可观测的图像和数据指标，从而对腔内压力及其变化进行测定，分析肛门、直肠的功能状态。目前临床应用的肛门直肠压力测定设备主要有 3 种类型：水灌注测压、高分辨率固态测压和 3D 高清测压。肛门直肠压力测定是最常用的肛门、直肠生理功能检测方法。通过肛门直肠压力测定可了解肛管直肠的压力，肛门内、外括约肌部位和长度，肛门直肠抑制反射，感觉阈值等。

一、适　应　证

功能性大便失禁、便秘/排便障碍、功能性肛门直肠疼痛的评估；肛门直肠手术前和产科损伤/创伤后患者肛门直肠功能评估，以制定治疗策略；药物或生物反馈等治疗措施的疗效评估等。

二、检查前准备

肛门直肠压力测定检查前一般建议停用可能影响结直肠动力的药物（如胃肠促动力药、镇痛药等）至少 3 天，以免影响结果的准确性；如果患者无法停用此类药物，需要记录用药情况。在检查前嘱患者使用润滑型灌肠剂（如开塞露等）排空直肠。检查前需要进行相应仪器准备：导管消毒、仪器校准等（根据不同仪器系统，按说明书准备）。

三、检　查　过　程

1. 患者体位　左侧卧位，屈髋、屈膝。

2. 直肠指检　检查前扩肛并进行直肠指检。直肠指检的目的在于：①对盆底结构、功能和敏感性进行初步临床评估；②排查局部器质性疾病状况；③了解患者肠道准备是否充分（有无粪块）；④嘱患者根据指令做相应的肛门直肠动作，确认患者对检查过程中"排便"和"缩肛"等标准指令的理解。

3. 插管　使用非麻醉润滑剂润滑测压管，缓慢经肛门插入，确保直肠球囊底部位于肛管上缘上方 3～5cm 处，最下端的记录传感器应位于肛门边缘的外部。

4. 测压检查流程

（1）稳定期：插管后，应先观察 3min 的稳定期，以使导管压力恢复到基线水平。

（2）静息期：测量肛门直肠基础压力，测量 60s，嘱患者放松，保持安静，避免干扰。

（3）短时缩肛：嘱患者自主收缩肛门，记录压力。一般要做 3 次缩肛动作，每次至少持续 5s，间隔 30s。

（4）长时缩肛：嘱患者尽最大力量自主收缩肛门并努力维持 30s，其间记录肛门压力，主要检测肛门括约肌的耐力，做完后休息 60s。

（5）咳嗽反射：记录肛门直肠压力在咳嗽动作期间的变化，即评估腹内/骨盆内压力突然变化时肛门括约肌压力的反射性增加。两次咳嗽反射检测之间间隔 30s。

（6）模拟排便：嘱患者做模拟排便动作，记录期间肛门和直肠压力变化。一般要做三个模拟排便动作，每个动作持续 15s，间隔 30s。

（7）肛门直肠抑制反射：向球囊内快速注入 20～50ml 气体，测量直肠被快速扩张时反射性的肛门反应。正常反应是直肠球囊扩张期间肛门压力降低。

（8）直肠感觉测试：以 10ml/s 的速率向定位在直肠内的导管尖端球囊注入空气，嘱患者在过程中报告其出现初次感觉到球囊、有排便感觉、排便急迫感觉/无法耐受的时刻，记录各时刻向球囊内注入的气体体积，评估被检查者直肠对扩张的敏感性。

5. 结束　放空直肠球囊中气体，缓慢轻柔取出测压导管。应用分析软件生成肛门直肠压力测定报告。

四、检查结果及临床意义

在"伦敦共识"中，肛门直肠功能障碍的分型主要包括以下内容。

1. 肛门直肠抑制反射缺失　是先天性巨结肠的典型表现，具有高灵敏度和高特异性，有时也可在大便失禁、便秘及肛门直肠术后患者中见到。

2. 肛门括约肌松弛　通常与大便失禁有关；而括约肌压力升高则是肛裂及排便障碍型便秘、肛门痉挛的表现；括约肌收缩力降低与排便急迫、不协调排便、盆底肌无力有关。

3. 排便障碍　患者模拟排便时肛门直肠压力测定可见直肠推进力不足（直肠内压低）、肛门括约肌反常收缩（肛门括约肌收缩、肛管压力升高）或松弛不充分。

4. 初始感觉的阈值　增高常见于糖尿病、大便失禁、便秘患者；相反，直肠高敏或感觉阈值降低见于急迫性尿失禁、直肠炎、肠易激综合征及下腹部或骨盆疼痛的患者（图 3-2）。

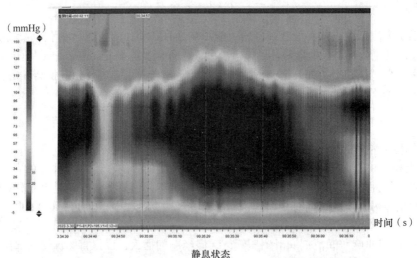

静息状态

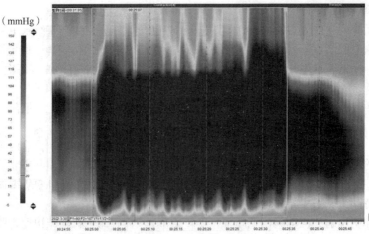

模拟排便

图 3-2　肛门直肠压力测定图

案例 3-2 解析

1. 建议行盆腔 MRI、肠镜等检查排除肛门直肠及肛周器质性疾病，如肛裂、肛周脓肿、肛瘘等。

2. 痉挛性肛门直肠疼痛患者肛门直肠压力测定可出现静息状态下肛管间歇性痉挛收缩，部分可呈持续性高压状态；模拟排便时部分可出现盆底不协调排便或肛管反常收缩。

（汤玉蓉）

第三节　肛门直肠腔内超声

学习目标

　掌握　肛门直肠腔内超声的临床意义。

　熟悉　肛门直肠腔内超声的操作方法。

　了解　肛门直肠腔内超声的优势。

案例 3-3

患者，男性，39 岁，因"反复肛周肿痛伴流脓 1 个月"于门诊就诊。患者 1 个月前肛周肿痛，经抗炎治疗后，肿物破溃。破溃处每天都有脓性分泌物流出。

问题：

1. 首先考虑何种疾病，除血常规检查外，首选哪种检查？

2. 肛门直肠腔内超声有何表现？

一、概　　述

肛门直肠腔内超声是肛肠及其周围组织器官病变的主要辅助检查手段之一。多选择高分辨率超声仪，不同型号的探头进行检查。经直肠彩色多普勒超声是将超声探头从肛门插入直肠，观察肛门直肠周围以及盆腔内器官的情况和病变。男性主要检查前列腺、精囊和肛周病变，如直肠占位性病变、直肠间隙感染、肛周疾病等；女性通常观察子宫、附件以及盆腔直肠窝等。

二、临　床　意　义

1. 直肠癌　直肠腔内超声主要用于评估直肠新生物浸润的深度，正常的直肠壁显示五层结构，超声可通过黏膜下层的完整与否来分辨良性息肉和浸润性肿瘤，亦可分辨浅层的 $T_1 \sim T_2$ 期及深层的 $T_3 \sim T_4$ 期肿瘤。腔内超声判断肿瘤侵犯深度的准确性为 81%～94%。同时能检测直肠周围增大的可疑阳性淋巴结，测定阳性淋巴结的准确性为 58%～83%。在术后局部复发的早期检测方面同样有效。

2. 肛门括约肌损伤　肛管内超声可用于评估肛管周围复杂的解剖结构，能很好地分辨肛门内括约肌、肛门外括约肌和耻骨直肠肌。尤其适用于括约肌缺损及复杂性肛瘘者。

3. 肛门失禁　由于括约肌损伤致肛门失禁者，超声可表现为回声不一的缺损区。

4. 肛周脓肿　超声显像脓肿多表现为肛周软组织内低回声或液性暗区，脓肿早期为不均匀低回声，脓肿中期显示不均匀液性暗区，脓肿晚期为均匀性液性暗区（图 3-3）。软组织机化、纤维组织增生多是瘘

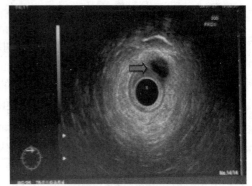

图 3-3　腔内超声检查图

管形成所致。

（韦　东）

第四节　结肠传输试验

学习目标

掌握　结肠传输试验的适应证、临床意义。

熟悉　结肠传输试验的操作方法。

了解　结肠传输试验的标记物。

案例 3-4

患者，女性，45 岁。平素便秘，无便意。近 10 年来每月排便 2～3 次，粪便不干，排便比较费力，排出困难，经常口服泻剂无效。

问题：

1. 首先考虑何种疾病？

2. 除肛门局部检查外，首选哪种检查？

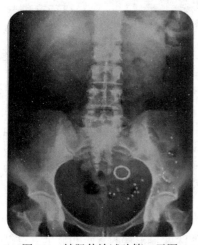

图 3-4　结肠传输试验第 5 天图

结肠传输试验是目前诊断结肠慢传输型便秘的重要方法。通过口服含有标记物胶囊的办法向胃肠道内投入标记物，然后定时观察和计算该标记物在结肠运行、分布的情况，借以观察结肠的传输蠕动情况。

1. 检查方法　正常人食物经口摄入、消化而成粪便排出体外的时间一般在 24h 左右，通过结肠时间平均为 15h。受试者于检查前 3 天禁止服用任何影响消化道功能的药物，保持平时饮食、生活和工作习惯，检查当日早餐后，于上午 8:00一次口服标记物。常用标记物主要有不透 X 线类及放射性核素类。具体方法有两种：①服用含 20 粒不透 X 线标记物胶囊后，24h，48h，72h 各拍腹部 X 线片，直至标记物全部排出，但不超过 7 天；②每 24h 口服胶囊 1 枚(每枚含 20 粒标记物)，连服 3 枚，设计每枚胶囊内标记物分别为圆形、线形、柱形以便区分，第 4 天或第 5 天拍摄腹部 X 线片一张（图 3-4）。

以棘突连线、第 5 腰椎棘突至骨盆出口连线将结肠分为右结肠、左结肠和乙状结肠。我国健康人群全肠通过时间为 3 天（72h），超过 3 天未排出则为便秘。结肠分段通过时间为右结肠 6.4h，左结肠 13.5h，乙状结肠及直肠 22.5h，全结肠平均通过时间为 34.8h。因肠内容物至左结肠、乙状结肠、直肠已成固体，故通过缓慢。口服标记物第 3 天至少排出标记物的 80%（16 粒）。运输指数＝第 5 天直乙部留存的标记物数/全大肠其他各部标记物数，反映了直乙交界部留存与全大肠其他各部位留存的比值，值越接近 0，慢传输的可能性越大；值越接近 1.0，出口梗阻的可能性越大。

2. 临床意义　结肠传输试验对于便秘的诊断分型很重要，是目前诊断结肠无力型便秘的重要检查方法，可以区别结肠慢运输型与出口梗阻型便秘，尤其是结肠分段通过时间对通过缓慢排空延迟的定位及疗法选择具有重要意义。出口异常但结肠传输试验正常者可手术，有出口异常但结肠传输缓慢者应先予以保守治疗。全结肠传输时间长达 7 天者，手术效果较差。因此，结肠传输试验以其简单、方便、患者无痛苦、无需特殊设备、价格低廉而被广泛应用。

（韦　东）

第五节　排粪造影

学习目标

 掌握　排粪造影的适应证及临床意义。

 熟悉　排粪造影的操作方法、测量方法及正常标准值。

 了解　排粪造影的种类。

案例 3-5

 患者，女性，59 岁，教师。因"排便困难 10 年，加重 1 周"来诊。

 患者诉 10 年前无诱因出现腹胀，无恶心呕吐，间断出现排便困难，表现为间隔时间长，3 天排便 1 次，排便时间长，便不成形，排便不尽感，偶尔用手辅助排便。无血便，无黏液脓便，无腹部疼痛，于当地医院进行肠镜检查未见明显异常。给予对症治疗后，症状不见好转，为求进一步诊治来诊。

问题：

 1. 该患者考虑为何病？

 2. 为明确诊断需要做什么检查？

 3. 检查前需要做哪些准备？

 排粪造影（defecography）是通过影像学的方式对患者"排便"时肛管直肠部位进行动、静态结合观察的检查方法。它能显示肛管直肠部位的功能性及器质性病变，为临床上盆底疾病的诊断治疗提供依据。目前主要包括 X 线排粪造影、MR 排粪造影以及超声排粪造影。

一、X 线排粪造影

 1984 年，Mahieu 等首次较为系统地报道了 X 线排粪造影（X-defecography）在临床应用的情况。国内卢任华教授于 1985 年开始排粪造影临床应用研究，至 1990 年 10 月完成 DS- I 型排粪造影装置和测量尺的制作，连同教学用录像带、幻灯片等向外推广应用。其在中国居民中开展 X 线排粪造影检查并依据所采集数据提供了中国人的有关正常参考值和一些异常情况的诊断标准，这些标准被纳入 1990 年 11 月全国便秘诊治标准讨论会制定的《便秘诊治暂行标准》中，为国内开展排粪造影的临床应用和研究发挥了重要的引领和推动作用，目前国内多数医疗机构仍然沿用该标准。

（一）检查方法

 检查前清肠，患者侧卧于数字胃肠机检查床上，用硫酸钡调制的钡糊约 200ml 经特制的注射器注入肛管直肠内，然后于肛门及阴道放置浸钡标记物，侧位坐在透光的便桶上，透视下观察排便全过程，并分别于患者静息相、力排相、提肛相、力排后黏膜相摄片。照片要求包括骶尾骨、耻骨联合、坐骨结节、肛门及阴道标记物，以利于画线与测量。

（二）测量方法

 1. 标志点　①尾骨尖；②耻骨联合下缘；③骶 2、骶 3、骶 4、骶 5 下缘；④肛缘；⑤肛管中点（肛管中央任一点）；⑥肛管上界中点（自肛直部后缘的前突顶点向肛管轴线作一垂线，交点即为肛管上界中点）。

 2. 标志线　①耻尾线（耻骨联合下缘与尾骨尖的连线）；②肛管轴线（肛管中点与肛缘连线的延长线）；③直肠轴线；④近似直肠轴线（肛直部后缘的前突顶点与直肠后缘的后凸顶点连线的延长线）。

3. 测量 用坐桶内的比例尺自制与照片同样放大或缩小率的测量尺测量长度距离，所得数据为实际数，用量角器量角度。

4. 内容 ①肛管直肠角：亦称肛直角，指肛管轴线与直肠轴线或近似直肠轴线的后夹角，前者称为前角，后者称为后角。一般所说的肛直角指的是后角。②肛上距：指肛管上界中点至耻尾线的垂直距离。该值在耻尾线以上为负值，以下为正值。③乙耻距和小耻距：是指乙状结肠或小肠最下曲的下缘距耻尾线的垂直距离，同肛上距一样上负下正。④肛管长度：指肛管上界中点至肛门缘的距离。⑤直肠骶前间距：指直肠后缘至骶骨前缘的距离，分别测量骶2、骶3、骶4、骶5骶尾关节和尾骨尖5个位置。⑥骶骨及骶尾骨曲率：分别作第一骶椎至第五骶椎和第一骶椎至尾骨尖的连线，然后分别在骶骨曲度距各线最高处作一垂线，其各自的长度即为曲率。

5. 正常标准 ①肛直角：静坐 70°～140°；力排 110°～180°。②肛上距：男，静坐（11.7±9.1）mm，力排（23±13.6）mm。女，静坐（15.0±10.2）mm，力排（32.8±13.3）mm。正常人力排比静坐明显增大，女性明显大于男性，而且年龄越大、经产妇产次越多则肛上距越大。结合国外情况，将肛上距正常值定为≤30mm；经产妇放宽至≤35mm。超过此数值为会阴下降。③乙耻距和小耻距：正常力排时应为负值，否则即为内脏下垂。④肛管长度：男，（37.67±5.47）mm；女，（34.33±4.13）mm。⑤直肠骶前间距：正常<10mm，如>20mm可考虑为异常。⑥骶骨曲率：正常值为18mm左右，骶尾曲率在34mm左右。

总之，排粪造影正常所见力排与静坐的比较是：肛直角增大，应大于90°；肛上距增大，但不应大于30mm（经产妇不大于35mm）；肛管开大；直肠大部或近于全部排空，显示出粗细均匀1～2mm的黏膜皱襞；耻骨直肠肌压迹消失，乙耻距增大，但仍应为负值。

基于卢任华教授对国人应用X线排粪造影的临床研究，认为X线排粪造影可以明确诊断出口梗阻型便秘以及并存的功能异常，如直肠松弛、会阴下降、直肠内套叠、直肠前突、盆底痉挛综合征及盆底疝等，并依据检测结果拟定正常参考值并制定相应标准。

X线排粪造影在国内普遍开展已数十年，其对疾病的检出率较高，临床普及率较广，在功能性排粪障碍的评估中发挥着至关重要的作用。但其不能获取准确的肌肉形态及收缩变化、无法显示直肠肛管周围的结构，且伴有一定的辐射量。临床应用中存在年老患者耐受性较差、图像分辨率低、改进空间小等问题。因此，在实际应用中往往将X线排粪造影与其他检查结合起来综合评估。

二、MR 排粪造影

MR 排粪造影的方法是 Yang 等于 1991 年首先应用于临床的，是排粪造影研究的重要进展。

MR 排粪造影有仰卧位和直立坐位两种方法，临床上多采用前者，过程分为静态和动态扫描两部分：静态扫描使用 FSE-T_2WI 序列采集盆腔矢状位、冠状位和轴位图像；动态扫描先注入超声耦合剂，以患者有轻度便意为准，耦合剂容积一般为 80～120ml，用 FSE 做矢状位 T_2 扫描，再找到正中矢状位，采用 FIESTA 序列做多相位扫描，每层扫描 18 个时相，用时 16s，过程中嘱患者做排粪动作，扫描正中矢状位力排相，然后扫描矢状位提肛动作相。

MR 排粪造影具有无 X 线辐射危害、安全无创、操作简单等优点。力排状态下对盆底进行动态成像并可与静态图像进行对比是 MR 排粪造影的突出优点。另外对整个盆底（包括器官及支撑结构）进行全面、高分辨力成像是 MR 排粪造影的另一大优势，它可以直接显示盆底肌及其病变，这是其他检查方法所不具备的。然而 MR 排粪造影检查时多为仰卧位，不符合盆底肌肉的生理功能状态，对多种盆底疾病的检出率和应用普及率尚低于 X 线排粪造影。此外，MR 排粪造影成像时间较长，患者常难以长时间维持排粪动作，使得扫描和成像易出现伪影，较难得到理想的结果。由此，其可着重作为 X 线排粪造影之外的又一补充评估手段。

三、超声排粪造影

2008 年，Murad-Regadas SM 团队报道了使用 3D 超声进行超声排粪造影（echo-defecography，

EDF）的结果，发现其对出口梗阻型便秘具有较好的辅助诊断作用，目前在临床应用上也越来越普遍。EDF 具有操作简便、成像直观、无辐射、微创等优点，还能多方位立体成像，可分辨盆底及肛周肌群、直肠肛管周围脏器的情况，了解直肠肛管与上述器官的关系，具有较好的临床应用前景。EDF 与 MR 排粪造影同样存在体位限制的影响，而且探头可能影响前突结构的完全显示，所以存在一定劣势。EDF 在诊断盆底功能障碍性疾病中有一定的优势，尤其是对于出口梗阻型便秘患者，多能诊断出伴有直肠前突、盆底失弛缓及括约肌薄弱或缺损等异常。但是 EDF 在肛肠疾病应用中的研究样本数较少，缺乏相关的诊断标准，因此仍需进一步深入研究。

　　排粪造影目前广泛应用于盆底功能障碍型疾病的诊疗过程，提高了诊断的准确度，同时有助于制定合理的治疗方案、降低复发率。X 线排粪造影、MR 排粪造影及 EDF 这三者在临床疾病诊断中各有优势，可互为补充。但目前排粪造影仍存在部分问题：有研究报道，排粪造影在排便障碍患者中发现的异常改变（如直肠前突、肠套叠或会阴下降等）也见于健康志愿者，正常参考值尚未建立统一标准，观察者间的一致性差。当患者在肛门直肠压力测定和球囊逼出试验结果出现与临床印象不一致的情况时或患者在试图排便盆底正常放松而不能排出球囊时，患者需接受排粪造影的检查。

（李玉玮）

第六节　计算机断层扫描

学习目标

掌握　结直肠常见炎症与肿瘤的 CT 影像学表现。

熟悉　结直肠常见疾病的影像学鉴别。

了解　结直肠少见疾病的影像学表现。

案例 3-6

　　患者，男性，28 岁。主因"反复腹泻 2 年余"就诊。

　　患者于 2 年前无明显诱因出现反复腹泻，大便 3～5 次/日，黄色稀烂便，当地医院予美沙拉秦口服后症状可缓解，但仍有反复。1 年余前患者再次返院复诊，行肠镜检查，内镜诊断提示溃疡性结肠炎（全结肠），予激素口服治疗 2 个月（具体不详）后腹泻症状较前缓解，再次复查肠镜提示全结肠可见节段性、纵行溃疡，局部鹅卵石样改变，考虑克罗恩病待查。现患者为求进一步治疗收入我院，起病以来，患者无发热，无恶心、呕吐，大便 1～2 次/日，偶有血便，无黑便，无排便困难，小便正常，近 2 个月体重减轻 9kg。患者既往健康，无肝炎、结核病史，无血液病病史，3 年前有肛瘘手术史。

　　CT 检查：第 4～6 组部分小肠、回盲部、结肠肝曲、横结肠、降结肠、乙状结肠、直肠肠壁多节段性增厚，以结肠病变为主，考虑克罗恩病活动期可能性大，请结合临床。肛管右份条片状较明显强化影，肛瘘待排，建议行肛管 MRI 检查。

问题：

　　1. 首先考虑何种疾病，具有哪些特征性影像学特点？

　　2. 应与哪些疾病相鉴别？

一、克 罗 恩 病

　　克罗恩病（Crohn disease，CD）是一种可以累及胃肠道任意部位的慢性复发性炎症性疾病。影像学在克罗恩病的诊断及疗效评估中发挥着重要的作用，CT 不仅可以观察病变肠壁的严重程度及范围，还能显示肠外炎症浸润，甚至脓肿或瘘管等。对于结肠镜无法探查的小肠，CT 可以无创、有效地评估这一临床盲区。克罗恩病具有一定的影像学特点，但由于缺乏"金标准"，且存在多种异病同影的情况，临床医师需结合多种检查综合评估。在诊断克罗恩病之前，往往需要排除其他肠道炎症或感染性疾病。

（一）影像学表现

克罗恩病最常见的影像学表现为小肠或结肠壁的增厚，并且呈多节段性分布（图 3-5）。病变部位多见于远端小肠或回盲部，增厚的肠壁可表现为系膜侧为主，在 CT 上显示为非对称性病变。增强扫描后病变肠壁可见明显强化，炎症严重时可以出现肠壁明显肿胀并环靶状强化。病变周围系膜可见直小血管增多、增粗，呈梳齿状排列。当炎症进展时可以出现透壁性改变，表现为肠周的脂肪间隙模糊，进一步可出现肠旁脓肿或者肠瘘等征象。另外，克罗恩病患者也可出现肛周病变，往往表现为高位复杂性瘘管。

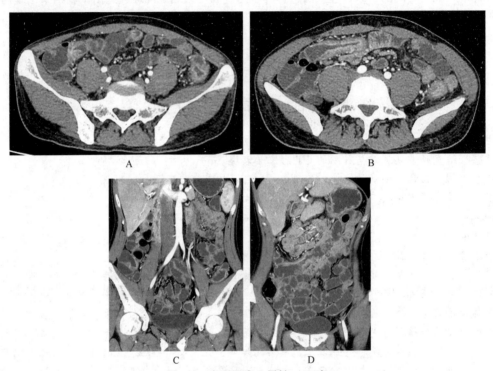

图 3-5　克罗恩病，男性，28 岁

A、B. 轴位增强 CT；C、D. 冠状位增强 CT，显示第 6 组部分小肠、回盲部、结肠肝曲、横结肠、降结肠、乙状结肠、直肠肠壁多节段性增厚，以结肠病变为主，增厚肠壁明显强化，部分呈分层强化；病变肠管周围小血管增粗、增多；肠系膜可见多发肿大淋巴结

（二）鉴别诊断

克罗恩病需与溃疡性结肠炎、肠结核、肠白塞病、狼疮性胃肠炎等鉴别。

1. 溃疡性结肠炎　表现为远端结直肠为主的连续性肠壁增厚，肠壁增厚程度不如克罗恩病，也很少出现肠旁炎症渗出及肠瘘征象。

2. 肠结核　与克罗恩病影像表现相似，但肠结核受累的肠管节段较少，一般在 4 个节段之内，且肠壁多呈环周增厚。另外，腹腔内出现环形强化淋巴结对诊断肠结核具有高度特异性。

3. 肠白塞病　也常发生于回盲部，其多为单节段病变，受累肠管增厚较明显，多伴有深大的溃疡。当怀疑肠白塞病时，需进一步了解患者的病史，查看是否有其他部位的溃疡。

4. 狼疮性胃肠炎　表现为胃肠道管壁明显水肿、增厚，常常见到环靶状强化，由于肠壁张力降低，可以出现假性肠梗阻。另外，狼疮性胃肠炎常常合并狼疮性肾炎、输尿管炎及膀胱炎，导致肾盂、输尿管积水，膀胱壁增厚伴膀胱腔扩张。

案例 3-6 解析

临床诊断：克罗恩病。

诊断要点：

1. 反复腹泻伴体重下降，既往肛瘘病史。

2. 肠镜提示全结肠节段性、纵行溃疡，局部鹅卵石样改变。

3. CT 表现小肠及结直肠多节段性病变，提示肛瘘征象。

案例 3-7

患者，女性，65 岁。主因"发现降结肠与乙状结肠交界处肿瘤 3 天"就诊。

患者于 3 天前因下腹部疼痛入院，以腰骶部、下腹部疼痛为主，隐痛，可忍受，无向其他地方放射，与体位及进食无关，伴大便习惯改变，每天排便 2～3 次，稀烂便，不伴明显黏液血便，无发热、畏寒，无腹胀，无恶心、呕吐，无胸闷、气促等不适。入院予抑酸护胃、润肠通便、解痉止痛等处理，症状有所缓解。外院增强 CT 检查结果示：降结肠与乙状结肠交界肠管增厚，相应肠腔狭窄，周围脂肪间隙模糊并见小淋巴结，考虑结肠癌可能性大。现患者为求进一步治疗，来我院就诊。起病以来，患者精神睡眠一般，体重无明显下降。患者既往高血压病史 5 年余，规律服用氨氯地平片 10mg，每日 1 次，自述血压控制可。

肠镜检查：进镜 25cm 达乙状结肠，见乙状结肠迂曲固定，反复尝试无法继续进镜，所见结直肠未发现肿物。

CT：乙状结肠多发憩室，乙状结肠中段肠壁增厚并上壁欠连续，提示局部穿孔伴积气积液、炎性渗出，部分包裹，憩室炎伴穿孔？结肠癌伴穿孔？

问题：

1. 考虑何种疾病？

2. 应完善哪些检查？

二、结肠憩室

结肠憩室通常无症状，但有时可出现炎症，即结肠憩室炎。结肠憩室炎可以表现为单纯结肠憩室壁的增厚与周围炎性反应，也可出现憩室穿孔而表现为脓肿、瘘管及腹腔游离气体。因其与结肠肿瘤临床表现相似，容易误诊，往往需要进一步的影像学检查，甚至组织病理学检查来确诊。CT 可以观察到病变受累的位置及严重程度，评估是否出现严重的并发症，为外科干预提供指导意见。

（一）影像学表现

结肠憩室表现为结肠壁的囊袋状突起，囊腔与肠腔相通，当粪石一直位于憩室时可表现为高密度影。结肠憩室炎表现为憩室壁的增厚、毛糙，憩室周围脂肪间隙模糊，严重者结肠壁也可增厚并出现明显强化。当憩室破裂穿孔时，可在结肠周围或者腹腔出现明显低密度的游离气体，肠旁也可出现积液、积脓（图 3-6）。

（二）鉴别诊断

结肠憩室炎主要需鉴别的疾病是结肠癌，两者均可表现为肠壁的增厚，但结肠癌往往表现为较局限性病变，与正常肠壁界线明显，而憩室炎累及肠道病变较长，与正常肠壁界线不清。另外，结合患者肿瘤血清学检查与白细胞检查可对诊断有提示意义。当严重的结肠憩室炎合并穿孔时，可能与结肠癌鉴别困难，这时仍需依赖病理学检查。

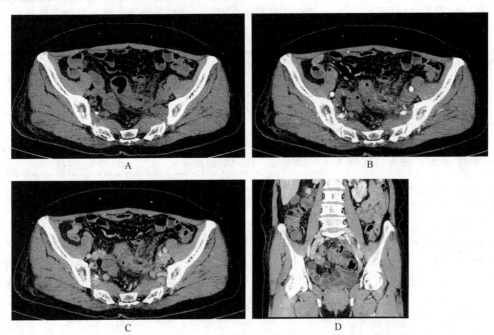

图 3-6　结肠憩室炎，65 岁，女性

A～C. 轴位平扫、动脉期及静脉期 CT；D. 冠状位 CT，显示乙状结肠中段肠壁增厚并上壁局部穿孔伴周围积气积液、炎性渗出，部分包裹；另乙状结肠多发憩室改变

案例 3-7 解析

临床诊断：结肠憩室炎合并穿孔。

诊断要点：

1. 患者急性起病，肠镜检查未见肿物。
2. CT 提示乙状结肠多发憩室，伴肠壁增厚及穿孔征象，肠旁炎性渗出。

案例 3-8

患者，女性，37 岁。主因"腹泻 2 月余，加重伴腹痛 2 周"就诊。

患者诉 2 个月前无明显诱因出现腹泻不适，偶伴腹痛、腹胀及大便带血，大便稀烂不成形，大便颜色偏红。无恶心呕吐、寒战发热等不适。未行特殊治疗。2 周前患者自诉腹痛加重，遂至当地医院就诊，查肠镜提示降结肠距肛门 40cm 处有肿物，内镜不能通过，并见乙状结肠多发息肉，未处理。患者自诉肠镜检查后便血症状加重，大便呈鲜红色。现患者为求进一步治疗来诊，门诊以"结肠肿物"收入院。起病以来，患者精神睡眠如常，胃纳可，小便正常。

问题：

1. 患者初步诊断结肠癌，需完善何种影像学检查？
2. CT 在结肠癌中的价值如何？

三、结 肠 癌

结肠癌往往具有典型的病史及影像学表现，诊断往往不难。CT 是诊断及评价结肠癌的主要检查方法，由于 CT 的图像空间分辨率高，细节识别更加清晰，其不仅能很好地显示结肠病变的形态、大小、部位以及壁外侵犯情况，还可以明确有无淋巴结转移和远处转移等，为临床提供精准的 TNM

分期。另外，CT在结肠癌新辅助治疗及术后随访中均提供了肿瘤变化的重要信息。因此，一站式胸腹部CT扫描已成为结肠癌患者首选的影像学检查方法。

（一）影像学表现

结肠癌表现为结肠壁的局限性异常增厚，局部可呈软组织肿物，增强扫描呈较明显强化，当病变浸润周围系膜时表现为肠壁外缘毛糙伴条索/结节状突起。病变肠管可出现狭窄，继发近端肠道梗阻扩张，严重者可出现肠穿孔等急腹症。淋巴结转移表现为肠旁系膜或非区域性淋巴结增大，短径常大于5mm，形态欠规整。肝脏是结肠癌容易转移的脏器，表现为肝内单个或多发类圆形结节、肿块，增强扫描呈边缘轻中度强化，中央为无强化坏死区（图3-7）。当肿瘤穿透浆膜时，可出现腹膜的结节样增厚，往往最先出现在盆底的腹膜反折区域，即腹膜种植结节。

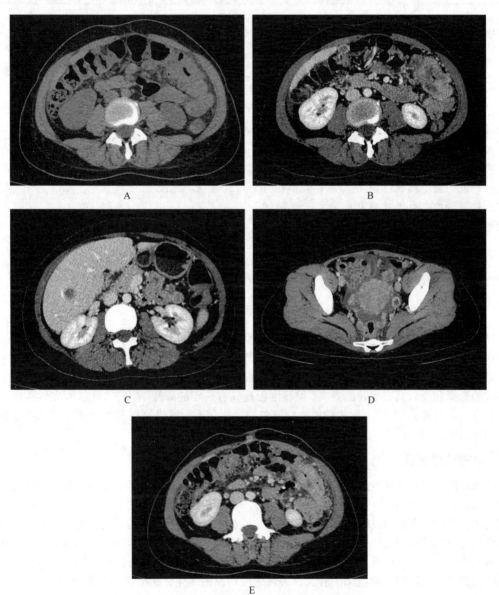

图3-7 结肠癌伴肝转移、腹膜转移CT，女性，37岁

A、B. 左半横结肠明显环周增厚伴周围增大淋巴结；C. 肝内S6异常强化灶，考虑肝转移瘤；D. 盆腹膜不均匀增厚，提示腹膜种植转移；E. 脐部转移瘤

（二）鉴别诊断

结肠癌需与结肠憩室炎相鉴别，有时需与其他结肠恶性肿瘤相鉴别。

案例 3-8 解析

临床诊断：结肠癌伴肝转移瘤。

诊断要点：

1. 大便性状改变 2 月余，伴腹痛 2 周。
2. 肠镜提示降结肠肿物，内镜不能通过，并见乙状结肠多发息肉。
3. CT 表现为结肠局限性增厚伴软组织肿物，肝脏转移瘤征象。

案例 3-9

患者，女性，71 岁。主因"腹痛腹胀半年，加重伴恶心呕吐 1 周"就诊。

患者半年余前无明显诱因出现右上腹痛，呈阵发性钝痛，无向他处放射，伴腹胀，无反酸嗳气，无便血、黑便，无大便性状改变，患者未予重视。1 周前患者自觉腹痛、腹胀症状加重，自觉右上腹可扪及一巨大包块，无明显压痛，伴恶心呕吐，无便血黑便，遂就诊于当地医院，予灌肠、止痛、腹腔积液引流等对症处理后症状稍缓解。现为进一步诊治来诊，门诊拟"腹腔巨大肿物性质待查"收入院。自起病以来，患者精神、睡眠、食欲良好，便秘，大便 3～4 天一次，小便正常，体重半年来下降 5kg。

肠镜检查示结肠肝曲-横结肠：距肛缘 65～75cm 见环腔黏膜充血水肿，呈结节样隆起，质地硬，活检。余结直肠未见异常。

问题：

1. 考虑何种疾病，结合 CT 具有哪些特征性影像学特点？
2. 应与哪些疾病相鉴别？

四、结肠淋巴瘤

结肠淋巴瘤较少见，包括原发于肠道的结外型淋巴瘤，其他部位的恶性淋巴瘤累及胃肠道的继发性病变。淋巴瘤病理分型多样，发生在结肠的淋巴瘤多数为 B 细胞淋巴瘤，以弥漫性大 B 细胞瘤及黏膜相关淋巴组织淋巴瘤最常见。结肠淋巴瘤的临床表现无特异性，术前准确的诊断对患者治疗方式的选择和预后具有重要的意义。结肠淋巴瘤具有一定的影像学特点，往往为多学科诊疗提供参考及方向。另外，CT 能一站式扫描胸腹部脏器，充分展示淋巴瘤浸润的范围及部位，并能评价肿瘤治疗后的负荷情况，为治疗方案的调整提供充分的依据。

（一）影像学表现

结肠淋巴瘤表现为肠壁的明显增厚，多为环形增厚，增强扫描呈轻中度的强化。当肿瘤侵及固有肌层内的自主神经丛，导致肠壁肌张力下降时，可出现受累肠管呈动脉瘤样扩张，而较少出现肠梗阻表现。病变肠管范围较广，肿瘤以黏膜下浸润生长为主，若肠壁黏膜面无破坏，在增强扫描中可以出现完整的黏膜呈线样强化。另外，结肠系膜也可出现大片的软组织灶，与结肠病变相连，并包绕腹腔内的血管，对血管无明显侵袭性，具有"三明治征"或"夹心面包征"（图 3-8）。腹腔、肠系膜及腹膜后也可出现淋巴结的肿大，表现为较均质的强化，无明显坏死成分。

（二）鉴别诊断

结肠淋巴瘤需与结肠癌、克罗恩病等鉴别。

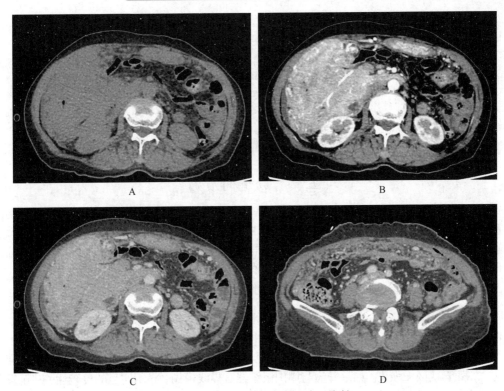

图 3-8 结肠淋巴瘤 CT，71 岁，女性

A～C. 结肠肝曲及系膜肿块样改变，向外侵犯十二指肠、胰头、右侧肾前筋膜，相对均匀强化，病灶包绕肠系膜血管，呈"夹心面包征"；D. 腹膜广泛浸润

1. 结肠癌 表现为肠壁浸润型生长的肿物，病变较为局限，明显者可以出现肠腔狭窄及肠梗阻。另外，结肠癌肠外浸润时具有侵袭性，表现为血管及邻近脏器的受累，转移的淋巴结可出现不均匀的强化。

2. 克罗恩病 为多节段性病变，累及单一结肠病变不多见，当炎症透壁至肠外时，往往出现肠瘘、肠间瘘、肠旁脓肿等。

案例 3-9 解析

临床诊断：结肠淋巴瘤。

诊断要点：

1. 右上腹巨大包块，出现腹痛、恶心、呕吐、消瘦症状。

2. 肠镜显示距肛缘 65～75cm 见环腔黏膜充血水肿，呈结节样隆起，质地硬，未见黏膜溃疡或肿物。

3. CT 表现为结肠及系膜的广泛软组织病灶，呈"夹心面包征"。

案例 3-10

患者，男性，49 岁。主因"体检发现直肠肿物 2 周"就诊。

患者 2 周前体检发现直肠肿物，平素大便每 1～2 天 1 次，质软成形，无黑便，无便血，无腹胀、腹痛，无发热、寒战，无肛门坠胀，无里急后重，无头晕、头痛，无咯血、胸痛，无皮肤黄染、厌食油腻。外院查肠镜提示直肠黏膜下隆起性病变。患者为求进一步诊治遂来诊。起病来，精神、胃纳、睡眠可，无尿频尿急，偶有排尿时尿道不适感，近 2～3 个月体重减轻 3kg。

　　直肠指检：肛门见痔，肛门括约肌收缩正常，直肠距肛门 3cm 右前壁可触及一直径约 5cm 肿物，质硬，无触痛，表面黏膜光滑，指套退出无血染。

问题：

　　1. 考虑何种疾病，具有哪些影像学特点？

　　2. 应与哪些疾病相鉴别？

五、胃肠道间质瘤

　　胃肠道间质瘤（gastrointestinal stromal tumor，GIST）可发生在胃肠道的任何部位，主要发生于胃和小肠，发生在直肠者相对少见。CT 扫描是胃肠道间质瘤最常见和最有价值的检查手段之一，其能够显示胃肠镜无法完整检测的肿瘤，尤其是向腔外生长肿瘤的形态及大小。多期增强扫描还能清晰地显示病变的血供与来源，以及与邻近脏器的关系，为外科干预提供指导意见。另外，CT 也能检测病灶是否存在转移，为治疗与随访制定个体化方案。

（一）影像学表现

　　胃肠道间质瘤主要表现为胃肠道管壁的局限性增厚及软组织肿块，肿块呈圆形或分叶状，随肿块增大，出现坏死、囊变或钙化率增高，导致密度不均匀，增强检查实性软组织成分多呈中度或明显强化，坏死囊变区无强化。如果肿瘤与周围组织器官界线模糊，显示明显的侵袭性，甚至发现其他部位的转移则支持恶性间质瘤。增强扫描间质瘤的实质部分动脉期即有明显强化，静脉期持续强化，囊性部分无强化，静脉期强化可比动脉期更显著，坏死、囊变区无强化。发生在直肠的间质瘤多位于肠壁的黏膜下层或系膜区，多表现为孤立性肿块，呈直肠腔内或腔外生长（图 3-9）。由于为间叶组织来源肿瘤，间质瘤很少出现淋巴结的转移。

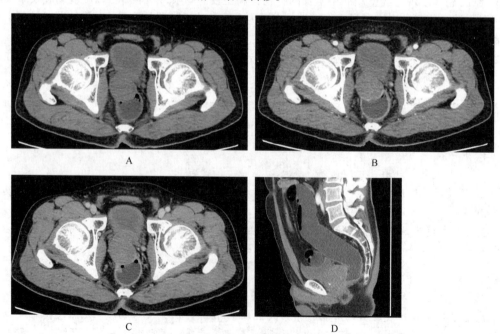

图 3-9　直肠间质瘤，49 岁，男性

A～C. 轴位平扫、动脉期及静脉期 CT；D.矢状位增强 CT，显示直肠下段右前方肿物，壁外生长，精囊腺及前列腺向前推移，增强后相对均匀强化

（二）鉴别诊断

直肠的间质瘤需与直肠癌、神经内分泌肿瘤、其他发生在直肠的间叶组织肿瘤等相鉴别。

1. 直肠癌 表现为肠壁浸润性肿物，可以出现直肠系膜及盆腔侧方的淋巴结转移。

2. 神经内分泌肿瘤 也可表现为黏膜下肿物，多数病灶较小，范围在 1～2cm，直肠系膜容易出现转移。

3. 其他发生在直肠的间叶组织肿瘤 较少见，往往需要结合病理组织学检查来确诊。

案例 3-10 解析

临床诊断：直肠间质瘤。

诊断要点：

1. 体检发现直肠肿物。

2. 外院查肠镜提示直肠黏膜下隆起性病变。

3. 直肠指检触及直径约 5cm 肿物，质硬，无触痛，表面黏膜光滑，指套退出无血染。

4. CT 表现符合胃肠道间质瘤。

（周智洋 周 杰 曹务腾）

第七节 磁共振成像

学习目标

掌握 直肠及肛管常见炎症与肿瘤的 MRI 影像学表现。

熟悉 直肠及肛管常见疾病的影像学鉴别。

了解 直肠及肛管少见疾病的影像学表现。

案例 3-11

患者，男性，37 岁。主因"肛周疼痛 1 周"就诊。

患者自诉约 1 周前无诱因出现肛周疼痛伴发热，局部流脓，遂来急诊外科就诊。

专科检查：神清，腹软，无压痛，肛周外观可，指检截石位 6～9 点可扪及局部肿胀，触痛，伴波动感，退指套无血迹。

MRI 显示肛管后马蹄形肿块，信号符合脓肿特点。

问题：

1. 首先考虑何种疾病？

2. 哪种影像学检查最佳，其对疾病诊断的价值如何？

3. 应注意哪些潜在的病因或鉴别诊断？

一、肛瘘与肛周脓肿

肛瘘与肛周脓肿是肛肠的常见疾病，是指发生于肛门、肛管和直肠周围的急性化脓感染性疾病，脓肿破溃可以继发肛瘘形成。MRI 具有软组织分辨力高、多方位及多参数成像的优点，能够精确地描述肛管正常解剖结构及肛周的组织形态，准确显示肛瘘或肛周脓肿的内口位置、瘘管分支及瘘管与肛管肌肉的位置关系，同时可以排除其他潜在的病变，由于 MRI 检查无辐射，且不受患者体位限制，MRI 是推荐的最佳且首选影像学检查方法。术前行肛管 MRI 检查可以给外科医师提供手术入路及范围信息，可以明显减少瘘管的复发概率。

（一）影像学表现

典型的瘘管在 MRI 上表现为索条状 T_1WI 低信号、T_2WI 高信号，瘘管较宽时可见低信号管壁影围绕，T_2WI 压脂像可以更好地显示病灶的形态，增强扫描可见瘘管明显强化；肛周脓肿则表现为圆形或椭圆形、不规则的腔样病灶，T_1WI 及 T_2WI 信号特点与瘘管相仿，脓肿在 DWI 上具有明显的高信号，ADC 图呈低信号，可与邻近组织产生强烈的对比，增强扫描表现为明显的环形强化，其内部的脓液无强化（图 3-10）。正因为肛瘘及肛周脓肿有上述相对特异的影像学征象，结合患者肛周疼痛、流脓及发热的临床病史，肛瘘及肛周脓肿的诊断往往比较容易。影像科医生除了明确诊断外，更加重要的是观察瘘管及脓肿的位置及分型、内口的方位及个数、内口距离肛缘的距离、是否合并其他疾病等。

（二）鉴别诊断

肛周脓肿需注意与肛周黏液腺癌相鉴别，两者具有相似的影像学表现及信号特征，但前者具有红肿热痛等感染的症状，而黏液腺癌没有。另外，虽然两者 T_2WI 上均可表现为高信号，但是黏液腺癌中的黏液湖 DWI 信号不高，而脓肿的 DWI 呈明显高信号，提示脓液内水分子的弥散受限。当黏液信号中出现不均匀强化的软组织成分时，则需注意黏液腺癌的可能。

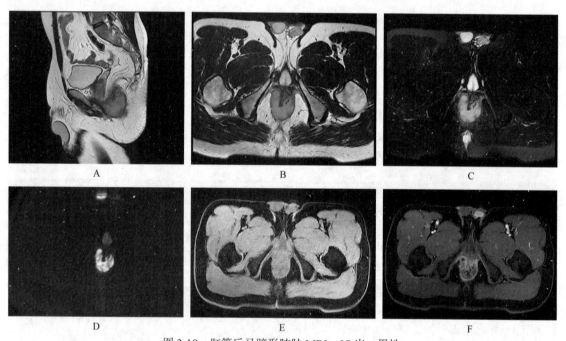

图 3-10　肛管后马蹄形脓肿 MRI，37 岁，男性

A. 矢状位 T_2WI 序列显示肛管后马蹄形脓肿合并括约肌间瘘管；B. 轴位 T_2WI 序列显示肛管后马蹄形脓肿并括约肌间瘘管；C. T_2WI 压脂序列表现为明显高信号；D. DWI 表现弥散受限改变；E、F. 增强后病灶呈环形强化

值得注意的是，大多数患者为肛隐窝感染导致的肛瘘或肛周脓肿时，在 MRI 诊断时仍需排除其他可能导致疾病的原因，如发育性囊肿继发的瘘管，克罗恩病所致的肛周病变，直肠肿瘤破溃合并肛瘘等情况。

案例 3-11 解析

临床诊断：肛周脓肿——肛管后马蹄形脓肿。

诊断要点：

1. 急性起病，肛周疼痛伴发热，局部流脓。

2. MRI 显示肛管后马蹄形肿块，信号符合脓肿特点。

注意要点：本例患者起病症状及 MRI 表现符合典型肛周脓肿，MRI 不仅可以明确诊断，也可以排除肛瘘或肛周脓肿等疾病。

案例 3-12

患者，女性，16 岁。主因"骶尾部反复流脓 4 年余"就诊。

患者于 4 年余前骶尾部肿物切除术后，开始出现骶尾部伤口愈合不良并开始流脓，量多并伴有臭味，患者于外院行多次手术治疗后病情无明显缓解，并逐渐出现肛门左前方、右前方、骶尾部多发小肿物，伴疼痛，呈持续性胀痛不适，局部无明显发热、发红，不伴便血，无排黏液脓血便症状，无肛门坠胀感，无里急后重，无排不尽感，于 4 月余前到当地医院就诊，诊断为"复杂性肛瘘"，行乙状结肠造口术，肛周仍反复流脓，遂来诊，门诊以"骶尾部发育性囊肿伴感染"收入院。患者自起病以来，无头晕、头痛，无腹痛、腹胀，无腹泻，精神、食欲、睡眠可，大小便正常，体重无明显变化。

专科情况：患者取左侧卧位，肛缘前方截石位 2 点及 10 点位距肛缘约 3cm 各见一外瘘口，有明显触痛，压痛明显，按压流脓，并伴有明显恶臭味，同时骶尾部可见多处手术瘢痕及瘘口，直肠指检感肛门括约肌张力尚正常，未扪及明显硬结，触摸直肠黏膜尚光滑，肠壁质软，表面平，无触痛，退出指套无染血。

问题：

1. 应完善哪些检查？
2. 考虑何种疾病？

二、骶前发育性囊肿

骶前发育性囊肿是骶前肿瘤的主要类型，来源于胚胎肿瘤，多发生于直肠后间隙，也就是骶前间隙。根据其不同的来源胚层，骶前发育性囊肿可分为表皮样囊肿、皮样囊肿、尾肠囊肿及畸胎瘤。由于其位置深在，呈无痛性生长多见，缺乏典型的临床症状；当囊肿合并感染时，可出现肛周、骶尾部流液及流脓，临床上常与肛门感染性疾病、骶尾部藏毛窦、肛瘘等疾病难以鉴别。因此，MRI 可以帮助外科医师明确出现临床症状的病因，是首选的影像学检查方法，其不仅能够准确诊断是否为发育性囊肿，还能明确病变的范围并指导制定最佳的手术方式。

（一）影像学表现

典型的发育性囊肿在 MRI 上表现为骶前或直肠后间隙多发的病灶，呈圆形或椭圆形，病灶之间呈串状或融合状分布。T_2WI 多数呈高信号，部分病灶可能由于出血或含有顺磁物质而表现低信号，T_2WI 脂肪抑制序列不会出现信号减低。T_1WI 病灶可因内部水分或蛋白质浓度不同而表现为低信号或高信号。DWI 也因水分子弥散程度不同表现为低信号或高信号。增强扫描囊肿不会出现强化，只有当囊肿合并感染时可以出现囊壁的强化。畸胎瘤是发育性囊肿中的特殊类型，其并不是单纯的液体信号，往往表现为实性或囊实性的肿块特点。由于畸胎瘤具有三胚层结构，因此内部信号更为混杂，可以出现脂肪、钙化等信号（图 3-11）。脂肪在常规 T_2WI 及 T_1WI 序列上呈高信号，而在脂肪抑制序列上呈低信号，两组序列有助于脂肪的评估，对诊断畸胎瘤尤其重要；钙化则往往在常规 T_2WI 及 T_1WI 序列上呈低信号。

（二）鉴别诊断

发育性囊肿需注意与肛周黏液腺癌相鉴别，囊肿往往表现为单纯的水样或黏液样信号，T_2WI 或 T_1WI 呈较为均质的高或低信号，增强扫描无强化；黏液腺癌除了含有大量黏液湖之外，还具有部分的实性肿瘤信号，T_2WI 呈稍高信号，增强扫描可见实性部分区域强化。畸胎瘤则需要与其他骶前肿瘤相鉴别，如间质瘤、神经鞘瘤、脊索瘤等，当发现脂肪及钙化信号时，往往提示畸胎瘤的可能。

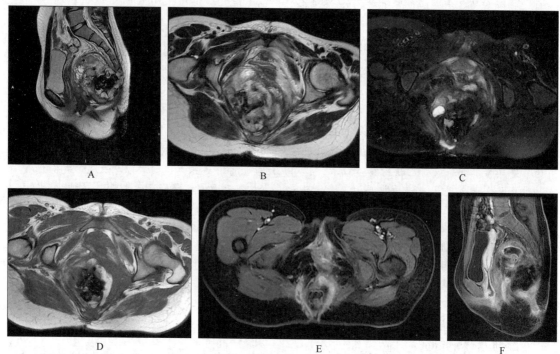

图 3-11　骶前发育性囊肿（畸胎瘤）合并肛瘘、肛周脓肿 MRI，16 岁，女性

A、B. 骶前畸胎瘤并感染，累及肛管，病灶信号混杂，脂肪序列在 T_2WI 呈高信号；C. 在 T_2WI 脂肪抑制序列呈低信号；D. 钙化在 T_2WI 及 T_1WI 均呈低信号；E、F. 瘤体周围及骶尾部、肛周皮下多发瘘管及脓肿形成

案例 3-12 解析

临床诊断：骶前发育性囊肿（畸胎瘤）合并肛瘘、肛周脓肿。

诊断要点：

1. 青少年患者，长期骶尾部反复流脓。

2. 既往手术迁延不愈。

3. MRI 表现骶前占位性病变，具有多种组织混杂的信号特点，提示畸胎瘤。

案例 3-13

患者，女性，48 岁。主因"肛门及阴道反复肿痛、溢液 4 年"就诊。

患者于 4 年前因肛门及阴道反复肿痛、溢液于外院行手术治疗（具体不详），术后肛旁创面渐愈，但排便时有果冻样液体自肛门流出；后予"局麻下行右侧外阴肿物切开清除术"，术后果冻样液体自肛门流出症状仍未缓解。2 年前再次予"阴道壁多发性囊肿切除术"，术后诉阴道仍有少量黏液样液体渗出。外院考虑肛瘘、肛周脓肿、混合痔予以肛瘘切除术＋肛周脓肿根治术＋多发性混合痔外剥内扎术＋内括约肌侧切术，术后肛门及阴道仍有反复破溃及流出果冻样液体，遂来诊。发病以来诉排便困难，精神、睡眠、食欲尚可，体重较前减轻，小便正常。

问题：

1. 结合病史考虑可能为哪些疾病？

2. 应完善何种检查？

三、肛周黏液腺癌

肛周黏液腺癌是一种生长缓慢的肿瘤，多以长期慢性肛瘘或多发脓肿为表现，由于临床表现的不典型性常常被误诊。MRI 是评价黏液腺癌的主要方法，其不仅可以提示诊断信息，也可以观察肿瘤的范围，为临床内镜下活检及手术方式提供指导意见。

（一）影像学表现

黏液腺癌因其具有大量黏液湖而具有特征性的影像学表现。黏液湖在 T_2WI 表现为明显的高信号，中央可见线状低信号分隔及部分稍高信号的实性软组织成分。DWI 上黏液湖的信号不高，对应的 ADC 图由于 T_2 穿透效应而呈高信号，这与具有弥散受限性质的脓液有所不同。然而，肿瘤实性成分在 DWI 上呈高信号。在增强扫描中，可以更好地观察黏液湖中的实性成分，其代表肿瘤细胞，表现为较明显的强化，而细胞外的黏液湖则无强化（图 3-12）。

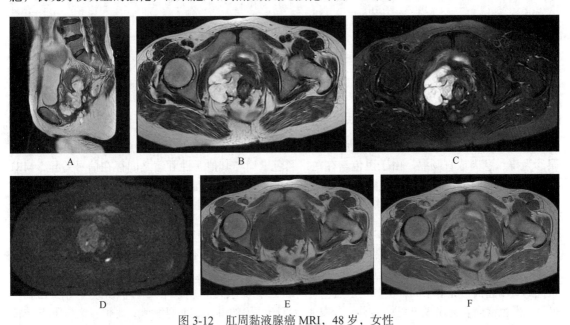

图 3-12　肛周黏液腺癌 MRI，48 岁，女性

A～C. 右侧坐骨肛门窝一不规则肿块，累及直肠、右侧坐骨肛门窝、右侧肛提肌、耻骨直肠肌、右侧闭孔内肌等结构，T_2WI 及脂肪抑制序列呈明显高信号；D. DWI 受限不明显；E. T_1WI 呈低信号；F. 增强后内部见斑片及分隔样强化

（二）鉴别诊断

肛周黏液腺癌主要与肛周脓肿、发育性囊肿等鉴别。肛周脓肿具有明显的 DWI 高信号和 ADC 图上低信号，增强扫描脓液中无软组织强化。发育性囊肿则表现为多个囊状结构，信号多样，但增强扫描囊肿均不见强化。

> **案例 3-13 解析**
>
> 临床诊断：肛周黏液腺癌。
>
> 诊断要点：
>
> 1. 肛门及阴道反复肿痛、溢液。
> 2. 多次术后迁延不愈，伴有果冻样液体自肛门流出。
> 3. MRI 表现为黏液性肿瘤，可见实性成分强化，提示黏液腺癌。

注意要点:

出现肛周流液、流脓的患者均需注意除隐窝腺感染之外可能的原因,另外也需要注意肿瘤性病变的可能,MRI 在鉴别诊断上具有独特的优势,是肛管及肛周疾病患者的首选检查。

案例 3-14

患者,男性,62 岁。主因"反复排干结便 1 年,加重伴血便 1 个月"就诊。

患者于 1 年前无明显诱因出现排干结便,以颗粒状硬便为主,间断伴黏液血便,未引起重视,未行进一步处理。1 年来症状反复发作,1 个月前出现大便变细,伴暗红色血性稀烂便,间断伴肛周坠胀不适。患者起病来,无发热、寒战,无恶心、呕吐,无腹胀、腹痛,无胸闷、胸痛,无腰背部疼痛,无肛门肿物脱出,小便如常,体重无明显变化。

肠镜检查:距肛缘 2~6cm 右前壁见环 1/2 周肠壁肿物,表面黑褐色,下缘延及肛管,多点活检。

问题:

1. 首先考虑何种疾病?
2. 应与哪些疾病相鉴别?

四、肛管直肠恶性黑色素瘤

肛管直肠恶性黑色素瘤是一种少见且预后极差的肿瘤,具有很强的侵袭性和转移性,临床极易误诊为痔、息肉或直肠癌。由于黑色素存在,黑色素瘤与其他恶性肿瘤之间存在信号差异,MRI 在诊断黑色素瘤中具有独特的优势。另外,MRI 能够评价肿瘤与邻近器官的关系,局部淋巴结转移情况,为指导外科切除或治疗决策提供影像学依据。

(一)影像学表现

黑色素瘤主要发生在肛管或直肠远端,病灶多表现为肠壁的不均匀增厚或软组织肿块,可伴或不伴有肠梗阻。典型 MRI 信号表现具有一定的特征性:T_1WI 上呈高信号,T_2WI 上呈低信号,这与常见的直肠癌信号完全不同,主要是由黑色素的顺磁性作用,缩短了 T_1 和 T_2 值所致(图 3-13)。另外,黑色素瘤容易出现淋巴结转移,多表现为直肠系膜的淋巴结明显肿大,而腹股沟区淋巴结转移较少见。肿大的淋巴结也可因为黑色素的存在而表现为 T_1WI 高信号、T_2WI 低信号。

(二)鉴别诊断

肛管直肠恶性黑色素瘤主要与直肠或肛管癌、淋巴瘤、神经内分泌肿瘤等相鉴别。当发现明显的黑色素信号时对诊断有帮助,否则与其他肿瘤鉴别困难,仍需结合病理组织学检查。

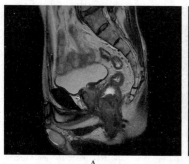
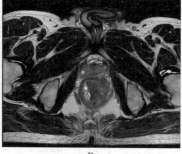
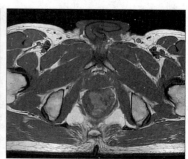

A   B   C

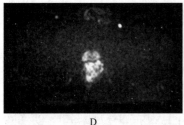
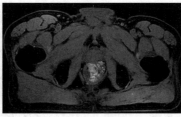
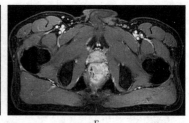

图 3-13　肛管直肠恶性黑色素瘤，62 岁，男性

A、B. 直肠下段肠壁呈肿块样增厚，病灶 T₂WI 中等信号伴低信号成分；C. T₁WI 可见高信号成分；D. DWI 受限表现；E、F. 增强后可见病灶较明显强化

案例 3-14 解析

临床诊断：肛管直肠恶性黑色素瘤。

诊断要点：

1. 大便性状改变 1 年余。

2. 肠镜提示下段直肠-肛管肿物，表面黑褐色。

3. MRI 表现符合黑色素瘤信号特征。

案例 3-15

患者，女性，31 岁。主因"排便困难 4 月余"就诊。

患者于 4 个月前无明显诱因出现排便困难，大便质硬。无腹痛、腹胀，无腹泻、黑便，无恶心呕吐，无畏寒发热，遂于外院就诊，肠镜检查示直肠黏膜隆起（性质待病理），直肠糜烂。病理报告示软斑病。予以消炎药治疗，效果不佳。后再次肠镜示：距肛缘约 5cm 见一巨大不规则黏膜隆起，约占管腔 1/4 圈，表面充血、糜烂，表面见一息肉样改变，活检质硬，易出血，镜检诊断直肠占位性病变。病理示：（直肠距肛缘 5cm）镜下形态符合增生性息肉，未见异型上皮。现患者为求进一步治疗来诊，门诊拟"直肠肿物"收入院。患者自患病以来精神、食欲、睡眠佳，大便如上所述，小便正常，体重无明显改变。

直肠指检：距肛缘 5cm 可触及肿物，占肠腔约 1/3 周，肿物表面尚光滑，指套退出无血染。

问题：

1. 考虑可能的诊断是什么？能否诊断直肠恶性肿瘤？

2. 应完善哪些检查？

3. 是否有需要补充的病史？

五、直肠子宫内膜异位症

直肠子宫内膜异位症是一种常见的妇科疾病，虽然异位的子宫内膜组织多位于子宫体或附件，但也可直接异位到直肠。直肠子宫内膜异位症往往是子宫内膜先侵犯直肠前方的浆膜，然后再由外向里侵犯肠壁肌层，甚至黏膜下层。MRI 可以精准地识别直肠壁的解剖，判断直肠病变的来源，这对于诊断子宫内膜异位症提供了解剖学依据。另外，结合病灶的 MRI 信号特点可以提高诊断的信心。

▋（一）影像学表现

MRI 可以观察到直肠前壁的病变，主体位于腹膜反折区域。在 T₂WI 上可以观察到病灶黏膜面完整，而以黏膜下层或肌层增厚为主，增强扫描黏膜面未见破坏，可见均一的线状强化。T₁WI 有时可见病灶内的点状高信号，可能是由于异位的子宫内膜伴有部分出血（图 3-14）。

（二）鉴别诊断

直肠子宫内膜异位症需与直肠其他恶性肿瘤性病变相鉴别，如直肠癌、直肠恶性黑色素瘤、直肠神经内分泌癌等。MRI 上观察到病变位于直肠前壁，且主体来源于黏膜下或浆膜面，黏膜线完

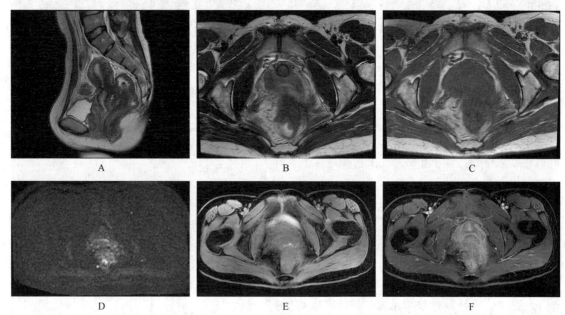

图 3-14　直肠子宫内膜异位症，31 岁，女性

A. 矢状位 T_2WI 显示直肠中段肠壁黏膜下增厚并与子宫分界不清；B. 轴位 T_2WI 病灶信号不均匀，局部结构不清；C. 轴位 T_1WI 病灶信号不均匀，局部结构不清；D. DWI 显示不均匀弥散受限；E. Lava 平扫见病灶内小囊状高信号；F. 增强扫描明显，不均匀强化

整，病灶内信号混杂，则需注意子宫内膜异位的可能。另外，与其他直肠恶性肿瘤不同，子宫内膜异位症很少出现直肠系膜淋巴结肿大。除此之外，结合患者临床表现，并了解症状与月经周期关系可为确诊提供依据。

> **案例 3-15 解析**
>
> 临床诊断：直肠子宫内膜异位症。
>
> 诊断要点：
>
> 1. 育龄期女性患者，排便困难 4 月余。
> 2. 肠镜提示直肠黏膜隆起性病变。
> 3. 直肠指检示肿物表面光滑，指套退出无血染。
> 4. MRI 显示直肠前壁混杂信号病灶，主体位于黏膜下，黏膜面光整。
>
> 注意要点：育龄期女性患者出现大便性状改变时不能忽视子宫内膜异位症的可能性，精准的影像解剖和信号特征为临床提供鉴别诊断的依据，避免了过度的诊疗。

（周智洋　周　杰　曹务腾）

思 考 题

1. 目前临床常用的排粪造影包括哪几种？
2. X 线排粪造影的优缺点有哪些？

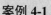

第四章　肛肠外科临床诊断思维与治疗决策

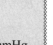

学习目标

掌握　肛肠外科疾病的诊断原则和治疗决策的思维过程。

熟悉　外科决策思维过程中的误区。

了解　外科决策的基本逻辑思维方法。

案例 4-1

患者，女性，52 岁。因"大便习惯改变伴体重下降 3 个月"就诊。

3 个月前无明显诱因，排便次数增多，3～5 次/日，不成形，间断带暗红色血迹。有中、下腹隐痛，无明显腹胀及恶心呕吐。无发热，进食可。近来明显乏力，体重下降约 4kg。为进一步诊治收入院。

既往体健，家族中无类似疾病患者。

体格检查：体温（T）37.2℃，脉搏（P）76 次/分，呼吸（R）18 次/分，血压（BP）122/78mmHg。一般状况稍差，皮肤无黄染，结膜苍白，浅表淋巴结未及肿大。心肺无明确病变。腹部平坦，未见胃肠型及蠕动波，腹软，无压痛，无肌紧张，肝脾肋下未及。右下腹似可触及约 4cm×6cm 质硬包块，尚可推动，边界不清，移动性浊音（−），肠鸣音大致正常，直肠指检未及异常。

辅助检查：粪便隐血（+），白细胞计数（WBC）$4.3×10^9$/L，血红蛋白（Hb）76g/L，癌胚抗原（CEA）13.6ng/ml。

问题：

1. 诊断及诊断依据是什么？
2. 鉴别诊断与分析是什么？
3. 进一步检查项目是什么？
4. 治疗原则是什么？

一、概　　述

思维是人类所特有的思想活动，或称之为思考，是认识客观事物的主动过程，通常通过语言、文字以及情绪予以表达，借以反映对客观事物有无认识以及认识的深度和准确性。决策就其字义来说，"决"就是确定，指对客观事物的本质属性已经有了比较准确的认识，从而可以有所断定。"策"就是对策，指对已经有所认识的客观事物进行有效的干预，确定正确的策略，采用合适的方法，使之获得所期盼的良好结局。医生接诊患者首先要了解病情，这是认识临床所特有的客观事物的先决条件，是启动临床思维必须掌握的基本素材。询问病史，不同于和非医务人员之间的一般对话；而进行体格检查和选择检查方法，除了动手，还需动脑，每一项检查都有其意义和目的，例行操作的过程也需要严格的专业化思维。思维和决策贯穿外科患者诊疗的全过程，是医师根据患者的临床症状和各项检查指标，结合已有的理论知识，经过大脑加工，得出诊疗方案的过程。临床医师诊疗疾病能力的强弱，取决于其临床思维能力的强弱。

二、诊断和治疗决策思维过程

■（一）诊断思维过程

充分了解病情和掌握体征之后，外科医生经过判断，已倾向于或初步做出对某一疾病的诊断，但仍需予以确认，这就要求外科医生通过思考做出选择，进一步进行哪些必要的实验室检查或辅助检查，有些疾病还需要进行特殊检查。根据已确切掌握的资料，全面思考，综合分析，由表及里，由浅入深，去伪存真，紧抓主线，有步骤、有层次地循序梳理思维全过程，从庞杂的资料中理出条理和头绪，鉴别排除某些无关的或类似的疾病，逐渐缩小涉及疾病的范围，最终肯定某一疾病，从而做出诊断。从认识论上讲，诊断是对某一疾病的肯定，是完成整个诊断思维过程的结果。如果一时不能做出诊断，则需要延长待诊过程。所谓待诊，不是等待，而是密切观察病情演变，求取更多的重要检查数据，在掌握更多客观资料的基础上，积极主动地进行反复及更深层次的诊断思维，积极地寻求答案。当然，由于疾病的复杂性，始终不能做出诊断的情况也非少见，这是由于客观事物的复杂性和医生认识的相对局限性，不可能根据临床上复杂多变的疾病现象，百分之百地对疾病的实质确认无误，但这是指经过充分、周密和反复的思维活动仍无法得出准确的结论而言，属于认识论的一般规律问题，不能由此而减弱临床思维的重要性；相反，恰恰需要外科医生进行更深层次的思维活动，不断地充实头脑中的知识库，力求解决或接近解决对某些疾病的诊断问题。

1. 肛肠外科疾病诊断的基本原则

（1）先"常见"后"少见"原则：当几种疾病都可能存在时，诊断应首先考虑常见病、多发病，其次考虑少见病、罕见病。

（2）"一元论"原则：针对案例 4-1 患者，首先应该用一个疾病去解释，因为在临床实际中，同时存在几种关联性不大疾病的概率是很小的。当用一个疾病解释不了时，再考虑第二个疾病。

（3）先"器质"后"功能"原则：诊断功能性疾病应十分慎重，一定要先除外器质性病变。当器质性与功能性疾病并存时，应重点考虑器质性疾病。

（4）先"可治"后"不治"原则：诊断应首先考虑"可治"病，以便早期、及时处理。但对预后差的疾病也不能忽略。

（5）实事求是原则：每个患者的病情是千变万化的，医生应根据患者准确的病史、客观的体征及辅助检查等，遵循实事求是的原则，避免任意取舍、牵强附会等主观和片面的分析。

（6）合理描述疾病诊断

1）疾病诊断应包括病因、病理解剖及病理生理诊断，疾病的分型与分期，并发症和伴发疾病的诊断。如术后粘连造成的肠梗阻不能只写"肠梗阻"，应写"粘连性肠梗阻"，还应包括"高位或低位、完全或不完全性、单纯或绞窄性"等；"某外科疾病"伴有"2 型糖尿病"等。

2）某些疾病一时难以明确诊断，可用主要症状或体征作为临时诊断，反映诊断的倾向性，但应写较具体的诊断，如案例 4-1 可写"右下腹包块待查，结肠癌可能性大"，不能写"腹痛待查"等范围太大的疾病。

3）诊断书写要求病名规范、标准，部位具体。如"升结肠癌"，不能只写"大肠癌"；"急性化脓性阑尾炎"，不能写"急阑"或"阑尾炎"等。

4）所有疾病均应诊断，不应有遗漏。疾病诊断的书写顺序应是：主要和严重疾病在前，次要、病情轻、未治的疾病，陈旧性情况在后；急性、原发、本科的疾病在前；慢性、继发、他科的疾病在后；病因诊断在前，并发症列于有关疾病之后，伴发病排列在最后。对此诊断原则必须灵活掌握，不能生搬硬套。

2. 疾病诊断的其他原则

（1）诊断依据是对所诊断疾病相关病史、典型症状、阳性体征及辅助检查的依次描述，而不是大篇病史、体征及辅助检查的再现。

（2）鉴别诊断是与主要诊断密切相关且需鉴别的疾病，鉴别要点包括典型症状、阳性体征及相关的辅助检查，主要的阴性临床资料，也依次描述。

（3）进一步检查项目主要包括与疾病诊断或治疗（如手术）有关的辅助检查，并按照常用辅助检查的顺序描述（如血常规、尿常规、便常规、血生化，胸片、心电图、B 超等），不能没有重点，什么都查。

案例 4-1 解析 1

本案例有以下要点：

诊断：右下腹包块（升结肠癌可能性大）。诊断依据：①排便习惯改变，便次增加，暗红色血便；②伴消瘦、乏力；③右下腹触及肿块；④Hb 76g/L，CEA 13.6ng/ml，粪便隐血（+）。

鉴别诊断：①炎症性肠病；②回盲部结核；③阿米巴痢疾。

进一步检查项目：本案例首选的进一步检查是电子结肠镜检查。

给出进一步检查结果：结肠镜提示距回盲瓣 7cm 升结肠有 3cm×5cm 溃疡型肿物，病理报告：中分化腺癌。

再进一步检查：此患者升结肠癌诊断明确，应进一步行以下检查（包括有关疾病分期及术前应做的检查）：①血型、生化检查（肝肾功能等）、凝血功能、血气分析等；②心电图、肺功能等；③胸腹盆腔 CT 扫描（平扫、增强），了解肿瘤分期以及有无肝、肺等远处转移。

（二）治疗决策思维过程

了解病情是前提，诊断是必要途径，治疗是祛病手段，治愈疾病或解除患者疾病痛苦才是外科医生工作的目的。因此，医生做出诊断后，下一步是为患者制定治疗方案，外科医生要考虑以手术为主要治疗手段的各方面有关的问题。

决策思维是如何制定决策的思维过程。外科疾病从治疗的角度来看，大致可分为以下几类，外科医生对不同类型的疾病所制定对策的原则也各异。①对健康无碍且发展很慢的良性慢性疾病，制定治疗方案比较容易，或解释或去除症状或手术治疗，同时也参考患者的意见；②影响患者生活质量的良性慢性疾病，有外科手术适应证时，可在做好充分准备的情况下，进行择期手术；③影响患者健康和生命的良性或恶性疾病，急性或慢性疾病，则需进行周密的考虑，制定合理而又有效的治疗方案。决策是否妥善，实际上是对外科医生决策思维是否合格的一次考核。

外科决策思维过程一般按以下程序进行。

1. 确定有无手术适应证　手术是外科主要的治疗手段，但绝非外科医生的治疗目的。在高新技术日益发展的今天，微创技术不断创新。在确定有无手术适应证时，首先要考虑有无手术以外的其他有效治疗方法，如药物、介入、物理或化学疗法等，并综合评估其效果，特别是维持疗效的时间长短及复发率等，最后才能确定手术适应证，并结合患者的经济状况、风险大小予以考虑。

2. 掌握手术时机　患者是否能够耐受手术，如果不能耐受，还需做哪些必要的准备工作；如果病情不允许拖延，特别是急性发作的疾病，则需当机立断，权衡手术风险和病情继续发展的后果，孰轻孰重，常需运用辩证思维的方法予以确定。

3. 选择手术方式　外科治疗常常有几种手术方法可供选择，一般首选对患者最为有利的手术方法，但应结合患者的具体情况，术前要充分考虑，制定各种方案，包括根治与姑息、暂时和长远、一期和分期、首选和备用、术中如何调整等，术者应成竹在胸，运筹帷幄。

案例 4-1 解析 2

本案例的治疗原则：进一步检查 CT，提示肝右叶Ⅵ段直径 2cm 转移灶，未见明显腹腔淋巴结转移。术前临床分期 $T_3N_xM_1$。

（1）手术：如患者能耐受手术，应行原发灶及转移灶的一期切除，否则，可考虑肝脏转移灶的消融治疗等。

（2）化疗：新辅助和（或）辅助化疗。

4. 熟知手术各种并发症　对于容易产生的并发症，如何防范和处理，应心中有数。一旦发生，应处变不惊,妥善处理。知道术后如何观察,如何发现,尤其是如何早期发现。如果发生术后并发症,如何及时处理,使患者遭受的损失最小。

5. 估计远期效果　根据完成的手术情况,外科医生应了解手术的长远效果、患者的生活质量,对患者术后是否需要继续治疗,何时复查,饮食、生活、工作、劳动等各方面的注意事项应交代清楚。

三、外科决策思维中的误区

临床医生制定决策出现失误是不可避免的。失误的产生与医生的学识和经验不足有关,但从决策思维中寻找原因更为重要,因为学识和经验可以积累,而思维过程中的误区如不正确认识或不加以注意,仍有可能不时出现,甚至变得更为严重。

1. 决策思维的盲目性　不结合患者的具体情况,或者不仔细研究病情,凭经验制定决策。对于诊断,不重视常规物理和实验室检查,过分依赖昂贵的特殊检查。制定治疗决策,如手术前不考虑患者条件、手术时机、术中风险等围手术期的各项重大问题,贸然施行手术。

2. 决策思维的局限性　在考虑诊断时只考虑本专科的疾病,而未有意识地排除其他专科的疾病。在决定治疗方案时,只考虑和疾病本身有关的临床问题,而不去考虑术后生活质量、家属和社会负担等诸多实际问题。

3. 决策思维的惰性　随着各种高新检查技术不断用于临床,明确疾病部位、性质的思维难度下降,在实际工作中无须进行周密的思考,轻而易举地即可做出诊断,对治疗方案也无须多做考虑,外科医生只需根据诊断,按常规施行手术即可,长此以往,不但懒于思维,而且不会思维,导致思维能力退化。

四、外科思维决策能力的训练

临床思维对整个临床实践过程中的各项活动起指导作用,一名外科医生能否正确做出诊断,掌握病情发展规律,制定最佳治疗方案,进而能够不断积累经验,提高水平,在很大程度上有赖于是否经历过严格的思维训练,是否能够熟练地运用正确的思维方法。

需要在临床实践中不断熟悉复合判断、类比推理、演绎推理等基本的逻辑思维方法,掌握肛肠外科常见疾病的基本概念。一个完整的概念常具有内涵和外延的逻辑学特征,以急性阑尾炎为例,阑尾的急性炎症是其内涵,而单纯性、化脓性、坏疽性、穿孔性则是其外延,各有不同的临床表现,必须全部了解,概念才算完整。同时,在具体的临床实践中,无论是诊断还是治疗,经常会碰到明显对立的矛盾,需要根据具体情况,结合自己的经验,运用辩证分析的方法,全面考虑,注意避免出现认识上的失误。

需要善于总结和反思。外科医生每治疗一个患者,必然会取得一定的经验。经验来源于临床实践,但经验只是认识的一种形式。如果外科医生经过实践后只是被动地感受,在头脑中打上浅浅的印记,那么取得的仅仅是感性经验。如果在实践基础上经过理性思维,包括读书思考,经验即可从感性经验上升到理性经验。这种经验有正面的,也有负面的,都是比较完整的,又是比较切合实际的,所谓经验可贵即在于此。由于决策思维过程更需要运用多值逻辑思维,在总结和反思时尤其需要提高到辩证思维的高度,两个同年的外科医生,经历的临床实践,做过的手术种类和例数,诊治的病例数基本相差无几,多年以后,医疗和学术水平相距甚远,原因就在于,在总结和反思上,水平高的医生主动地运用理性思维;而水平低的医生只是消极地记取印象的感受。

(刘蔚东)

思 考 题

简述肛肠外科疾病诊断的基本原则。

第五章　肛肠外科微创技术

学习目标

掌握　吻合器技术适应证和操作技巧。

熟悉　肛肠吻合术中的意外情况的处理。

了解　吻合器技术的优缺点。

第一节　吻合器手术在肛肠外科中的应用

　　肛肠外科手术，特别是在盆腔内实施肠管吻合，极具挑战性。盆腔低位吻合的吻合口漏率高于高位吻合，吻合口漏率较高凸显了盆腔手术的难度。在盆腔游离和实施吻合术过程中，实现充分可视化至关重要，因受到骨盆坚硬骨骼结构的限制，盆腔手术中实现可视化较为困难。在开腹手术中，必须获得最佳照明，可使用前照灯、带照明的骨盆牵开器或精心放置外部灯来实现，由于视野受限，通常只能有一人看清骨盆深部结构。相比开腹手术，腹腔镜手术的视野和照明有了很大改善。盆腔内还有其他多个器官，这些器官可能会干扰吻合。在所有吻合术中都存在张力问题，而在盆腔内更是如此，由于该部位的解剖因素，创建无张力吻合口是一大难题。当进行直肠低位前切除术时，直肠储便功能的丧失与直肠切除长度成正比，吻合失败会对患者未来的生活质量产生重大影响。

一、直肠低位前切除术

　　随着圆形端-端吻合器的广泛使用，吻合器结直肠吻合术受到了外科医生的青睐（图 5-1），包括单吻合器吻合和双吻合器吻合技术。

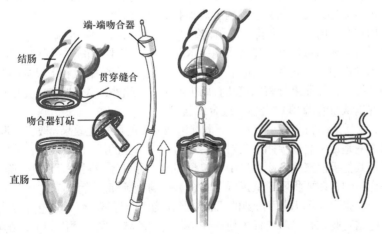

图 5-1　吻合器结直肠吻合术，在直肠低位前切除后，使用端-端吻合器构建端-端吻合口

　　在这两种技术中，吻合器钉砧都用荷包线固定在近端肠管。荷包线的缝合应尽量靠近切缘，但要穿透整个结肠壁的厚度，这样当荷包线系紧时，钉砧周围不会出现组织堆积。必须确保吻合器钉砧上没有明显附着的肠系膜脂肪或网膜脂肪组织，方法是切开覆盖在钉砧上的脂肪组织表面的腹膜。通过这种简单操作，可以在吻合器闭合时，将多余脂肪从吻合口中挤出，而不会导致吻合口结肠壁撕裂剥脱或阻断其血液供应。

确保吻合前结肠位于十二指肠悬韧带左侧，结肠系膜无扭转。如果吻合口出现任何张力，则应采取进一步的延长措施。重新评估结肠的血运，确保结肠健康且呈粉红色。要确认无缺血分界线。还必须仔细检查结肠是否有静脉淤血迹象，即有淤血或含有暗红色、近黑色血液的小静脉充血。如果对吻合前结肠的活性有任何疑问，则在妥善解决这些问题之前，不得实施吻合术。评估血流的一种简单方法是切开与钉砧相邻的系膜组织，即使结肠搏动很少，但若从该切口流出的血液呈鲜红色，则表明结肠健康。如果该切口只有黑色血液，或有任何其他迹象表明吻合口的血流受损，则应再次选择较近端肠管实施吻合术。

在解决了血液供应和张力相关问题后，由助手将端-端吻合器通过肛管和剩余的直肠轻轻地引入。外科医生和助手之间的沟通至关重要。对于女性患者，助手必须确认吻合器未放置于阴道内。由于该部分手术通常在会阴部可视环境不佳的情况下进行，因此助手可以在插入吻合器后将手指放入阴道来确认吻合器在直肠中的位置。理想情况下，在创建双吻合器吻合时，应将吻合器一直推进到直肠横向闭合线。在推进顶针之前，腹腔手术人员必须确认吻合器确实位于直肠残端的末端。如果有任何干扰组织（包括系膜或其他堆集的直肠周围组织），将无法清晰界定吻合器的边缘是否位于直肠盲端顶点，则必须调整吻合器的位置。

当吻合器到达适当位置时，腹腔手术人员须密切关注顶针的缓慢推进。顶针应在闭合线的横向中点附近穿出。将钉砧固定在顶针上，再直视闭合吻合器，要注意确认未夹住多余组织。吻合器闭合后，腹腔手术人员必须再次确认结肠系膜无扭转，要沿着肠系膜边缘检查，一直检查至结肠中血管。在腹腔镜手术中，经腹部小切口做到可视化可能较为困难，一般需要重建气腹。之后，腹部手术人员指示助手击发吻合器。然后将吻合器打开、旋转以便从吻合部位移除。移除吻合器时，如有任何难以取出的现象都须引起注意，因为这可能表明吻合失败。然后需评估吻合口完整性。

单吻合器吻合技术与双吻合器吻合技术的不同之处在于前者在直肠肠管上没有横向闭合线。单吻合器吻合术是用荷包钳夹闭肠管，远侧直肠直接锐性横断，在直肠的开放残端留置一根荷包线，再经肛门引入吻合器并一直送至直肠近端。然后将顶钉穿过荷包线，并将荷包线系于顶针上。然后采用类似于双钉吻合的方式进行端-端吻合。虽然这项技术避免了吻合线相交，但确实会使直肠残端短暂地打开，可能会导致污染物甚至腔内肿瘤细胞溢出到腹腔中。

在实施盆腔内吻合术时，可能会将无关结构纳入吻合口。而阴道一旦纳入则会产生极其严重的后果。因此，外科医生在对每位女性患者实施手术时，必须首要考虑这一问题。医生在实施解剖、直肠分离和吻合术过程中，必须竭力确保不损害阴道。在实施直肠中段和上段的吻合术时，外科医生必须确保在吻合线下方几厘米处将阴道从直肠上游离开。此外，吻合器击发完毕应再次检查，阴道必须清晰可见并确认没有端-端吻合器的缝合线通过。

在盆腔深部，尤其是结肠肛管吻合术中，很难达到完美的可视化效果。改善盆腔深处可视化效果的最简单方法之一是让一名助手用拳头对会阴区施加向头侧的压力。如果吻合器闭合后无法看到阴道，有必要采用其他手段来确认吻合口中未包含阴道，可以经会阴触诊阴道以确认其未被吻合，与近端吻合术一样，吻合前要将阴道从远低于吻合水平的直肠和肛管上剥离。

为了减少吻合口张力，可以使用松弛的乙状结肠作为吻合近端，而不必想方设法获得足够长的降结肠。但在实施结直肠吻合术时应优先使用降结肠而非乙状结肠。原因如下，在癌症切除术中，为了充分切除淋巴组织，应在其肠系膜动脉起始处将其游离切断。这类高位结扎，往往导致乙状结肠血供不足。吻合口血运不足则可能导致吻合口漏或狭窄风险。此外，乙状结肠往往具有厚的肌壁和憩室，对于实施本就有风险的吻合来说，该肠段属于不良基质。一般说来，最好尽量充分游离结肠，为降结肠与直肠实施吻合提供足够的长度。

二、回肠直肠吻合术

全结肠切除术后的回肠直肠吻合方法与结直肠吻合术相同。通常，小口径回肠不适合使用较大口径的吻合器，因此需要使用直径较小的 25mm 吻合器。

三、超低位结直肠和结肠肛管吻合术

盆腔内低位吻合所涉及的技术与直肠高位吻合基本相同。然而，除了进行低位吻合术固有的技术挑战外，外科医生还必须注意切除大部分直肠的功能性后果。"直肠前切除综合征"是指排粪频率高、排粪急迫、粪便散碎、排粪失禁和排粪困难等症状。在大多数接受了低位结直肠或结肠肛管吻合术的患者中，这些综合征都有不同程度的发生。导致发生这些症状的危险因素包括术前放射治疗和吻合口距离肛缘的距离。这种综合征可能需要患者服用药物或穿戴护垫。情况严重时，患者需居家卧床或接受结肠造口。

低位吻合的功能性后果可归因于结直肠或结肠肛管吻合术中储袋功能受损。结肠的伸缩性比原生直肠小，一般认为这种低容纳性是造成上述症状的原因。建议构建结肠储袋以减少低位吻合的功能性后果。研究表明接受了结肠"J"型储袋的患者肠功能得到改善，在排粪频率、排粪失禁和生活质量方面优于单纯的结肠肛管吻合术。尽管大多数研究评估的只是术后 1~2 年的功能，但评估长期结果的研究表明，这些功能优势可以持续 5 年。结肠"J"型储袋术相对于直结肠肛管吻合术更具优越性，这一结论也得到了 Cochrane 系统分析的支持。

虽然与结肠肛管吻合术相比，采用"J"型储袋几乎能够解决所有排便问题，但在早期系列报告中，许多患者出现明显的便秘和排便困难。最初对新直肠储袋的描述是：较大（10~12cm）的结肠"J"型储袋。一些研究者推测排空困难与造袋尺寸较大有关。针对较小（5~6cm）结肠储袋的几项评估试验发现，其优于较大结肠储袋。

实施结肠"J"型储袋术首先需要确认结肠已充分游离，并且储袋的顶点在无张力的状态下到达预定吻合处（图 5-2）。然后在距结肠末端 5~6cm 处实施肠系膜游离缘结肠切开。穿过该结肠切口插入直线切割闭合器，闭合器一端插入盲端，另一端送至结肠的近端。当闭合器闭合前，应牵拉肠系膜向外旋转，以确保吻合线集中在肠系膜游离缘上。一旦肠系膜已确认未夹入闭合器，则击发闭合器来创建储袋。如果要实施直肠吻合，则在结肠储袋顶点切口周围留置荷包线，并将钉砧固定在储袋中。然后实施吻合术，方法与其他结直肠吻合术相同。

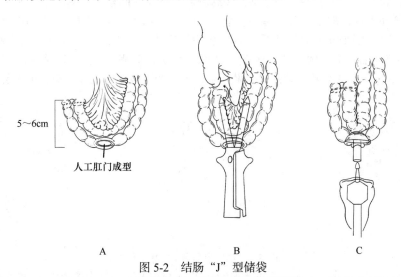

图 5-2 结肠"J"型储袋

A. 构建一个 5~6cm 的结肠"J"型储袋，在肠壁的系膜游离缘做结肠切口；B. 使用附带 1~2 枚钉仓的直线切割闭合器形成储袋，确保将肠系膜从吻合线中拉出；C. 采用端-端吻合器实施结直肠吻合术

吻合口漏是低位盆腔吻合术的一种危险的并发症，会在骨盆中产生明显的纤维化反应，从而对排便功能造成灾难性后果。有些证据表明，使用结肠"J"型储袋可能会减少吻合并发症。多普勒

血流研究表明，与单纯结直肠吻合的结肠相比，储袋顶端的血流有所改善。研究表明，与结肠肛管吻合术相比，结肠"J"型储袋吻合口漏率显著降低。虽然结肠储袋术有利于低位直肠和肛管吻合，但在肛缘以上5~6cm处吻合的储袋实际上可能会造成排空问题。不建议对直肠中段及更近端的吻合实施储袋术。

在某些情况下，制作结肠"J"型储袋会比较困难。骨盆小、肠系膜脂肪过多、广泛性憩室病、黏膜切除术或结肠长度不足的患者不适合制作"J"型储袋。研究表明，这些技术因素使至少四分之一的患者无法接受"J"型储袋术。在这些情况下，可以选择另一方案，即横向结肠成形术（图5-3）。

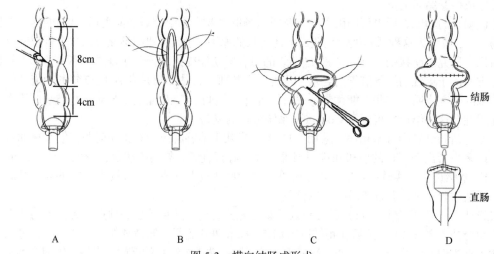

图 5-3　横向结肠成形术

A. 在距离结肠远端4cm处实施8cm的结肠纵行切开；B. 钉砧放置于末端，并在结肠切口两侧的中点处留置缝合线；C. 纵向结肠切口以横向方式缝合；D. 实施端-端吻合

也可将侧-端吻合术作为结肠"J"型储袋结肠肛管吻合术的替代方案（图5-4）。在一项针对100名患者的随机对照试验中，对这两种技术作了比较。试验表明，术后1年，这两种技术的排粪频率、排粪失禁和功能评分相似。术后2年，各组肠道功能保持相似，但结肠"J"型储袋组的新直肠体积比侧-端吻合术高40%。另外还有一项系统评价，对侧-端吻合术与结肠"J"型储袋吻合术做了比较。尽管样本量不多，但分析结果并未显示这两种技术在功能上有任何差异。

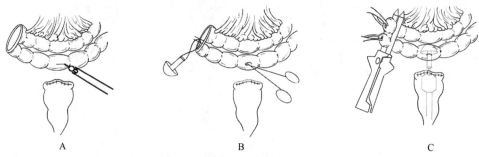

图 5-4　结肠肛管侧-端吻合术

A. 在靠近结肠开口端处做结肠切开；B. 端-端吻合器钉砧穿过这个开口引入肠腔；C. 使用直线闭合器闭合结肠开口，并使用端-端吻合器进行吻合

对于低位结直肠或结肠肛管吻合术，结肠"J"型储袋可能会提供最佳的功能结果，但这种益处的长期持续性尚不清楚。当"J"型储袋术不可行时，横向结肠成形术或直结肠肛管直接吻合术似乎可取得类似的功能结果。结肠肛管侧-端吻合术的作用尚未明确。

四、吻合口评价

在手术时应进行某种形式的术中吻合评价。包括内镜评价和机械测试，如直肠灌注空气、碘伏或亚甲蓝。吻合口的机械测试表明，5%～25%的吻合口出现术中渗漏。空气灌注测试是最简单的。多项研究表明，该测试可降低术后吻合口漏率，因此一些研究者建议将充气测试作为质量评估措施。除了允许进行漏气测试外，术中灵活的吻合口内镜评估还使得吻合口可视化。迄今为止，还没有确切证据表明术中内镜检查比简单的漏气测试更有效。该技术的支持者指出，该检查能够评价吻合口出血、黏膜灌注以及吻合口的可见缺陷。

无论是与直肠镜同时使用，进行简单的空气测漏试验，还是作为柔性内镜评价的一部分，空气测漏试验的原理都是一样的。应对吻合口近端几厘米的肠管进行手动夹闭或用肠钳夹闭，在盆腔中加入生理盐水以覆盖吻合口，然后将空气充入直肠。虽然有研究者认为高压充气可能会对吻合口造成损伤，但一般认为，严格的直肠充气测漏试验，应对吻合口造成一定的压力，从而模仿或超过术后可能出现的最恶劣的生理条件。吻合口近端结肠必须可见，以确保其处于扩张状态。在充气过程中，应在各个方向上摆弄吻合口，以确认没有被隐藏或被外部组织堵塞的小渗漏点。如果有气泡，应缓慢抽吸盐水至吻合口处水平面，以定位渗漏点。

当发现术中渗漏时，可采取的方案包括缝合修补、近端改道或拆除并重造吻合口。对于小的渗漏，通常只要缝合修补就可以了；但是，在修补后必须对吻合再次测试。有的研究者认为，处理任何术中测漏试验阳性的情况，最安全的方法是重造吻合口。重造吻合口通常需要进一步切除直肠，并可能造成潜在的功能性后果。当对吻合口的完整性存在疑问时，首选方案是改道，而非重造。毋庸置疑，较大的渗漏、环状渗漏和无法观察或无法充分修补的渗漏则需要拆除并重造吻合口。

五、肛肠吻合术中的意外情况

（一）非截石体位

即使术前已制订周密的计划，仍会出现意外，外科医生必须面对盆腔肠管吻合的情况。通常，患者的体位导致无法触及会阴部。如果情况允许，可以缝合皮肤并重新调整体位，采用该方案可以实施标准双吻合器吻合术。有些情况下，没有必要将患者重新定位于截石位才能实施结直肠吻合术。尽管依然可以选择手工缝合吻合方案，但若在盆腔深部实施此类手术则更加困难。也可以在患者处于仰卧位甚至侧卧位的情况下，实施类似于 Baker 式的吻合器侧-端吻合术。该技术需要在直肠开口端用荷包线缝合，以固定圆形吻合器的钉砧（图 5-5）。打开结肠的吻合端，将圆形吻合器引入结肠腔。然后将吻合器沿结肠向近侧引导几厘米的距离，吻合器顶针通过肠系膜游离壁送出。钉砧固定于吻合器上，然后闭合并击发。之后用横向闭合器闭合吻合口远端结肠残端。

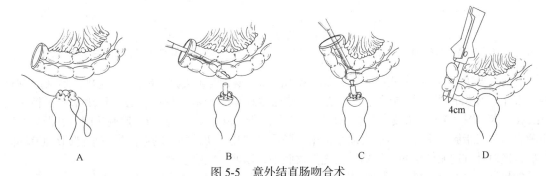

图 5-5　意外结直肠吻合术

A. 直肠开口端用荷包线缝合；B. 穿过直肠残端放置端-端吻合器钉砧并固定，端-端吻合器逆行穿过结肠的开口端；C. 端-端吻合器击发后完成吻合；D. 使用直线闭合器闭合结肠的开口端

（二）结肠长度不足

在实施吻合术之前，必须有足够的结肠长度。对于左半结肠切除术，通常采取基本操作来取得足够的结肠范围，包括游离脾曲、在肠系膜下动脉起点处将其高位离断，以及在胰腺下缘离断肠系膜下静脉。游离脾曲需要的不仅仅是游离左上腹脾曲的腹膜附着点。完全游离需要分离远端横结肠的网膜附着点，分离结肠系膜与左肾筋膜（Gerota 筋膜）的附着区，离断胃后壁和横结肠系膜之间的粘连，远端横结肠系膜可以游离至结肠中血管。这些常规操作基本上都能够实现充分游离，便于实施任何结直肠或结肠肛管吻合术。

切除脾曲是扩大左半结肠切除术的一部分，为了实施无张力吻合术，获得足够的结肠长度通常是一个难题。横结肠被中结肠血管束缚，即使做进一步游离也不会增加结肠长度。在这种情况下，从左到右继续离断中结肠血管可提供更多结肠长度。仅在必要时才可将中结肠根部游离切断，以使结肠长度达到吻合水平。根部离断中结肠血管后，必须重新评估远端结肠的血运，因为通过边缘动脉到吻合口的血流通常取决于中结肠血管。遗憾的是，血液供应充足与结肠范围足够长之间有时会相互矛盾。如果在中结肠根蒂离断后，流向结肠吻合口的血流受损，则应将其回切至动脉血流良好且静脉引流充分的位置。

理想情况下，结肠可以延伸到十二指肠悬韧带左侧并送至盆腔，以实施吻合术。如果结肠无法以这种方式到达骨盆，则必须另寻能够到达的其他路径。而简单地将横结肠覆于小肠上并非用以实施吻合术的良好替代路径。因为这条路径很难提供足够的结肠长度，如果患者出现肠梗阻和肠管膨胀，可能会导致吻合口撕裂。要避免此类隐患，方案之一就是在回肠末端肠系膜中造一个窗口，允许结肠穿过这个回肠后位窗口（图 5-6）。该窗口造在回结肠动脉和肠系膜上动脉末支之间的空间内。Rombeau 等采用该技术，可以使结肠的伸展路径畅通无阻，便于实施吻合术，还可以避免患者发生术后肠梗阻及小肠扩张时吻合口破裂的风险。这种技术通常需要分离剩余的结肠系膜和胃结肠韧带来使近端横结肠游离。所开窗口应足够大以容纳结肠而不会引起狭窄。

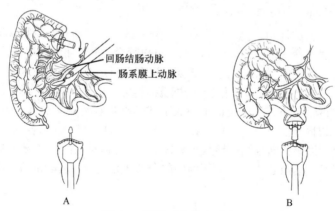

回肠结肠动脉
肠系膜上动脉

A

B

图 5-6 回肠后位拖出手术

A. 将回肠末端从腹膜后提起，在回结肠血管蒂前侧造一个窗口；B. 结肠穿过该窗口进入盆腔后实施端-端吻合术

有时，当切除了大部分横结肠后，即使采用回肠后窗，也无法获得足够进入盆腔的结肠。在这些情况下，使肝曲游离并逆时针旋转结肠，是挽救直肠吻合术的最后机会。该手术有时被称为 Deloyers 术（图 5-7）。该技术需要完全游离肝曲和升结肠，包括分离所有腹膜后附着并游离小肠系膜直至十二指肠水平部。将所有剩余的中结肠血管结扎，使结肠段的血液供应来自回结肠动脉。然后以逆时针方向旋转结肠，将横结肠送至盆腔中，以便实施吻合。

如果所有这些补救措施都无法实现在充足血液供应下进行无张力结直肠吻合术，那么剩下的方案则包括与回直肠吻合术相结合的全结肠切除术或末端结肠造口术。

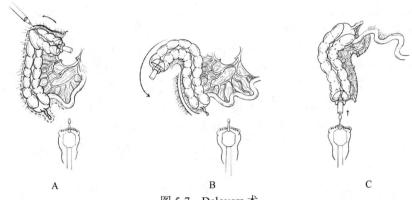

图 5-7　Deloyers 术

A. 将肝曲、右半结肠、末段回肠从腹膜后游离；B. 将结肠沿逆时针方向旋转并送至盆腔；C. 构建吻合口

（三）术中吻合失败

遗憾的是，盆腔手术中吻合失败在所难免。安全有效地处理失败的能力对于结直肠外科医生来说至关重要。当吻合失败时，应尝试在吻合口下方进行切除，并以标准方式重造。在重造吻合口时，必须小心地将直肠从其周围结构（特别是阴道）中进一步游离出来，以便留出足够的空间来创建新的吻合口。

有时，无法将横向闭合器放置在失败的吻合口下方或已分离的横向闭合线下方。在这种情况下，应切除吻合口或失败的吻合线，用长鼠齿（Allis）钳夹住开放的直肠残端，并在开放直肠残端放置荷包线。

当吻合口处于盆腔低位时，让助手向头侧方向对会阴部施加压力，对于放置困难的缝合线会起到帮助作用。放置直肠荷包线后，应以通常方式将吻合器钉砧座固定在结肠中。然后将圆形吻合器穿过肛管并送至直肠荷包线开口端正下方。将顶针慢慢穿过开放的直肠残端，将荷包线系于顶针上并检查确认荷包完整。然后将钉砧座固定到吻合器上，小心闭合并击发。最后，通过常用方法评价吻合情况。

（姜金波）

第二节　腹腔镜技术在肛肠外科中的应用

学习目标

掌握　腹腔镜技术在肛肠外科中的应用和全直肠系膜切除原则。

熟悉　腹腔镜直肠癌手术术式的适应证和特点。

了解　直肠癌的临床表现、诊断方式、鉴别诊断。

案例 5-1

患者，女性，65 岁。主因"间断性便血 5 个月，加重 1 个月"于门诊就诊。

患者于 5 个月前无明显诱因出现间断性便血，为暗红色，量约 10ml，频率为 1～2 次/周，不伴排便习惯改变及大便变细，无腹胀、里急后重感。近 1 个月来上述症状加重，便血频率为 3～4 次/周，大便性状如前，出现大便次数减少，2～3 天一次。遂来诊。自发病以来，精神、睡眠、食欲可，大便如前，小便正常，5 个月来体重下降 5kg 左右。既往健康，无肝炎、结核病史，无血液病病史，无手术、外伤史。

体格检查：一般情况可。直肠指检距肛缘 3cm 处可触及肿物，位于直肠左前壁，环 1/2

周，活动度差，压痛，退指染暗红色血。

辅助检查：CEA 0.78ng/ml，CA199 17.19U/ml，CA125 4.20U/ml。

盆腔 MRI：病变下缘至肛缘 2cm，直肠肠壁局限性增厚，增强扫描可见强化，周围可见多个小淋巴结，与子宫分界欠清。

腹部增强 CT：直肠下段肠壁不均匀增厚，管壁僵硬，增强后强化明显，病变与子宫分界欠清，周围可见多个大小不等的淋巴结。肝脏未见明显占位。

肠镜：距离肛门 2～6cm 可见环周隆起占位，取病理提示中分化腺癌。

问题：

1. 考虑何种疾病？
2. 治疗措施有哪些？

案例 5-1 解析

根据患者主诉及辅助检查结果，可确诊为局部进展期直肠恶性肿瘤，本病通常需要与痔、直肠息肉进行鉴别诊断。腹部增强 CT、盆腔 MRI 用于对直肠癌患者进行术前评估和肿瘤分期，肿瘤病变与子宫粘连，周围可见多个大小不等的淋巴结，患者临床分期为 $T_4N_{1\sim2}M_0$。患者后接受新辅助放化疗，放疗后 8 周再次入院，行盆腔 MRI 分期示 yT_2N_0，患者后接受腹腔镜下直肠癌根治术，术中保留肛门并做保护性造口。

（一）腹腔镜技术的优势

1991 年 Jacobs 首次开展了腹腔镜结肠切除术，相对于传统开腹手术，腹腔镜技术对患者腹部组织创伤小，患者术后疼痛较轻，可以早期下床活动，伤口并发症较少，恢复快；腔镜的电视图像系统下术野较开阔，操作精细，解剖清晰；此外，腹腔镜微创手术在腹腔密闭的状态下进行，对脏器的干扰较小，术中出血较少，术后胃肠道功能恢复快，术后粘连等并发症发生率较低。如今，微创手术的发展日新月异，腹腔镜技术已成为肛肠外科重要操作平台。

腹腔镜技术治疗直肠癌的安全性及有效性已在多个随机对照研究中得到认可。众多研究证实，腹腔镜手术与开腹手术在手术并发症、系膜切除质量、淋巴结获取数及环周切缘等方面无差异，两者有类似的生存结局，因此有经验的外科医师施行腹腔镜直肠癌手术是安全的，可以达到与开腹手术类似的治疗效果。我国开展的研究也证实，腹腔镜手术可能提高直肠癌患者保肛率，促进术后恢复。众多前瞻性随机对照研究为腹腔镜直肠癌手术的推广提供了依据。

（二）全直肠系膜切除原则

目前腹腔镜技术在肛肠外科的应用已得到多个前瞻性随机对照试验和 Meta 分析的认可。评价腹腔镜直肠癌手术质量的重要指标是切除直肠系膜的质量，这取决于外科医师的腹腔镜技术和个人经验。与结肠不同，腹膜反折以下的直肠无腹膜覆盖，代之以盆筋膜。盆筋膜又分为壁层和脏层。壁层覆盖于盆腔内壁，脏层位于腹膜和盆筋膜壁层之间，呈半环形包绕中下段直肠的两侧及后方，形成 2.0cm 左右厚度的结缔组织，包裹血管、淋巴组织和多量脂肪组织，称为直肠系膜。

Heald 等于 1982 年提出全直肠系膜切除术（total mesorectal excision，TME），是具有开创性的直肠癌根治术的外科解剖理念。Heald 认为，直肠癌转移和局部复发主要发生于直肠系膜，完整切除直肠系膜就能切除转移性淋巴结，降低肿瘤术后复发及转移概率。盆筋膜壁层和脏层之间存在着无血管的"神圣平面（holy plane）"，该平面组织较疏松易于分离，沿神圣平面完整切除直肠系膜即为 TME 手术。

TME 原则强调直肠系膜的完整性、直肠系膜以及肠管远端切缘。TME 原则包括：①直视下锐性分离盆筋膜壁层和脏层之间神圣平面，避免钝性分离；②肿瘤远端直肠系膜切除不得少于 5cm；③保证切除标本脏层筋膜完整无破损；④对中低位直肠癌应切除肿瘤远端肠管不少于 2cm，如远端切缘距肿瘤少于 2cm，建议术中冷冻病理证实切缘阴性。

（三）腹腔镜直肠癌术式

1. 腹腔镜下直肠前切除术 最常用的腹腔镜直肠癌手术是腹腔镜下直肠低位前切除术（low anterior resection，LAR），又称 Dixon 手术。根据美国国家综合癌症网络（NCCN）指南推荐，中低位直肠癌行 LAR 时应遵循 TME 原则。

（1）适应证

1）cTNM Ⅰ期直肠癌患者建议直接手术。

2）cTNM Ⅱ～Ⅲ期建议先行新辅助放化疗再进行手术。

（2）禁忌证

1）术前分期发现环周切缘受侵犯或阳性可能的局部进展期直肠癌患者。

2）急性肠梗阻或肠穿孔。

3）全身情况差，或合并其他严重疾病。

（3）手术操作

1）LAR 手术过程中患者取截石位，建立气腹，穿刺 10mm，戳卡置入腹腔镜探查腹腔有无腹水、腹壁有无明显转移结节、肝脏有无明显转移灶；取头低脚高位、右倾位，穿刺建立主刀操作孔、主刀副操作孔、助手操作孔和助手副操作孔，探查盆腔有无转移、粘连，再探查肿瘤位置和大小。

2）先于右侧输尿管跨髂血管水平打开肠系膜的浆膜，显露并保护左侧输尿管，仔细游离肠系膜血管根部剔除其周围组织，解剖出肠系膜下血管至腹主动脉汇合处，分别距主动脉 1.5～2.0cm 处结扎肠系膜下动静脉根部。于乙状结肠外侧打开侧腹膜，向上游离至降乙交界部。

3）盆腔直肠周围组织的解剖游离分为直肠前方、侧方及后方。直肠后间隙的解剖需要显露双侧腹下神经，循盆筋膜壁层和脏层界面在双侧腹下神经干的内侧向直肠旁沟方向锐性分离至盆底。小骨盆的清扫沿骶前筋膜解剖，在第 3 骶骨水平之下切断直肠骶骨筋膜，敞开骶前间隙，然后锐性解剖至尾骨尖。

4）直肠前间隙解剖是 TME 手术的难点。术者在直肠膀胱或子宫陷凹之上约 1cm 处弧形切开盆底筋膜，继而在 Denonvilliers 筋膜前面解剖至触及前列腺尖端或至直肠阴道隔的底部。由于此处空间狭窄，解剖困难，术者需保持腹膜反折切开线上下方的组织张力，沿侧方间隙弧形切开腹膜反折上方 1cm 处，可见疏松的无血管间隙，过程中避免损伤男性精囊腺或女性阴道后壁。

5）侧方解剖注意保留腹下神经，直肠侧方间隙向下锐性解剖直肠系膜及盆神经丛分离。术中牵拉显露直肠侧韧带。在保持根治的前提下应尽量靠近直肠前端侧韧带，避免损伤骨盆内脏神经。

6）完全游离直肠后，以内镜下切割闭合器距肿瘤远端约 2cm 水平切断、夹闭直肠肠管，后进行肠管吻合。

2. 腹腔镜下腹会阴联合切除术 自 Ernest Miles 提出直肠癌淋巴结转移的概念后，腹会阴联合切除术（abdominoperineal resection，APR）或称为迈尔斯（Miles）手术作为超低位直肠癌的标准术式而被广泛应用。Miles 认为直肠癌淋巴结转移沿着上、中、下三方，向上达盆腔腹膜、盆腔内结直肠系膜、肠旁淋巴结、左髂总动脉分叉部淋巴结，向侧方达肛提肌、直肠后淋巴结、髂内淋巴管、前列腺、膀胱底以及阴道后壁，向下达会阴部皮肤、坐骨直肠窝脂肪以及肛门外括约肌，为减少低位直肠癌复发需清扫三条转移路径，并切除直肠及其系膜以及肛门，术中行永久造瘘。但由于直肠周围解剖结构复杂，且肛提肌的游离需靠近肠管，易在肿瘤段形成"外科腰"，是造成肿瘤穿孔和环周切缘阳性的重要原因。2007 年 Holm 等人通过扩大切除范围提出经肛提肌外腹会阴联合切除术（extralevator abdominoperineal excision，ELAPE），包括切除肛管、肛提肌及直肠下段系膜，避免"外科腰"形成，目前也作为超低位直肠癌的标准术式之一。自 TME 原则提出和随着腹腔镜技术的发展，腹腔镜 ELAPE 和 APR 逐渐应用于临床。

（1）适应证

1）位于肛提肌裂孔及其以下的直肠癌，分期为 $T_{3\sim4}$ 或新辅助治疗后仍为 $T_{3\sim4}$。

2）肿瘤位于直肠两侧，前方未侵犯精囊或前列腺，后方未侵犯骶骨；若侵犯精囊、前列腺或骶骨，联合脏器切除可达 R0 切除。

（2）禁忌证

1）全身情况差，或合并其他严重疾病。

2）肿瘤侵犯精囊、前列腺或骶骨，无法达 R0 切除。

3）直肠癌局部广泛浸润呈冰冻骨盆无法切除者。

手术操作：腹腔镜下 ELAPE 和 APR 均包括腹部和会阴部分。

腹腔镜 ELAPE 的腹部部分以仰卧位开始。术者在直肠系膜筋膜外的平面上游离直肠系膜，后方止于尾骨顶部，前方止于精囊或宫颈水平以下，以实现全直肠系膜切除。乙状结肠造口后，患者翻身成俯卧折刀位进行会阴入路。会阴部分术者继续沿肛提肌表面切开坐骨肛管脂肪组织，至骨盆侧壁。在两侧肛提肌起点处切断肛提肌，与腹腔组会师，将切除标本自会阴移出。术后标本呈圆柱形，肛提肌附着在直肠系膜上。

腹腔镜 APR 的腹部和会阴部操作均以仰卧位进行。腹腔部分术者游离直肠系膜至括约肌间沟。在会阴部常规采用梭形切口，沿着肛门外括约肌外侧向腹腔分离，贴着直肠与腹腔部分会合，切断肛提肌，将切除标本自会阴移出。标本在肛提肌上方水平的直肠系膜下缘通常有一个狭窄的腰部。

相较于 APR，ELAPE 术中切除肿瘤周围组织较多，对肿瘤的直接操作和挤压较少，降低了 CRM 阳性率。此外，术中完整切除直肠周围系膜，降低了术中肿瘤穿孔率，减少了肿瘤复发和转移的机会。

3. 腹腔镜下括约肌间切除术　基于 TME 原则，经括约肌间切除术（intersphincteric resection, ISR）用以治疗超低位直肠癌。通过切除部分或全部肛门内括约肌以获取足够的远端切缘，在保留肛门的同时降低了局部复发率。当前胃肠外科微创技术发展逐步成熟，腹腔镜技术目前广泛应用于 ISR。

（1）适应证

1）中高分化的早期（$T_1\sim T_2$）和部分位于肛提肌上的 T_3 期直肠癌；进展期直肠癌接受术前新辅助放化疗后降期至 $T_1\sim T_2$ 期；直肠恶性间质瘤；广基绒毛状腺瘤恶变；表浅肿瘤黏膜切除后复发病灶以及放疗后的复发灶。

2）肿瘤距离肛缘 5cm 以内。

3）肿瘤局限于内括约肌。

4）肛门功能较好的患者。

（2）禁忌证

1）T_4 分期直肠癌。

2）指诊肿瘤固定。

3）外括约肌或肛提肌受侵。

4）远处转移灶不可切除。

5）分化不良型直肠癌。

6）术前肛门功能差。

7）严重的术前合并疾病（心力衰竭、肾功能不全、肝硬化、呼吸功能不全）。

（3）手术操作：ISR 包括腹部手术和会阴部手术两部分。

1）先进行腹部手术部分，按照 TME 的原则腹腔镜下游离直肠系膜至肛提肌水平，或继续向下至肛管直肠环上缘，相当于齿状线水平，切断骶骨直肠韧带和部分肛提肌，术中尽量避免损伤盆腔神经，最后进行预防性造口。

2）会阴操作采用 Lloyd-Davis 体位并接近截石位，避免影响腹部操作，采用 Lone-Star 拉钩或缝合方法暴露肛管区域，肿瘤侵犯最低处下缘 1～2cm 处横行切开内括约肌全层或肛管皮肤，切口下方的内括约肌厚约 3mm，呈白色条纹的"鸡肉丝"样，提起内括约肌进入括约肌间平面，分离呈红色的"牛肉丝"样的外括约肌，沿间隙向上游离，与腹部手术组会合。直视下间断缝合拉下的乙状结肠与肛管。

目前多数研究证实了腹腔镜 ISR 的安全性与可行性。腹腔镜为术者提供了更清晰的盆腔术野，可协助术者更有层次地进行直肠系膜的分离，在一定程度上有助于避免输尿管、腹下神经和盆丛神经的损伤，且符合快速康复外科理念。研究发现，腹腔镜 ISR 术后患者肿瘤学结局令人满意。但生活质量和肛门功能是低位直肠癌保肛手术术后需要关注的重要问题。

三、小　结

随着医疗技术的进步和微创理念的发展，人们对直肠癌发生、发展的认识深入，直肠癌的治疗方法发生了巨大的变化，直肠癌的手术方式逐渐迈向精准、微创，腹腔镜技术现已成为肛肠外科的主要手术途径。肛肠外科对外科医师的要求从以前根治疾病到现在注重手术效率、手术质量和术后疗效。肛肠外科医师需要重视扎实的基础解剖知识、熟练掌握腹腔镜技术，培养快速康复理念，严格把握手术适应证，为患者提供个性化医疗方案。

（韩加刚　张皓宇）

第三节　达芬奇机器人手术在肛肠外科中的应用

学习目标

掌握　直肠癌的诊断要点和治疗原则。

熟悉　达芬奇机器人手术平台在直肠癌手术中的优势及应用现状。

了解　达芬奇机器人直肠癌手术的步骤；直肠癌的常见其他手术平台。

案例 5-2

患者，女性，62 岁，退休教师。主因"间断便血 3 个月，腹胀伴排便困难 2 周"于门诊就诊。

患者于 3 个月前无明显诱因下出现间断便血，色暗红，有时伴有褐色黏液。大便不成形，与血液相混合。伴有里急后重、排便不尽感。近两周出现腹部胀痛不适，以脐周为主，发作时有便意，但排便费力，每次只有少量粪便及暗红血水排出，排气较前明显减少。病程中无恶心呕吐，无呕血黑便，无寒战发热等不适。追问病史，患者 20 年前曾有便血，外院诊断为"痔疮"，予药物治疗缓解，后未发作。自发病来，患者神清，精神可，胃纳一般，睡眠可，小便无殊，大便如上述，体重减轻 4kg。否认既往疾病史，否认药物史，否认过敏史。父亲因"癌症"去世，具体不详。

体格检查：神清，精神可。无贫血貌，浅表淋巴结未及肿大。腹稍胀，听诊肠鸣音 6 次/分，无气过水音，无高亢金属音。全腹软，无压痛、反跳痛、肌紧张。未触及包块。肛门视诊可见外痔，指检距肛门 7cm 处可及一肿块，质硬，表面凹凸不平，环肠腔 2/3 周，活动度一般，退指指套染血。

辅助检查：血常规、血生化、凝血指标均未见异常。

问题：

1. 首先考虑何种疾病？
2. 为了制定治疗策略还需要做哪些检查？
3. 该疾病的治疗原则是什么？
4. 手术治疗可以采用哪些术式？哪些操作平台？

（一）直肠癌的常用微创手术平台

1. 经肛手术平台　主要包括经肛门内镜显微外科（TEM）平台和经肛门微创手术（TAMIS）平台两种。可完成经肛局部切除术和经肛（联合经腹）根治性切除术。其中经肛根治性切除手术又被称为经肛全直肠系膜切除术（TaTME）。对于低位直肠癌以及骨盆狭窄或肥胖的"困难骨盆"患者，已有研究证实 TaTME 相比传统腹腔镜手术，可获得更低的切缘阳性率。

2. 腹腔镜手术平台　具体见"腹腔镜技术在肛肠外科中的应用"一节。

3. 高清 3D 腹腔镜手术平台　应用 3D 腹腔镜系统能获得更明显的视野纵深感和更强的空间定位，模拟的视觉感受更接近人双眼成像的立体真实视觉，客观上推动肿瘤根治手术进入"膜解剖"阶段。在腹腔镜下完成手工缝合、打结，精细吻合重建时，立体视野的优势更明显。

4. 超高清 4K 腹腔镜手术平台　可增强对术野细节的描述，使画面色彩分辨更细腻，从而将更清晰真实、优于裸眼所见的手术视野呈现于大屏幕，改善了手术医师对视野的识别度和操作感。可对"膜解剖"创造更好的客观视觉条件，从而为减少术中出血、保护重要神经功能、精确判断淋巴结清扫范围与界限等提供基础。如在直肠手术中保护神经，从而在根治性切除的同时更多保护泌尿、生殖功能。

5. 荧光显影导航腹腔镜手术平台　以吲哚菁绿（indocyanine green，ICG）为代表。患者于术前或术中接受内镜下吲哚菁绿染料注射，通过术中近红外腹腔镜激发荧光，可使肿瘤周围淋巴结、淋巴管、微血管等结构产生绿色荧光。有助于术中辨明淋巴引流、吻合口血供、肿瘤定位等。

6. 达芬奇机器人手术平台　见下文。

（二）达芬奇机器人直肠癌手术的历史

机器人辅助手术是目前外科手术发展的重要部分。1999 年，美国 Intuitive Surgical 公司推出了第一代达芬奇机器人手术系统。其在 2000 年成为首个获批在手术室使用的机器人。2006 年，Pigazzi 等首次报道了达芬奇机器人直肠癌手术；2009 年 6 月，杜晓辉等报道了我国第一例达芬奇机器人低位直肠癌前切除术。此后全国共完成 1 万余例机器人直肠癌根治术。

（三）达芬奇机器人直肠癌手术的技术特点与适应证

以第四代达芬奇机器人手术系统 Da Vinci Xi 为例，系统主要由床旁机械臂系统、成像系统和外科医师控制台三部分组成。床旁机械臂系统是手术操作的核心，替代医师双手直接对患者实施手术，有 7 条可实现 540° 自由旋转功能的可交互式"机械臂"和"镜头臂"。

机器人手术的机械臂相较传统腹腔镜器械增加了可活动关节，结合滤震系统，可有效增加手术操作的准确性和稳定性，尤其是进行缝合、深部组织解剖等操作时，可显著缩短操作时间、提高操作准确性和术者舒适度。

达芬奇机器人手术适应证与传统腹腔镜手术基本一致。只要严格遵循 TME 原则，机器人手术可做到与腹腔镜手术一样的切除标准。

（四）达芬奇机器人直肠癌手术的主要步骤

以遵循 TME 的腹腔镜下直肠低位前切除术（low anterior resection，LAR）为例。达芬奇机器人直肠癌手术的步骤要点包括以下内容。

1. 切开直乙结肠右侧系膜　在骶骨岬水平打开肠系膜的浆膜，显露并保护双侧输尿管（图 5-8）。

2. 血管根部淋巴结清扫　解剖出肠系膜下血管至腹主动脉汇合处，分别结扎肠系膜下动静脉根部，并清扫相应区域的血管根部淋巴结（图 5-9）。

3. Toldt 间隙的分离　于乙状结肠外侧打开侧腹膜，向上游离至降乙交界部，并与左侧 Toldt 间隙相贯通（图 5-10）。

4. 直肠后间隙的游离　直肠后间隙的解剖需要显露双侧腹下神经，循盆筋膜壁层和脏层界面在双侧腹下神经干的内侧向直肠旁沟方向锐性分离至盆底（图 5-11）。

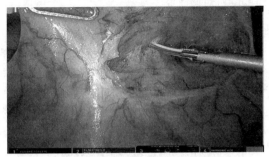

图 5-8 切开直乙结肠右侧系膜

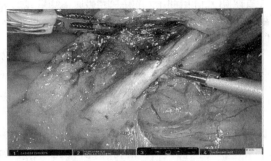

图 5-9 血管根部淋巴结清扫

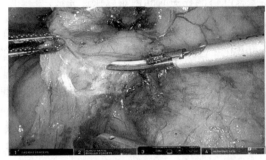

图 5-10 Toldt 间隙的分离

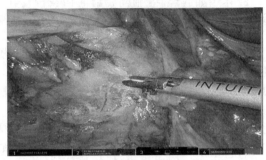

图 5-11 直肠后间隙的游离

5. 直肠侧间隙的游离 直肠侧方间隙向下须显露直肠侧韧带，避免损伤骨盆内脏神经（图 5-12）。

6. 离断直肠 以内镜下切割闭合器距肿瘤远端约 2cm 水平切断肠管（图 5-13）。

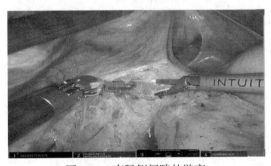

图 5-12 直肠侧间隙的游离

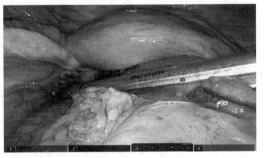

图 5-13 离断直肠

7. 切除标本和消化道重建 基本同腹腔镜手术。

（五）达芬奇机器人直肠癌手术的优势

1. 围手术期疗效的优势 多个国际大型临床研究已证实机器人辅助直肠癌手术的安全性和有效性。我国学者开展的一项针对中低位直肠癌的全国性随机对照研究（REAL 研究），目前已公布中短期结果：机器人手术较传统腹腔镜手术治疗中低位直肠癌具有更少的手术创伤以及更快的术后恢复等优势。机器人直肠癌根治术后近期泌尿功能恢复以及康复都早于腹腔镜组，尤其在 60 岁以上的低位直肠癌患者中更为突出。

2. 标本病理学质量的优势 REAL 研究表明机器人手术较传统腹腔镜手术具有更高的标本病理学质量。一项回顾性研究表明：机器人手术的根治度与腹腔镜手术相仿。

3. 长期生存的优势 一项基于倾向评分匹配的回顾性研究表明：对中低位直肠癌患者，机器人手术较腹腔镜手术具有更快的术后恢复率，更高的术后生活质量以及更佳的远期生存。关于机器人直肠癌术后长期生存的研究较少，需要开展进一步的随机对照研究。

（六）达芬奇机器人直肠癌手术的不足

1. 达芬奇机器人手术系统基于远程操作研发，目前尚无法解决其缺乏力反馈和触觉反馈的劣势，单纯依靠术者视觉判断牵拉程度，容易导致组织过度牵拉损伤。

2. 机器人手术系统价格昂贵，对医疗机构和患者均会增加医疗支出，因此其推广也受到一定阻力。

3. 由于达芬奇机器人机械臂必须放置在规定的位置和角度、术中不能自由移动，因此需要较长的装机时间。

4. 由于其机械设备的特殊性，机器人手术可能发生其特殊的风险，如机械臂失控或不灵活、组织嵌入手术器械关节、医师控制台与机械臂系统之间的数据质量不佳等。

5. 术中如遇紧急出血需要紧急中转开腹，机器人移除可能在短时间内难以快速完成。

（七）机器人直肠癌手术的未来展望

未来手术机器人的发展方向，需要朝着轻便化、可及化、智能化的方向发展。对于手术机器人的机械臂，应进一步发挥其拆卸灵活、智能的特点，结合能量器械、电动切割缝合器械，并增加相应的力反馈功能，使手术更为安全、轻便、智能。在国产手术机器人领域，2017年前由于处于专利保护期内，该市场几乎完全由达芬奇手术机器人所垄断。近年国产手术机器人市场则呈井喷式发展。但目前无论手术机器人还是其他微创外科器械，国产化产品现阶段仍以模仿为主，缺乏真正的核心创新技术，产业链目前也尚不完善，核心元件仍重度依赖进口，这使得以机器人手术为代表的新治疗手段费用居高不下，进而导致患者接受度不高、技术下沉受阻，限制了市场规模。虽然仿制和加工组装可能是当前阶段最适合国产化设备快速发展的模式，但从长远角度而言，提高自主创新能力、搭建完备的产业链、解决"卡脖子"技术难题、引领行业前沿技术，是未来国产化微创外科器械的努力方向。

（冯 波 蔡正昊）

第四节 经自然腔道取标本手术在肛肠外科中的应用

学习目标

掌握 NOSES手术适应证。

熟悉 NOSES手术中消化道重建原则。

了解 NOSES手术发展现状。

近20年中，以腹腔镜技术为代表的微创手术，在结直肠癌外科治疗中得到了快速推广和普及。越来越多的研究数据表明，腹腔镜手术术后近期疗效优于传统开腹手术，同时也表现出良好的远期疗效。但是，结直肠癌常规腹腔镜手术需要在腹壁做一个辅助切口取出标本，并帮助完全消化道重建，这一辅助切口会引起患者术后疼痛、增加切口并发症、影响腹壁美观，甚至还会给患者带来长期的不良心理暗示。

如何在常规腹腔镜手术基础上进一步减少对患者的损伤，增加手术微创效果，成为越来越多外科医生思考的问题。在此背景下，经自然腔道取标本手术（natural orifice specimen extraction surgery，NOSES）便应运而生。NOSES指使用腹腔镜手术平台、"机器人"手术平台或软质内镜等设备，完成体腔内手术操作（如病灶切除，消化道重建），经自然腔道（直肠、阴道或口腔）取出标本，体表无辅助切口的手术。该手术与常规腔镜手术主要区别在于标本经自然腔道取出，避免腹壁取标本辅助切口。目前，可以开展NOSES的疾病主要涉及消化系统、泌尿系统及生殖系统等领域，同时也适用于良性疾病的外科治疗，但在消化系统肿瘤，特别是结直肠肿瘤的治疗中应用最为广泛。在严格遵从手术适应证并遵循无瘤无菌操作的同时，这一系列术式既可保证肿瘤治疗的根治性，又避免腹壁取标本的辅助切口，从而展现出更加良好的微创效果。该技术也被业内学者称为"微创中的微创"。

与常规的结直肠癌腹腔镜辅助手术相比，NOSES 一系列手术最突出的技术要点就是体内消化道重建和经自然腔道取标本，这也是做腹腔镜辅助手术时，腹壁辅助切口的主要功能。

NOSES 手术中消化道重建同样需要遵循开腹和常规腹腔镜手术消化道重建的基本原则，即：①确保肿瘤根治性切除前提下，根据切除结直肠的范围，选择安全可行的消化道重建方式；②术中要确保吻合口张力小、血运好，并保证吻合口通畅无狭窄；③保证肿瘤功能外科原则，减少不必要组织损伤，并兼顾消化道生理功能；④对于直肠癌低位、超低位吻合保肛手术，如存在吻合口漏高危风险或患者进行了新辅助放化疗，酌情进行回肠保护性造口。

在行结直肠消化道吻合前必须检查肠壁血运、吻合口张力、系膜方向是否扭转；吻合后检查吻合口是否渗漏、出血及通畅程度等情况，检查方法包括充气注水试验、术中肠镜检查等。对于吻合不确切者，可于腹腔镜下进行吻合口缝合加固；对中低位直肠吻合保肛手术，也可采取经肛门吻合口加固缝合。完成消化道重建后，可在吻合口旁放置引流管，通畅引流。

经自然腔道取标本是 NOSES 最具特色的核心手术步骤，也是最受关注和热议的手术环节，这也是 NOSES 手术适应证最主要的指征要求，主要包括：肿瘤浸润深度以 $T_2 \sim T_3$ 为宜，经肛门取标本要求标本最大环周直径＜5cm 为宜，经阴道取标本要求标本最大环周直径以 5～7cm 为宜。在临床工作中，可以根据肠系膜肥厚程度、自然腔道解剖结构等情况，灵活掌握手术适应证。此外，良性肿瘤、Tis、T_1 期肿瘤病灶较大无法经肛门切除或局切失败者，也是 NOSES 的合理适应证。NOSES 相对禁忌证包括肿瘤病灶较大、肠管系膜肥厚、患者过度肥胖（BMI≥35kg/m^2）。此外，由于尚缺乏足够证据证实阴道后穹隆切开是否会影响女性生育功能，不建议对未婚未育或已婚计划再育的女性开展经阴道 NOSES。

在取标本的实际操作过程中应注意以下三方面：第一，严格掌握各种取标本手术操作的适应证，特别是肿瘤的大小和分期；第二，取标本途径选择需遵循肿瘤功能外科原则和手术损伤效益比原则，最大程度减少因取标本操作给患者带来的损伤，比如能够通过直肠取出标本则尽量不另从阴道后穹隆做切口取标本；第三，充分掌握取标本的操作规范，严格遵守无瘤无菌操作规范。

近十年来，NOSES 在我国经历了萌芽阶段、起步阶段和发展阶段后，现已进入了成熟阶段。其手术创伤小、术后恢复快、美容效果好、患者心理障碍小等诸多优势，已经得到国内乃至国际微创外科领域的高度关注与认可。目前，我国 NOSES 总例数已经超过 4 万例，其中结直肠肿瘤 NOSES 例数超过 3.5 万例，并已形成一个全面完整的理论技术体系，结直肠癌 NOSES 也根据不同的肿瘤部位、取标本方式及取标本途径，衍生出十大类共 21 种不同方法。在此基础上，还扩展了借道NOSES 和类 NOSES 的概念。

借道 NOSES 是指使用腹腔镜手术平台、"机器人"手术平台或软质内镜等设备完成腹腔内手术操作，借助于腹壁必要切口完成标本取出。该手术借助 NOSES 减少腹壁切口的核心理念，表现出良好的微创效果，使患者最大程度获益。而类 NOSES 则指使用腹腔镜手术平台、"机器人"手术平台或软质内镜等设备完成腹腔内手术操作，在无法避免腹壁取标本的辅助切口时，经腹壁隐蔽切口或原手术切口等取出标本。由于这两种术式也同样具有相似于 NOSES 的腹壁无切口微创效果，表现出疼痛轻、恢复快、美容效果好等多个优点，故将该两种技术也合并于 NOSES 理论体系中。

随着越来越多的结直肠肿瘤 NOSES 研究的开展，结直肠 NOSES 相关书籍的出版，共识指南的发表，以及相关培训的加强，越来越多的外科医生将会熟练掌握这一系列手术方式，这一微创的手术方式必将在结直肠外科中应用更加广泛。

（周海涛）

思 考 题

达芬奇机器人手术平台在直肠癌手术中具有哪些优势？

第六章　肠道微生态与慢性便秘的关系

学习目标

掌握　肠道微生态治疗在慢性便秘的运用。

熟悉　慢性便秘的肠道菌群变化。

了解　肠道菌群代谢产物。

案例 6-1

患者，女性，57 岁，因"排便困难 13 年余，进食障碍 2 月余"就诊。

患者于 13 年前开始出现排便困难，3～4 天排便 1 次，大便干结，费力，完全依赖泻药和开塞露辅助排便。2 个月前排便困难加重，伴有明显腹胀，恶心、呕吐不适，逐渐出现进食障碍、少言寡语和嗜睡等。

查体：平车推入病房，神情淡漠、木僵状态、无法应答，瞳孔等大等圆，对光反射迟钝，未见肠型及蠕动波、腹部软，肠鸣音弱，触诊未能配合检查。双下肢凹陷性水肿。

辅助检查：腹部 CT、头颅 MRI、肠镜检查均未见明显异常。

问题：

1. 患者出现进食障碍、嗜睡的病因是什么？

2. 进食障碍与便秘有无关系？其病理生理机制是什么？

3. 如何治疗？

一、慢性便秘的肠道菌群变化

近年来，随着关于肠道菌群研究的深入，越来越多的研究发现肠道菌群在疾病的病理生理过程中起到不可替代的作用。与此同时，关于慢性便秘的研究也不仅仅局限于以往传统的病理学角度、检查方法、治疗方案等。从肠道微生态理念了解慢性便秘可能是未来一个新的研究思路。研究发现慢性便秘患者的肠道菌群发生改变，表现为肠道炎性细菌的减少，如乳杆菌、双歧杆菌、拟杆菌属等，而潜在致病菌增加，如铜绿假单胞菌、空肠弯曲菌等。便秘型肠易激综合征的肠道菌群分析显示此类患者拟杆菌属和肠杆菌科含量增加，而双歧杆菌、柔嫩梭菌和普拉梭菌含量减少。另外，便秘患者肠道菌群的改变也被证实与结肠运输时间和甲烷产生有关，其中甲烷已被证实可导致肠道运动减慢。在便秘型肠易激综合征患者中发现，史氏甲烷短杆菌是主要的产甲烷菌。除了观察腔菌，关于便秘患者的肠道黏膜菌分析同样表现出与健康对照组的不同。近期研究显示患者结肠黏膜菌的组成结构与便秘密切相关，且来自拟杆菌门的属类在便秘患者结肠黏膜菌中明显增加。临床上，布里斯托粪便性状评分是评价便秘程度的一项重要指标，布里斯托粪便性状评分越低，代表便秘症状越重，而有研究发现该评分与肠道菌群多样性成反比，与拟杆菌门、厚壁菌门的丰度成正比。便秘症状评估的另一个重要参数——排便频率，研究同样发现其与肠道菌群多样性有关，表现为排便频率越高，菌群多样性越低。所以，慢性便秘的病理生理改变远远不止以往传统所关注的方面，肠道菌群角度可能为我们进一步研究慢性便秘提供了新的视角。

二、肠道菌群代谢产物

▍（一）胆汁酸

胆汁酸（bile acid，BA）在肠道消化吸收脂肪以及脂溶性维生素中发挥至关重要的作用，而高效的胆汁酸肠肝循环又能保证大部分胆汁酸重复利用。初级胆汁酸（primary bile acid）主要通过回肠末端肠上皮细胞上的钠离子依赖转运体被主动重吸收。胆汁酸的吸收与分泌受多种因素调控，且生物反馈调控机制与胆汁酸合成过程中的一些限速酶有关。

胆汁酸在功能性胃肠病中发挥了许多不同的生理调控作用，如肠道动力、肠道分泌功能、肠屏障功能、内脏感觉功能等，并且，胆汁酸也可作为重要的信号分子在肠道之外发挥重要作用。由于胆汁酸在肠道内可抑制细菌的繁殖，而胆汁酸解离和转运需要依赖肠道菌群相关酶途径，所以，肠道菌群与胆汁酸的含量处于动态平衡。另外，胆汁酸又可通过其抗细菌和黏膜免疫刺激作用在预防小肠细菌过度生长中发挥重要作用。在人类的相关研究中发现肠道内的胆汁酸可通过肠道神经系统通路抑制小肠肠道动力，而促进乙状结肠和直肠的肠道动力。在腹泻型肠易激综合征患者中，约10%的患者表现为胆汁酸吸收障碍，而在结肠中注射胆汁酸可促进肠道动力。在特异性胆汁酸吸收不良患者中，研究显示空肠中神经源性分泌物增加，以及新斯的明可促进结肠动力，提示此类患者具有肠道神经系统的功能障碍。G 蛋白偶联胆汁酸受体 5（TGR5）存在于多种细胞表面，其中包括肠道神经元，研究显示 TGR5 与功能性胃肠病患者的消化道运输时间具有相关性。另有研究提出便秘或者结肠运输时间的增加导致结肠胆汁酸代谢改变可能与结肠细菌硫酸化作用有关。关于胆汁酸与肠道动力的基础和临床研究比较多。研究发现胆汁酸可通过促进肠嗜铬细胞（enterochromaffin cell，EC）和内源性初级传入神经元（intrinsic primary afferent neuron，IPAN）释放相关神经递质，从而促进肠道蠕动反射。进一步研究发现，次级胆汁酸（secondary bile acid）可促进结肠组织中的肠嗜铬细胞 TPH1 的表达，进而有利于 5-HT 的产生。

（二）短链脂肪酸

短链脂肪酸（short-chain fatty acid，SCFA）在肠道内主要通过肠道菌群分解碳水化合物产生，如膳食纤维和抗性淀粉。短链脂肪酸主要包括乙酸、丙酸和丁酸，西方饮食方式每天可产生约300mmol 的短链脂肪酸。由于短链脂肪酸可作为肠道上皮细胞的能源物质以及相关信号通路分子调节肠道生理和免疫功能，其对机体大有益处，尤其是丁酸和丙酸。不仅如此，短链脂肪酸也可作为脂肪生成和糖异生的底物。肠道内许多细菌参与丁酸的产生，比如普拉梭菌、直肠真杆菌、霍氏真杆菌、罗氏弧菌等。丁酸的底物包括蔗糖、乳糖、醋酸盐、氨基酸等。肠道内的丙酸产生途径主要有三条，其中琥珀酸途径是最主要的方式，参与的细菌主要是类细菌属和韦荣球菌属。许多临床研究提示短链脂肪酸在功能性胃肠道疾病的治疗中发挥重要作用，并且与肠道神经有关。比如，给肠易激综合征患者注射短链脂肪酸后，该患者的腹痛症状逐渐减轻。推测可能与丁酸降低肠道机械感受器的敏感性以及改变肠道神经递质的释放，最终导致肠腔内压力降低或肠道蠕动的调整有关。此外，研究同样显示短链脂肪酸可通过肠道神经元以及神经递质多肽 YY 的释放调控肠道动力，或通过 5-HT$_3$ 受体作用于感觉神经元，促进 EC 释放 5-HT。

案例 6-1 解析 1

本例行肠道菌群 16S 检测提示：肠道菌群多样性下降，益生菌如丁酸弧菌、罗伊斯菌和双歧杆菌属含量下降，条件致病菌如副拟杆菌属、铜绿假单胞菌和空肠弯曲菌含量增加。粪便代谢组学分析：粪便中短链脂肪酸如丁酸和丙酸明显减少。

三、肠道微生态治疗在慢性便秘中的运用

便秘的治疗分为内科治疗和外科治疗，研究发现便秘患者对于目前传统的内科治疗药物并不满意，主要因为药物副作用以及长期用药后疗效逐渐减退。便秘患者的内科用药规范治疗应按照循证医学的升阶梯方案，优先考虑容积型泻药，如欧车前、聚卡波非钙、麦麸、甲基纤维素等；其次考虑渗透性泻药，如聚乙二醇、乳果糖等；然后考虑使用刺激性泻药，如比沙可啶、番泻叶、酚酞、

蒽醌类药物等；最后考虑促动力药，如普芦卡必利等。其中，临床观察来看，刺激性泻剂的副作用相对比较大，长期服用刺激性泻药易导致患者结肠黑变病的出现。而外科治疗主要为肠道切除术，比如开展成熟的"金陵术"治疗顽固性便秘。然而外科手术创伤较大，且存在一定的风险，患者在选择时往往犹豫再三，尤其是年龄相对较大的患者。肠道微生态理念的出现，给慢性便秘患者带来了福音，其中，肠道微生态治疗包括饮食补充膳食纤维、益生元、益生菌、菌群移植等。

（一）膳食纤维

膳食纤维主要在近端结肠作为肠道菌群的能源底物被降解，该过程不仅有利于刺激肠道细菌繁殖，而且显著增加了粪便体积，促进排便。另外，膳食纤维已被证实可被分解代谢为短链脂肪酸，该产物具有促进肠道动力的功能。膳食纤维同样也是结肠内细菌发酵产生气体的重要底物来源，如氢气、甲烷、二氧化碳，这些气体既可增加粪便体积又可促进结肠运动。

（二）益生元和益生菌

益生菌为对机体健康有益的微生物，益生元指一类不易消化的食物，可作为底物被机体肠道内细菌利用，而产生对宿主的健康有益的物质。常见的益生元有低聚果糖、菊粉、异麦芽低聚糖等。研究发现低聚半乳糖可促进肠道蠕动以及缓解便秘，果聚糖可通过肠道菌群促进肠道运动从而改善便秘症状。越来越多的临床研究发现益生元有利于改善患者的便秘症状，也逐渐被临床医生所推荐。一项荟萃分析显示益生菌可显著治疗慢性便秘患者，明显改善每周排便次数。研究显示在 36 位健康女性中，连续补充乳双歧杆菌 DN-173101 菌种 10 天，全消化道运输时间和乙状结肠运输时间均明显缩短。其机制可能包括三方面：①益生菌通过调整便秘患者的肠道微生态系统，优化肠道菌群结构比例；②益生菌通过其代谢产物改变肠道感受器和运动功能；③某些益生菌可能会调节肠道微环境，如改变肠腔 pH 等。

果胶作为一种重要的水溶性膳食纤维，在结肠菌群作用下分解为短链脂肪酸（乙酸、丙酸、丁酸），其可在肠道内刺激益生菌（如双歧杆菌、乳杆菌）的生长，这些改变均有利于调节肠道微生态平衡，促进益生菌在肠道内的定植。近期开展了益生菌联合益生元治疗慢传输型便秘的随机对照临床研究，结果显示该治疗的临床缓解率和临床改善率均显著好于传统药物治疗，患者的便秘症状得到明显好转。

（三）粪菌移植

粪菌移植（fecal microbiota transplantation，FMT）指将健康供体的肠道菌群通过某种方式移植到患者肠道内，重新构建患者的肠道微生态系统，如鼻肠管、结肠镜、结肠释放型胶囊等。追溯粪菌移植的相关历史，可以发现最早将粪菌液用于人类疾病的治疗出现在我国东晋时期，葛洪在其所写的《肘后备急方》中提到粪菌液用于治疗严重腹泻等胃肠道疾病。16 世纪，我国李时珍也在《本草纲目》中提到口服粪菌液治疗严重腹泻和便秘等胃肠道疾病。1958 年，美国科罗拉多大学医学院 Eiseman 及其同事等首次在相关文献中报道了粪菌移植用于人类疾病治疗，即将粪菌移植用于治疗假膜性小肠结肠炎。1983 年，瑞典的 Schwan 等人首次报道了通过对患者灌肠，将粪菌移植运用于治疗艰难梭菌感染（*Clostridium difficile* infection，CDI），并获得很好的疗效。1989 年，Bennet 等首次报道将 FMT 运用于溃疡性结肠炎（ulcerative colitis，UC）患者的案例，取得了一定疗效。20 世纪 90 年代，澳大利亚研究者通过结肠镜的方式将 20 多种混合菌液注射到慢性便秘患者的肠道内，在 1 年的随访期间，有效率维持在 60%。上海市第十人民医院肠道微生态治疗中心近些年开展了粪菌移植治疗胃肠道相关疾病的临床研究。菌群移植可相对安全有效地治疗慢传输型便秘，明显改善患者的便秘症状，随访缓解率约 53.3%，治愈率约 36.7%，且无明显副作用。

粪菌移植的可能机制分析如下：①通过重新构建患者的肠道菌群系统，恢复患者原先肠道菌群的丰富度和多样性；②菌群移植有利于增加天然优势菌群，与有害菌群竞争栖息空间与肠道内的营养物质，恢复肠道菌群的平衡，有利于促使有害菌群的比例下降，从而达到一个健康的肠道微生态系统；③改变肠道菌群代谢水平，如调整胆汁酸代谢过程和短链脂肪酸代谢过程；④菌群移植可能在一定程度上改善了肠道的免疫系统。

随着临床治疗效果逐渐被证实，患者对于粪菌移植的接受度也有了极大提高，他们从刚开始的拒绝此类治疗，逐渐转变为愿意接受该项治疗，尤其是在临床医生的指导下。如在艰难梭菌感染患者中，调查显示97%的患者认为若出现反复艰难梭菌感染的情况，他们更愿意接受粪菌移植治疗，而53%的患者同意将粪菌移植作为该疾病的首选治疗方案而非抗生素。随着肠道微生态治疗相关临床研究的深入，相信越来越多的患者愿意接受这种无明显副作用且安全有效的治疗方案。

随着社会环境、饮食习惯的改变，慢性便秘逐渐成为困扰民众的常见病与多发病，并且传统检查和治疗方案的疗效难以令患者满意，这同时也给社会医疗带来了沉重负担。而随着对便秘患者肠道菌群研究的深入，以及肠道微生态与肠道动力的关系逐渐被重新认识，肠道微生态理念在治疗慢性便秘中的作用开始凸显其特点与优势。希波克拉底曾经总结道："万病之源，始于肠道。"因此，深入了解肠道菌群与肠道动力、便秘之间的关系，将有助于使菌群移植等肠道微生态治疗成为便秘患者的一个新兴治疗方案。

案例 6-1 解析 2

临床诊断：慢性便秘、肠道菌群紊乱、焦虑症状。

诊断要点：

1. 患者出现长期的便秘，近期出现精神障碍，其主要的病理生理机制为，脑肠互动异常，其中最为关键的因素为肠道菌群紊乱后的神经递质释放异常，且患者因长期便秘，在便秘症状进一步加重的同时，出现厌食症、意识障碍等临床表现。

2. 严重便秘患者，需要检测肠道菌群。

治疗要点：

1. 恢复肠道通畅。

2. 营养支持治疗：肠外联合肠内营养，逐渐过渡至全肠内营养。

3. 菌群移植治疗为主的肠道微生态治疗。

4. 心理干预。

（陈启仪）

思 考 题

肠道菌群代谢产物包括哪些？

第七章 加速康复外科在肛肠外科中的应用

学习目标

掌握 加速康复外科的定义。

熟悉 加速康复外科的基本原则和流程。

了解 加速康复外科在肛肠外科中的具体措施。

案例 7-1

患者，男性，52 岁，销售员，主因"大便带血 3 个月"入院。门诊肠镜检查见直肠菜花状新生物，距肛门 12cm，活检病理报告腺癌。

体格检查： 直肠指检未触及肿瘤，指套血染。

辅助检查： 门诊增强 CT 见直肠上段肿瘤性病变，$cT_3N_0M_0$。

问题：

患者手术后 3 天出院，说明什么样的学科发展趋势？

一、概　　述

加速康复外科理念是 1997 年由丹麦医师 Kehlet 等提出。加速康复外科出现的背景是医疗服务中存在诸多的问题，比如住院时间长，术后出现并发症等，针对这些问题逐一进行循证医学研究，从而采取了与传统方法不一致，甚至相反的措施，达到以最小创伤、最快恢复为目标，使患者尽早回到正常生活状态的目的。加速术后康复（enhanced recovery after surgery，ERAS）是在围手术期应用一系列有循证医学证据的优化措施，减少手术患者生理和心理的应激，达到加速康复、提高手术患者术后生活质量的目的。其主要措施从术前开始，贯穿术中、术后的全过程，包含三方面的内容：①家属、医疗团队的沟通与教育；②减少患者手术应激，包括完善的麻醉和镇痛，微创手术；③术后加强的康复治疗。加速康复应用三大核心技术，即微创手术、完善的镇痛及液体管理。

加速康复外科具体的措施有几十条之多，实施起来比较烦琐，且患者依从性千差万别，如何有效地实施成为加速康复外科效果好坏的关键。显然，加速康复的措施不能够由一个人或一个部门来完成，而需要多学科、多部门的协同推进来完成。从人员来讲，包括外科医生、麻醉师、护士、康复治疗师及营养师等；从部门来讲，包括医疗、行政及后勤等，所以加速康复外科就其本身的定义及要求来看，就需要多学科协同作用。加速康复的任何一项措施都不是决定的因素，但又是不可或缺的环节，有些技术，比如微创手术、镇痛、目标导向的液体治疗所起的作用较大；有些措施，比如不用胃管、尽量不放引流管等只起边缘性的效果，但是这些因素整合在一起，却起到意想不到的效果。加速康复外科提高了手术效果和生活质量，成为现代手术治疗的重要发展方向。

二、加速康复外科的主要原则

加速康复外科的主要原则包括：

1. 术前准备 提前进行评估并制定个性化治疗方案，包括营养支持，体力恢复和身体锻炼等。

2. 术中管理 采用多模式镇痛、抗生素预防感染、微创手术等措施降低手术风险。

3. 术后恢复 尽早进食、下床活动、静脉血栓的防治，恢复自理能力，并加强术后随访和康复训练。

4. 团队合作　通过多学科协同和患者的积极参与，实现全方位的围手术期管理。

在这些原则指导下，各地区、医院、科室应该在多学科团队的合作中制定各自相适合的具体措施、流程，提高患者的依从性，达到最佳的效果。

> **案例 7-1 解析**
> 在多学科的协作下，多维度的围手术期管理使加速康复外科已成为外科专业的发展趋势。

三、加速康复外科在肛肠外科中的具体应用

加速康复外科在肛肠外科中的应用应该结合肛肠外科的特点，制定相应的流程，达到安全、快捷、微创、无痛、舒适的效果。

1. 术前宣教　肛肠外科患者大部分都有紧张、焦虑和恐惧等负面情绪，一方面是由于病变在隐私部位，患者害羞且紧张，且对于疾病本身的一知半解，从而有许多错误的认知；另一方面肛门部位出血、疼痛等症状造成患者的恐惧心理。特别是肛门的疼痛，容易导致排便困难，加重恐惧和焦虑的情绪。临床实践表明对肛肠患者的心理干预可以有效地缓解患者焦虑情绪，从而显著提高临床疗效。因此，肛肠科医师和护士应充分了解患者的心理状态和对疾病的认知情况，在术前详细地向患者介绍疾病特点，解释手术过程，包括麻醉方式、镇痛措施等，让患者对于整个治疗过程有充分的了解，只有这样，患者在围手术期才能有效地配合治疗和康复。

2. 术前准备　加速康复外科中的术前准备强调患者的营养储备，而肛肠科的特点是要求肠道的清洁，因此，相较于传统的长时间禁食、禁饮而言，加速康复外科如何做到既能保持患者的营养及内环境稳定，又满足肛肠外科的要求仍是困扰加速康复外科的一大难题。加速康复外科通常的做法是术前1天晚上进食流质饮食，术前12h给予口服12.5%碳水化合物800ml，术前2～3h口服12.5%碳水化合物400ml，这样既可以减轻术前口渴、饥饿及焦虑情绪，又不增加术中的胃食管反流及误吸的危险，减轻术后胰岛素抵抗的发生率，减少手术带来的应激反应。传统的肠道准备如口服泻药及机械性肠道准备已证明没有必要。对于排便困难的患者，术前用开塞露纳肛或温盐水 600ml 灌肠也能达到要求。

3. 微创手术操作　精准的手术既能去除病灶，又能修复组织及恢复功能。

4. 疼痛管理　术后疼痛是患者恢复的主要障碍，在肛肠外科中尤显突出。术后的疼痛加重患者的焦虑情绪，影响排便功能的恢复，甚至加重应激反应，导致更严重的并发症。肛肠外科的术后疼痛可能导致神经敏感，引发持续性的术后慢性疼痛，所以，肛肠科术后疼痛的管理是加速康复外科的重要一环。良好的术后镇痛应在保障安全的情况下，持续且有效地发挥作用，包括制止突发痛和运动痛，达到无痛或仅轻微痛的效果。加速康复外科的疼痛管理主张预防性镇痛，按时镇痛和多模式镇痛。镇痛的管理贯穿术前、术中及术后的全流程，需要专门的医师和护士进行评估和实施。一般的做法是在手术结束时对肛门周围创口局部注射复方罗哌卡因、亚甲蓝及曲安奈德混合液以长效镇痛。口服镇痛药物和患者自控镇痛泵都可以使用。针灸、坐浴和局部理疗都有助于缓解肛门的疼痛。通过疼痛的全流程管理，可以使患者术后无痛或轻微痛，术后的舒适度和满意度提高，达到加速康复外科的目的。

5. 术后饮食及生活管理　加速康复外科一般要求患者术后早期进食、早期下床活动。早期进食的目的是补充营养底物，降低机体高分解代谢和胰岛素抵抗，减少炎症介质的释放，维护肠道黏膜屏障及免疫功能，防止肠道菌群移位，减少感染的发生。早期的下床活动可促进胃肠功能的恢复，防止肠粘连的发生。对于小肛肠手术患者而言，术后即可进水，当天进少量流质饮食，术后第1、2天进半流质饮食；术后3h即可下床活动。

6. 术后液体管理　肛肠外科的液体管理包括术前评估患者的水电解质平衡，制订补液计划，一般可以按照加速康复外科的一般要求，使患者尿量达到1ml/（kg·h）即可，宁少勿多，以免手

术部位的水肿,加重疼痛。在缩短禁食时间,早日恢复经口进食,缩短补液时间及减少补液量的同时,应该根据病情变化及恢复状态不断进行调整和修正,防止液体不足和过多,影响愈合和引发并发症。一般在术后第1天可以停止输液。

7. 术后导管管理 "加速康复外科指南"建议肛肠外科手术不常规放置胃管、尿管及腹腔引流管,如果留置导管应尽早拔出,以利于早期下床活动,加快恢复。

加速康复外科以患者为中心,强调医疗质量和患者的感受,以缩短住院时间、减少并发症、提高患者满意度为目的。加速康复外科不仅强调医疗的高质量,更强调对患者的关心和爱护,加速康复外科过程中无小事,即便是手术后对患者衣着的整理都会对患者带来生理和心理的极大安慰,提高术后恢复的信心和质量。对于整个社会而言,减少了医疗费用、提高了床位利用率,对于医院而言,强调多学科诊疗,实现学科和医疗质量的提升。加速康复外科的应用,可以达到患者、医院、社会共赢的效果,与目前进行的医疗体制改革,全民健康的理念相契合,应大力支持和推广。

对于肛肠外科而言,应根据本身的特点制定适合本科室、本医院、本地区的加速康复外科方案,提高加速康复外科依从性,达到加速康复外科的目的。

(曹志新　冯永东)

思 考 题

1. 加速康复外科主要包括哪些内容?
2. 加速康复外科有哪些主要原则?

第八章 肛肠麻醉与术后镇痛

学习目标

掌握 ASA分级、麻醉方式的选择。

熟悉 术后镇痛方式。

了解 麻醉常用药物。

> **案例 8-1**
>
> 患者，男性，79岁，术前诊断为混合痔，拟在蛛网膜下隙硬膜外联合麻醉下行混合痔切除术。
>
> 患者既往糖尿病30余年，高血压、冠心病10余年，入手术室后血压156/100mmHg，血氧饱和度97%，心率72次/分，左侧卧位下于$L_3\sim L_4$间隙穿刺腰麻，穿刺针刺破硬脊膜后见脑脊液流出，给予重比重液局麻药（0.75%布比卡因2ml+葡萄糖1ml）推注，拔出穿刺针平卧位，5min后平面固定$T_6\sim S_4$，血压125/76mmHg，心率85次/分，遂开始手术，手术进行10min后，患者自述头晕恶心，测血压83/52mmHg，心率73次/分，给予麻黄碱10mg静脉注射，血压119/76mmHg，头晕恶心好转后继续手术，手术历时70min，术后血压130/83mmHg，心率70次/分，血氧饱和度96%，安返病房。
>
> **问题：**
> 1. 该患者麻醉前评估应该关注哪些问题？
> 2. 术中发生低血压的原因是什么？
> 3. 低血压该如何治疗？

1846年，Oliver Wendell Holmes首先将"麻醉"描述成一种包含了遗忘、镇痛、意识消失的状态，以使手术在无痛条件下进行。麻醉学与其他学科一样，都是建立在科学基础之上，但麻醉的实施在很多方面仍然是科学与艺术的结合。此外，麻醉已远远超越了仅使患者在手术中保持无痛这一单纯的范畴，经过百余年的发展，形成了麻醉学自身的理论与技术体系，包含临床麻醉、重症医学和疼痛诊疗的临床医学二级学科，也成了临床医学的一个重要分支学科。麻醉学随着整个医学的发展而前进，麻醉学的发展又促进了整个医学的发展。

第一节 肛肠麻醉

（一）麻醉前评估和准备

麻醉前评估是制定麻醉和围手术期管理方案的重要过程，良好的麻醉前评估与准备可以提高围手术期患者安全性，缩短住院时间，改善临床结局。

目前麻醉医师最常用的麻醉前评估方法是美国麻醉医师协会（ASA）分级，即美国麻醉医师协会健康状态分级（ASA Physical Status Classification System），根据患者健康状态和手术危险性将患者分为六个级别。

ASA Ⅰ：正常的健康人。

ASA Ⅱ：有轻微系统性疾病的患者，轻微疾病不伴有实质性功能限制。

ASA Ⅲ：有严重系统性疾病的患者，有实质性功能限制，有一种或多种中到重度疾病。

ASA Ⅳ：有危及生命的严重系统性疾病患者。

ASA Ⅴ：濒死、不接受手术就会死亡的患者。

ASA Ⅵ：已宣告脑死亡并将要进行器官移植摘除的患者。

肛肠手术中的患者年龄跨度大，随着人口老龄化，ASA Ⅲ～ASA Ⅳ的中老年患者占比越来越多。老年患者全身各个系统功能储备下降，常伴高血压、冠心病、糖尿病或慢性阻塞性肺疾病等基础疾病，手术麻醉风险增加，围手术期并发症的发生率也较高。除一般检查外，还应该着重检查心血管系统、呼吸系统及中枢神经系统。积极控制血压、纠正心律失常、改善呼吸功能，提高患者对手术和麻醉的耐受性。

肠道的主要生理功能包括吸收、代谢、排泄，同时参与机体的免疫功能。这类患者常伴有内环境紊乱，主要原因有摄入不足、液体潴留于腹腔结构以及体液丢失。因此良好的术前准备，如水、电解质紊乱纠正和肠道准备等是降低术后并发症的重要条件。对于一些慢性消耗性疾病如恶性肿瘤，易引起营养不良、贫血、低蛋白血症和电解质紊乱，术前应尽量调整以减少术后并发症。

对于肛肠急诊手术的患者，应尽量短时间内对病情做出全面估计，选择合适的麻醉方法和麻醉药物，降低术后并发症。此类患者均可视为饱胃状态，麻醉前宜采取有效的预防措施，如予以抗酸药物、胃肠减压等，以及使用快速诱导或清醒插管技术，以降低误吸风险。还应及时补充血容量、控制感染和治疗休克。

肛肠手术选择椎管内麻醉时，术前应排除区域麻醉的禁忌证，如中枢神经系统病变、全身或穿刺部位的感染以及脊柱外伤等。对于巨大肿瘤患者，腹内压明显增加，蛛网膜下隙阻滞的阻滞平面不易掌控，一旦腹压骤降，血流动力学易产生剧烈波动，故应合理选择麻醉方式。同时，腹内压力增加也是手术麻醉中反流误吸的一个危险因素，可引起急性呼吸道梗阻、吸入性肺炎和肺不张等严重后果，术前宜进行胃肠减压。

腹腔镜手术时，因人工气腹和特殊体位会对患者心血管和呼吸系统造成影响。截石位患者易出现肺不张和低氧血症，静脉回流的增加还可诱发充血性心力衰竭。术前应仔细检查，对并存疾病进行治疗，以调整到最佳的状态。

掌握患者疾病的特点和身体状况，对患者重要器官功能进行评估，对患者耐受麻醉和手术的能力做出正确判断，才能选择合适的麻醉方式和用药，保证患者围手术期的安全。

（二）麻醉常用药物

1. 麻醉前用药　可缓解患者紧张、焦虑的情绪，减少呼吸道分泌物，提高麻醉和手术的安全性。预防性止吐药物及镇痛药物的使用可降低术后并发症，提高患者的舒适度。

（1）镇静催眠药：咪达唑仑、地西泮等具有镇静催眠、抗焦虑等作用。手术前夜给予可缓解患者紧张情绪。咪达唑仑还具有顺行性遗忘作用，可有效地消除术中知晓。

（2）抗胆碱药：长托宁、东莨菪碱等可抑制腺体分泌、解除平滑肌痉挛和迷走神经兴奋作用，但同时也会引起患者口干、眼干等不适。

（3）镇痛药：吗啡、哌替啶具有镇痛和一定镇静作用，可与局麻药产生协同作用，减轻局麻药毒性。成人肌内注射吗啡 0.1mg/kg，哌替啶 1mg/kg。除非患者术前疼痛剧烈，麻醉前可不使用吗啡或哌替啶等镇痛药。

2. 局麻药　根据作用时间长短可分为短效（如普鲁卡因）、中效（如利多卡因）和长效局麻药（如布比卡因、罗哌卡因），按照化学性质又可分为酯类和酰胺类两大类。目前临床常用的局麻药如下：

（1）利多卡因（lidocaine）：中效酰胺类局麻药，具有弥散广、穿透力强的特点，因此麻醉平面不易控制。用于蛛网膜下隙阻滞时，浓度为 2.0%～3.0%。其起效时间为 3～5min，持续时间为 60～150min。利多卡因用于神经阻滞和局部浸润麻醉时限量为 400mg。

（2）布比卡因（bupivacaine）：长效酰胺类局麻药，目前最常用于蛛网膜下隙阻滞，一般不用于表面麻醉。布比卡因具有心脏毒性，使用时需加以注意，且不超过一次限量 150mg。

（3）罗哌卡因（ropivacaine）：长效酰胺类局麻药，具有心脏毒性小，阻滞作用强的特点，还可产生感觉与运动阻滞分离的效果。其常用浓度为 0.25%～0.75%，成人一次限量为 200mg。

3. 常用全麻药 麻醉药物通过吸入、静脉或肌内注射的方式进入患者体内，对中枢神经系统产生抑制作用，使患者意识消失、反射抑制和无疼痛感觉的方法称作全身麻醉。因此全身麻醉又分为吸入全身麻醉、静脉全身麻醉和静吸复合全身麻醉。以下简单介绍常用的几种麻醉药物。

（1）丙泊酚（propofol）：是目前临床应用最广泛的静脉麻醉药，具有镇静、催眠和轻微镇痛作用，无肌肉松弛作用。它是一种起效迅速的短效静脉麻醉药，起效时间为 30～40s，维持时间仅为 3～10min。丙泊酚具有较强的心血管抑制作用和一定程度的呼吸抑制作用。通过扩张外周血管和抑制心肌收缩引起血压下降，年老体弱及循环血容量不足者更为显著。快速输注或剂量较大时可引起短暂性呼吸暂停。

（2）舒芬太尼（sufentanil）：是一种强效阿片类镇痛药，激动阿片 μ 受体，脂溶性高，容易通过血脑屏障，起效迅速，血流动力学稳定，对呼吸的抑制呈剂量依赖性，主要经过肝脏代谢，可用于麻醉诱导、维持以及术后镇痛。

（3）罗库溴铵（rocuronium）：是目前临床上广泛使用的，起效迅速的非去极化肌松药，用于全身麻醉诱导时气管插管和手术中保持良好的肌肉松弛。临床应用剂量无明显循环变化，代谢主要依靠肝脏，因此患者肝功能障碍时其时效会延长。麻醉诱导的插管剂量为 0.45～0.9mg/kg，维持剂量为每次 0.15mg/kg。

（4）七氟烷（sevoflurane）：是一种麻醉性能较强的吸入性麻醉药，可控性较好。七氟烷在血液中溶解度低，起效迅速，停止吸入后苏醒快速，对呼吸道刺激小，具有扩张支气管、减轻支气管痉挛、降低气道反应性的作用。七氟烷对心血管系统的抑制作用，可减弱心肌收缩能力，同时可增加儿茶酚胺的分泌。七氟烷也有一定的肌肉松弛作用，还可明显加强非去极化肌松药的作用，两者合用时肌松药可适当减量。

（三）麻醉方式的选择

肛肠手术的麻醉方式的选择需综合评估患者的全身状况、重要脏器损害程度、手术部位和时间长短，还需考虑麻醉设备条件以及医生技术的熟练程度。

1. 局部麻醉 是将局麻药注射到手术部位周围组织，阻断支配该部位的神经丛、神经节或神经末梢传导功能而产生麻醉作用。

2. 蛛网膜下腔麻醉 又称为腰麻或脊麻，是将局麻药注入蛛网膜下隙，直接作用于脊神经前根、后根及脊髓，产生阻滞作用。穿刺部位常选择 $L_{2～3}$ 或 $L_{3～4}$ 棘突间隙。腰麻阻滞交感神经使小动脉及静脉扩张，血压下降，老年、血容量不足患者尤甚。静脉压下降，右房压下降，反射性引起心率减慢，同时心排血量也相应减少。腰麻具有操作简单、起效迅速、阻滞完善和肌肉松弛效果好的优点，适用于痔疮、肛瘘等肛门及会阴部手术，对于短小手术，单次给药即可满足需求。而对于时间较长的手术，也可采取连续腰麻阻滞技术，再根据手术需要调节局麻药的剂量和麻醉时间。

3. 硬膜外间隙麻醉 是将局麻药注入硬膜外间隙，阻滞脊神经根部产生麻醉作用。穿刺部位位于腰部各棘突间隙，是盆腔、肛门及会阴部手术较常用的麻醉方法。交感神经节段性阻滞引起阻力血管及容量血管扩张，血压下降，局麻药吸收入血后作用于 β 受体引起心率下降。痛觉阻滞完善，肌肉松弛效果满意，可控性好，对呼吸、循环、肝肾功能影响小为硬膜外阻滞的优点。其不足之处在于无法完全消除内脏牵拉反应，必要时需联合神经丛局麻封闭。

4. 腰硬联合麻醉 已广泛应用于肛肠手术，其保留了腰麻起效迅速、镇痛与肌肉松弛完善的优点，又便于调节麻醉平面、延长麻醉时间和进行术后硬膜外镇痛。但同时也兼具了两者的并发症，且需要专门的穿刺针，对操作技术要求也高。联合麻醉实施时还应注意兼顾硬膜外置管与麻醉平面的调控。

5. 全身麻醉　是指麻醉药经过静脉、吸入或者肌内注射等方法进入患者体内，使中枢神经系统受到抑制，患者意识消失而无疼痛感觉的状态。全身麻醉是复杂、疑难手术及各种大型手术最常用的麻醉方法，包括静脉麻醉、吸入麻醉和静吸复合全身麻醉。三种方法因使用麻醉药物理化性质上的差异而各有其特点，可控性较强，也较为安全舒适。全身麻醉适用于各种肛肠手术，尤其适用于手术困难以及年老体弱、病情危重或者有椎管内麻醉禁忌证的患者。

6. 特殊手术的麻醉方式选择

（1）腹腔镜手术：气管插管全身麻醉是目前腹腔镜手术较常使用的麻醉方式。二氧化碳气体的充入，胸、腹腔内压力的升高，维持患者深度肌肉松弛状态，长时间的头低脚高位及内脏牵拉操作较多等多种原因使得控制呼吸的全身麻醉成为腹腔镜手术最安全的麻醉选择。

（2）急诊手术：急诊手术患者多数为饱胃患者。饱胃、肠梗阻为反流误吸的危险因素，进行全麻诱导时可酌情选择清醒表面麻醉气管插管。若是伴有严重脱水、电解质紊乱、酸碱失衡、血压下降、心率增快的休克患者采用心血管抑制作用较轻的药物进行全身麻醉则更为安全。

（3）机器人手术：广泛地应用于肛肠手术中，一旦手术器械进入患者体内，必须保证患者的体位保持不变，直至器械从患者体腔内取出。患者的任何移动都将造成灾难性的后果，因而保持深度肌肉松弛状态的全身麻醉成为机器人手术麻醉的唯一选择。

（谭文斐）

第二节　术后镇痛

围手术期疼痛管理的目标是采用多模式镇痛策略，减轻术后疼痛，有利于患者术后尽早下地活动，早期恢复胃肠道营养，减少住院时间，改善患者预后。任何治疗原则均应该考虑急性疼痛的原因、病史，实现镇痛方案个体化。

常用的疼痛评估量表如下：

1. 视觉模拟评分法（VAS）　一条标尺，有 1～10cm 的刻度，一端代表"无痛"，另一端代表"最剧烈的疼痛"，患者根据疼痛的强度标定相应的位置，由医师确定其分值。

2. 数字等级评定量表法（NRS）　用 0～10 数字的刻度标出不同程度的疼痛等级，由患者指认，0 为无痛，10 为最剧烈的疼痛。

（一）镇痛药物

1. 非甾体抗炎药（NSAID）　是经典的镇痛药，通过抑制环氧化酶，减少炎性介质前列腺素的合成，发挥解热镇痛的作用。常用药物包括对乙酰氨基酚、氟比洛芬酯、布洛芬、帕瑞昔布等。NSAID 多用于中度以下的疼痛治疗，与阿片类药物合用或作为多模式镇痛的一部分时，可明显节约阿片类药物的使用和减轻恶心、呕吐等副作用。

2. 阿片类镇痛药　又称作麻醉性镇痛药，根据镇痛强度阿片类药物可分为弱阿片类药物和强阿片类药物。弱阿片类药物包括可待因、曲马多等，主要用于轻中度疼痛的治疗。强阿片类药物包括吗啡、舒芬太尼等，多用于中重度疼痛的治疗。恶心、呕吐、尿潴留、便秘等为阿片类药物常见的副作用。

3. 局麻药　常用局麻药有利多卡因、罗哌卡因等。镇痛的方法主要有切口局部浸润、外周神经阻滞和椎管内给药。

（二）术后疼痛管理

1. 全身给药

（1）口服给药：适用于神志清醒的术后肠道功能恢复较好患者的术后轻中度疼痛的治疗。也可用于术后急性疼痛得到控制后的延续用药，或者作为多模式镇痛的一部分。

常用药物中，与非选择性 NSAID 相比，选择性 COX-2 抑制剂的药物相关性副作用有不同程度的减轻，但也可能加重心肌缺血。老年患者、原有心脑血管和（或）出凝血障碍疾病的患者，服用糖皮质激素或血管紧张素转换酶抑制剂者应慎重使用。

常用口服阿片类药物有羟考酮、曲马多及其与对乙酰氨基酚的复合制剂如泰勒宁等，适用于轻中度疼痛，镇痛时间大致为 3～4h。口服阿片类药物不良反应有恶心呕吐、便秘，长期服用还会产生耐受性和依赖性。

（2）肌内注射：肌内注射给药较口服给药起效快，但会带来明显不适感，药物吸收波动大，易出现镇痛不完全的情况，副作用发生率高。主要药物为吗啡、曲马多、地佐辛等阿片类药物。

（3）静脉给药：可单次或间断静脉注射，还可患者自控镇痛（patient controlled analgesia,PCA）。前者常用药物为阿片类药物，因其个体差异较大，需及时调整用药剂量方可达到满意镇痛效果。氟比洛芬酯、帕瑞昔布等 NSAID 静脉注射也常用于临时镇痛。

在轻度疼痛时，口服给药或间断静脉予以长效镇痛药即可达到满意镇痛效果，而对于手术造成的中重度疼痛，PCA 则显示出明显的优势。特殊的给药方式使得镇痛药物血药浓度波动小，镇痛效果持续、平稳，也能克服药代动力学和药效动力学的个体差异，做到按需给药，并降低药物不良反应。

2. 局部给药

（1）局部浸润：能减少全身用药产生的副作用，减少儿茶酚胺类的释放，为伤口愈合提供更好的血液灌注和氧供。局部浸润常用长效局麻药，如罗哌卡因和布比卡因。罗哌卡因心脏毒性较小，且低浓度用于术后镇痛时表现出感觉神经与运动神经阻滞分离的特点，因此应用广泛。

（2）神经阻滞：即在神经组织附近注射药物阻断神经传导，常用于术后镇痛。在经腹或经腹腔镜的肛肠手术中，双侧腹横肌平面阻滞（TAP）可有效减少术后疼痛、提高舒适度且安全有效。腹横肌平面阻滞时，超声引导下进行定位，将局麻药注入腹内斜肌与腹横肌之间的血管神经层，可有效阻滞腹壁前侧 T_6～L_1 区域的痛觉。

3. 椎管内镇痛　用于椎管内镇痛的传统药物主要有局麻药和阿片类药物，可单独或联合应用。局麻药用于硬膜外镇痛时，其作用位点不明确，可能包括脊神经根、背根神经节或脊髓。单独使用时镇痛效果不及阿片类药物，且易发生感觉阻滞减退和镇痛不全。阿片类药物通过作用于脊髓阿片受体或通过脑脊液和血液循环作用于脑干及全身阿片受体而发挥镇痛作用。

（1）蛛网膜下隙镇痛：蛛网膜下隙单次注射阿片类药物可作为单一性或辅助性镇痛，其镇痛特点取决于阿片类药物脂溶性。亲脂性阿片类药物（如芬太尼与舒芬太尼）可快速入血并分布于脑干，因而起效快、作用时间相对较短，可产生镇静和呼吸抑制。亲水性阿片类药物（如吗啡），不易透过脊膜，主要滞留在脑脊液中，因而起效慢（30～60min）、作用时间长（6h 以上）、并具有较宽的镇痛节段，药物的头向移动也可引起延迟性呼吸抑制。实际应用过程中则根据患者和手术情况个体化选择用药与剂量。

（2）硬膜外镇痛：单纯使用局麻药行硬膜外镇痛时，局麻药的分离阻滞作用有限，镇痛效果良好时运动功能和血压易受影响，运动功能保持良好时镇痛不全。长时间大量局麻药进行硬膜外镇痛还会产生快速抗药反应，导致无法提供持续敏感和长时间的镇痛，所以常与阿片类药物联合使用减少局麻药的用量、避免耐药性，抑或配合使用全身镇痛药。

4. 多模式镇痛　随着加速术后康复（ERAS）的提出，有效的术后镇痛显得尤为重要。术后镇痛效果的影响因素有很多，包括患者本身情况、手术情况，以及镇痛药物、方式的选择，多模式镇痛应运而生。

多模式镇痛是指联合使用作用机制不同的镇痛药物或者镇痛方法，由于作用机制不同而互补，镇痛作用相同或协同，同时每种药物的剂量减少，不良反应相应降低，从而达到最大的效应/副作用比。镇痛药物的联合应用包括阿片类药物、对乙酰氨基酚、NSAID 之间的两两联用，阿片类药物与局麻药联合用于经硬膜外间隙自控镇痛技术，以及氯胺酮、加巴喷丁、右美托咪定、可乐定等与阿片类药物的联合应用。镇痛方法的联合指局麻药切口浸润、神经阻滞或椎管内镇痛与全身性镇痛药的联合应用。

多模式镇痛方案中，对于经腹手术等重度疼痛推荐：①PCEA 配合 NSAID 或阿片类药物；②对乙酰氨基酚+NSAID 和局麻药切口浸润或腹横肌平面阻滞。对于腔镜手术、肛肠手术等轻度疼痛推荐：①局麻药切口浸润+小剂量阿片类药物+对乙酰氨基酚或 NSAID；②对乙酰氨基酚+NSAID。在实际应用中，还需根据患者情况、手术特点、疼痛特点等选择个体化的多模式镇痛以达到加速患者术后康复的目的。

案例 8-1 解析

1. 该患者麻醉前评估应该关注哪些问题？

答：老年患者常伴有高血压、糖尿病、冠心病等慢性疾病，手术风险增加，围手术期并发症的发生率也较高。除一般检查以外，还应该着重检查心血管系统、呼吸系统以及中枢神经系统，积极控制慢性基础疾病，提高患者对手术和麻醉的耐受性。

2. 术中发生低血压的原因是什么？

（1）交感神经阻滞，动脉扩张，外周血管阻力下降。

（2）静脉扩张，回心血量下降。

（3）心交感神经阻滞，迷走-交感张力失衡。

（4）机体代偿机制被削弱。

3. 低血压该如何治疗？

（1）快速补液。

（2）使用肾上腺素受体激动剂。

（3）必要时行有创动脉监测。

（谭文斐）

思 考 题

1. 常用的术后镇痛方式有哪些？

2. 什么是多模式镇痛？

第一篇参考文献

阿荣, 程海东, 侯明星, 2022. 达芬奇机器人在结直肠癌治疗中的应用进展[J]. 腹腔镜外科杂志, 27(3): 232-235, 238.

白少雄, 郭建昇, 2018. 机器人辅助直肠癌手术治疗的研究进展[J]. 肿瘤研究与临床, 30(9): 631-633.

陈孝平, 汪建平, 赵继宗, 2018. 外科学[M]. 9 版. 北京: 人民卫生出版社: 2-3.

池诏丞, 程龙伟, 姜晶, 2020. 达芬奇机器人手术系统在直肠癌侧方淋巴结清扫中的应用进展[J]. 中华结直肠疾病电子杂志, 9(2): 122-126.

邓小明, 姚尚龙, 于布为, 等, 2020. 现代麻醉学[M]. 5 版. 北京: 人民卫生出版社: 2731-2736.

方秀才, 刘宝华, 2015. 慢性便秘[M]. 北京: 人民卫生出版社: 31-32,60-62.

高峰, 徐明, 2018. 达芬奇机器人在结直肠癌手术中的应用现状[J]. 结直肠肛门外科, 24(2): 210-212.

郭曲练, 姚尚龙, 2016. 临床麻醉学[M]. 4 版. 北京: 人民卫生出版社: 11-13.

韩加刚, 王振军, 2020. 低位进展期直肠癌行 ELAPE 手术意义与争议[J]. 中国实用外科杂志, 40(3): 287-293.

洪希周, 马君俊, 董峰, 等, 2017. 3D 与 2D 腹腔镜系统在结直肠癌手术应用的随机对照研究[J]. 腹部外科, 30(1): 23-26, 35.

洪希周, 马君俊, 余超然, 等, 2019. 4K 和 3D 腹腔镜结直肠癌根治术中主观感受调查研究[J]. 中国实用外科杂志, 39(10): 1077-1080.

黄乃健, 1996. 中国肛肠病学[M]. 济南: 山东科学技术出版社: 203-232.

姜洞彬, 李梁和, 程海玉, 等, 2021. 达芬奇机器人在直肠癌手术中的应用进展[J]. 医学综述, 27(18): 3622-3627.

李春雨, 2022. 肛肠外科学[M]. 2 版. 北京: 科学出版社: 4-5.

李俊川, 杨烈, 康乐平, 等, 2019. 腹腔镜经肛提肌外腹会阴联合切除术治疗低位进展期直肠癌疗效观察[J]. 海南医学, 30(5): 594-597.

李来元, 张维胜, 杨熊飞, 2020. 达芬奇机器人在结直肠癌手术中的应用进展[J]. 机器人外科学杂志(中英文), 1(5): 338-344.

盛卓人, 王俊科, 2009. 实用临床麻醉学[M]. 4 版. 北京: 科学出版社: 781-783.

苏耀荣, 李超, 何东添, 等, 2021. 腹腔镜下经肛门括约肌间切除术在超低位直肠癌保肛手术中的应用价值[J]. 中国医药科学, 11(8): 170-174.

汤建华, 谢青松, 2013. 人文沟通技能在医疗纠纷处理中的应用[J]. 医学与哲学(A), 34(2): 34-36.

万学红, 卢雪峰, 2018. 诊断学[M]. 9 版. 北京: 人民卫生出版社: 30-36,167-195.

许平平, 许剑民, 2017. 机器人在结直肠癌手术中的应用现状[J]. 临床外科杂志, 25(4): 255-258.

杨怡雯, 金黑鹰, 2020. 排粪造影在盆底功能障碍性疾病中的临床应用研究现状[J]. 结直肠肛门外科, 26(5): 636-640.

詹华奎, 2019. 诊断学基础[M]. 3 版. 上海: 上海科学技术出版社: 137-157.

张皓宇, 李干斌, 魏广辉, 等, 2022. 腹腔镜经肛提肌外腹会阴联合切除术对低位直肠癌病人泌尿生殖功能和生活质量影响研究[J]. 中国实用外科杂志, 42(4): 434-440.

张雅琦, 张弢, 宋子甲, 等, 2020. 倾向评分匹配分析机器人中低位直肠癌根治术的泌尿功能保护作用[J]. 外科理论与实践, 25(3): 245-251.

赵红莉, 马建仓, 安苗, 等, 2018. 腹腔镜 ISR 对超低位直肠癌患者保肛率和肛门功能的影响研究[J]. 结直肠肛门外科, 24(5): 433-437.

郑民华, 马君俊, 2020. 腹腔镜手术技术平台的现状与发展趋势[J]. 外科理论与实践, 25(3): 181-183.

郑民华, 马君俊, 赵轩, 2022. 局部进展期直肠癌手术治疗的研究前沿及相关热点问题[J]. 肿瘤防治研究, 49(5): 379-383.

郑民华, 赵轩, 马君俊, 2023. 微创外科技术及器械的创新发展新方向[J]. 中华消化外科杂志, 22(1): 57-60.

中华医学会外科学分会腹腔镜与内镜外科学组, 中国医师协会外科医师分会微创外科医师委员会, 2019. 3D 腹腔镜手术技术中国专家共识(2019 版)[J]. 中国实用外科杂志, 39(11): 1136-1141.

中华医学会消化病学分会胃肠动力学组, 中华医学会外科学分会结直肠肛门外科学组, 2013. 中国慢性便秘诊治指南(2013 年, 武汉)[J]. 中华消化杂志, 33(5): 291-297.

周琪, 丁义江, 2021. 直肠指诊的应用及临床价值[J]. 结直肠肛门外科, 27(1): 95-97, 102.

周智洋, 刘得超, 2015. 肛管和肛周疾病的 MRI 诊断[J]. 磁共振成像, 6(11): 868-875.

Arossman D A, 2016. 罗马 IV: 功能性胃肠病[M]. 4 版. 方秀才, 译. 北京: 科学出版社: 1-495, 611-694, 795-846.

Jaap Stoker, 2011. 胃肠道 MRI 诊断学[M]. 周智洋, 主译. 北京: 人民卫生出版社: 200-201.

John F B, David C M, John D W, 2020. 摩根临床麻醉学[M]. 王天龙, 刘进, 熊利泽, 主译. 北京: 北京大学医学出版社: 1-5.

Pino R M, 2018. 麻省总医院临床麻醉手册[M]. 9 版. 王俊科, 马虹, 张铁铮, 主译. 北京: 科学出版社: 201-220.

Carrington E V, Scott S M, Bharucha A, et al, 2018. Expert consensus document: advances in the evaluation of anorectal function[J]. Nature Reviews Gastroenterology & Hepatology, 15(5): 309-323.

De C Williams A C, Craig K D, 2016. Updating the definition of pain[J]. Pain, 157(11): 2420-2423.

De Miguel Criado J, del Salto L G, Rivas P F, et al, 2012. MR imaging evaluation of perianal fistulas: spectrum of imaging features[J]. RadioGraphics, 32(1): 175-194.

Hadizadeh F, Walter S, Belheouane M, et al, 2017. Stool frequency is associated with gut microbiota composition[J]. Gut, 66(3): 559-560.

Jayne D, Pigazzi A, Marshall H, et al, 2017. Effect of robotic-assisted vs conventional laparoscopic surgery on risk of conversion to open laparotomy among patients undergoing resection for rectal cancer: the ROLARR randomized clinical trial[J]. JAMA, 318(16): 1569-1580.

Jiang W Z, Xu J M, Xing J D, et al, 2022. LASRE trial investigators. Short-term outcomes of Laparoscopy-assisted vs open surgery for patients with low rectal cancer: the lasre randomized clinical trial[J]. JAMA Oncol, 8(11): 1607-1615.

Kim M J, Park S C, Park J W, et al, 2018. Robot-assisted versus laparoscopic surgery for rectal cancer: a phase II open label prospective randomized controlled trial[J]. Annals of Surgery, 267(2): 243-251.

Li F, Wang M F, Ali Shah S H, et al, 2023. Clinical characteristics of adult functional constipation patients with rectoanal areflexia and their response to biofeedback therapy[J]. Diagnostics, 13(2): 255.

Nelson A D, Camilleri M, Chirapongsathorn S, et al, 2017. Comparison of efficacy of pharmacological treatments for chronic idiopathic constipation: a systematic review and network meta-analysis[J]. Gut, 66(9): 1611-1622.

Park J W, Kang S B, Hao J, et al, 2021. Open versus laparoscopic surgery for mid or low rectal cancer after neoadjuvant chemoradiotherapy (COREAN trial): 10-year follow-up of an open-label, non-inferiority, randomised controlled trial[J]. The Lancet Gastroenterology & Hepatology, 6(7): 569-577.

Qi X Y, Liu M X, Tan F, et al, 2019. Laparoscopic extralevator abdominoperineal resection versus laparoscopic abdominoperineal resection for lower rectal cancer: a retrospective comparative study from China[J]. International Journal of Surgery, 71: 158-165.

Scott S, Carrington E, 2020. The London classification: improving characterization and classification of anorectal function with anorectal manometry[J]. Curr Gastroenterol Rep, 22(11): 55.

Shen Z L, Bu Z D, Li A, et al, 2020. Multicenter study of surgical and oncologic outcomes of extra-levator versus conventional abdominoperineal excision for lower rectal cancer[J]. European Journal of Surgical Oncology, 46(1): 115-122.

Wilkinson N, 2020. Management of rectal cancer[J]. Surg Clin North Am, 100(3): 615-628.

Wu J F, Lu C H, Yang C H, et al, 2018. Diagnostic role of anal sphincter relaxation integral in high-resolution anorectal manometry for hirschsprung disease in infants[J]. The Journal of Pediatrics, 194: 136-141.

Zhang X B, Wu Q B, Hu T, et al, 2018. Laparoscopic versus conventional open surgery in intersphincteric resection for low rectal cancer: a systematic review and meta-analysis[J]. Journal of Laparoendoscopic & Advanced Surgical Techniques Part A, 28(2): 189-200.

第二篇 肛门直肠疾病

第九章 肛门直肠先天性畸形

第一节 肛门闭锁

学习目标

掌握 肛门闭锁的分类、临床表现、诊断和治疗。

了解 肛门闭锁的病因及病理。

案例 9-1

患儿，男性，2 天。主因"生后排便困难 2 天，发现无肛门 1 天"于门诊就诊。

患儿 2 天前出生后排便困难，伴轻度腹胀，喂少量奶后出现呕吐，呕吐物为奶汁，混有浅绿色液体，无发热，无抽搐，家长 1 天前发现患儿正常肛凹处无肛门，在当地医院就诊后，诊断为先天性肛门闭锁，建议到上级医院就诊，为求进一步诊疗，特来诊，门诊以"先天性肛门闭锁伴直肠皮肤瘘"收入院。患儿自出生后，精神状态良好，食欲良好，睡眠情况良好，小便清亮。既往健康，无肝炎、结核病史，无血液病病史，无手术、外伤史。

体格检查：全腹膨隆，腹壁静脉无怒张，未见胃肠型及胃肠蠕动波，无压痛及反跳痛，未触及包块，肝脾肋下未触及，无移动性浊音，肠鸣音正常，4 次/分。正常肛凹处未见肛门开口，肛凹偏前方可见一瘘口，瘘口可见胎便排出。

辅助检查：超声检查于肛窝扫查示直肠肠管扩张，有内容物回声，较宽处约 2.0cm，远端呈盲端，盲端距体表约 0.53cm。

问题：

1. 首先考虑何种疾病？
2. 需完善哪些检查？
3. 治疗原则有哪些？

肛门闭锁（anal atresia）是小儿常见的消化道畸形，指人胚胎发育时原肛发育异常，肛膜未破或肛凹未能与直肠末端相通，导致直肠与外界不通。

一、病因病理

（一）病因

肛门闭锁的发生是正常胚胎发育障碍的结果。引起此发育障碍的原因尚不清楚，近年来，许多学者认为遗传因素在肛门闭锁发病机制中具有重要作用。肛门闭锁的发生和其他畸形一样，可能在妊娠期，特别是妊娠早期与病毒感染、化学物质、环境及营养等因素的作用有关。据统计，大约 2/3 往往合并其他畸形，可分为非综合征多发畸形、染色体异常等。

（二）病理

肛门闭锁患儿的盆腔结构显示，该畸形不仅有肛门直肠本身闭锁和发育不全，同时存在盆底肌肉改变与神经病理改变。肛门闭锁的位置越高，这种改变越明显、越严重。而且这种神经肌肉病理改变是影响术后排便控制能力的重要因素。

二、分　类

　　1970 年，在澳大利亚召开的国际小儿外科医师会议上制定了高位、中间位和低位的分类方法，1984 年学者将该法简化修改称为 Wingspread 分类法，2005 年德国国际会议上提出新的分类方法，即 Krinkenbeck 分类法。临床上常根据直肠盲端闭锁距离皮肤的位置不同将肛门闭锁分为高位闭锁、中位闭锁和低位闭锁（图 9-1）。一般认为 X 线平片上的耻尾线（即从耻骨中点至骶尾关节的连线，又称 PC 线），相当于耻骨直肠肌环的侧切面，以此区分高位、中位与低位闭锁。

　　1. 高位闭锁　直肠盲端位于 PC 线上方或距肛门凹陷超过 2cm 为高位闭锁。

　　2. 中位闭锁　直肠盲端位于 PC 线或距肛门凹陷 1.5～2cm 为中位闭锁。

　　3. 低位闭锁　直肠盲端若位于 PC 线以下或距肛门凹陷 1.5cm 以内为低位闭锁。

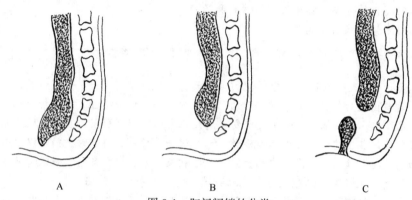

A　　　　　　　　　　B　　　　　　　　　　C

图 9-1　肛门闭锁的分类

A. 肛管低位闭锁；B. 肛管直肠高位闭锁；C. 直肠闭锁（肛门正常）

三、临床表现

　　1. 症状　绝大多数先天性肛门闭锁患儿在出生时即被发现，表现为正常肛门位置没有肛门开口，临床症状多表现为低位肠梗阻，出生后无胎粪排出，呕吐、腹胀。喂奶后发生胆汁性呕吐，甚至为粪样物，可发生吸入性肺炎，持续加剧出现水、电解质紊乱。腹胀持续加重，如得不到及时治疗，甚至导致肠坏死、肠穿孔、腹膜炎，危及生命。

　　先天性肛门闭锁合并瘘管的患儿由于瘘管的粗细和位置的不同所表现的肠梗阻的程度亦不同。伴直肠阴道瘘等瘘管较粗尚可排气排便的患儿，暂时无肠梗阻症状，随年龄增大出现腹胀、排便困难逐渐加重，可出现继发性巨结肠改变。而伴直肠尿道瘘等瘘管较细的患儿，出生后即可表现肠梗阻，如未得到及时矫治，可反复发生尿路感染。

　　2. 体征　查体发现正常肛门位置没有肛门开口，会阴中央呈平坦状，有一色素沉着的小凹陷。直肠闭锁患儿肛门、肛管正常，直肠指检即可发现。低位肛门闭锁坐骨结节间距较宽，可容示指，而高位肛门闭锁则较窄。低位肛门闭锁多为膜状闭锁，患儿哭闹或憋气时，凹陷处向外膨出，肛门隐凹处冲击感明显，而高位者较早出现肠梗阻，肛门凹陷处冲击感则不明显（图 9-2）。

　　3. 合并多器官畸形　部分肛门闭锁患儿可合并其他器官的畸形，且常为多发畸形。临床常见的合并畸形有泌尿系畸形、腰骶椎畸形、心血管畸形、消化管畸形以及生殖系畸形等。

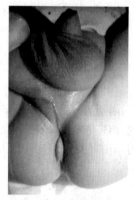

图 9-2　肛门闭锁患儿

图片来源：天津医科大学总医院小儿外

四、诊　　断

　　根据症状和体征对先天性肛门闭锁不难做出诊断，需结合影像学检查等辅助手段测定直肠闭锁的高度、直肠末端与耻骨直肠肌的关系、有无泌尿系瘘及伴发畸形，方能准确地进行临床评估。

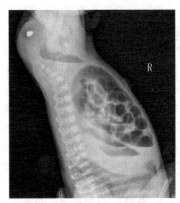

图 9-3　肛门闭锁患儿倒立侧位 X 线片

　　1. X 线检查　首选倒立侧位拍片，出生后 12h 吞咽空气即可到达直肠。通过 X 线检查可了解直肠盲端的位置，从而确定是高位、中位或是低位肛门闭锁。方法：在会阴肛门凹窝处贴一金属标记，抬高臀部，轻揉腹部使气体到达直肠末端，倒立 2min 后屈髋 70°拍侧位 X 线片。盆腔气体影与金属标记间的距离代表直肠盲端的高度（图 9-3）。

　　2. 瘘管造影　可显示瘘管走行方向、长短、粗细及直肠末端水平。腹部倒立侧位 X 线片和瘘管造影是最传统和经典的诊断方法。

　　3. B 超检查　安全简便，重复性好。可了解直肠盲端的形态及距肛门凹陷的距离。优点是不受直肠内气体影响，还可了解是否合并骶前肿物。

　　4. CT 检查　盆腔 CT 扫描既可直接了解直肠盲端与耻骨直肠肌环的关系，也可显示盆底肌肉的解剖位置及发育情况，有助于判断预后和手术类型的选择。

　　5. MRI 检查　可显示直肠盲端到肛门的距离，评价盆底肌肉发育情况，了解直肠瘘口的位置，同时可观察到有无腰骶椎畸形等，有助于准确判断畸形程度和类型。

五、治　　疗

　　绝大多数病例应早期手术，手术方式和手术时间根据不同的分类类型、有无瘘管及是否伴发其他畸形而定。正确进行行术前综合评估。治疗原则：首先应抢救生命，使粪便排出，解除梗阻症状，尽量保留耻骨直肠肌和肛门括约肌，重建肛门直肠功能和切除瘘管。

■（一）中、高位肛门闭锁

　　中、高位肛门闭锁需及早手术，可先行结肠造瘘，6 个月后行二期肛门成形术。伴低位直肠阴道瘘者，其瘘口较大，在一段时间内尚能维持正常排便，则不必做造口，3～6 个月行肛门成形术。随着围生期生命支持条件的改善和手术技术的改进，可选择在新生儿期行根治手术。

■（二）低位肛门闭锁

　　低位肛门闭锁可行会阴肛门成形术。对无瘘或有瘘但不能排便者，一般需在出生后 1～2 天完成手术。对伴有较大瘘孔，出生后在一段时间内尚能维持正常排便者，可于3～6个月施行手术。常用如下术式。

1. 结肠造口术 紧急情况下可迅速解除肠梗阻挽救婴儿生命。预防性结肠造口可减少直肠肛管畸形手术并发症。常见造口部位为横结肠和乙状结肠，分单腔、双腔和袢式造口。手术较简单、快速。以下操作以横结肠袢式造口为例。

操作方法：取截石位或平卧位，全麻，上腹部横切口，或右侧经腹直肌纵切口，暴露横结肠，找出欲做造口结肠段。在横结肠系膜无血管区剪一小口。将预先备好的玻璃棒或支架管经系膜孔穿入，以防术后结肠回缩入腹腔。肠壁浆肌层与腹膜间断缝合，玻璃棒下方间隙缝合关闭。将腹直肌前鞘筋膜与肠壁浆肌层间断缝合，之间可容一小指通过为度，勿缝合肠壁过深以免损伤系膜血管。缝合皮肤。病情紧急立即切开肠管，病情较缓术后48～72h切开肠管。

2. 肛门膜状闭锁切开术 是将肛膜做"十"字形切开，并环形切除肛膜，使闭锁的肛门通畅，是新生儿的一种急症手术。

操作方法：取截石位，局部浸润麻醉或静脉麻醉；常规消毒后，在肛门隔膜上做"十"字形切口，切口各端不可超过括约肌边缘。清除胎粪，消毒肠腔，小指探查扩张肛门，如仍有狭窄，再扩大"十"字形切口。较薄的肛膜可环形切除，修剪肛膜边缘。较厚的肛膜开一较深的"十"字形切口，将肛膜的四角与肛管伤口对合，以4号丝线缝合。肛管内放置包以凡士林纱布的胶管压迫止血24h。无菌纱布覆盖，丁字带固定。

3. 会阴肛门成形术 是在正常肛门位置做"十"字或"X"形切口，切开皮肤及皮下组织，从外括约肌中心处向上分离找到直肠盲端，并紧贴肠壁做分离，注意保护好尿道。充分游离直肠，缝合时注意皮肤切口四个皮瓣尖端插入到盲端"十"字形切口的间隙中，缝合直肠黏膜与皮肤边缘，直肠黏膜与皮肤缝合应无张力。

操作方法：取膀胱截石位或折刀位，静脉麻醉或腰硬联合麻醉；留置导尿管，先用电刺激（针麻仪）寻找外括约肌收缩之中心点，做"十"字形切开皮肤。将皮瓣与皮下组织一同游离，向四周牵开，电刺激找到外括约肌肌力最强处，在其中心分开，继而用血管钳向深部分离，即可找到直肠盲端，为半球形凸出，其内呈现深蓝色。沿直肠盲端用血管钳或手指逐渐向上游离，其周围小血管及纤维组织均可结扎切断，以求得到足够的长度，便于其无张力地与肛门皮肤吻合。切忌强行拖出直肠壁缝合，否则术后肠壁撕脱肠管回缩，造成肛门瘢痕挛缩狭窄。直肠前壁分离时，应不时探查已放导尿管的尿道位置，切不可损伤。直肠盲端四周与括约肌固定数针，然后与皮下组织间断缝合，以防术后回缩。在直肠盲端做"X"形切口，吸尽肠内容物。肠壁向四周翻开，依次插入皮瓣缺口处，然后对合整齐缝合。新形成的肛门呈花瓣形，旨在避免环形吻合时导致吻合口收缩狭窄，而且有利于肛门感觉平面的上移。手术结束时用碘伏凡士林纱条塞入直肠，压迫止血。

4. 低位瘘管肛门成形术 是沿瘘管走向切开皮肤皮下组织，剔除瘘管。然后在肛区做"十"字形切开，与肛管相通，稍游离肛管皮肤，与肛缘4个皮瓣交叉对合缝合，闭合瘘管切口。若瘘管粗大的低位无肛，经扩张后多可维持排便，待3～6个月后再行手术治疗。

操作方法：取膀胱截石位或折刀位，静脉麻醉或腰硬联合麻醉；放置导尿管，由瘘口放入一弯血管钳，钳尖向肛门部顶起来，用左手触摸瘘管走向，并了解直肠盲端距肛门皮肤的距离。血管钳向上进入肛管，然后张开以了解直肠肛管的直径。这一检查方法非常简单实用，常可纠正X线检查的误差。在电刺激下确定肛门中心点，做"十"字形切口。沿瘘口周围切开，向后分离瘘管。皮肤切开后，将皮下组织与皮瓣一并游离，找到外括约肌，采用电刺激在其中心点分开。当瘘管完全分离后，钳夹瘘管，由外括约肌中心部拉出。直肠与肌肉固定数针，再与皮下组织缝合一周。直肠做"X"形切开，与皮瓣做交叉缝合。

5. 后矢状入路直肠肛门成形术 1980年，De Vires和Pena提出由骶尾部正中做后矢状切口，将横纹肌复合体（包括耻骨直肠肌和肛门外括约肌）肌纤维从正中分开，然后将直肠置于横纹肌复合体之中形成肛门，这样不但能利用耻骨直肠肌，而且也充分利用了外括约肌。适宜于中、低位肛门闭锁。

操作方法：取折刀位或俯卧位，骨盆垫高；气管内麻醉；经后矢状切口，在电刺激引导下逐层切开肌肉，由正中线将后矢状肌、肛提肌分开，直肠盲端游离下拖后，直视下把直肠置于括约肌群之间逐层缝合，并形成肛门。如有尿道（阴道）瘘，于直肠盲端缝支持线，切开肠腔，直肠前壁中心凹陷处即为瘘口。在直视下距瘘口 3mm 处切开肠壁一圈，用无损伤针线缝合闭锁瘘口，并自下而上游离直肠前壁，直到直肠在无张力的情况下达到肛门处为止。如果直肠达不到肛门处或有张力，可将直肠周围纤维膜牵拉到紧张处，做多个不同水平的小横切口使之松解，可延长直肠 3~5cm，或开腹游离直肠。如直肠盲端极度扩张，难以通过肌肉复合体时，应将直肠后壁做倒"V"形剪裁，使其直径为 1.2~1.5cm。直肠置于左右两部分横纹肌复合体之间，将肌肉复合体与肠壁缝合固定数针，缝合修复肌肉复合体及外括约肌。直肠与肛周皮肤缝合形成肛门。

6. 骶会阴肛门成形术 20 世纪 60 年代 Stephens 强调耻骨直肠肌在维持肛门直肠畸形术后排便功能上的重要性，提出对高位肛门闭锁行骶会阴或腹骶会阴肛门成形术，即从骶部切口游离已向前上方移位的耻骨直肠肌，使直肠盲端经耻骨直肠肌环拖出，以获得良好的术后排便控制，是 Pena 改良术式。

操作方法：取折刀位或俯卧位，骨盆垫高；气管内麻醉；自骶后入路，切除或劈开尾骨，切开骶后各肌层，找到直肠盲端，分离直肠周围，结扎并切断瘘管，充分游离直肠，并自耻骨直肠肌环中心拖出，固定直肠四壁，将直肠盲端与肛穴部皮肤做两层缝合，然后将切断的肌层重新按解剖关系组合（可用电针刺激以了解各肌块的走行及相互关系），缝合骶后皮肤。

7. 腹会阴肛门成形术 1984 年，Mollard 报道了用前会阴弧形切口及会阴蝶翼状皮瓣，在电刺激仪指示下完整对合各组肌肉，并通过腹部切口，将远端肠段盲袋拖出治疗高、中位肛门闭锁。

操作方法：取截石位；气管插管全麻；自左下腹剖腹，切开腹膜反折，游离直肠远端达盲端，伴瘘患儿则切断结扎瘘管，再自会阴部肛穴处做"十"字或星形切口，从括约肌中心开始扩张，再将直肠盲端自骶前隧道拖出，固定直肠四壁后，切开盲端，分两层与肛穴部皮肤做间断缝合，关闭盆腔腹膜，逐层关腹。

8. 腹腔镜辅助下肛门成形术 2000 年 Georgeson 发表文章介绍了腹腔镜技术用于治疗肛门直肠畸形，近年来这项技术得到了广泛的应用。术前结肠造影判断肛门直肠畸形的类型，从而选择合适的治疗方案。适用于高、中位肛门闭锁。

操作方法：取仰卧头低位；气管插管全麻；留置导尿管，在脐与剑突中点中线位置插入气腹针，建立气腹，压力 8~12mmHg，然后在气腹针处和两侧腹放置 5mm 的穿刺器（Trocar）。经皮将膀胱底部悬吊于腹壁，使盆腔得到良好的暴露，造成较大的操作空间。首先切开直肠和乙状结肠系膜腹膜，分离显露直肠上动脉和乙状结肠动脉，靠近系膜根部离断血管，保留三级血管弓完整。提起直肠，切开反折腹膜，贴近直肠壁向远端分离到直肠逐渐变细，暴露并分离瘘管组织。此处需注意辨认输精管，输精管在腹膜反折处与直肠壁贴近，需缓慢钝性分离并加以完整保护。同时注意看清双侧输尿管的位置和走行，以免损伤输尿管。靠近尿道壁处，用圈套器结扎或缝线缝扎瘘管并切断尿道瘘管，残端电凝适度烧灼黏膜组织。将直肠远端置于盆腔一侧，分离钳从正中 Trocar 置入，在尿道瘘残端的正下方，分离盆底组织，显露盆底肌肉，建立隧道。有时候高位无肛患儿此处看不清肌肉组织。手术转至会阴部，在电刺激仪引导下，经肛门外括约肌的中心纵行切开皮肤 1.5cm。刺激肌肉的同时，在腹腔镜下有时候可以看到盆底肌肉的收缩反应，辨认收缩中心点。从会阴肌肉的中心向盆底游离，在腹腔镜监视下从盆底肌中心进入形成盆底隧道，可用 Trocar 建立隧道或是用扩肛器扩张并形成隧道。将直肠从隧道中拖出。以 5-0 可吸收线将直肠与会阴皮肤相缝合。检查盆腔内直肠，以免肠管扭转。同时注意检查直肠的松弛度和系膜血管的张力情况，如果存在直肠较为松弛的情况，可将直肠壁与盆腔侧壁做缝合固定，以减少直肠脱垂的发生机会。

常见术后并发症如下：

1. 肛门狭窄　是肛门成形术后常见的并发症。术中充分游离直肠，避免缝合时有张力；术后防止切口感染和直肠回缩，以及定期坚持扩张肛门，是预防肛门狭窄的有效措施。如狭窄严重，经扩肛后无好转，可于第一次手术后6个月，再次行瘢痕切除、肛门成形术。

2. 便秘　是常见的术后并发症。早期可因肛门部切口疼痛或创伤的影响所致。长期便秘可能是肛门成形术后出现的直肠末端粪便潴留综合征，又称为直肠无力或直肠扩张症，尤其畸形部位越低发生率越高。临床表现肛门直肠术后肛门切口位置、大小正常，肛门无瘢痕狭窄，但有持续便秘、腹胀、不全肠梗阻症状不缓解，营养不良，长期保守治疗无效。不论是继发还是原发的轻型便秘，均应首先采用保守疗法，如扩肛、洗肠、训练排便、调节饮食及服用缓泻剂等。保守疗法无效，症状逐渐加重者应考虑二次手术，可选用黏膜剥除、保留直肠肌鞘的腹会阴手术或切除扩张的乙状结肠。良好的排便管理，对改善预后有非常重要的作用。保持患儿持续定期门诊随访以及和患儿父母亲的沟通指导至关重要，及时发现并处理，以避免无法治愈的便秘的严重后果。

3. 肛门失禁　术后肛门失禁的原因可能为盆腔神经丛或括约肌损伤，多为暂时性，可逐渐好转。其他因素如肛门口过大、松弛，不能完全闭锁等亦可引起，故应分析引起失禁的原因，根据不同情况采取相应的措施。

4. 瘘管复发　粪便排出不畅或切口感染、直肠回缩等因素，可造成瘘管复发。在对症处理的同时应继续坚持扩肛，以防肛门狭窄。以后肉芽组织增生，部分病例瘘孔可自行愈合；长期不愈者，需再次手术修复。

5. 其他　切口感染、泌尿系并发症、粪便潴留综合征、直肠黏膜脱垂等亦可发生，均需及时处理。

案例 9-1 解析 3

临床诊断：肛门闭锁。

诊断要点：

1. 出生后排便困难，喂奶后出现呕吐，呕吐物为所进奶汁，含有浅绿色液体。

2. 查体见正常肛凹处未见肛门开口，肛凹偏前方可见一瘘口，瘘口可见胎便排出。

3. 超声检查：于肛窝扫查示直肠肠管扩张，有内容物回声，较宽处约 2.0cm，远端呈盲端，盲端距体表约 0.53cm。

治疗理念：解除肠梗阻，重建肛门直肠功能和切除瘘管。

1. 可根据患儿情况选择一期手术或分期手术。

2. 一期手术以会阴肛门成形术为主。

3. 若需分期手术，宜应先行横结肠造口或乙状结肠造口。

（孙大庆　付思齐）

第二节　异位肛门

学习目标

掌握　异位肛门的分类、临床表现、诊断、鉴别诊断和治疗。

了解　异位肛门的病因及病理。

患儿，女性，1岁。主因"排便困难1月余"于门诊就诊。

患儿1个月前无明显诱因出现排便费力，患儿每日排便，每2～3天出现排便费力，排便时间长，排出大便呈球状，就诊于当地医院，考虑便秘，予以口服益生菌、乳果糖等药物治疗，排便情况未见改善，再次就医考虑会阴前肛门、肛门狭窄引起排便困难，以"排便困难"收入院。发病以来，体重无明显变化，小便正常，大便如上所述。既往健康，无肝炎、结核病史，无血液病史，无手术、外伤史。

体格检查：视诊可见正常肛门位置皮肤正常，正常肛门位置前1.2cm处可见放射性皮肤皱纹，与正常肛门外观相似，指诊肛门开口小，可触及狭窄环。

辅助检查：钡灌肠造影显示全直肠、乙状结肠扩张显著，余结肠黏膜规整。

问题：
1. 首先考虑何种疾病？
2. 应与哪些疾病相鉴别？
3. 治疗原则有哪些？

异位肛门（anal ectopic）是由于胚胎发育过程中肛门未能移到正常肛门隐窝处，导致肛门不在正常位置，位于会阴部或阴囊附近，但肛柱、肛窦俱全，又称"会阴前肛门""外阴部肛门""肛门移位"。女性发病率多于男性，其中肛门前异位占大多数。大多数患儿无明显症状，不出现便秘、排便困难等表现，部分患儿伴狭窄或失禁。

一、病因病理

（一）病因

异位肛门为先天性直肠肛门畸形的一种，主要是由先天性胚胎发育不良所致，外胚层和中胚层融合处（即会阴体水平）的中胚层异常导致肛门开口异位，具体的病因目前为止尚未明确。

（二）病理

异位肛门的会阴发育不良，肛门未能正常后移，肠管通过正常发育的肛提肌和耻骨直肠肌，肠管下端变厚，但其下段位置靠前，在肛管后方成内括约肌，开口于正常肛门前方，外括约肌发育已有相当厚度。有少数患儿括约肌缺如。

二、分类

1. 会阴前肛门　肛门外形与正常相似，但其位置靠前，在正常肛区与阴囊根部或阴唇后联合之间，称为会阴前肛门。

2. 前庭肛门　一部分女性患儿肛门开口于紧靠阴唇后联合处的外阴部，肠管与阴道平行向上，肛门外形与正常相似，称为前庭肛门或外阴部肛门。

三、临床表现

异位肛门属于低位畸形，直肠的最下端开口于外括约肌中心前方的会阴，但近端直肠通过外括约肌，主要表现为肛门解剖位置及结构异常、排便习惯改变以及肛门周围感染等。此类畸形的中线沟、骶骨、括约肌发育良好，臀部丰满，较少合并泌尿道和神经系统畸形，预后良好。

1. 肛门会阴部解剖结构异常　会阴前肛门的肛门外形与正常相似，肛缘皮肤有放射状皱襞，色素较深，但其位置靠前，在正常肛区与阴囊根部或阴唇后联合之间。前庭肛门的肛门外形与正常相似，肛门紧靠阴唇后联合处的外阴部开口。

2. 排便困难　最常见症状为慢性便秘。大多数是肛门内覆盖有上皮组织，外部有肛门外括约肌环绕，排便功能正常。部分患者因肛门开口较小而有排便困难。

3. 大便失禁　少数患者因肛管未穿过外括约肌中心，控制排便功能障碍，常有大便失禁的情况存在。

4. 尿路感染　肛门异位使肛门开口与尿道口之间的距离缩短，排泄物中的病原菌与尿道接触概率增高，因此容易引起尿路感染。

> **案例 9-2 解析 1**
>
> 　　本例患儿出现排便费力，可见肛门外观，肛门位置靠前不明显，容易忽视。肛门会阴指数为 0.22。

四、诊　　断

异位肛门的肛门解剖位置较正常肛门有一定改变，明确异位肛门的诊断还需要进行辅助检查。

1. 肛门视诊　肛门不在正常解剖位置，位于骶部或阴囊附近，一般无排便障碍，有的患儿可伴有肛门狭窄或肛门括约肌缺如。

2. 肛门会阴指数（anal genital index，AGI）　对异位肛门的诊断有一定的参考价值。肛门会阴指数是指会阴部肛门至穹隆的距离与尾骨至穹隆距离的比值（女性患儿）或肛门至阴囊距离与尾骨至阴囊的距离的比值（男性患儿）。女性儿童 AGI 的数值小于 0.30，男性儿童小于 0.41，认为有肛门异位的可能。

3. 肛门位置指数（anal position index，API）　是判断婴儿肛门位置是否正常的指标，对异位肛门诊断有一定的参考价值。女性患儿的肛门位置指数是指肛门至阴唇系带的距离与尾骨至阴唇系带的比值（正常值为 0.44～0.46）；男性患儿的肛门位置指数是指肛门至阴囊的距离与尾骨至阴囊距离的比值（正常值为 0.53～0.55）。

4. 钡灌肠检查　明确肛直肠盲袋情况，了解有无直肠盲袋形成及严重程度，排除有无其他瘘管存在。

5. B 型超声检查　为无损伤性检查，同时可进行不同角度的观察，当小儿哭闹、盲端上升时，有助于盲端的辨认。

6. MRI 检查　可了解直肠括约肌解剖结构以及脊髓神经形态，排除是否有脊髓栓系等情况。

> **案例 9-2 解析 2**
>
> 　　该患儿视诊可见正常肛门位置皮肤正常，正常肛门位置前 1.2cm 可见放射性皮肤皱纹，与正常肛门外观相似，指诊肛门开口小，可触及狭窄环。
>
> 　　辅助检查：钡灌肠造影显示全直肠、乙状结肠扩张显著，余结肠黏膜规整。

五、鉴 别 诊 断

异位肛门需与肛管直肠瘘、肛门闭锁会阴瘘、肛门闭锁前庭瘘、肛门闭锁阴道瘘相鉴别。

1. 肛管直肠瘘　为坐骨直肠间隙脓肿的后遗症，常有数个外口。瘘管造影和 X 线片可以鉴别。

2. 肛门闭锁会阴瘘　患儿在正常肛门部位无肛门，但位于正常肛门部位前有一孔道，可见粪便从此孔流出，且瘘口无肛柱及肛窦，瘘管造影可以鉴别。

3. 肛门闭锁前庭瘘　瘘口宽大者会阴部的瘘口似肛门，但无正常的肛柱及肛窦。瘘管造影可以鉴别。

4. 肛门闭锁阴道瘘　正常肛门部位无肛门，于阴道可见粪便流出。直肠盲端穿刺造影及瘘管造影可以鉴别。

六、治　疗

对于轻度前异位肛门但排便正常者，不需要治疗。于开口较小且排便不畅者，可采用扩肛疗法。随着患儿出生后数月，从母乳或奶粉喂养过渡至添加辅食后，大便增稠变粗，同时扩肛疗法不能矫正肛管前倾畸形，仍可能存在排便困难。对于开口太小，饮食调节、软化大便、扩肛治疗无效的患者，6个月后可行手术矫治。伴有肛门狭窄或无肛门括约肌时，可行肛门移位或括约肌成形术。

1. 扩肛疗法　可以使肛门括约肌或耻骨直肠肌及其周围组织在一定的肛管静息压下刺激其增长或变软，以增大肛管狭窄段的直径，改善局部的弹性。扩肛可以采取手指、不同直径的肛门镜、扩肛器或硅胶球囊导管等扩肛。

（1）轻度狭窄的患者：可以每日扩肛，每次20～30min，间断时间逐渐延长至隔日扩肛1次，并逐渐扩大扩肛器直径，每周增加1mm，至需要的尺寸，一般到17～18mm即可，直到狭窄消散不再复发，一般持续半年，甚至1年以上。

（2）中度狭窄的患者：单用扩肛疗法不易收效，但应先试用扩肛3～4个月，如不见效，再行手术治疗。

（3）严重狭窄和已超过6个月狭窄的患者：常伴有坚硬的瘢痕组织，扩肛疗法可以暂时有效，但容易复发。扩肛手术即在狭窄的肛门后缘呈倒"V"形切开皮肤，向上稍游离直肠后壁及两侧壁，剪除狭窄的部分肠壁后，将正常的肠壁纵行切开，与插入的皮瓣切缘仔细缝合。

2. 肛门后移术　在正常肛门解剖部位处重建肛门，原异位肛门开口行闭合处理。要避免损伤周围肌肉、神经组织，直肠黏膜与皮肤无张力缝合，此手术宜在患儿出生后6个月左右进行。

3. 肛门括约肌成形术　选取本体一部分横纹肌肌肉移植于肛门部，再造肛门部位括约肌，股薄肌为常用替代横纹肌肌肉。此手术同样宜在患儿出生后6个月左右进行。

4. 经会阴延长及肛门梯形皮瓣转移术　胡明等提出，出生后6个月左右行手术治疗，于前移肛门的上方做横向弧形小切口，切开皮肤皮下组织，沿肛门下缘做小切口，并放射状切开，游离皮下组织成梯形皮瓣，在V-Y后切皮瓣转移术基础上，利用"横切纵缝"原理，钝性分离肛周组织，避免切断肛周肌肉组织，可避免肛周肌肉血管神经的损伤，降低肛门失禁风险。

术后可能出现暂时性尿潴留、切口感染、便秘、肛门狭窄等情况。术后暂时性尿潴留可能由会阴手术刺激所致，术中注意无菌操作，术后注意肛门护理。切口多为浅层感染，可很快愈合，无不良后果。早期便秘可能因肛门部疼痛所致，注意调整饮食，肛门坐浴，待伤口愈合多可自然缓解。如肛门狭窄，家长应做扩肛护理。

治疗理念：患儿如无症状，可不行手术治疗，如出现排便困难情况，可行肛门成形术。

1. 无症状的异位肛门无须治疗。

2. 有排便困难患儿先行扩肛治疗，治疗无效择期行手术治疗。

（孙大庆　吴晓燕）

第三节　直肠阴道瘘

学习目标

掌握　直肠阴道瘘的临床表现、诊断、鉴别诊断和治疗。

熟悉　直肠阴道瘘的病因。

了解　直肠阴道瘘的病理。

案例 9-3

患儿，女性，6 个月 5 天。主因"直肠阴道瘘结肠造瘘 5 月余"门诊就诊。

患儿 5 月余前（生后 13 天）被发现大便自阴道口排出，外阴无红肿、渗液，无恶心、呕吐及腹胀，无发热；大便排出通畅，小便色清，就诊于当地医院，考虑"肛门闭锁并直肠舟状窝瘘"，行手术探查见患儿为肛门闭锁直肠阴道瘘，一期现行结肠造瘘术，术后恢复顺利出院，院外造瘘口排气排便通畅。以"肛门闭锁并直肠阴道瘘、结肠造瘘术后"收入院。患儿自患病以来，精神状态良好，食欲良好，睡眠情况良好，造瘘口排气排便通畅，小便正常。既往无肝炎、结核等传染病史及接触史，无其他手术、外伤史。母孕期正常，患儿系第 2 胎，第 1 产，足月顺产，出生体重 2.7kg，生后无窒息，母乳喂养。6 个月添加辅食，2 个月会抬头，3 个月会翻身，4 个月认母，现会坐，智力、体格发育同正常同龄儿童。

体格检查：正常肛凹处未见肛门开口，未见明显瘘口，肛穴刺激可见收缩。外阴外观正常，无畸形。

问题：

1. 本病应与哪些疾病相鉴别？

2. 治疗原则有哪些？

（资料部分来自山东大学齐鲁儿童医院）

先天性直肠阴道瘘（congenital rectovaginal fistula）是由于肛门直肠发育不全，直肠和阴道之间连通而形成的病理性通道，也称为粪瘘。常出现气体、粪便或脓液由阴道溢出，炎性反应和刺激引起局部或全身症状及性功能障碍。若直肠阴道瘘的瘘口较大，患儿排便无阻，可无症状，直到数周岁才发现患有该病；若瘘口较小可在早期出现不排胎粪、排便困难、腹胀、呕吐、腹部肿块等症状。

一、病　因　病　理

（一）病因

本病病因尚未完全清楚，新近研究提示是遗传和环境因素共同作用的结果。先天性直肠阴道瘘是胚胎发育早期的第 7 周或第 8 周，中胚层间质向下分隔时发生异常，出现泄殖肛管未被封闭，导致直肠与阴道相通而产生瘘管。

（二）病理

高位直肠阴道瘘直肠末端位于耻骨上方，向前开口于阴道后穹隆，并伴有外括约肌、外生殖器发育不良。低位直肠阴道瘘肛门未发育，直肠末端下降到耻骨直肠肌环内，开口于阴道后壁下 1/3 段较多见，并伴有神经改变，如肛周组织神经、直肠远端肠壁内神经发育不良。

二、分　类

按照瘘口大小及位置，直肠阴道瘘可分为低位、中位、高位三类（图 9-4）。

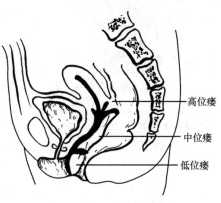

1. 低位瘘　瘘口位于直肠的下 1/3 及阴道的下 1/2，临床上以低位直肠阴道瘘多见。

2. 中位瘘　瘘口位置介于高位瘘和低位瘘之间。

3. 高位瘘　瘘口位于直肠的中 1/3 及阴道的穹隆处。

三、临床表现

先天性直肠阴道瘘新生儿出生瘘口即存在，主要表现为肛门解剖位置异常、肛穴存在且可无冲击感、阴道异常排泄物、排便困难、腹部肿块和继发感染等。

图 9-4　直肠阴道瘘的分类

1. 肛门解剖位置异常　多数患儿原正常肛门位置仅为皮肤覆盖，无肛门或仅有一小孔，无正常的肛门形态及特征。患儿常合并骨盆神经和肌肉发育不良，臀沟浅平。

2. 肛穴存在且可无冲击感　肛穴位于肛门和生殖器的中间凹陷处，婴儿哭闹时，会阴处不外突，肛穴无冲击感或膨出。

3. 阴道异常排泄物　由于肛门直肠发育不全，直肠与阴道相通，而阴道无括约肌控制，所以直肠排泄物从阴道流出。

4. 排便困难　患儿多在出生后数月内出现排便困难，瘘口小时很快出现排便困难症状，如瘘管稍大可维持排便，大便由稀软逐渐变干成形，排便越来越难。瘘口较大者能维持正常排便，对发育影响不大，甚至成年后也能正常排便。

5. 腹部肿块　由于瘘口较小，引起患儿排便困难，日久继发巨结肠，腹胀膨隆，严重者可出现呕吐，左下腹常可触及巨大粪块。

6. 继发感染　由于粪便污染出现尿道炎、阴道炎，伴发上行性尿路感染出现膀胱炎、肾盂肾炎等。

7. 其他症状　如低热、阴部疼痛等。

四、诊　断

根据患儿出生后无胎粪排出或胎粪排出延迟、阴道排粪便等病史，检查发现患儿无肛门、伴有腹胀、肛穴存在但无冲击感等体征要点来进行诊断，还需要辅助检查明确其瘘口位置高低。

1. X 线倒置片　可了解直肠末端位置以及耻骨直肠肌的关系。

2. 超声检查　可确定直肠阴道瘘的位置，判断直肠盲端与会阴皮肤距离，并且能较好地评估括约肌损伤程度。

3. CT 及 MRI 检查　了解盆底肌和肛门外括约肌发育的情况和直肠瘘口的位置。为手术方式的选择、排便控制肌群功能的修复和术后并发症的预测与预后的评估提供可靠依据。同时诊断脊柱、泌尿生殖系统的伴发畸形。

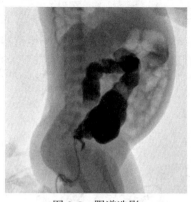

图 9-5　阴道造影

4. 瘘管造影　造影剂从瘘口注入，可以了解瘘口的形态、长度以及与直肠的关系。

5. 内镜检查　用内镜从阴道外口即可看到瘘口位置及大小，直肠阴道下端瘘有时从阴道外口直接能看到瘘口。

6. 直肠盲端穿刺造影　于肛门凹陷处穿刺，边进针边抽吸，抽出气体和胎粪时即为直肠盲端距肛门皮肤的距离，并可以注入造影剂，了解盲端形态。

7. 阴道造影　可以了解直肠阴道瘘形态及泄殖腔畸形的情况（图 9-5）。

8. 肌电图检查　必要时辅以肌电图检查，通过描述神经肌肉单位活动的生理电流，来判断神经肌肉所处的功能状态。

案例 9-3 解析 1

　　该患儿经阴道瘘造影可见造影剂经阴道瘘口进入直肠。

五、鉴 别 诊 断

本病需与直肠膀胱瘘、后天性直肠阴道瘘和泄殖腔畸形鉴别。

1. 直肠膀胱瘘　其尿液全程混有粪便，X 线平片提示膀胱区存在液气平面。直肠阴道瘘无此两项特征。

2. 后天性直肠阴道瘘　患者有手术史、产科手术史及外伤、药物注射史、炎症性肛肠疾病、肿瘤和放射损伤等，其中最常见的是产科原因。

3. 泄殖腔畸形　原始肛门位置处无肛门，直肠、阴道、尿道共同开口在一个腔内，X 线造影可见膀胱、阴道、直肠汇聚同一管腔排泄而出。

案例 9-3 解析 2

　　本例患儿结肠造瘘前已经完善检查，术中探查见阴道后壁偏右侧距阴道口 0.3cm 处有一直径约 0.3cm 的瘘口，探针自此瘘口探入，可伸入直肠腔内。已明确诊断，需与泄殖腔畸形、直肠膀胱瘘相鉴别，同时完善其他系统畸形排查，以防漏诊。

六、治　　疗

直肠阴道瘘确诊后需进行手术治疗。若患儿阴道瘘口较大，粪便排出通畅，可待 3～5 岁再行手术，9～10 岁阴道发育至一定程度时为最佳手术时机；若瘘口较小，但尚未能排便的低位直肠阴道瘘，可用瘘口扩张术扩大瘘口，维持到半岁后再行手术治疗。常用手术方式如下。

1. 瘘管切除肛门成形术　适用于低位直肠阴道瘘。沿瘘口周围环形切开，与阴道后壁全部分离，游离切除瘘管后在会阴肛门做"X"形切口，行分层缝合并行肛门成形术。

2. 直肠内直肠阴道瘘修补术　适用于先天性直肠阴道瘘及感染性直肠阴道单直瘘。在瘘管内口上缘做弧形切口切开黏膜，切口两端下弯至齿状线上，长度占肛管周径 1/3，内口下缘再做一弧形切口，将内口及瘘管黏膜切除。缝合内口上下缘内括约肌肌层及黏膜组织。

3. 经阴道直肠阴道瘘修补术　适用于直肠、肛管和肛门发育大体正常，但有瘘道与舟状窝或阴道相通者。围绕瘘口环形切开阴道黏膜（或舟状窝处皮肤），再向外剥离切口周围的阴道黏膜下组织，然后内翻荷包缝合直肠壁瘘口，阴道黏膜或皮肤口做间断缝合。

4. 经会阴部直肠阴道瘘修补术　适用于瘘口很小、高位直肠阴道瘘无法行瘘口扩张者。绕阴道瘘口开一环形切口并向后到肛门原位开一纵切口，充分游离后牵拉直肠置于肛管和肛门原位，切除瘘口、瘘管及其瘢痕组织，行肛门成形术。最后分层缝合阴道和会阴伤口将肛门移到原位。

5. 转移大阴唇脂肪垫置入（改良 Martius 手术）　适用于复杂性直肠阴道瘘，瘘口＞2.5cm 的患儿，结合术后生物反馈治疗肛门失禁，是治疗复杂性直肠阴道瘘的有效方法，目前国内报道不多。

先天性直肠阴道瘘的治疗要根据其类型及直肠盲端的高度来选择合适的手术方式。手术入路方面，低位直肠阴道瘘，可考虑经会阴直肠切开术；中低位直肠阴道瘘，推荐经肛门直肠入路；高位或复杂直肠阴道瘘，建议经腹入路。理想的手术方式目前尚未达成共识，更好地了解瘘管与肛门括约肌及周围解剖，制定合理的治疗方案能挽回大多数婴儿的生命，但术后并发症较多，尤其是排便失控，应用生物反馈等康复治疗可改善肛门功能。无论何种手术方式，术后 2 周内均应坚持扩肛，避免肛门直肠狭窄。术后预防感染至关重要，尤其需要防范尿液引流不畅而导致的切口感染。

案例 9-3 解析 3

临床诊断：先天性肛门闭锁并直肠阴道瘘。

诊断要点：

1. 出生后肛门处未见正常肛门形态，刺激肛穴有收缩，排便从阴道排出。
2. 查体见正常肛凹处未见肛门开口，未见明显瘘口。外阴外观正常，无畸形。
3. 阴道瘘造影可见造影剂经阴道瘘口进入直肠。

治疗方法：手术治疗。

1. 手术治疗要根据其类型及直肠盲端的高度来选择合适的手术方式。
2. 低位直肠阴道瘘，可考虑经会阴直肠切开术；中低位直肠阴道瘘，推荐经肛门直肠入路；高位或复杂直肠阴道瘘，建议经腹入路。
3. 术后坚持扩肛，避免肛门狭窄。

（孙大庆　吴晓燕）

第四节　直肠膀胱瘘

学习目标

掌握　直肠膀胱瘘的临床表现、诊断和治疗。

熟悉　直肠膀胱瘘的鉴别诊断。

了解　直肠膀胱瘘的病因。

案例 9-4

患儿，男性，1 天。主因"出生后 1 天发现无肛、排尿可见粪便"入院。

患儿母亲 G1P1，患儿足月顺产，哭声正常，精神好，出生后 1h 喂奶，有少量呕吐，呕吐奶汁，无发热，家属发现患儿尿道排粪便，肛门缺如，其他部位未发现异常。无肝炎、结核病史，无血液病史，无手术、外伤史。产前胎儿超声检查未见异常，母亲孕早期感染流感，未口服药物，否认宫内感染，父亲体健。

体格检查：一般情况可，精神可，口唇无青紫，皮肤无黄染；心肺查体未见异常。腹部稍膨隆，软，无触痛，未触及包块。四肢及脊柱未见明显异常。正常肛穴处未见肛门开口，尿道口见胎粪排出，外生殖器未见异常。

辅助检查：超声检查（于肛门、会阴部探测）示直肠远端呈盲端，距体表约 3.5cm，直肠前壁似探及一宽约 0.08cm 的线状强回声向膀胱延伸，盆腔隐窝、肠间隙未探及明显无回声区。

> **问题：**
> 1. 首先考虑何种疾病？
> 2. 需完善哪些检查？应与哪些疾病相鉴别？
> 3. 治疗原则有哪些？

先天性直肠膀胱瘘（congenital rectovesical fistula）为直肠肛门先天性发育不良，直肠直接开口于膀胱颈水平，造成直肠与膀胱出现瘘管，通常伴有肛门畸形及肛提肌、肌肉复合体、外括约肌等发育不良，常合并骶骨异常，外观"扁平底"状会阴。女性患者在发育过程中米勒管中部未愈合时，伴有双角子宫畸形；中下部未愈合时，伴有双阴道畸形。

一、病　　因

先天性直肠膀胱瘘是正常胚胎发育过程发生障碍的结果，引起发育畸形的原因尚不清楚。泄殖腔分隔障碍可导致直肠膀胱颈瘘。先天性直肠膀胱瘘是直肠与泌尿系统产生的瘘，主要由先天性胚胎发育不良，造成局部肌肉和神经发生改变。

1. 肌肉

（1）耻骨直肠肌：耻骨直肠肌发育良好，仅少数患儿存在耻骨直肠肌缺如或发育不良。高位畸形中耻骨直肠肌明显向上、向前移位，并缩短，呈闭锁状，依附于前列腺、尿道或阴道后方，并与直肠盲端和外括约肌有一定距离。

（2）外括约肌：外括约肌发育不良，走行紊乱，位置异常，肌纤维内有脂肪分布，或仅为痕迹器官。

（3）内括约肌：内括约肌常缺如，或发育程度不同。

（4）肠壁纵肌：直肠盲端肠壁纵肌向下延伸，延伸至外括约肌的肌纤维内，长短不一致。

2. 神经　盆底神经系统发育不良是重要病理改变之一。

（1）骶神经改变：骶髓前角运动神经元、感觉神经元和副交感神经元数目均明显减少，发育不良；第二骶椎以下未见骶神经及会阴神经或骶神经仅有 3 对。

（2）肛周组织中神经末梢改变：正常儿童的肌梭位于耻骨直肠肌的前 2/3 段内和肛门外括约肌的中段内。先天性直肠膀胱瘘患儿盆底及肛周组织中感觉神经末梢（肌梭、环层小体、球样末梢）数量减少和发育停滞；会阴部皮肤和皮下组织中神经纤维的密度减少，肌梭有时仅见于耻骨直肠肌中 1/3 段内，在肛门外括约肌中未见肌梭。

（3）直肠远端肠壁内神经改变：患儿耻骨直肠肌及肛门外括约肌中的运动神经末梢和直肠末端肠壁内的乙酰胆碱（ACh）阳性神经节细胞数明显减少，并且以不成熟型为多，每个视野面积内仅为 1.3 个（正常儿童为 2.7 个）。

（4）肛门部皮肤神经改变：直肠控便感觉功能检查时发现，部分先天性直肠膀胱瘘的患儿仅在齿状线 1～2cm 的直肠黏膜有控便感觉，其他部位无控便感觉。

（5）伴发畸形：肛门直肠畸形往往伴发其他畸形，发生率为 28%～72%，伴发畸形最多见的为泌尿生殖系统畸形，如肾发育不全、隐睾等；其次为脊柱，特别是骶椎畸形，如半椎体、半骶椎、脊髓栓系等；再次为消化道、心脏及其他畸形，如食管气管瘘、动脉导管未闭、法洛四联症、室间隔缺损等。

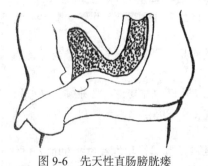

图 9-6　先天性直肠膀胱瘘

二、分　　类

先天性直肠膀胱瘘（图 9-6），根据直肠盲端与肛提肌平面的关系分为低位畸形和高位畸形。

1. 低位畸形　男性患儿分为肛门闭锁、肛门膜式闭锁、肛门狭窄、肛门闭锁并会阴瘘；女性患儿分为肛门闭锁、肛门膜式闭锁、肛门狭窄、前庭瘘。

2. 高位畸形　男性患儿分为无瘘直肠闭锁、直肠闭锁并膀胱瘘或尿道瘘；女性患儿分为无瘘直肠闭锁、直肠闭锁阴道瘘、泄殖腔畸形，常伴有"扁平底"状会阴，以后可能会出现肛门失禁。

三、临 床 表 现

直肠膀胱瘘患儿主要表现为肛门解剖位置异常、尿道排泄物异常、尿路感染以及高血氯性酸中毒等临床症状。

1. 肛门解剖位置异常　大多数患儿原正常肛门位置为皮肤覆盖，无正常的肛门形态及特征。

2. 肛穴存在且可无冲击感　肛穴位于肛门和生殖器的中间凹陷处，婴儿哭闹时，会阴处可无外突，指检肛穴可无冲击感。

3. 尿道排泄物异常　自尿道排气、排粪，全程尿液均混有粪便。无肛门闭锁的患儿可从肛门排出尿液。

4. 骨盆狭窄　部分患儿骶骨发育良好，肌肉结构完全正常，但患儿骨盆狭窄，特别是前后径。

5. 尿路感染症状　尿急、尿频、尿痛等均是常见的并发症。

6. 输尿管下端感染合并梗阻　细菌逆行上流可继发肾盂肾炎，尿液回流可致肾积水、肾功能损害。

7. 高血氯性酸中毒　长期尿液流经直肠，由于尿液中氯在肠道中吸收过多或肾功能不全，部分患者晚期可出现高血氯性酸中毒。临床表现为疲乏、厌食、呕吐、体重减轻、多饮、嗜睡等。

案例 9-4 解析 1

本例患儿出生后可进食，正常肛穴处未见肛门开口，尿道口见胎粪排出，外生殖器未见异常。

四、诊　　断

根据病史、临床表现，检查发现无正常肛门、伴有腹胀、腹部触及肿块等体征要点和辅助检查对直肠膀胱瘘进行诊断。

1. X 线平片　膀胱内可见气影，多是由气体由直肠瘘进入膀胱所致。

2. 骨盆倒立侧位片　出生后 24h 左右在检查前先让患儿俯卧、臀高头低位 5～10min，轻揉腹部，使气体充分进入盲端，转为侧卧、头低足高、屈髋 70°位，通过股骨大粗隆垂直照射。在会阴正常肛穴凹陷处贴一金属标志或钡剂作标识。确定 PC 线（耻骨联合上缘至骶尾关节连线）和 I 线（坐骨下缘的平行线），PC 线与 I 线的等分线为 M 线，通常直肠膀胱瘘在 PC 线以上，为高位畸形。拍摄过早（早于 12h）、倒立时间太短、患儿哭闹及肛门括约肌收缩等会影响判断。

3. 尿道膀胱造影摄片　可出现憩室样阴影，甚至可显示瘘管的部位、数目、走行等。

4. 瘘管造影　造影剂从瘘口注入，可以了解瘘管的形态、长度以及与直肠的关系。

5. 直肠盲端穿刺造影　于肛门凹窝处穿刺，边进针边抽吸，抽出气体和胎粪时即为直肠盲端距肛门皮肤的距离，并可以注入造影剂，了解盲端形态。

6. 超声检查　直肠膀胱瘘患儿，可见膀胱内有游动的强回声光点，按压下腹部时光点明显增多。确定直肠盲端与会阴皮肤距离，可协助诊断并动态观察。术后肛管内超声检查，可用于术后评估括约肌的发育情况和拖出的直肠是否位于横纹肌复合体中央，并为寻找术后排便功能异常的原因提供依据。

7. MRI 检查　了解盆底肌肉和肛门外括约肌发育的情况，耻骨直肠肌厚度以及直肠瘘口的位置。同时对脊髓栓系等伴发畸形进行准确诊断,对手术方式的选择和术后并发症的预测有重要意义。

8. 瘘管插管造影　可显示瘘管的数目走向、长度及位置。

> **案例 9-4 解析 2**
> 　　该患儿超声检查（于肛门、会阴部探测）示直肠远端呈盲端,距体表约 3.5cm,直肠前壁似探及一宽约 0.08cm 的线状强回声向膀胱延伸,盆腔隐窝、肠间隙未探及明显无回声区。需完善瘘管造影检查、MRI 等检查进一步评估病情。

五、鉴 别 诊 断

本病需与直肠阴道瘘、后天性直肠膀胱瘘、直肠尿道瘘相鉴别。

1. 直肠阴道瘘　直肠阴道瘘的排泄物较直肠膀胱瘘的排泄物干燥,可以凭借瘘管造影等检查方法查清瘘口方向与走向进行鉴别。

2. 后天性直肠膀胱瘘　后天性直肠膀胱瘘常伴有严重骨盆外伤史,直肠、泌尿系等盆腔医源性损伤史,直肠肿瘤病史或直肠手术史。

3. 直肠尿道瘘　先排出混有胎便的浑浊尿液,后排出澄清的尿液。

> **案例 9-4 解析 3**
> 　　该患儿根据查体、超声检查可以初步诊断为直肠膀胱瘘。虽已明确诊断,但先天性直肠膀胱瘘可能合并其他系统畸形,应当进一步完善检查,充分评估患儿一般情况及肛门周围解剖情况,以防误诊、漏诊,并有利于诊疗方案的明确。

六、治 疗

直肠膀胱瘘患者很难经保守治疗痊愈,且易引起肠道、泌尿系统等并发症,严重影响患儿生命和生活质量。随着医疗技术的发展和手术方式的不断改良,肛门直肠畸形的总病死率由过去的 25%～30% 降至 10% 左右,手术死亡率降到 2% 左右,因此直肠膀胱瘘的治疗建议在明确诊断后,若无手术禁忌证,即进行手术治疗。治疗目的为处理瘘管,恢复肛管及肛门的正常解剖结构。手术实施应根据患儿的身体情况而定,手术方式分为一期手术和分期手术。

1. 一期手术　包括后矢状入路肛门成形术（PSARP）、腹会阴肛门成形术或腹腔镜辅助肛门成形术（LAARP）。

（1）后矢状入路肛门成形术:全麻下,患儿取俯卧折刀位,于骶骨中部正中矢状切口入路,行肛门成形术。

（2）腹会阴肛门成形术:全麻下,于患儿会阴浅窝处做"X"形和左下腹旁正中切口,行肛门成形术。

（3）腹腔镜辅助肛门成形术:直肠远端游离、直肠乙状结肠系膜松解、直肠泌尿系统瘘管断离和闭合在腹腔镜下完成,括约肌复合体隧道中心的盆腔侧在腹腔镜监视下确定,会阴侧中心在电刺激引导下确定,通过从会阴侧逐步扩张形成隧道,是目前应用最多的手术方式。

2. 分期手术　一期行乙状结肠造瘘术或者横结肠造瘘术。半年后二期行腹会阴肛门成形术。

术后并发症的发生及患儿近远期排便功能、生活质量等仍需关注。随访中发现部分患儿手术后存在近远期并发症,包括瘘管复发、肛门狭窄、直肠黏膜脱垂、肛门失禁、便秘等排便功能障碍及社会心理问题。部分并发症可通过扩肛、会阴护理、饮食调整、生物反馈训练等治愈和缓解。伤口感染予以局部切口护理,留置肛管充分引流、充分营养支持,吻合口狭窄可通过扩肛疗法进行 3 个月至半年的扩肛治疗。直肠黏膜脱垂可通过会阴部护理等保守治疗治愈,严重脱垂及瘘管复发可通过再次手术治疗。因此术后规律随访动态监测患儿排便情况非常重要。

案例 9-4 解析 4

临床诊断：先天性肛门闭锁伴直肠膀胱瘘。

诊断要点：

1. 正常肛穴处未见肛门开口，尿道口见胎粪排出。

2. 超声发现直肠膀胱间瘘管。

治疗理念：充分评估直肠肛门畸形情况，手术治疗。

1. 可根据患儿情况选择一期手术或分期手术。

2. 充分了解直肠盲端位置、括约肌的发育情况等，对预后评估有重要意义。

3. 术后第 3 周开始扩肛预防术后肛门狭窄。

（孙大庆　吴晓燕）

第五节　泄殖腔畸形

学习目标

掌握　泄殖腔畸形的分类、临床表现、诊断和治疗。

熟悉　泄殖腔畸形的病因。

了解　泄殖腔畸形的病理。

案例 9-5

患儿，女性，6 个月。主因"生后发现无肛门行横结肠祥式造瘘术后 6 个月"于门诊就诊。

第一次住院情况：患儿出生后家属发现患儿无肛门，尿便自会阴部排出，于当地医院检查发现肛门畸形，正常肛门位置未见肛门开口，仅见肛门凹陷，前方会阴部可见一开口，尿、便均自此口排出，无发热，伴轻度腹胀，不伴呕吐，无黄疸。遂来诊。完善术前准备，无明显手术禁忌，在全麻下行腹腔镜辅助横结肠祥式造瘘术。术后予以抗炎、补液、支持等治疗及造瘘口护理，逐步恢复人工喂养无不适。患儿恢复良好，喂养量满足生理需要，造瘘口排便通畅，准予出院。本次住院情况：患儿自上次出院后，精神、饮食、睡眠好，体重增长满意，无发热，无咳嗽咳痰，无恶心呕吐，造瘘口排大便通畅，小便顺利。患儿及家属为求进一步诊治，再次来诊。既往无肝炎、结核病史，无血液病史，有结肠造瘘术史，无外伤史。

体格检查：腹壁造瘘口接造瘘袋，造瘘口处肠管黏膜红润，无溃疡、缺血，外阴幼稚型，截石位，肛门凹陷存在，并可见色素沉着，无正常肛门开口，未见正常尿道口、阴道口，会阴部仅见一开口，可见尿便自此口排出。

辅助检查：倒立位 X 线检查示肛门闭锁。超声检查示直肠增宽；腹腔少量积液、部分肠管积气、肝胆胰脾肾子宫结构暂未见明显异常。X 线造影可见双阴道显影；可见尿道、阴道、直肠汇聚同一管腔排泄而出。

问题：

1. 首先考虑何种疾病？

2. 疾病的分类有哪些？

3. 治疗原则有哪些？

（资料部分来自河北医科大学第二医院）

一穴肛畸形又称泄殖腔畸形（cloacal malformation，CM）是一种少见的肛门直肠畸形，表现

为原始肛门位置处无肛门，直肠、阴道、尿道共同开口在一个腔内。该病是仅见于女性的先天性泄殖腔分化不全，发病率约为 1/50 000，泄殖腔畸形的严重程度和类型因个体而异。

一、病 因 病 理

（一）病因

泄殖腔畸形的发生是胚胎发育发生障碍的结果，胚胎发育初期，后肠末端逐渐膨大，并与前面的尿囊相互连通，形成泄殖腔。尿直肠隔将泄殖腔分为尿生殖窦和原始直肠两个部分，在泄殖腔形成和分隔期间，受某种因素或致畸物质的影响则出现发育障碍，导致泄殖腔畸形。具体的病因尚不清楚，流行病学及动物实验表明遗传因素和环境因素在其发病机制中发挥着重要作用。

最新研究显示 *Wnt5a*、*Cdx1*、*Hoxd-13*、*Notch-l* and *jagged-2*、*Shh*、*Gli2/3*、*BMP*、*EphB2* 等基因与泄殖腔畸形的发生相关。此外，泄殖腔畸形与其他畸形一样，可能与妊娠期，特别是妊娠 4～12 周受到病毒感染、化学物质、环境和营养等作用有关，胚胎期发生发育障碍的时间越早，发生的畸形越复杂。

（二）病理

泄殖腔畸形的病理改变复杂，随着近年来病理组织学、神经病理学、免疫组化、超微结构和胚胎发育研究的深入，发现泄殖腔畸形是由肛门直肠、阴道、尿道、盆底肌肉、骨、神经及肛周皮肤等不同程度的病理改变组成，畸形的位置越高，这种改变越明显。

1. 肌肉改变 研究表明泄殖腔畸形患儿，畸形位置越高，不仅盆底肌肉发育越差，且肛门内、外括约肌发育也差，甚至完全缺如。

2. 神经改变 骶髓前角内侧群的运动神经元是盆底肌肉和肛门外括约肌的运动神经中枢。泄殖腔畸形患儿骶髓前角内侧群的运动神经元数目较正常儿减少，畸形位置越高，减少越多。泄殖腔畸形患儿常伴有骶椎畸形。当骶椎椎体缺如时，可伴有骶神经的改变，缺如的节段越多，骶神经改变越明显。此外，泄殖腔畸形患儿畸形位置越高，其肛周组织、直肠远端肠壁和肛门部皮肤神经病理改变越明显。

二、分 类

泄殖腔畸形的分类可按 Raffenspergers 分型法将其分为 9 型，但此分型复杂，临床常用 Pena 分型，其分型方式如下。

Ⅰ型：典型泄殖腔畸形（typical CM），尿道、阴道及直肠汇合于泄殖腔管近端，泄殖腔管长 2～3cm，阴道大小正常，外括约肌复合体发育和位置均正常。泄殖腔管开口于正常尿道的部位，会阴体较正常小。

Ⅱ型：高位泄殖腔畸形（high CM），泄殖腔开口小，会阴短，该型泄殖腔管长 3～7cm，阴道极小，拖出成形极为困难，盆腔狭窄，骶骨短，盆底肌及外括约肌发育差。

Ⅲ型：为不常见的泄殖腔畸形，直肠开口位置高，开口于阴道后壁的顶部。

Ⅳ型：低位泄殖腔畸形（low CM），泄殖腔管长 0.5～1.5cm，直肠低位阴道瘘合并女性尿道下裂（recto-low vaginal fistula associated with female hypospadias）。

Ⅴ型：泄殖腔畸形合并阴道积液（CM with hydrocolpos），泄殖腔管为常见型，阴道大量积液，约 40% 泄殖腔畸形合并阴道积液，阴道积液易继发泌尿系梗阻和感染。

Ⅵ型：泄殖腔畸形合并双子宫、双阴道（CM with double uterus and double vagina），约占泄殖腔畸形的 60%，有时为完全分离的双子宫双阴道，有时中间有隔，为不完全分离。

为了便于应用，常按照病理解剖特点将其分为 3 类，以指导手术入路（图 9-7）。

1. 常见型 同 Pena 分型Ⅰ型。

2. 高位型 共同管长 3～7cm，骶骨发育短小，肌肉发育薄弱，阴道狭小，骨盆前后径小，一般术后效果不明显。

3. 低位型 共同管长 0.5～1.5cm，又称低位直肠阴道瘘合并女性尿道下裂，盆部发育正常，预后佳良。本病常合并双阴道、双子宫，约占 60%，巨大阴道积水约占 40%。

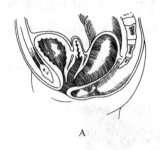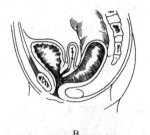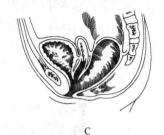

图 9-7 泄殖腔畸形示意图
A.常见型；B.高位型；C.低位型

此外，罕见的泄殖腔畸形类型有：①"长"泄殖腔伴尿道、阴道和直肠在顶部联合；②泄殖腔伴肛门、直肠发育不全和尿生殖窦；③泄殖腔伴阴道闭锁和直肠尿道瘘；④直肠阴道连接（共同管）、阴道与尿道构成泄殖腔；⑤"短"泄殖腔；⑥泄殖腔伴双阴道积水，直肠与一个阴道连接；⑦泄殖腔伴双阴道，一阴道有梗阻，一阴道无梗阻；⑧超短泄殖腔段。

三、临床表现

1. 症状 患儿常因排便困难或无肛就诊时被发现。生后 24h 不排胎便，应仔细检查会阴部有无正常肛门、尿道及阴道，是否有瘘口。泄殖腔畸形患儿尿道、阴道和直肠融合为一个共同的开口，常有排便困难和尿粪合流，易发生阴道和尿路感染，出现阴道炎及尿路刺激症状，也可出现腹胀、吃奶后呕吐等肠梗阻相关症状。

2. 体格检查 会阴部检查非常重要，原正常肛门位置无正常的肛门开口，可见皮肤凹陷，哭闹时常无冲击感，患儿无正常尿道及阴道口，自会阴部共同开口排尿、排便。可伴生长发育欠佳，会阴体小，骨盆扁平，尾骨短或缺如，腹胀，年长儿可伴有"腹内肿物"（粪块），偶见肠型蠕动波，或触及扩张肥厚的结肠肠形。

3. 伴发畸形 泄殖腔畸形患儿可能伴有其他畸形，特别是泌尿系统、生殖系统，如双角子宫、单角子宫、单侧附件、双阴道或无阴道、尿道下裂等（图 9-8）。

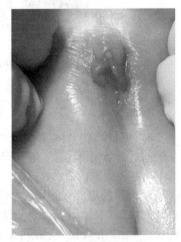

图 9-8 泄殖腔畸形

> **案例 9-5 解析 1**
> 本例患儿检查发现肛门畸形，正常肛门位置未见肛门开口，仅见肛门凹陷，前方会阴部可见一开口，尿、便均自此口排出。结肠造瘘术后，会阴开口排尿，无明显粪染。

四、诊 断

泄殖腔畸形的诊断并不十分困难，根据症状及体征可诊断，为明确分型以指导治疗，常进行以下检查。

1. 倒立位 X 线检查 可通过直肠盲端气体位置与耻骨中点向骶尾关节划线的关系，判断直肠盲端的位置。但在诊断泄殖腔畸形时，很难推断出共同管的长度。因为泄殖腔畸形存在直肠阴道瘘，绝大部分患儿直肠盲端没有气体存在，无法判断盲端位置。

2. CT 检查 普通的立体透视结合三维泄殖腔重建等不仅能清楚地分辨出重复结构中的末端肠管、瘘口、膀胱和阴道等结构，并能了解畸形的高低和开口分离情况，也能测量出共同管长度，且能诊断骶椎畸形等并发异常。

3. 尿道膀胱造影和瘘管造影 造影检查在泄殖腔畸形判断共同通道、尿道、阴道和直肠的关系方面必不可少。将造影剂充满瘘管或进入直肠、尿道和阴道，对确诊有重要价值，可判断瘘管方向，有无共同管及造影剂分离出现，还可以鉴别有无瘘发生。但新生儿有时会阴部短小，造影剂影重叠，从而对判断造成一定困难，故建议临床医生在根治手术前再次造影，以进一步明确关系（图 9-9）。

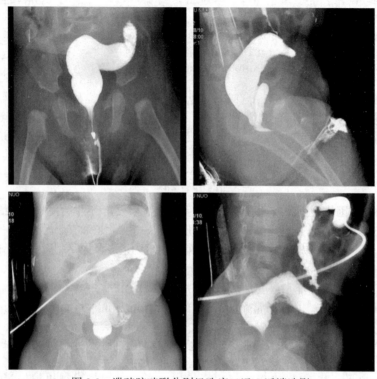

图 9-9 泄殖腔畸形分别经造瘘口远、近端造影

4. 内镜检查 内镜有助于泄殖腔畸形的诊断及术前评估，膀胱镜可以在直视下观察泌尿生殖系统的解剖结构情况并了解共同管道的长度从而确定手术术式。内镜下微创手术可以对泄殖腔畸形的术后并发症进行治疗，包括术后阴道狭窄、尿道狭窄、阴道积液等。

5. 超声检查 对胎儿进行全程产前检查对于及早发现泄殖腔畸形极为重要，超声诊断为产前诊断的首选方法。常表现为下腹壁皮肤层回声的中断、缺损，盆腔内无膀胱显示，并在缺损处可见包块，可合并有脊髓脊膜的膨出及肛门闭锁的超声征象。当出现下列影像学改变时常提示可能存在泄殖腔畸形：①肾脏及泌尿道的畸形病变；②胎儿盆腔发出的囊状结构、双侧肾积水；③结肠和尿道内钙化的胎粪影；④膀胱和尿道根部的膨大；⑤胎儿（22 周）前腹壁发出的条索状组织突出影（象鼻征）。重视胎儿产前检查，提早诊断泄殖腔畸形，采取相应的措施，将有助于降低畸形儿出生率，提高新生儿的生存质量。

6. MRI 检查 可准确、无创、全面地显示肛门直肠畸形的类型、瘘管存在与否、肛周肌肉的发育状态以及伴发的畸形情况，此技术简单易行，能为临床提供更多的诊断信息，协助确定治疗方案，提高患儿的存活率及生活质量。

案例 9-5 解析 2

该患儿倒立位 X 线检查发现肛门闭锁。X 线造影可见双阴道显影；可见尿道、阴道、直肠汇聚同一管腔排泄而出，可基本诊断泄殖腔畸形，需进一步行 CT 检查及三维重建，明确分型指导治疗。

五、治　疗

泄殖腔畸形病理改变复杂，确诊后应先行结肠造瘘术，多数选择右半结肠造瘘，其优点在于不影响二次手术的结肠拖出，有利于实施结肠代阴道手术或阴道延长术。根治术时间应根据患者的状态、畸形的复杂程度及术者的经验而定。已有新生儿时期行腹腔镜辅助下一期泄殖腔畸形根治术的报道，无须结肠造瘘，完成直肠肛门、阴道、尿道成形术。泄殖腔畸形手术重建的目标是达到排尿、排便功能以及实现性功能，最终实现生殖功能。

泄殖腔畸形的手术治疗术式有 20 世纪 80 年代中期美国儿科医师 Hendren 手术方法，但遗憾的是手术时间长。随后，Pena 医生用后矢状入路肛门、直肠、阴道、尿道成形术治疗本病。1997 年 Pena 又报告了用泄殖腔整体游离（total urogenital mobilization，TUM）的手术方法治疗泄殖腔畸形，手术操作较为简单，时间明显缩短。目前较为统一的治疗原则是：共同管长度＜3cm 行泄殖腔整体游离术联合后矢状入路肛门直肠成形术。若共同管长度＞3cm，需开腹联合 PSARP 手术，分离直肠、阴道和尿道，完成肛门、阴道、尿道成形术。共同管长度在 3cm 以下预后较好，＞3cm 畸形较复杂，预后较差。

1. 后矢状入路肛门直肠成形术（posterior sagittal anorectoplasty，PSARP）　1980 年由 De Vries 和 Pena 提出，适合于直肠尿道瘘、阴道瘘、泄殖腔畸形和较高位置无瘘的肛门闭锁。PSARP 联合泄殖腔整体游离术现已被多数儿外科医生采用，临床疗效显著改善。

操作方法：术前留置导尿管，气管插管麻醉，患者俯卧位，将腰部及臀部垫起，使骨盆高位，两下肢略外展固定。

（1）从骶部至泄殖腔纵行切开，缝线标记并保护肛门外括约肌、耻骨直肠肌群，显露直肠后壁及泄殖腔管。

（2）分离直肠与阴道：缝线牵引直肠壁，于直肠黏膜下层分离直肠与阴道。注意直肠前壁必须有足够的长度，以保证无张力拖至成形肛门口处吻合。

（3）分离阴道与尿道：该操作复杂精细，因局部组织弹性差，且阴道约 50% 环绕在尿道周围。分离至膀胱颈部时勿损伤输尿管，少数病例可能存在输尿管外翻。尚需注意阴道前壁血运，往往因为分离时尽量保留尿道组织，以防止尿失禁，导致阴道壁分离过长，使之发生供血不足。

（4）重建尿道：以导尿管作支撑，无张力缝合双层，尤其是尿道最上部多为尿道瘘好发部位。用刺激器检查共同管两侧横纹肌收缩功能，该肌对排便控制作用十分重要。一般骨发育正常者，术后排尿功能均正常。应注意尿道括约肌是从肛提肌水平起始向下直至共同管两侧皮肤处的连续性肌结构，并非如有人报告的为小的环状肌肉。

（5）重建阴道：阴道分离后，直接拖到会阴皮肤处间断缝合，用刺激器判断肛门外括约肌前后部的范围大小，以确定重建会阴中心腱的大小。如阴道前壁在分离过程中损伤，则应尽量避免直接与尿道后壁贴近，否则易引起尿道阴道瘘，可旋转阴道壁使侧壁转为前壁以防止瘘管的发生。

（6）重建直肠：建立会阴中心腱后直肠必须通过横纹肌复合体和肛门外括约肌中心，肛提肌在直肠后应做适度张力的缝合，肛门成形。

共同管长度＞3cm，需增加开腹手术或腹腔镜下分离直肠、阴道和尿道，重建各自的开口。术中如发现阴道、尿道距离短，游离张力大，可行耻骨截骨术。如果仍然游离困难，可先将阴道与尿道分开，再继续手术。若阴道位置过高或阴道太小，不能拖出至会阴中心腱，应在腹腔游离一段肠管下拖至会阴，行阴道延长术。个别病例共同管长于 5cm，除开腹及整体游离外，还需将直肠和阴道充分暴露并从尿道上完全游离开，使共同管长度缩短，易于游离组织。

2. Pena 手术　是治疗中、高位肛门闭锁的有效手术方法。主张术中只分离出直肠，经横纹肌复合体中心拖出，行直肠肛门成形术，解决尿、粪分流问题，尿道和阴道暂不分离，作为一个整体游离并拖出至会阴，学龄期以后再行尿道及阴道重建术。

操作方法：术前留置导尿管，气管插管麻醉，患者俯卧位，将腰部及臀部垫起，使骨盆高位，两下肢略外展固定。自骶骨中部至泄殖腔畸形开口，正中线上切开皮肤、皮下脂肪组织，纵行切开尾骨，分开横纹肌复合体，显露直肠。在中线切开直肠后壁，后壁边缘缝支持线，切口向下延伸至共同管后壁，直视下观察共同管长度。若共同管长度<3cm，分离直肠与阴道，手术方法同 PSARP 手术。直肠分离后，将尿道和阴道作为一个整体（泌尿生殖窦）游离并拖出至会阴。在阴蒂近端 5mm 处，尿生殖窦开口周围放置牵引线。在最后 2 针牵引线和阴蒂间横断泌尿生殖窦，使共同管变为两个部分与皮肤吻合，这有利于间歇性放置导尿管排尿。将直肠固定于横纹肌复合体内，与肛门皮肤吻合。若共同管长度大于 3cm 或更长，尿道和阴道作为一个整体游离不利于间歇性导尿，因此阴道与尿道需完全分离。若从腹部切口分离直肠、阴道和尿道困难，需加用剖腹手术。推荐下腹部中间切口切开膀胱，为保护输尿管，从膀胱切口向双侧输尿管内放置导管。若输尿管位于共同壁内，需进行输尿管移植。在腹腔分离过程中，需检查中肾旁管发育情况。

3. 腹腔镜下泄殖腔畸形手术　腹腔镜下手术复杂，涉及直肠、阴道和尿道的重建。虽然可提供清晰的盆底视野及准确的肛门直肠拖出位置，减少腹部、会阴部瘢痕，但对阴道和尿道的游离没有帮助，故适合直肠盲端位置高的患者，方便直肠近端的游离，阴道和尿道成形术需要结合后矢状切完成手术。女孩泄殖腔畸形常常合并卵巢、子宫和阴道畸形，其治疗仍然是小儿外科领域的难点。过去因为开腹手术侵袭大，患者难以承受，人们一直主张分期手术，逐步解决尿道、直肠和阴道畸形。腹腔镜有利于全面了解腹腔内情况，对阴道和子宫的变异及时采取正确的治疗方案。由于腹腔镜所具备的微侵袭特点，如果技术条件和患者状况允许，可无须肠造瘘，一期行直肠、肛门、阴道和尿道分离成形术。

4. 组织工程自体移植　作为很多先天疾病的治疗方案，在未来的发展中，组织工程学方法在治疗先天肛门直肠畸形方面也将取得很大的进展，成为泄殖腔畸形治疗的新方向。

案例 9-5 解析 3

临床诊断：泄殖腔畸形。

诊断要点：

1. 体格检查发现肛门畸形，无正常肛门结构，会阴部未见尿道口，尿、便自会阴部排出。

2. 查体腹壁造瘘口接造瘘袋，造瘘口处肠管黏膜红润，无溃疡、缺血，截石位，外阴幼稚型，肛穴存在，可见色素沉着，无肛门，未见正常尿道口、阴道口，会阴部可见一开口，可见尿便自此口排出。

3. 倒立位 X 线检查：肛门闭锁。X 线造影可见双阴道显影；可见尿道、阴道、直肠汇聚同一管腔排泄而出。

治疗理念：达到排尿、排便功能以及实现性功能，最终实现生殖功能。

1. 可根据患儿情况选择一期手术或分期手术。

2. 可根据共同通道的长度选择手术方式。

3. 若需分期手术，宜应先行横结肠造口或乙状结肠造口。

（孙大庆　刘　勇）

思 考 题

1. 肛门闭锁的治疗原则是什么？
2. 肛门闭锁的手术方式如何选择？
3. 异位肛门的治疗原则是什么？

第十章　痔

学习目标

掌握　痔的分类、临床表现、诊断、鉴别诊断和治疗原则。
熟悉　痔的病因、痔的手术治疗。
了解　痔的病理。

案例 10-1

患者，男性，56 岁，教师。主因"间断性便血 20 年，加重 2 周"于门诊就诊。

患者于 20 年前无明显诱因出现便血，色鲜红，量少，且不与大便相混。无肛门疼痛、肛门坠胀，无肛门肿物脱出。未给予系统治疗，便血症状自行缓解。之后每逢大便干硬或进食辛辣食物后出现便血，便血量有所增加，频繁发作，同时伴有便时肛门肿物脱出，便后半小时内可自行还纳，伴便时出血，于当地医院就诊，诊断为"痔"，予以局部"痔疮栓"后，症状缓解。2 周前因饮酒后患者再次出现便血，呈喷射状射血，色鲜红，量多，便后肛门肿物脱出，需用手助还纳。发病以来，体重无明显变化，小便正常，偶有便秘。既往健康，无肝炎、结核病史，无血液病史，无手术、外伤史。

体格检查：膝胸位肛门外形不整，3、7、11 点肛缘皮肤突起，质软，色如肤。直肠指检：距肛内 7cm 内未触及硬性肿物，指套退出无血迹。

辅助检查：肛门镜检查见 3、7、11 点齿状线上黏膜隆起，色暗红，表面糜烂。

问题：

1. 首先考虑何种疾病？
2. 应与哪些疾病相鉴别？
3. 治疗原则有哪些？

痔（hemorrhoid）是肛垫的病理性肥大、移位及肛周皮下血管丛血流淤滞形成的团块。是一种常见病、多发病，其发病率占肛肠疾病的首位，约占 80.6%。任何年龄皆可发病，但以 20～40 岁为最多。随着年龄的增长，发病率增高。内痔（internal hemorrhoid）是肛垫的支持结构、血管丛及动静脉吻合支发生病理性肥大或移位而形成的团块。外痔（external hemorrhoid）是齿状线远侧皮下血管丛病理性扩张、血栓形成或组织增生。混合痔（mixed hemorrhoid）是内痔通过丰富的静脉丛吻合支和相应部位的外痔相互融合。

一、病　因　病　理

▶（一）病因

本病的病因尚未完全明确，认为与多种因素有关，目前主要有以下学说。

1. 肛垫下移学说　1975 年 Thomson 提出肛管血管垫病理性肥大和下移是内痔的原因，简称肛垫下移学说。亦是目前临床上最为接受的痔的病因学说。肛垫是直肠下端的唇状肉赘，在胚胎时形成，是人体正常的生理结构，位于齿状线上 1.5cm 左右的环状海绵样组织，肛管的右前、右后及左侧。肛垫由扩张静脉、平滑肌（Treitz 肌）及结缔组织构成，正常情况下起闭合肛管、节制排便的作用。当排便时，腹压加大，使之被推向下移，排便后由于自身的弹性回缩，回到肛管内。如果长期便秘、腹压加大使其回缩功能减退，肛垫则病理性肥大、下移形成痔。

2. 静脉曲张学说 痔组织内可见到扩张的静脉，认为痔的形成主要是由肛管黏膜下静脉扩张淤血所致。但现代解剖已证实痔静脉丛的扩张属生理性扩张，内痔的好发部位与动脉的分支类型无直接联系。

3. 血管增生学说 认为痔的发生是黏膜下层类似勃起的组织化生而成。直肠海绵体具有勃起作用，有助于肛门的闭合，而且当直肠海绵体增生过度时即生长了痔。

4. 慢性感染学说 直肠肛管区的感染易引起静脉炎，使周围的静脉壁和周围组织纤维化、失去弹性、扩张而形成痔。

另外，长期便秘、慢性腹泻、妊娠、长期饮酒、嗜食刺激性食物及低膳食纤维饮食等因素都可诱发痔的发生。

（二）病理

不论何种病因学说，其病理改变基本上一致，即静脉丛扩张、淤血、血栓形成或机化、组织水肿、肛垫病理性肥大。肛垫即肛管血管性衬垫，其中主要是血管丛小动静脉吻合的窦状静脉，以及Treitz肌弹力纤维和结缔组织等。当Treitz肌断裂，支持组织松弛时，肛垫回缩障碍，从原来固定于内括约肌的位置下移。肛垫内动静脉吻合发生调节障碍，血液灌注量大增，此时若内括约肌张力过高，静脉回流受阻，则肛垫将出现充血性肥大。

二、分　类

临床上按痔发生的解剖部位不同可将其分为三类（图10-1）。

1. 内痔 临床上最多见，位于齿状线上方，表面为直肠黏膜所覆盖，常见于右前、右后和左侧。根据内痔的脱出程度，将内痔分为四期，具体如下所述。

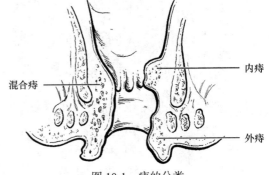

图10-1　痔的分类

Ⅰ期：便时带血、滴血或喷射状出血，便后多自行停止，无肛内肿物脱出，肛门镜检查：齿状线上方黏膜隆起，表面色淡红（图10-2）。

Ⅱ期：常有便血，色鲜红，排便时伴有肿物脱出肛外，便后可自行还纳，肛门镜检查：齿状线上黏膜隆起，充血明显，色暗红（图10-3）。

Ⅲ期：偶有便血，便后或久站、久行、咳嗽、劳累、负重时肛内肿物脱出，不能自行还位，需用手辅助还纳，肛门镜检查：齿状线上黏膜隆起、充血，色暗红，表面多有纤维化（图10-4）。

Ⅳ期：肛内肿物脱出肛门外，不能还纳，或还纳后又脱出，发生绞窄、嵌顿，疼痛剧烈（图10-5）。

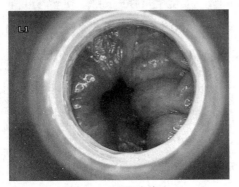

图10-2　Ⅰ期内痔

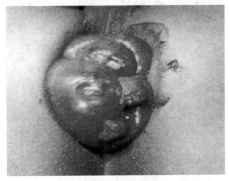

图10-3　Ⅱ期内痔

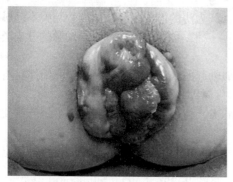

图 10-4　Ⅲ期内痔

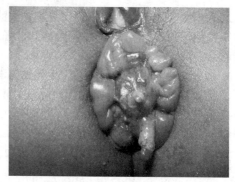

图 10-5　Ⅳ期内痔

2. 外痔　位于齿状线下方，表面为肛管皮肤所覆盖。根据组织的特点，可分四类，具体如下所述。

（1）结缔组织性外痔：最常见，因慢性炎症刺激，反复发作致肛缘局部皮肤纤维化、结缔组织增生，形成皮赘（图 10-6）。

（2）血栓性外痔：因肛门静脉炎症或用力过猛而致肛门静脉丛破裂，血栓形成。肛缘突发青紫色肿块，胀痛（图 10-7）。

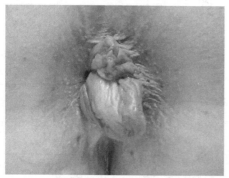

图 10-6　结缔组织性外痔

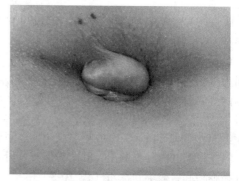

图 10-7　血栓性外痔

（3）炎性外痔：肛缘皮肤损伤或感染，肛门皮肤皱襞突起、红肿，疼痛剧烈（图 10-8）。

（4）静脉曲张性外痔：最少见，久蹲或吸引时，肛门皮肤肿胀，可见曲张的静脉团（图 10-9）。

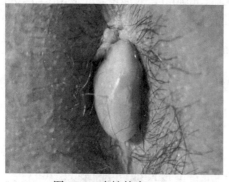

图 10-8　炎性外痔

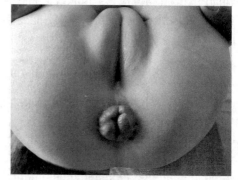

图 10-9　静脉曲张性外痔

3. 混合痔　位于齿状线上下，表面由直肠黏膜及肛门皮肤覆盖，在同一点内外痔同时存在。混合痔多由Ⅲ期以上的内痔发展而来（图 10-10）。

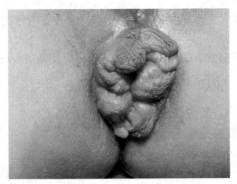

图 10-10 混合痔

知识链接

　　混合痔逐渐加重，环状脱出肛门外，发展成一圈呈梅花状，称为环形混合痔（图 10-11），简称环形痔（annulus hemorrhoid）。若内痔脱出水肿不能回纳，称为嵌顿性痔。若有血液循环障碍，称为绞窄性痔。

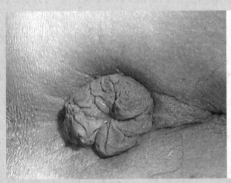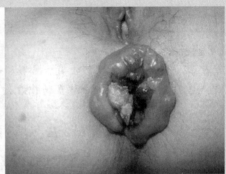

图 10-11 环形混合痔

三、临床表现

　　内痔的主要临床表现是无痛性便血和肿物脱出。外痔的主要临床表现是肛缘突起和肛门疼痛。混合痔则表现为内痔和外痔的症状同时存在。

　　1. 便血　无痛性、间歇性便后出鲜血，是内痔及混合痔的早期常见症状。轻者多为大便或手纸上带血，继而滴血，重者为喷射状出血。长期出血可导致缺铁性贫血。

　　2. 肿物脱出　常是晚期症状。因晚期痔体增大，逐渐与肌层分离，在增加腹压时，可有肿物脱出，轻者可自行回纳，重者需手法复位。严重时，内痔伴有血栓形成，加上肛门括约肌痉挛，不能还纳，常可发生嵌顿、绞窄。

案例 10-1 解析 1

　　本例患者既往有便血病史，色鲜红，量少。近来再次便血，逐渐加重，呈喷射状射血，色鲜红，量多。同时，伴有便后肛门肿物脱出，需用手助还纳。

　　3. 肛缘突起　肛门异物感或肛门不洁，肛缘呈单发或多发或不规则突起形成皮赘，质软或硬，触痛不明显。

4. 肛门疼痛　单纯性内痔无疼痛，可有坠胀感。当合并有内痔嵌顿、外痔血栓形成或感染时，可出现肛门剧烈疼痛，行动不便。

5. 肛门瘙痒　痔块外脱时常有黏液或分泌物流出，可刺激肛周皮肤引起肛门瘙痒。

四、诊　　断

本病诊断必须依靠病史、直肠指检、肛门镜检查、直肠镜检查，必要时辅助电子结肠镜检查，排除结直肠良恶性肿瘤及炎症性肠病等。

1. 肛门视诊　观察有无痔块、皮赘等。

2. 直肠指检　内痔可触到柔软的痔块，可移动，数目不清，诊断不准。但更重要的意义是除外肛管直肠肿瘤等其他疾病。

3. 肛门镜检查　是确诊内痔的首选检查方法，可观察痔的全部情况。

4. 电子直肠镜检查　方便直观，定位准确，图文并茂，防止医疗纠纷，可准确诊断痔、肿瘤等肛门直肠疾病。

5. 电子结肠镜检查　对于年龄超过 45 岁便血者，应建议行电子结肠镜检查，排除结直肠良恶性肿瘤及炎症性肠病等。

6. 粪便基因检测　如粪便 miR-92a 分子检测和多靶点粪便 FIT-DNA 检测，可以有效降低肠癌发病率、死亡率，起到有效防控作用。

> **案例 10-1 解析 2**
>
> 该患者肛门镜检查见齿状线上直肠黏膜隆起，色暗红，表面糜烂，可初步做出混合痔的诊断，需进一步行肠镜检查，排除结直肠肿瘤及炎症性肠病变。

五、鉴 别 诊 断

痔的诊断并不困难，但必须与下列疾病鉴别。

1. 肛裂　便鲜血，或手纸染血，便后肛门剧痛，呈周期性，多伴有便秘，肛前或肛后部位常有裂口。

2. 直肠息肉　多见于儿童，以便血为主或脱出肛外，息肉多带蒂，粉红色，呈球形或乳头状，质软，可活动。

3. 直肠癌　临床上常将直肠癌误诊为痔而延误治疗，应高度重视。便血多为暗红色，有腥臭味，伴有大便习惯改变。直肠指检可触到直肠肿块，表面高低不平，质坚硬，不活动，呈菜花状或有溃疡，需行直肠镜、组织学进一步检查，以明确诊断。

4. 溃疡性结肠炎　以黏液便或脓血便为主，常伴有腹泻、左下腹疼痛。结肠镜检查见直肠黏膜充血、糜烂、溃疡。

5. 直肠脱垂　多见于老年人及儿童，脱出的直肠黏膜或直肠松弛而重叠，呈圆柱状，有环形沟，表面光滑、柔软。

6. 肛乳头肥大及肛乳头瘤　位于齿状线处，大小不等，呈锥形或乳头状，灰白色，无出血，有触痛，久则成乳头状瘤而脱出，质硬，形状不整。

7. 恶性黑色素瘤　常在齿状线处生长，多发，瘤体不大，呈褐黑色，有的带蒂脱出肛外，必要时做病理检查。

> **案例 10-1 解析 3**
>
> 本例患者为中年男性，有便血、脱出病史，肛门镜提示为混合痔。虽已明确诊断，但便血原因较多，需与肛裂、直肠息肉相鉴别，特别是需与直肠癌相鉴别，以防误诊、漏诊。

六、治　疗

痔的治疗原则是：①无症状的痔无须治疗，仅在合并出血、痔块脱出、血栓形成和嵌顿时才需治疗；②有症状的痔重在减轻或消除其主要症状，无须根治；③以非手术治疗为主，非手术治疗无效时才考虑手术。

痔的治疗方法很多，首选非手术治疗，非手术治疗无效者方可选用手术治疗。

（一）非手术治疗

1. 一般治疗　包括：①改善饮食，多饮水，多吃蔬菜、水果，多进食膳食纤维性食物；②温水坐浴，改善局部血液循环，有利于消炎及减轻瘙痒症状；③保持会阴部清洁；④保持大便通畅，通过食物来调整排便，十分重要，要养成定时排便的习惯，每 1～2 日排出一次软便，防止便秘或腹泻。

2. 药物治疗　是内痔首选的治疗方法，能解除和减轻症状。肛内注入痔疮栓剂（膏），有止血和收敛作用。

3. 扩肛疗法　适用于内痔、嵌顿或绞窄性内痔剧痛者。将右手示指伸入肛内按摩，再伸入左手示指，呈背向交叉后向左右两侧均匀用力扩张。患者适应后再插入两中指继续扩张，要求扩至四指为度，持续 5min（图 10-12）。每周扩肛 1 次，连续扩肛 2～3 周。

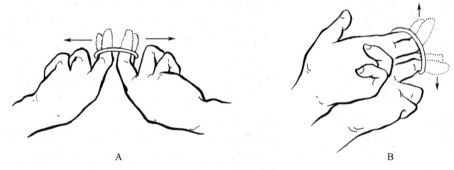

图 10-12　扩肛疗法

4. 注射疗法　临床上较常用。适用于各期内痔或混合痔内痔部分，尤其适用于Ⅰ、Ⅱ期内痔。注射硬化剂疗法的机制是使痔组织产生无菌性炎性反应，黏膜下组织纤维化，肛垫固定于内括约肌表面。常用的硬化剂有消痔灵注射液、芍倍注射液、聚桂醇注射液、矾藤痔注射液、聚多卡醇注射液等。

操作方法：肛周局部麻醉使肛门括约肌松弛，用喇叭镜插入肛内检查内痔部位、大小、数目，用 5 号针头从齿状线上方 0.5cm 处进针达黏膜下层，根据痔体大小注入硬化剂 2～3ml，使痔体黏膜表面颜色变浅或呈水疱状为度，边退针，边注药。注射完毕，用棉球轻轻按摩注药部位，使药液均匀散开（图 10-13）。用同样方法注射其他内痔，一般每次可同时注射 3～5 个痔核。注射药液一次总量不超过 40～50ml。

5. 套扎疗法　适用于Ⅰ～Ⅲ期内痔。利用胶圈或弹力线的弹性，使套扎的痔块缺血、坏死、脱落而愈合。

操作方法：①根据临床诊断，弹力线与胶圈可任选其一或同时使用；②利用专用套扎配套肛门镜，连接套扎器和负压机，对准套扎点套扎，注意吸入组织不宜过红标线；③根据痔核脱出程度和套扎上吊的距离确定套扎点数，一般不超过 3 枚，注意沿痔动脉呈柱状套扎为宜，由上到下套扎组织由大变小；④检查可见胶圈套扎的痔核呈暗紫色，套扎成功（图 10-14）。

6. 其他　包括痔射频消融、磁疗棒、铜离子电化学疗法、红外线凝固疗法、激光治疗和冷冻治疗等。

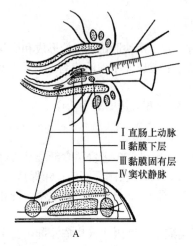

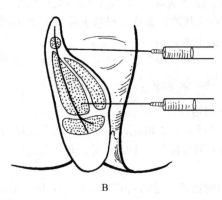

I 直肠上动脉
II 黏膜下层
III 黏膜固有层
IV 窦状静脉

A   B

图 10-13　内痔注射疗法

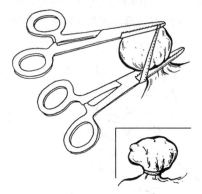

图 10-14　套扎疗法

（二）手术治疗

手术方式分为传统手术和微创手术两类。常用的术式有：

1. 内痔结扎术　常用于 II、III 期的内痔。

操作方法：取截石位或侧卧位，局部麻醉或骶管麻醉，以止血钳夹住内痔基底部牵出肛门外，用圆针 7 号丝线在止血钳下方"8"字贯穿缝合、结扎，被结扎痔块较大，用止血钳压缩成片状后剪除。处理 3 个以上痔块时，可在肛门后部切口内挑出部分内括约肌和外括约肌皮下部并予以切断，形成"V"形创口，以利引流。

2. 外剥内扎术　适用于混合痔和环形痔。是目前临床上最常用的传统术式，是在 Milligan-Morgan 外切内扎术和中医内痔结扎术基础上发展演变而成，简称外剥内扎术。

操作方法：①取截石位或侧卧位，局部麻醉或骶管麻醉。②外痔边缘处做"V"形皮肤切口，剥离外痔部分至齿状线下 0.3cm。③用弯止血钳夹住内痔基底部，在钳下 7 号丝线双重结扎或"8"字贯穿结扎。将外痔连同已被结扎的痔残端切除。④处理 3 个以上痔块时，可在肛后部的外痔切口内挑出部分括约肌和外括约肌皮下部并予以切断，可避免术后肛门狭窄和肛门疼痛（图 10-15）。⑤术后合理预防性使用通便药物，有利于保持软粪至切口愈合，减轻排粪疼痛；使用硝酸甘油酯软膏，减轻术后疼痛，减少术后排粪困难的发生。

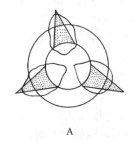
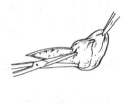
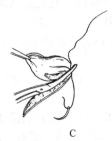
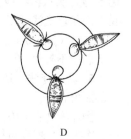

A   B   C   D

图 10-15　外剥内扎术
A. 切口；B. 剥离外痔；C. 钳起内痔缝合结扎；D. 术后情形

3. 血栓外痔剥离术　适用于血栓较大且与周围粘连者或多个血栓者。局部麻醉即可，在痔体表面做梭形切口，剪开血栓表面皮肤，剥出血栓，创面塞入凡士林纱布，不予缝合。

4. 吻合器痔上黏膜环切术（procedure for prolapse and hemorrhoid, PPH）　主要适用于Ⅱ～Ⅳ期环形内痔、多发混合痔、以内痔为主的环形混合痔，直肠黏膜脱垂也可采用。一般不适用于孤立的脱垂性内痔。该方法微创、无痛，是目前国内外首选的治疗方法。由于此手术保留了肛垫，不损伤肛门括约肌，故与传统手术相比具有术后疼痛轻、住院时间短、恢复快、无肛门狭窄及大便失禁、肛门外形美观等优点。国内外已有大宗病例报道，取得较好的临床效果。

手术原理：①利用特制的圆形痔吻合器，经肛门在齿状线上方2～3cm处，环形切除宽约2cm的直肠下端黏膜及黏膜下层组织，并在切除的同时对远近端黏膜进行吻合，而不切除内痔，使脱垂的肛垫向上悬吊和固定，恢复原位，消除痔核脱垂的症状，起到"悬吊"的作用；②切断直肠上动静脉的终末支，减少痔核供血量，使痔核逐渐萎缩，解除痔核出血，起到"断流"的作用。

操作方法：①取截石位或俯卧位，局部麻醉或骶管麻醉，肛管扩张器内栓充分扩肛；②肛管内置入特制肛管扩张器并固定，将肛镜缝扎器置入肛内，于齿状线上方2～3cm处用2-0可吸收肠线沿黏膜下层做荷包缝合，女性患者应注意勿将阴道后壁黏膜缝入；③将特制的PPH吻合器张开到最大限度，将其头端插入到两个荷包缝线的上方，收紧缝线并打结，用带线器经吻合器侧孔将缝线拉出肛外；④缝线末端引出后用钳夹住，向手柄方向用力牵拉结扎线，使被缝合结扎的黏膜及黏膜下组织置入吻合器的头端套管内，同时顺时针方向旋转收紧吻合器，打开保险装置后击发，完成吻合（图10-16）。

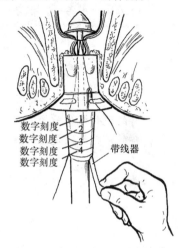

图 10-16　吻合器痔上黏膜环切术

5. 选择性痔上黏膜切除术（tissue-selecting therapy stapler, TST）　是在PPH的基础上研发而成，选择性切除脱垂部分的痔上黏膜，保留正常黏膜桥，减少了手术创伤，最大限度地维护了肛门的精细感觉和收缩功能。具有微创、无痛，有针对性的治疗，术后恢复时间短、恢复快等优点。适用于Ⅱ～Ⅳ期环形内痔、混合痔、环形痔、严重脱垂痔、直肠前突、直肠黏膜脱垂，以及各种肛管、直肠脱垂性疾病等。

操作方法：①取截石位或俯卧位，局部麻醉或骶管麻醉；②选择适合的肛门镜，置入特制肛管扩张器并固定；于痔上3～4cm用2-0可吸收肠线行黏膜下缝合引线牵引；③将特制的TST吻合器张开到最大程度，将其头端插入荷包缝线的上方，收紧缝线打结，后经吻合器侧孔拉出；④旋转收紧吻合器，完成切割、吻合；⑤对于两个吻合口之间存在的"猫耳朵"，则可以直接剪断（图10-17）。注意女性患者做阴道指诊，防止阴道直肠瘘（图10-18）。

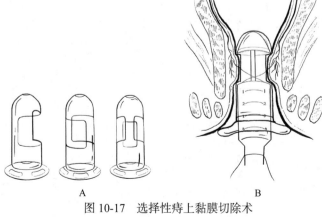

图 10-17　选择性痔上黏膜切除术
A. 一次性肛门镜；B. 置入特制吻合器，通过侧孔钩出缝线并打结

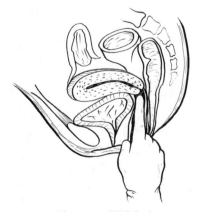

图 10-18　阴道指诊

案例 10-1 解析 4

临床诊断：混合痔。

诊断要点：

1. 平素便血伴有肛门肿物脱出，血色鲜红。

2. 查体见肛缘皮肤突起，质软，色如肤。直肠指检未触及硬性肿物。

3. 肛门镜检查见 3、7、11 点齿状线上黏膜隆起，色暗红，表面糜烂。

治疗理念：不同痔，不同治。

1. 无症状的痔无须治疗。

2. 以非手术治疗为主。

3. 若需手术治疗，推荐首选微创手术。

（李春雨　路　瑶）

<h2 style="text-align:center">思 考 题</h2>

1. 痔的现代概念是什么？

2. 痔的治疗原则是什么？

第十一章 肛 裂

学习目标

掌握 肛裂的分类、临床表现、诊断、鉴别诊断和治疗。

熟悉 肛裂的病因。

了解 肛裂的病理。

案例 11-1

患者，女性，25岁，职员。主因"反复便血伴疼痛3个月，加重2天"于门诊就诊。

患者于3个月前进食辛辣食物后出现大便干结，努挣后便血，便纸染血，血色鲜红，量少，不与大便相混，伴便时肛门疼痛，无肛门肿物脱出，未行系统治疗，便血及疼痛症状缓解。其间每逢大便干硬或进食辛辣食物后出现便时疼痛，疼痛持续半小时，便血色鲜红，便血量少，频繁发作，同时出现肛门肿物脱出，不能还纳，自行局部外用痔疮膏及痔疮栓，治疗后症状缓解。2天前因饮酒并食辛辣食物后排便困难，大便干结，再次出现便血，便纸染血，血色鲜红，量少，肛门疼痛明显，持续时间长，便后肛门肿物脱出疼痛。发病以来，体重无明显变化，小便正常，既往健康，无肝炎、结核病史，无血液病史，无手术、外伤史。

体格检查：侧卧位肛门外形不整，12、5点肛缘皮肤突起，质软，色如肤，6点肛管皮肤溃疡，直肠指检：肛门括约肌紧张，6点肛管触痛明显，肛管及直肠下段未扪及硬性肿物，指套染鲜红色血迹。肛门镜因疼痛未完成。

问题：

1. 首先考虑何种疾病？

2. 应与哪些疾病相鉴别？

3. 治疗原则有哪些？

肛裂（anal fissure）是齿状线下肛管皮肤层裂伤后形成的梭形或椭圆形溃疡，是常见的肛肠疾病之一，其发病率约占肛肠疾病的 5.02%。好发于青壮年，女性多于男性。临床主要表现为周期性疼痛、便血、便秘。肛裂大多发生在肛管的后正中线上，也可发生在前正中线，两侧极为少见。发生于前侧者多见于女性。肛裂多为单发，多发较罕见。

一、病 因 病 理

（一）病因

肛裂的致病因素及其发病机制有着众多的解释与相关的学说，目前认为肛裂的主要发病机制如下。

1. 高肛压、低血流 正常人肛管后位血流灌注压相当于其他方位的一半，这表明后位较其他区血供不良。精神紧张、一氧化氮代谢失常、内括约肌神经丛退变、某些神经肽的变化等因素，可以引起肛门内括约肌痉挛，使肛管压力增高。而肛管压增高诱发肛门皮肤缺血，尤其加重了原本供血不足的肛管后位皮肤缺血，导致肛管后位皮肤损伤，逐渐形成缺血性溃疡。临床试验证实，降低括约肌张力，恢复肛管皮肤血供，肛裂即可愈合。因此，现代观念认为：高括约肌张力诱发肛管后中线供血不良是原发性肛裂的病因（高肛压，低血流），肛裂的本质是缺血性溃疡。

2. 解剖因素

（1）肛管前后方薄弱：肛门外括约肌浅部起自尾骨，向前行至肛管后方时分为两束，分别从肛管两侧包绕肛管，至肛管前方后又相互会合，致使肛管侧方丰厚而前后方薄弱，易受损伤。

（2）粪便压迫：肛管直肠角使直肠下端储积的粪便容易压迫肛管后部；在排便时肛管后部承受的压力最大，故最易受损。

（3）肛管后部多为纤维韧带组织，弹性差，故易受伤，且损伤后不易修复。

3. 损伤因素 干硬粗大的粪便损伤肛管皮肤，可能是肛裂形成的初始原因。

4. 肛管狭小 各种原因引起的肛门狭小，如痔疮手术不当、先天性因素等，均会引起肛管压力增高，当干硬粪便通过时，容易撕裂肛管皮肤，诱发肛裂。

（二）病理

肛裂初起时，肛管皮肤全层纵行裂开，位于括约肌间沟至齿状线之间，其底浅，色红，边缘柔软整齐。由于肛管压力高，血供不足，以后逐步形成梭形溃疡。溃疡基底深达皮下组织，严重的深达内括约肌，边缘多不整齐，质地变硬，底深色灰白，结缔组织增生。

肛裂通常并见以下几种病理改变。

1. 梭形或椭圆形溃疡 初期肛管皮肤有一至数条纵行裂口，以后形成梭形溃疡。

2. 内括约肌纤维化 内括约肌下缘肌膜增厚、肌纤维变硬，形成环状索带，使括约肌舒张受限。典型病例可在括约肌间沟上方扪及宽约 2cm 的环形带。

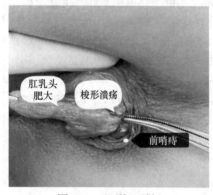

图 11-1　肛裂三联征

3. 肛乳头肥大 裂口上方的肛乳头，受慢性刺激后增生，形成肛乳头肥大或乳头状纤维瘤。

4. 裂痔 又称前哨痔。裂口下方的肛缘皮肤因静脉及淋巴回流障碍，结缔组织增生而形成。

5. 肛窦炎 裂口上方的肛窦继发感染。

6. 潜行瘘管 肛窦炎或裂口创面感染，形成皮下脓肿，破溃而成。

慢性肛裂最常伴见裂口、肛乳头肥大和前哨痔，临床称之为肛裂三联征（图 11-1）。

二、分　　类

目前国内对肛裂的分类没有统一的标准，以下介绍常用的两种。

1. 二期分类法 根据病史分为急性肛裂和慢性肛裂。

（1）急性肛裂：初发病 6～8 周内为急性肛裂，裂口边缘整齐，底浅，呈鲜红色，且有弹性，无瘢痕形成。

（2）慢性肛裂：病程长于 6～8 周，局部检查多可见裂口边缘增厚纤维化、肉芽灰白，底部较深且不整齐，基底部可见内括约肌纤维。慢性肛裂常在裂口的基础上出现前哨痔和肛乳头肥大，统称为肛裂"三联征"。

2. 根据肛门括约肌压力分类法 肛裂分为痉挛型、正常型和松弛型。

三、临床表现

肛裂的主要临床表现为疼痛、便血和便秘。

1. 疼痛 肛门周期性疼痛是慢性肛裂的特征性表现。特点是：排便时粪便通过肛管，肛管扩张，刺激裂口溃疡，肛门出现撕裂样疼痛或刀割样疼痛，称为排便痛。便后数分钟疼痛减轻或缓解，称为疼痛间歇期。继而因括约肌痉挛收缩，出现剧烈疼痛，持续数十分钟至数小时不等，甚至持续至下次排便，称为括约肌痉挛痛。严重者排尿、咳嗽、喷嚏等都可引起疼痛周期的发生。但并非每个慢性肛裂患者都出现典型的周期性疼痛。急性肛裂通常仅表现为便时疼痛，便后很快缓解。

2. 便血 排便时出现，量少，色鲜红，可仅手纸染血，有时滴血或附着于粪便表面。出血是由排便时溃疡创面受到刺激，小血管被撕裂所致。

3. 便秘 常是肛裂的初始原因，以后患者常因疼痛而惧怕排便，粪便在肠道久留会进一步干结，大便干燥又使裂口加大而更痛，形成恶性循环。

案例 11-1 解析 1

　　本例患者既往有便秘病史，食辛辣后便血，便纸染血，血色鲜红，量少，肛门疼痛明显，持续时间长，便后肛门肿物脱出疼痛。

---

4. 肛门瘙痒 裂口溃疡面或皮下瘘管的分泌物或肛门腺体流出的分泌物，刺激肛周皮肤而引起肛门湿疹和肛门瘙痒。

5. 全身症状 剧烈的疼痛可加重患者的精神负担，并影响休息，引起神经衰弱。有的患者会因恐惧排便，有意减少进食量，长期可引起轻度贫血和营养不良。女性可出现月经不调，腰、骶部疼痛。肛裂感染期可出现发热、肿痛及流脓血。

四、诊　　断

肛裂的诊断主要基于症状及肛门局部检查结果，若有特殊症状或体征，应警惕是否合并克罗恩病、感染性疾病等。

1. 肛门视诊 观察肛管有无梭形或椭圆形溃疡、肛周有无前哨痔等（图 11-2）。

2. 直肠指检 可感受紧张的括约肌，触及溃疡处疼痛明显，可扪及裂口上方的肛乳头，诊断不准。但更重要的意义是除外肛管直肠肿瘤等其他疾病。疼痛明显的患者若无法配合完成指检等局部检查，可使用表面麻醉剂或在麻醉下进行检查。

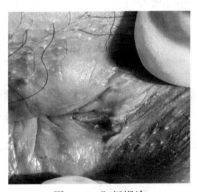

图 11-2　肛门视诊

3. 肠镜检查 麻醉后才能行肛门镜检查，可观察肛管的梭形或椭圆形溃疡、裂口上方的肛乳头，全面观察肛管及直肠下段的全部情况；对于年龄超过 40 岁的便血者，应建议行肠镜检查，排除结直肠良恶性肿瘤及炎症性肠病等。

4. 直肠腔内超声检查 能从多个层面显示肛管的整体解剖形态，并能进行实时分析，可用于评估松弛型肛裂患者术前括约肌形态、功能状况及因肛裂术后复发再手术前的评估。

5. 肛门直肠压力测定 其静息压和收缩压均明显增高。

6. 粪便基因检测 如粪便 *miR-92a* 分子检测和多靶点粪便 FIT-DNA 检测，可以有效降低肠癌发病率、死亡率，起到有效防控作用。

案例 11-1 解析 2

　　该患者肛门视诊见 12、5 点肛缘皮肤突起，质软，色如肤，6 点肛管皮肤溃疡；直肠指检：肛门括约肌紧张，6 点肛管触痛明显，可初步做出肛裂的诊断。肛管及直肠下段未扪及硬性肿物，指套鲜红色血迹，肛门镜因疼痛未完成，需进一步行肠镜检查，排除结直肠肿瘤及炎症性肠病变。

五、鉴 别 诊 断

肛裂的诊断并不困难，但必须与下列疾病鉴别。

1. 肛门皲裂 最易误诊为肛裂，皲裂为发生于肛管及肛周皮肤的浅表裂口，仅局限于皮下，常见多处裂口同时存在,其疼痛轻,出血少。多由肛门湿疹、皮炎、肛门瘙痒症等肛门皮肤病引起,无梭形溃疡、裂痔和肛乳头肥大等病变。

2. 肛门结核　其特点是溃疡形态不规则,潜行边缘,底不平,色灰暗,有干酪样坏死组织和脓性分泌物,疼痛轻,无裂痔。分泌物培养有结核分枝杆菌;病理切片可见结核结节和干酪样坏死病灶。

3. 混合痔　便鲜血,或手纸染血,肛门肿物脱出,无周期性疼痛。

4. 直肠息肉　多见于儿童,以便血为主或脱出肛外,息肉多带蒂,粉红色,呈球形或乳头状,质软,可活动。

5. 直肠癌　临床上常将直肠癌误诊为痔而延误治疗,应高度重视。便血多为暗红色,有腥臭味,伴有大便习惯改变。直肠指检可触到直肠肿块,表面高低不平,质坚硬,不活动,呈菜花状或有溃疡,需行直肠镜、组织学进一步检查,以明确诊断。

6. 溃疡性结肠炎　以黏液便或脓血便为主,常伴有腹泻、左下腹疼痛。肠镜检查见直肠黏膜充血、糜烂、溃疡。

对于无典型周期性疼痛症状或位置不典型、多发裂缝及复发难愈的肛门溃疡性病变,应与性传播疾病性肛门溃疡(如梅毒性溃疡、HIV 感染性溃疡、软性下疳等),炎症性肠病性肛门溃疡(如克罗恩病肛门溃疡、溃疡性结肠炎肛门溃疡等),特殊疾病引起的肛门溃疡(如肛门皮肤结核、白塞病、朗格汉斯细胞组织细胞增生症、肛管癌等)等肛周溃疡相鉴别。对于难以诊断的肛门溃疡性病变,还可结合特异性的实验室指标或病理组织检查。

> **案例 11-1 解析 3**
>
> 　　本例患者为青年女性,有便秘、便血、疼痛症状,肛门视诊及直肠指检提示为肛裂。虽已明确诊断,但便血原因较多,需与混合痔、直肠息肉相鉴别,特别是需与直肠癌相鉴别,以防误诊、漏诊。

六、治　疗

肛裂的治疗原则是急性肛裂以非手术治疗为主,慢性肛裂经非手术治疗无效时考虑手术治疗。

肛裂的治疗方法很多,首选非手术治疗,非手术治疗无效者方可选用手术治疗。临床上治疗肛裂的手术方式有多种,每种手术方法各有其优缺点,应根据患者的病情恰当选择,以达到满意的疗效。

（一）非手术治疗

1. 一般治疗　包括:①改善饮食,多饮水,多吃蔬菜、水果,多进食膳食纤维性食物;②温水坐浴,改善局部血液循环,有利于消炎及减轻瘙痒症状;③保持会阴部清洁;④保持大便通畅十分重要,要养成定时排便,每 1～2 日排出一次软便,防治便秘或腹泻。增加膳食纤维和水的摄入、增加运动等生活方式是肛裂的基础治疗措施。摄入足够量的液体及多吃富含膳食纤维的食物可以避免便秘的发生,膳食纤维是植物或类似碳水化合物的可食用部分,建议摄入量 25～30g/d。此外,对于急性期肛裂的患者,建议保持纤维摄入量来预防复发。无论是对于急性肛裂还是慢性肛裂,优先考虑保守治疗。保守治疗是相对安全的,几乎没有不良反应,应该作为首选推荐。健康宣教(戒烟、适当的体育锻炼、适当的休息)也很重要。

2. 口服药物　容积性泻剂或渗透性泻剂可用于治疗肛裂。容积性泻剂和渗透性泻剂通过滞留粪便中的水分,增加粪便含水量和粪便体积起到通便作用,减轻排粪对裂口的刺激和损伤,有助于减轻症状,促进创面愈合。

3. 敷药法　肛内注入中药油膏或消炎药膏于肛管内溃疡处,具有消炎止痛、缓解内括肌痉挛、活血化瘀、促使创面愈合等作用。

4. 塞药法 将栓剂药物直接纳入肛门内，具有消炎止痛的作用。

5. 熏洗法 将药液加热置盆中，趁热先熏后洗，具有止痛、缓解内括约肌痉挛、改善血液循环的作用。

6. 一氧化氮供体硝酸甘油（GTN）局部外用 有化学性内括约肌切除的功能，通过释放神经递质来松弛括约肌，降低内括约肌压力，增加肛管血流量，促进肛裂创面愈合。

7. 钙离子通道阻滞剂（CA）局部外用 局部应用CA，能够扩张血管，松弛肛管平滑肌，降低肛管静息压，抑制痉挛，改善缺血区血供，减轻便血、疼痛等临床症状，从而达到治疗肛裂的效果。

8. 肉毒素（BT）内括约肌注射 BT是肉毒杆菌在厌氧环境下产生的神经毒素，小剂量BT有降低内括约肌张力的作用。在肛裂旁经内括约肌注入0.1ml稀释的BT，导致化学性去神经作用及局部肌肉麻痹，从而降低肌肉的紧张度，缓解肛门痉挛，增加局部血供，从而促进创面愈合。用于肛裂的治疗尚处于研究阶段，缺少统一的诊疗规范，需谨慎使用。

（二）手术治疗

经保守治疗无效的患者，综合评估后可考虑手术治疗。常见的手术方式包括侧方内括约肌切开术、肛裂切除术以及推移皮瓣肛门成形术等；麻醉方式可根据实际情况选择局部麻醉、静脉麻醉或腰椎麻醉；体位选择可根据术者的习惯，包括侧卧位、截石位或俯卧折刀位。

1. 肛裂切除术 常用于慢性肛裂及伴发不同程度并发症的肛裂患者。通过切除裂口溃疡及其侧缘（切除组织应送病理学检查）来处理肛裂。

操作方法：术区常规消毒铺巾，消毒肛管直肠下段。双叶肛门镜扩开肛管，显露肛裂溃疡、裂痔、肥大的肛乳头。沿裂口正中做纵行切开，上至齿状线，下方略超出裂口下端，清除梭形溃疡，切断下方的内括约肌环状纤维带，松解肛门。结扎、烧灼或切除上方肥大肛乳头，切除下端裂痔，如有潜行瘘管一并切开引流（图11-3）。可适当向外延长切口，便于引流。凡士林纱布压迫止血，外敷塔形纱布，胶布加压固定。

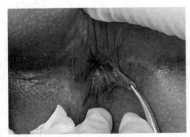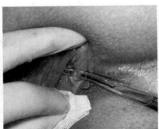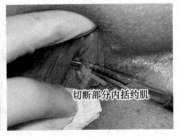

图 11-3 肛裂切除术

2. 侧方内括约肌切开术 又称内括约肌松解术，是目前手术治疗肛裂的首选方式，适用于括约肌高张力的肛裂，但对于存在括约肌损伤风险的患者不建议采用。临床有多种不同的切开方式，可以分为挑出切断和潜行切断。

操作方法：术区常规消毒铺巾，消毒肛管直肠下段。在肛门左侧肛缘外1~2cm处做一长约2cm的弧形切口或放射状切口，用小弯止血钳沿肛管皮下与内括约肌之间向上分离至齿状线平面，再从括约肌间分离至齿状线平面。然后将内括约肌挑出，双钳并行钳夹肌肉，从钳间切断。3~5min后松钳放开肌肉断端，可缝合皮肤1~2针（挑出切断术）（图11-4）。或者以一手示指插入肛门引导，在肛门左侧肛缘外1~2cm处用白内障刀（线状刀）沿皮下、肛管皮下至齿状线平面，由内向外切断内括约肌，再双手示指持续交叉扩肛压迫止血5min左右。也可选择从内外括约肌间进入，由外向内切断内括约肌（潜行切断术）。病情严重者可以同法处理对侧。最后肛门外敷塔形纱布，胶布加压固定。

改良的括约肌切开术（切开的高度根据裂口的长度确定，而不是以齿状线为标记）和侧方内括约肌切开术的疗效接近。避免在后正中做内括约肌切开术（会产生锁眼畸形），以降低肛门失禁的发生率。

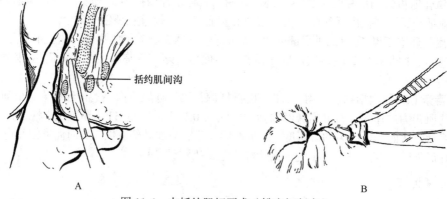

图 11-4　内括约肌切开术（挑出切断术）

A. 钝性分离括约肌下缘；　B. 挑出内括约肌下缘并切断

3. 推移皮瓣肛门成形术　适用于肛门括约肌张力低或存在高失禁风险的患者。

操作方法：术中切除肛裂纤维化的区域，游离皮肤和皮下组织，覆盖切除肛裂后的缺损，并超过其外缘，再与肛管直肠黏膜缝合，常见的推移瓣有"V-Y"形、"U"形、菱形或 House 皮瓣。存在的并发症包括推移瓣坏死、缝合口开裂及切口感染。这项技术适用于存在肛门失禁风险（年龄、多次分娩、产科创伤、肛肠手术后）、保守治疗以及行括约肌切开术后症状仍持续存在的患者。

（三）围手术期管理

术前常规备皮、灌肠；术后进流质饮食 2 天，控制大便 1~2 天，以后注意保持大便通畅；选用适当的抗生素预防感染。

有效的术后创面管理有助于创面修复，减少甚至避免并发症的发生。围手术期使用止血药能有效预防创面出血；对于开放性伤口，术后使用促进创面愈合的药物，可以避免感染、假性愈合等情况发生。肛裂术后使用中药汤剂熏洗坐浴，具有镇痛止血、减轻伤口水肿、促进伤口愈合的疗效，但闭合式伤口应避免坐浴治疗。

（四）特殊人群的肛裂治疗

特殊人群如儿童、产妇、克罗恩病相关肛裂患者，需注意其特殊人群的治疗特点，以保守治疗为主。

1. 克罗恩病的肛裂　往往没有自觉症状，当肛裂位置异常，特别是基底较宽或有脓性分泌物时，需考虑是否有炎症性肠病。腹痛史或腹泻史对诊断有参考价值。术前应行肠镜、小肠镜及肛周MRI 等检查，肛门部活检很有价值。首选保守治疗，包括敷药法、塞药法、熏洗法。

2. 儿童肛裂　很常见，原因是硬粪的排出或腹泻引起的肛管损伤。对排粪疼痛的儿童进行早期治疗，避免发展为慢性肛裂。所以，软化粪便或调整粪便习惯很重要。可使用口服膳食纤维素补充剂来软化粪便，促进裂口的愈合。局部用钙离子通道阻滞剂或硝酸甘油软膏对儿童肛裂都是有效的。儿童肛裂建议保守治疗，不建议手术。

3. 产后肛裂　常累及肛门前侧，通常与括约肌痉挛无关，其机制与便秘、激素水平和会阴动态变化有关，而这些变化会延迟伤口的愈合。便秘和妊娠晚期是引起孕妇肛裂的主要原因，建议以补充膳食纤维为主，通过改善粪便性状来促进肛裂的愈合。

案例 11-1 解析 4

临床诊断：肛裂。

诊断要点：

1. 既往有便秘病史，食辛辣后便血，便纸染血，血色鲜红，量少，肛门疼痛明显，持续时间长，便后肛门肿物脱出疼痛。

2. 查体：肛门视诊见 12、5 点肛缘皮肤突起，质软，色如肤，6 点肛管皮肤溃疡；直肠指检：肛门括约肌紧张，6 点肛管触痛明显，肛管及直肠下段未扪及硬性肿物，指套染鲜红色血迹，肛门镜因疼痛未完成。

治疗理念：急性肛裂以非手术治疗为主，慢性肛裂经非手术治疗无效时考虑手术治疗。

1. 急性期肛裂先保守治疗。

2. 若保守治疗后便血症状未缓解，行肠镜检查。

3. 若保守治疗后症状未缓解，建议手术治疗，推荐首选侧方内括约肌切开术。

（徐 月）

思 考 题

1. 肛裂的现代概念是什么？
2. 肛裂的常见分类方法是什么？

第十二章 肛周脓肿

学习目标

掌握　肛周脓肿的分类、临床表现、诊断、鉴别诊断和治疗原则。

熟悉　肛周脓肿的病因、手术方式。

了解　肛周脓肿的病理。

案例 12-1

患者，男性，35 岁，出租车司机。平素健康。6 天前因饮酒后自觉肛周肿痛，未予治疗。2 天前自觉肛周肿痛逐渐加重，呈持续性疼痛，伴阵发性加剧，端坐受限，同时伴有发热。连续口服琥乙红霉素片，每次 0.5g，每日 3 次，保守治疗无效。

体格检查：胸膝位示肛门外观不整，左位肛周见一红肿范围约 6.0cm×6.0cm 大小肿块，突出皮肤表面。直肠指检：触痛（＋），波动感（＋），皮温明显升高，直肠内未触及异常。

辅助检查：血常规示 WBC 12×10⁹/L，NEUT% 90%。肛门镜检查：右位肛隐窝红肿、明显凹陷。

肛周超声检查：肛相当于截石位 9 点方向肛管旁皮下软组织内可见范围约 6.0cm×6.0cm 不均质低回声包块，形态不规整，边界欠清。提示：肛周炎性包块。

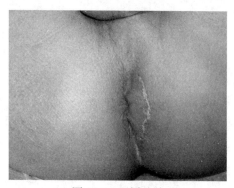

图 12-1　肛周脓肿

肛周脓肿（perianal abscess）是指肛管直肠周围软组织内或其间隙发生的急性化脓性感染，并形成脓肿，是肛管直肠周围脓肿的简称（图 12-1）。任何年龄均可发病，多见于 20～40 岁的青壮年，男多于女。临床上多数起病急骤，疼痛剧烈，伴有恶寒发热，脓肿破溃或切开引流后易形成肛瘘。常见的致病菌有大肠杆菌、金黄色葡萄球菌、链球菌和铜绿假单胞菌，偶有厌氧菌和结核分枝杆菌，但大多数是几种细菌混合感染。

一、病 因 病 理

肛周脓肿绝大多数是由肛腺感染所致，其次是肛周皮肤感染、损伤、异物、药物注射和手术后并发感染引起，极少部分可继发于其他疾病，如克罗恩病、溃疡性结肠炎、糖尿病、白血病等。肛腺开口于肛窦，位于内外括约肌之间。肛窦开口向上，粪便特别是稀便易进入肛窦，干便易损伤肛窦而致感染发生肛窦炎，由于肛窦炎症沿肛腺管进入肛腺，使肛腺管充血水肿，发生阻塞引起肛腺炎。再通过腺体的管状分支，或联合纵肌纤维向上、下、外三处蔓延到肛管直肠周围间隙，形成各种不同间隙的脓肿（图 12-2）。感染向下引发低位括约肌间脓肿和肛周皮下脓肿（最常见）；向上到括约肌间隙引发高位肌间脓肿或骨盆直肠间隙脓肿；向外穿过联合纵肌及外括约肌形成坐骨直肠间隙脓肿；向后可形成肛管后间隙脓肿和直肠后间隙脓肿。肛门直肠周围各个间隙内充满含有丰富的微血管和小淋巴管的疏松结缔组织及脂肪。各间隙之间也有结缔组织通道，如不及时手术引流可因脓液增多、压力增高，直接扩散到其他间隙或经淋巴管向周围间隙扩散形成各间隙脓肿。

综上所述，肛瘘性脓肿可分四个阶段：①肛窦炎阶段；②肛门直肠周围间隙脓肿阶段；③脓肿破溃阶段；④肛瘘形成阶段。

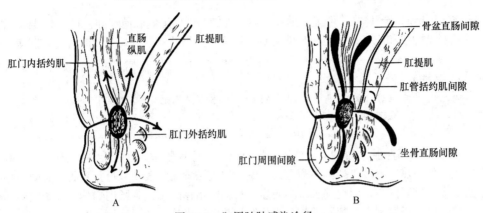

图 12-2　肛周脓肿感染途径

A. 肛周脓肿感染方向；B. 肛周脓肿感染间隙

二、分　类

按脓肿部位以肛提肌为界，肛周脓肿分为低位脓肿和高位脓肿两类（图 12-3）。

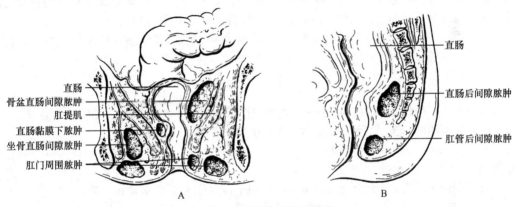

图 12-3　肛周脓肿的常见部位

A. 额状面；B. 矢状面

1. 低位脓肿（肛提肌下脓肿） ①肛周皮下脓肿；②坐骨直肠间隙脓肿；③肛管后间隙脓肿；④低位肌间脓肿；⑤低位蹄铁形脓肿。

2. 高位脓肿（肛提肌上脓肿） ①骨盆直肠间隙脓肿；②直肠黏膜下脓肿；③直肠后间隙脓肿；④高位肌间脓肿；⑤高位蹄铁形脓肿。

三、临床表现

肛周脓肿主要症状为肛门周围持续性疼痛，活动时加重。低位脓肿局部体征明显，无全身症状；而高位脓肿，局部症状相对较轻，全身症状严重，如寒战、高热等。但因脓肿的部位不同，临床表现也不尽一致，分别有不同的特点。

1. 肛门周围皮下脓肿 最常见，约占全部肛周脓肿的 80%，常位于肛门后方及侧方的皮下组织内，部位较局限。局部疼痛明显，甚至有持续性跳痛，而全身症状不明显。病变部明显红肿，有压痛，可触及明显波动感。

2. 坐骨直肠间隙脓肿 较为常见。位于坐骨直肠间隙内，由于此处间隙较大，形成的脓肿范围亦较大，容量为 60～90ml。发病时患侧出现持续性胀痛，逐渐加重，继而持续性跳痛，坐立不安，排便或行走时疼痛加剧，有的可引起排尿困难和里急后重，伴有明显的全身症状，如周身不适、发热、寒战等。早期局部体征不明显，随着炎症的加剧，可见患侧肛周红肿，双臀不对称，直肠指检时可触及明显肿块和压痛，甚至明显波动感。穿刺时抽出脓液，处理不及时可导致肛瘘。

案例 12-1 解析 1

　　本例患者平素健康。因饮酒后出现肛周肿痛，持续性胀痛，未予治疗。以后逐渐加重，继而持续性跳痛，坐立不安，伴有发热等症状。

---

　　3. 骨盆直肠间隙脓肿　较少见。位于肛提肌以上，位置较深，临床上易被误诊。早期就有全身中毒症状，如高热、寒战、疲倦不适等，严重时出现脓毒血症表现。自觉直肠内有明显坠胀感，伴有排便不畅，排尿困难，但局部表现不明显。直肠内指诊时感到直肠内灼热，直肠壁饱满隆起，有触痛和波动感。经肛周皮肤穿刺抽脓，或行肛管腔内超声检查即可确诊。

　　4. 直肠黏膜下脓肿　位于齿状线上的直肠黏膜下层与直肠纵肌之间。患者有周身不适、疲倦发热，有直肠刺激症状，里急后重、肛内下坠、便意感等，直肠指检可触及圆形或椭圆形突向肠腔的包块，表面光滑，有明显触痛及波动感。

　　5. 直肠后间隙脓肿　位于直肠后骶骨前，肛提肌以上的直肠后间隙内，与两侧骨盆直肠间隙以直肠侧韧带相分隔。也可以全身症状为主，如寒战、发热、疲倦不适等中毒表现，但直肠内有明显重坠感，骶尾部有酸痛。直肠内指检时直肠后壁饱满，有触痛和波动感。

　　肛管直肠周围任一间隙一旦形成脓肿，可以向其他间隙蔓延，形成复杂性脓肿，也可以向肠腔及皮肤蔓延、穿透，形成肛瘘。

四、诊　　断

　　本病一般根据症状、直肠指检、血常规检查或诊断性穿刺抽得脓液即可诊断，少数深部脓肿需要依靠腔内超声明确诊断，必要时需做盆腔 CT 和 MRI 检查。

案例 12-1 解析 2

　　该患者左侧肛周见一红肿范围约 6.0cm×6.0cm 大小肿块，突出皮肤表面。

　　直肠指检：触痛（+），波动感（+），皮温明显升高。

　　血常规：WBC $12×10^9$/L，NEUT% 90%。

　　肛周超声检查：提示肛周炎性包块。

五、鉴 别 诊 断

　　本病需与下列疾病相鉴别：

　　1. 肛周毛囊炎和疖肿　好发于肛周皮下，范围局限，顶端有脓栓，与肛门直肠无关，肛内指检无内口。

　　2. 化脓性汗腺炎　病变范围广，呈弥漫性结节状，常隆起，当许多窦道破口，不与直肠相通且有脓液流出时，病变区皮肤色素沉着。多发性外口无瘘管条索通向肛内。

　　3. 肛周坏死性筋膜炎　发病急、肿痛重，病变范围广，波及肛周、会阴部及阴囊部周围组织大面积坏死，常蔓延至皮下组织及筋膜。指检可触及捻发音。

　　4. 炎性外痔　肛缘皮肤突起，肿胀、疼痛明显，指检时可有触痛但无波动感。

案例 12-1 解析 3

　　本例患者肛周持续性疼痛，逐渐加重，伴有发热。临床上常被误诊为疖、炎性外痔。但本例患者查体发现左位肛周见一红肿范围约 6.0cm×6.0cm 大小肿块，突出皮肤表面。触痛（+），波动感（＋），皮温明显升高。白细胞计数和中性粒细胞计数均升高。肛周超声检查提示肛周炎性包块。而疖和炎性外痔虽然有肛周疼痛，但无发热、白细胞计数升高等。

5. 骶前囊肿 因其症状与直肠后间隙脓肿相似，常被误诊。指检时直肠后位可触及囊性肿块，表面光滑、无明显压痛。X线检查时发现直肠推向前方或一侧，骶骨与直肠之间组织增厚。

此外，尚需与肛周子宫内膜异位症、克罗恩病合并肛周脓肿、畸胎瘤感染以及骶骨结核等鉴别。

六、治 疗

早期炎症浸润尚未形成脓肿时，可口服或注射广谱抗生素，防止炎症扩散，但有的抗生素不仅不能控制炎症反而会使脓肿向深部蔓延并易导致感染加重。脓肿若治疗不及时或方法不恰当，易自行破溃或切开引流后形成肛瘘。临床上，脓肿一旦确诊，应尽早手术，但因脓肿的部位不同，手术方式亦不同。

1. 切开引流术 适用于坐骨直肠间隙脓肿、骨盆直肠间隙脓肿、蹄铁形脓肿及其他高位脓肿，无切开挂线条件者，也是各种术式的基础。

操作方法：在局麻或骶管麻醉下，于脓肿中心位置或波动明显处，做放射状切口或弧形切口，切开脓肿排出脓液后，用止血钳或示指伸入脓腔，分离其间隔组织，用1%过氧化氢溶液、生理盐水依次冲洗脓腔，放置橡胶管引流。修剪切口皮肤呈梭形，使其引流通畅。

2. 切开挂线术 适用于坐骨直肠间隙脓肿、骨盆直肠间隙脓肿、直肠后间隙脓肿、前位脓肿、高位蹄铁形脓肿及婴幼儿脓肿。

切开挂线术实际上是一种以线代刀，慢性"切开"和牢固的持久的对口引流术，不怕感染，也不会使炎症扩散。具有切割、引流、标记及异物刺激四种作用。

操作方法：在骶管麻醉下，于脓肿波动明显处或穿刺针指示下，做放射状或弧形切口，切开后常有脓液溢出或喷出，再插入血管钳撑开切口，大量脓血排净后，示指伸入脓腔探查脓腔大小，分离其间隔组织，用1%过氧化氢溶液、生理盐水彻底冲洗脓腔。一手示指伸入肛内作引导，另一手持球头探针从切口插入脓腔，沿脓腔最高处缓慢而轻柔地探查内口。于探针与示指间最薄处肛隐窝上方黏膜最高点穿通直肠，将球头探针牵至肛外，将橡皮筋挂在球头探针上勒紧，退出探针将橡皮筋一端引入内口，再从切口牵出肛外。切开自切口至内口之间的皮肤。内外两端合拢轻轻拉紧、钳夹，钳下以丝线结扎（图12-4）。此法具有手术一次治愈的优势，避免了先切开排脓引流术待2～3个月形成肛瘘后二次手术的痛苦，既缩短了住院时间，又节省了住院费用。

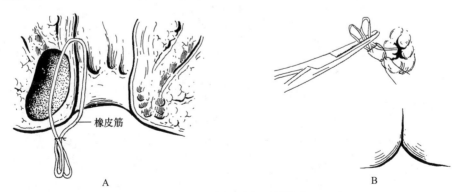

橡皮筋

A
B

图 12-4 肛周脓肿切开挂线术
A. 切面观；B. 正面观

3. 内口切开术 适用于低位肛瘘性脓肿。

操作方法：在骶管麻醉下，于脓肿波动明显处做放射状切开，以球头探针自切口伸入，在示指引导下，找到内口位置。找到感染肛窦内口后，将槽形探针沿球头探针插入，由内口穿出用剪刀切开内外口之间的组织使伤口开放，或用镰形探针刀插入切口由内口穿出一次切开，修剪创缘呈梭形，以利引流。

案例 12-1 解析 4

临床诊断：肛周脓肿。

诊断要点：

1. 肛周肿痛，呈持续性疼痛，伴有发热。

2. 左侧肛周见一红肿范围约 6.0cm×6.0cm 大小肿块，突出皮肤表面。触痛（＋），波动感（＋），皮温明显升高。

3. 血常规检查白细胞和中性粒细胞均升高。肛周超声检查提示肛周炎性包块。

治疗原则：临床上，脓肿一旦确诊，应尽早手术，但因脓肿的部位不同，手术方式亦不同。

（李春雨　聂　敏）

思 考 题

1. 肛周脓肿是如何分类的？

2. 坐骨直肠间隙脓肿的临床表现有哪些？

3. 肛周脓肿的治疗原则是什么？

4. 肛周脓肿常用手术方式有哪些？

第十三章 肛 瘘

学习目标

掌握 肛瘘的分类、临床表现、诊断、鉴别诊断和治疗。
熟悉 肛瘘的病因。
了解 肛瘘的病理。

案例 13-1

患者，男性，32岁，程序员。主因"肛周反复肿痛破溃伴脓血水溢出2年余，加重半年"于门诊就诊。

患者于2年前无明显诱因出现肛门疼痛性肿块，并伴有发热，后患者肛门处肿块自行破溃，并伴有脓血水自破溃处溢出，患者疼痛症状缓解，体温降至正常。后患者破溃处愈合，进而继续出现肛周疼痛性肿块并于原发破溃处溢脓后，疼痛症状缓解。此后该症状反复发作。患者未经系统诊治。近半年来，上述症状加重，患者溢脓较前频繁，肛周破溃口不愈合，内裤上可见脓血水，偶见粪便渣，患者无肛门坠胀，无肛门肿物脱出。发病以来，体重无明显变化，小便正常，偶有便秘。既往健康，无肝炎、结核病病史，无血液病病史，无手术、外伤史。

体格检查：膝胸位检查，可见胸膝位11点方向距离肛门约5cm处皮肤破溃口，并可触及破溃处与肛门之间皮下质硬索条状物走行，压之有脓血水自破溃处溢出。直肠指检：距肛内7cm内未触及硬性肿物，指套退出无血迹。

辅助检查：肛门镜检查示胸膝位11点及12点处肛隐窝可见结节样隆起。

问题：

1. 首先考虑何种疾病？
2. 应与哪些疾病相鉴别？
3. 治疗原则有哪些？

肛瘘（anal fistula）是肛管直肠瘘的简称，是指肛管或者直肠与会阴部皮肤相通的慢性感染性肉芽肿性管道。肛瘘通常是由位于肛管或者直肠的原发性内口、连接内外口的慢性感染性肉芽肿性管道以及位于会阴部皮肤的继发性外口组成。肛瘘的内口一般位于肛窦处，绝大多数的肛瘘继发于肛周脓肿切开引流手术后或肛周脓肿自然破溃之后。少数肛瘘为特异性感染导致，与化脓性感染导致的肛瘘病理生理过程有着明显的区别，如克罗恩病、结核、溃疡性结肠炎等，肛管直肠外伤及肿瘤继发感染破溃也可能形成肛瘘，但临床上极其少见。肛瘘是临床上较为常见的肛门直肠疾病，好发年龄为20~40周岁，婴幼儿发生肛瘘也并不少见。肛瘘好发于男性，男女比为（5~6）：1。

一、病 因 病 理

▎（一）病因

肛周脓肿是肛瘘的主要原因。现代医学认为，肛瘘与肛周脓肿分别属于同一疾病的两个不同阶段。肛周间隙急性化脓期为肛周脓肿，慢性感染期为肛瘘。当肛周脓肿形成脓腔后，脓腔自行破溃或者切开排脓后，脓液充分流出，脓肿壁结缔组织增生，脓腔逐渐缩窄，形成肉芽肿性通道，即为肛瘘。但并非所有的肛周脓肿都会形成肛瘘，只有在炎症较重、深部脓肿或脓肿引流不通畅，术后才容易形成肛瘘。另外，某些特异性感染，肛门直肠外伤性感染以及肛管肿瘤，也可以引起肛瘘。

（二）病理

肛瘘一般由内口、瘘管以及外口三部分组成，但少数肛瘘可无外口，称为内盲瘘。

1. 内口 分为原发性内口及继发性内口。原发性内口是肛瘘感染的起始部位，约 95% 的内口位于齿状线平面的肛隐窝内，多为原发感染，其中大部分位于后正中及其两侧。但肛瘘的内口也可以在直肠或者肛管的任何位置。继发性内口多由于肛管与直肠的医源性损伤。另外需要注意的是，当肛周脓肿向直肠扩散形成的直肠黏膜下脓肿于直肠管腔内破溃时，也可以成为肛瘘的继发性内口。一般来讲，肛瘘的内口只有 1 个，少数可有 2 个，多个内口的肛瘘较为罕见。

2. 瘘管 是连接内口与外口的通道，可分为主瘘管与分支瘘管。在内口引流通畅的情况下，则可能形成盲瘘管。瘘管有直有弯，有长有短。较短的瘘管仅有 1～2cm，但较长的瘘管可达 10cm 以上，个别瘘管甚至可由肛门延伸至臀部外侧、大腿甚至腹部。当主瘘管引流不畅时，或者当连接主瘘管的外口闭合后，可能再次形成脓肿，向周围扩散并穿透皮肤，则形成支瘘管。该过程反复发作则可能形成多个支瘘管。因此支瘘管是连接继发性外口与主瘘管的肉芽肿管道。瘘管壁的组织结构主要是增生的纤维组织，管的内壁则为非特异性肉芽组织。当急性感染期时，瘘管壁有较多的白细胞、淋巴细胞以及浆细胞等浸润。当粪便进入瘘管内，瘘管可见多核巨细胞反应，并可见较多的单核细胞及嗜酸性粒细胞浸润。结核性肛瘘可见结核性肉芽组织，显微镜下可见类上皮细胞、朗格汉斯细胞，并可出现干酪样坏死。

3. 外口 是瘘管于肛周皮肤的开口，可分为原发性外口和继发性外口两种。肛周脓肿首次破溃或者切开引流形成的是原发性外口。当连接主瘘管的外口闭合后，可能再次形成脓肿，并向周围扩散并穿透皮肤形成的外口为继发性外口。一般肛瘘只有 1 个外口，但也可存在 2 个甚至多个外口。

二、分 类

肛瘘的分类方法较多，国内外现存的分类方法多达 20 多种。单一的分类方法往往难以满足临床诊疗的需求，选择合适的分类方法可以更加清晰地描述肛瘘，也有助于疾病的理解。

（一）按照组织学分类

肛瘘一般分为特异性肛瘘和非特异性肛瘘。

1. 特异性肛瘘 是由克罗恩病、结核、淋巴肉芽肿、肛管直肠肿瘤等引起的肛瘘。

2. 非特异性肛瘘 是指化脓性感染形成的肛瘘，一般为大肠埃希菌、葡萄球菌、链球菌甚至厌氧菌等混合感染引起的肛门直肠脓肿破溃后形成的肛瘘。

（二）按照瘘管的形状分类

1. 直瘘 瘘管为直行的条索状，连接肛瘘的内外口，无弯曲，临床上较为多见，约占 1/3。

2. 弯曲瘘 瘘管为弯曲走行。

3. 马蹄形瘘 瘘管行径弯曲，呈蹄铁形，内口多位于后方正中处。

4. 环形瘘 瘘管环绕肛管或直肠，手术困难而复杂，临床上较为少见。

（三）按照内、外口的情况分类

1. 单内口瘘 即内盲瘘，只有内口与瘘管相通，无外口。

2. 内外瘘 既有内口，又有外口，内口多在肛隐窝处，外口在肛周皮肤，瘘管与内外口相通。

3. 单外口瘘 只有外口无内口，外口下连瘘管，临床较为少见。

（四）按照瘘管的行径与括约肌的关系分类

按照瘘管的行径与括约肌的关系分类最常用的是 Parks 分类，主要分为以下 4 类。

1. 括约肌间肛瘘 最为常见，占 70% 以上。瘘管只穿过内括约肌而不累及外括约肌，外口通常只有 1 个，距离肛缘一般较近，通常在 3～5cm，内口通常位于齿状线的肛隐窝处。

2. 经括约肌肛瘘 瘘管走行于括约肌间或者肛管后间隙深部，穿过肛门内括约肌、肛门外括约肌的浅部或深部，可以是低位肛瘘，也可以是高位肛瘘，约占 25%。经括约肌肛瘘多是坐骨直肠窝脓肿引流后形成，可以有多个外口，并且支管之间互相沟通。外口距离肛缘较远，一般在 5cm以上，少数有支管穿过肛提肌到达骨盆直肠窝。

3. 括约肌上肛瘘 瘘管向上穿过肛提肌，然后向下至坐骨肛管间隙，属于高位肛瘘，临床上较为少见。由于瘘管累及肛管直肠环，因此治疗困难，往往需要分期手术才能不造成肛门失禁。

4. 括约肌外肛瘘 临床上最为少见，瘘管穿过肛提肌直接与直肠相通。通常继发于骨盆直肠脓肿，也可以由直肠的克罗恩病、肠结核以及直肠癌等疾病引起，因此治疗时应特别注意原发疾病。

（五）按照内外口以及瘘管的数量分类

1. 单纯性肛瘘 只有一个内口、一个外口，两者之间仅有一条瘘管相通。

2. 复杂性肛瘘 有两个及以上的内口或者外口，两个以上的瘘管或者支管、盲管。

（六）中国衡水会议肛瘘统一标准分类

中国衡水会议肛瘘统一标准分类是目前国内较为常用的分类方法。以外括约肌深部为界限，瘘管位于界线以上者为高位肛瘘，瘘管位于界线以下者为低位肛瘘。有两个及以上的内口或者外口，两个以上的瘘管或者支管、盲管，称为复杂性肛瘘（图 13-1）。

1. 低位单纯性肛瘘 只有一个内口、一个外口且只有一条瘘管，瘘管走行于外括约肌深部以下，内口一般位于肛窦处（图 13-2）。

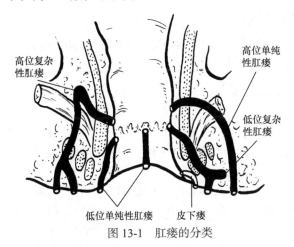

图 13-1 肛瘘的分类

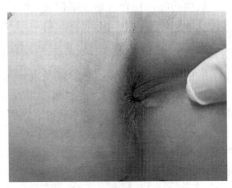

图 13-2 低位单纯性肛瘘

2. 低位复杂性肛瘘 外口及瘘管有 2 个以上，内口可有 1 个或多个，包括多发性肛瘘在内，瘘管走行于外括约肌深部以下，内口一般位于肛窦处。

3. 高位单纯性肛瘘 只有一个内口、一个外口且只有一条瘘管，瘘管走行于外括约肌深部以上，可累及肛提肌，内口一般位于肛窦处。

4. 高位复杂性肛瘘 有 2 个以上的外口及瘘管，瘘管走行于外括约肌深部以上，一般有支管或空腔，多累及肛提肌。

三、临 床 表 现

绝大部分的肛瘘由肛管直肠周围脓肿破溃或切开排脓后发展而来。破溃处或者切口久不愈合，成为肛瘘的外口。不同类型的肛瘘，以及肛瘘的不同时期，临床表现也有不同。一般来讲，当肛瘘的内口愈合或暂时闭合，瘘管及外口引流通畅时，局部炎症一般较轻微，患者可无不适症状或仅有轻微症状。当肛瘘的内口有粪便等感染物持续进入或管道引流不畅时，则呈持续感染状态，炎症较重者可发生局部红肿热痛等表现，甚至引起发热等全身反应。肛瘘的主要临床表现如下。

1. 流脓 肛瘘的外口流出少量脓性、血性及黏液性分泌物为其主要症状。瘘管位于括约肌外的高位肛瘘，因不受括约肌控制，可自发排气或者排出粪渣。肛瘘的症状可为持续性，也可以是间断性反复发作，这与肛瘘的外口是否封闭、引流是否通畅以及内口是否持续有污染物进入有关。脓液多为黄色或白色分泌物，有臭味。结核性肛瘘的脓液多而清稀，呈淡黄色，米泔样。

2. 疼痛 当瘘管引流不通畅时，脓液可在瘘管内积聚，出现局部的胀痛不适。黏膜下肛瘘可引起肛门坠胀疼痛。

3. 瘙痒 肛瘘自外口长期分泌脓液，可引起肛门潮湿，诱发瘙痒甚至湿疹，长期刺激可出现苔藓样改变。

4. 全身症状 当外口封闭，出现引流不畅，继发感染时，可出现发热等肛周脓肿的全身表现。结核、克罗恩病、肿瘤等引起的肛瘘，可能也伴随相关疾病的全身性反应。

案例 13-1 解析 1

　　本例患者既往有肛周脓肿病史，脓肿自行破溃，并伴有脓血水自破溃处溢出，破溃处愈合后，再次形成脓肿并破溃，该症状反复发作。近半年来，该患者溢脓较前频繁，肛周破溃口不愈合，内裤上可见脓血水，偶见粪便渣。

四、检　　查

肛瘘的辅助检查包括体格检查、肛门镜检查、探针检查、影像学检查、细菌培养、病理检查等，目的在于明确内、外口的位置及数量以及瘘管的数量与走行。

（一）局部检查

局部检查包括视诊、触诊以及直肠指检。

1. 视诊 肛周皮肤可见肛瘘外口，多呈乳头状隆起，有的外口可见肉芽组织隆起，有的外口被一层上皮组织覆盖。视诊可以观察到肛瘘外口的数量以及肛瘘外口与肛门之间的距离。如只有一个外口，常为单纯性肛瘘。如有两个外口且分别居于肛门后位左右两侧，则可能是马蹄形瘘。复杂性肛瘘可由于病变范围较广而出现皮肤表面凹凸不平，外口形貌各异。一般来讲，外口距离肛门较近者，其瘘管较浅，外口距离肛门较远者，其瘘管较深，但也有不少患者外口距离肛门近但瘘管位置深，同样也有不少患者外口远而管道浅。因此，肛瘘外口距离肛门远近仅作为判断瘘管深浅的参考。观察外口的形态对于了解肛瘘的病史亦有参考作用。病程较长的肛瘘，其外口处常有肉芽组织的凸起或者纤维化结节，有的是被上皮组织覆盖貌似愈合。而新发肛瘘外口处一般无组织增生。用手指按压肛瘘外口周围的组织，有时可见脓性分泌物自外口流出。当脓液混有鲜血表示刚破溃不久；当肛瘘再发感染时，脓液可多而稠。结核分枝杆菌感染导致的肛瘘，其脓液清稀呈米泔样。脓液黄而臭者，多为大肠杆菌感染。脓液呈果冻状且伴有特殊恶臭味者，应考虑癌变可能。

2. 触诊 肛瘘的触诊对于明确瘘管的走行十分重要，通过触诊一般可以直接辨别肛瘘的不同体征，甚至明确肛瘘的分类。当肛瘘的瘘管表浅时，通过触诊可及自外口往肛门方向一质硬条索状物通向肛管，此即为肛瘘的瘘管。由于高位肛瘘的位置较深，一般触诊难以摸到。触诊可直接分辨瘘管的走行是笔直还是弯曲，蹄铁形或钩形，有无分支瘘等。

3. 直肠指检 主要用于检查内口的位置及数量，瘘管的走行以及与肛管直肠环的关系，同时可以检查瘘管与肛门括约肌的关系以及肛门括约肌的功能。内口一般位于齿状线附近，呈结节状，有压痛表现，有的内口处无明显结节，不易触及。瘘管位置较深且病程迁延的肛瘘，肛管直肠环可以出现不同程度的纤维化，指检时应特别留意。

（二）肛门镜检查

肛门镜检查可直接观察肛门内的情况。由于肛瘘的内口多位于齿状线处，有时可发现肛隐窝感染或有突出的结节。当内口未封闭时，挤压瘘管壁可能会有脓液自内口处流出。自外口注射染色剂，于内口处可见着色。但当检查时患者肛门括约肌收缩，可阻碍染色剂通过括约肌，因此内口可无着色。另外行肛门镜检查时，应该观察直肠下段及肛管有无溃疡、充血、炎症或占位等。

（三）探针检查

探针检查一般适用于术中，目的在于明确瘘管的行径、长短以及内口的位置，同时也可以用于判断瘘管与肛门括约肌的关系。检查方法为：一只手戴手套蘸取适量润滑剂做直肠指检，手指放置于内口处，另一只手持粗细合适的探针自外口轻柔插入瘘管内，探针沿瘘管走行，并自内口穿出。非麻醉状态下应用时，患者往往因为疼痛无法配合。同时非麻醉状态下患者肛门括约肌处于紧张状态，探针难以通过。有时暴力使用探针，可造成假瘘管及继发感染等问题。因此操作时动作应当轻柔，并向患者解释清楚该检查的意义以取得患者配合。

（四）影像学检查

1. 肛周 MRI 是肛瘘的重要检查方法之一，尤其是对高位肛瘘，具有较高的诊断价值，可以作为临床上常规的检查方法。MRI 可以显示肛瘘内口的位置、瘘管的数量及走行，增强核磁扫描其图像更加清晰。核磁可显示出瘘管为条状信号，增强后瘘管明显强化。

2. 肛周 CT 对于肛瘘的瘘管走行及内口的判断具有一定的诊断价值。

3. 肛周彩超 常用于低位肛瘘的诊断，可显示瘘管的走行，具有一定的诊断价值。直肠腔内超声可以用于诊断高位肛瘘及黏膜下肛瘘。

4. 瘘管碘油造影检查 该检查多用于高位复杂性肛瘘的诊断，尤其是反复多次手术的患者，以及病因不明、瘘管及分支走行不清晰、内口的位置无法判断者。具体方法为：先在肛瘘外口及肛门口处各贴一小铅片进行标记，然后从肛瘘的外口插入一导管，在 X 线透视下往瘘管内注射 30%～40% 的碘油或 12.5% 的碘化钠溶液，观察碘油在瘘管内的走行，并拍摄 X 线片，X 线片可显示瘘管的走行及其分支情况，碘油若自内口进入肠腔则可明确内口位置。通过肛缘及肛瘘外口的小铅片标记物，可以计算瘘管的长度及深浅。当检查时患者肛门括约肌收缩，可阻碍碘油进入肠腔，无法显影完整的瘘管与内口，因此碘油未进入肠腔不能说明没有内口。对一般的肛瘘而言，该项检查不作为常规检查。

（五）细菌培养

对肛瘘外口的分泌物做细菌培养及药敏试验，可以协助诊断并指导诊疗。尤其是对术后创面生长缓慢甚至迁延不愈的患者，尤其重要。

（六）病理检查

肛瘘等慢性炎症可刺激肛管细胞异变，甚至导致肛管癌的发生。因此对于肛瘘病史较长的患者，应当行病理检查以明确性质。病理检查同样也可以诊断是否为结核性肛瘘。但注意应当正确留取标本，方法为留取包括瘘管壁及与瘘管壁相连的组织送检。高度怀疑恶性的，若一次送检未检出，可多次取活组织送检。

五、诊 断

肛瘘的诊断并不困难，一般依靠病史并检查到内口外口及瘘管即可明确诊断。需要强调的是，明确内口的位置以及确定瘘管的走行及瘘管与括约肌的位置关系是诊断的重点，需要综合各项检查进行综合分析。

首先，应当区别是单纯性肛瘘还是复杂性肛瘘。其次，应当鉴别是高位肛瘘还是低位肛瘘。若

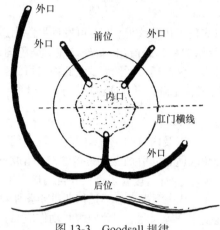

图 13-3 Goodsall 规律

在检查中见肛门左右两侧均有外口，应考虑到马蹄形瘘的可能。马蹄形瘘的内口多见于后正中，少见于前正中，原因是肛管后部的皮下组织较前部疏松，感染更容易蔓延。

Goodsall 规律由学者 Goodsall 于 1900 年首次提出，因此称为 Goodsall 规律（图 13-3），可帮助确定内口的位置及瘘管的走行，但临床实际应用表明，并非所有的肛瘘都符合该规律。其具体内容如下：于肛门中点处画一横线，若肛瘘的外口位于此线前方，则瘘管呈直线通向肛管，且内口位于外口相对应的位置；若外口位于此线的后方，瘘管常呈弯曲形状，且内口多在后正中的齿状线附近。此规律仅作参考，不能代替其他辅助检查。

在诊断肛瘘的同时，也不能忽略患者的全身合并症，如糖尿病等。手术应当在患者全身合并症得到控制或者稳定后再进行。因此，应当详细全面采集患者的病史，在此基础上进行仔细体格检查，并开具合理的理化检查，充分掌握资料后，做出全面准确的诊断。

案例 13-1 解析 2

本例患者既往有肛周脓肿病史，脓肿自行破溃，并伴有脓血水自破溃处溢出，破溃处愈合后，再次形成脓肿并破溃，症状反复发作，目前出现肛周破溃口不愈合，内裤上可见脓血水，偶见粪便渣。据此可初步做出肛瘘的诊断，但仍需进一步行辅助检查，以明确内口的位置及瘘管走行。

六、鉴 别 诊 断

肛瘘的诊断并不困难，但肛门周围及骶尾部可能会有其他瘘管，也有分泌物排出，但此瘘管不与肛门相通。若不加鉴别，按照肛瘘手术，可引起不必要的肛管及肌肉损伤。因此肛瘘需与下列疾病鉴别。

1. 肛周化脓性汗腺炎　是一种发生在肛周皮肤及皮下组织的慢性炎症性疾病。其病变范围较广、病程迁延，典型的表现是肛门周围皮肤的弥漫性结节性改变。局部化脓或增生可有隆起，肛周皮肤可见多处窦道及破溃口，通常挤压周围皮肤可见脓汁溢出。肛周化脓性汗腺炎与肛瘘的主要区别在于，其病变范围仅限于皮肤或皮下组织，没有内口，因此其窦道不与肛管或直肠相通。

2. 肛门周围疖、痈　肛周的疖最初表现为局部的红、肿、痛的小结节。当多个肛周的疖相连时则形成痈。痈呈锥形隆起，中央可出现组织坏死而变软，进而发生破溃。当切开引流或自行破溃后，脓液流出，可形成瘘管，间断流出脓液。与肛瘘相比，没有内口，因此其窦道不与肛管或直肠相通。

3. 骶尾部囊肿　是一种先天性疾病，一般认为是由于胚胎时期的发育异常引起的。一般位于骶骨前直肠后间隙内，常为表皮囊肿或皮样囊肿。多在青春期或 20～30 岁发病。囊肿可呈单囊性、双囊性或者多囊性。当囊肿未发生感染时，常无症状，囊肿腔内可见胶冻状黏液。当囊肿继续长大或者发生感染时，可出现骶尾部的持续性胀痛。并可以出现感染的相关症状，如局部的红肿热痛等表现，或者出现全身的发热反应。当进行切开引流后或脓肿自行破溃后，可形成窦道，而无内口。骶尾部囊肿与肛瘘的区别在于：位置并不相同，骶尾部囊肿主要有骶尾部胀痛，当破溃后，瘘管多在臀部中缝。直肠指检时可出现骶骨前膨隆，触及囊性肿物，表面光滑，界线清晰。瘘管可距离尾骨近而离肛门远。骶尾部囊肿形成的瘘管无内口，探针置入甚至可达十几厘米，但不能从肛管引出。

手术切除囊腔可见骨质与牙齿，病理可明确诊断。

4. 肛管癌　进展到晚期时，由于瘤体的溃烂，也可以形成瘘管。但其特点是，直肠指检可及坚硬的肿块，多呈菜花样（图 13-4），可触及深大溃疡。多可闻及恶臭味，并常常伴有持续性疼痛。经病理检查可确诊。

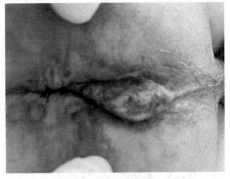

图 13-4　肛管癌

5. 肛周放线菌感染　肛周皮肤及皮下组织感染放射菌可形成皮下瘘道。瘘道与肛管或直肠不相通。肛周放射菌感染的病变范围一般较广，累及肛周的皮肤及皮下组织，呈弥漫性，可见许多窦道及破溃口，按压周围组织可见脓液自破溃口流出。其与肛瘘的主要区别在于，其病变范围仅限于皮肤或皮下组织，没有内口，因此其窦道不与肛管或直肠相通。取脓汁做细菌培养可见放射菌生长。

6. 藏毛窦　是一种少见的骶尾部皮肤上含有毛发的窦道，常有脓液分泌，不与肛门相通。临床上较为少见。

7. 会阴部尿道瘘　为尿道球部与会阴部皮肤相通形成的瘘管，瘘口常在会阴部尿生殖三角内。当排尿时，可有尿液从瘘口流出。与肛瘘相比，会阴部尿道瘘并不与肛管相通，而是与尿道相通，因此肛管及直肠并无内口。患者多有会阴部外伤病史或尿道狭窄。

案例 13-1 解析 3

　　本例患者青年男性，既往有肛周脓肿病史，脓肿自行破溃，目前出现肛周破溃口不愈合，内裤上可见脓血水，偶见粪便渣。据此可初步做出肛瘘的诊断，但仍需进一步行辅助检查，与肛周其他疾病相鉴别，以防误诊、漏诊。

七、治　疗

肛瘘极少可以自愈，手术是肛瘘首选治疗方法。肛瘘的手术方法种类繁多，但术式选择一般根据瘘管的走行与肛门括约肌的关系。但无论何种术式，其手术的原则是在有效治疗肛瘘的同时，尽量不损伤肛门括约肌，最大限度保留肛门功能。

国内李春雨教授提出的肛瘘手术成败的关键在于：①准确寻找和处理内口；②切除和清除全部瘘管；③合理处置肛门括约肌；④创口引流通畅。常见的肛瘘手术方式如下。

（一）低位肛瘘切开搔刮术

低位肛瘘切开搔刮术指对于大多数的低位肛瘘，将其内口与外口之间的肛管直肠壁全部切开，使整个瘘管敞开，搔刮瘘管壁上的坏死组织的一种手术方法。适用于低位单纯性肛瘘或低位复杂性肛瘘。

操作方法：常规消毒铺单后，取截石位，做示、拇指双合诊。摸清外口与肛管之间是否有硬质条索，同时明确内口的位置。术者一只手的示指插入肛门，放置于内口处作为引导。另一只手持球头探针，从外口插入，并沿着瘘管走行的方向往肛管继续延伸，注意动作一定要轻柔，以免造成假瘘道或者假内口。当内口为开放性内口时，探针可以直接从内口穿出进入肛管内，若内口为闭合性，则应针指结合找到最薄弱处穿入肛管，然后牵引出肛门外。沿球头探针方向插入有槽探针，切开内、外口之间的肛管直肠壁，使瘘管完全敞开。用刮匙充分搔刮瘘壁上的腐肉及坏死组织，使之暴露新鲜创面。修剪瘘管两侧的皮肤和皮下组织，使创口呈底小口大的"V"形，充分引流。仔细结扎搏动性出血点，将凡士林纱布嵌入创口，用纱布加压包扎，丁字带固定。

（二）低位肛瘘切除术

低位肛瘘切除术指对于大多数的低位肛瘘，将其内口与外口之间的皮肤切开，然后将肛瘘的

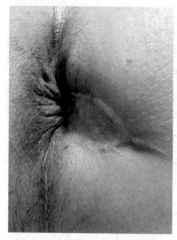

图 13-5 低位肛瘘切除术术后

内口、外口、瘘管以及瘘管周围的组织一并切除的一种手术方法。创面完全开放引流，不做缝合（图 13-5）。适用于已纤维化的低位单纯性肛瘘以及低位复杂性肛瘘。

操作方法：常规消毒铺单后，取截石位，做示、拇指双合诊。摸清外口与肛管之间是否有硬质条索，同时明确内口的位置。术者一只手的示指插入肛门，放置于内口处作为引导。另一只手持球头探针，从外口插入，并沿着瘘管走行的方向往肛管继续延伸，注意动作一定要轻柔，以免造成假瘘道或者假内口。当内口为开放性内口时，探针可以直接从内口穿出进入肛管内，若内口为闭合性，则应针指结合找到最薄弱处穿入肛内，然后牵引出肛门外。沿球头探针方向插入有槽探针，切开内、外口之间的肛管直肠壁，使瘘管完全敞开。将内口、外口、瘘管一并切除，并将瘘管周围的纤维组织也切除，直至暴露出健康组织。修剪瘘管两侧的皮肤和皮下组织，使创口呈底小口大的"V"形，充分引流。仔细结扎搏动性出血点，将凡士林纱布嵌入创口，用纱布加压包扎，丁字带固定。

（三）低位肛瘘切除缝合术

低位肛瘘切除缝合术指对于大多数的低位肛瘘，将其内口与外口之间的皮肤切开，然后将肛瘘的内口、外口、瘘管以及瘘管周围的组织一并切除然后进行一期缝合的一种手术方法。适用于瘘管短浅且无分支的低位单纯性肛瘘。

操作方法：常规消毒铺单后，取截石位，做示、拇指双合诊。摸清外口与肛管之间是否有硬质条索，同时明确内口的位置。术者一只手的示指插入肛门，放置于内口处作为引导。另一只手持球头探针，从外口插入，并沿着瘘管走行的方向往肛管继续延伸，注意动作一定要轻柔，以免造成假瘘道或者假内口。当内口为开放性内口时，探针可以直接从内口穿出进入肛管内，若内口为闭合性，则应针指结合找到最薄弱处穿入肛内，然后牵引出肛门外。沿球头探针方向插入有槽探针，切开内、外口之间的肛管直肠壁，使瘘管完全敞开。将内口、外口、瘘管一并切除，并将瘘管周围的纤维组织也切除，直至暴露出健康组织。彻底止血后，冲洗伤口。用肛门拉钩将肛门拉开，显露切口上端的内口后，用 2-0 号肠线连续缝合内口下缘黏膜 2 针，以封闭内口。然后，用丝线全层间断缝合切口。重新消毒，将酒精纱条覆盖于切口表面，用纱布加压包扎，丁字带固定。

（四）高位肛瘘挂线术

肛瘘挂线术是我国传统中医治疗肛瘘的有效术式。在明代《古今医统大全》与元朝《永类钤方》均有记载，用药线引入瘘管，故名挂线术。高位肛瘘挂线术亦可以称为高位肛瘘慢性切开引流术，指的是以橡皮筋通过全部瘘管，利用橡皮筋的持续性收缩的机械作用，勒开瘘管，从而进行引流的一种术式。适用于高位单纯性肛瘘。

操作方法：常规消毒铺单后，取截石位，在球头探针的尾端缚扎一橡皮筋。一手示指做直肠指检，尝试摸清内口位置。另一只手持球头探针，从外口插入，并沿着瘘管走行的方向往肛管继续延伸，注意动作一定要轻柔，以免造成假瘘道或者假内口。当内口为开放性内口时，探针可以直接从内口穿出进入肛管内，若内口为闭合性，则应针指结合找到最薄弱处穿入肛内，然后牵引出肛门外。将探针自肛门内完全拉出，橡皮筋从外口进入又从内口拔出，贯穿整个瘘管。切开内、外口之间的皮肤及皮下组织，拉紧橡皮筋两端后钳夹，用丝线结扎固定橡皮筋。在被橡皮筋紧勒的组织注射长效止痛针剂，如亚甲蓝等。仔细止血，凡士林纱布填充创腔，用纱布加压包扎，丁字带固定。

（五）高位肛瘘切开挂线术

高位肛瘘切开挂线术指将高位复杂性肛瘘瘘管的低位部分予以切开引流，然后通过高位部分的瘘管寻找内口并进行挂线治疗。切开挂线术是在挂线术的基础之上，吸收了现代医学的治疗理念发展而来，是目前治疗高位肛瘘最常用的手术方式。适用于高位复杂性肛瘘。

操作方法：常规消毒铺单后，取截石位。在球头探针的尾端缚扎一橡皮筋。首先将高位肛瘘瘘管的低位部分包括支管先行切开，并修剪创缘使之呈"V"形以利引流。充分搔刮瘘管壁上的坏死组织，暴露出新鲜创面。针对内括约肌深部及以上位置的瘘管，采用挂线的方法。一手示指做直肠指检，尝试摸清内口位置。另一只手持球头探针，从瘘管的高位部分插入，并沿着瘘管走行的方向往肛管继续延伸，穿破内口进入肛管直肠腔内，注意动作一定要轻柔。对于瘘道高位而内口低位者，应当将探针横起向下寻找内口，针指结合找到最薄弱处穿入肛内。将探针自肛门内完全拉出，使橡皮筋贯穿整个瘘管。切开皮肤及皮下组织，拉紧橡皮筋两端后钳夹，用丝线结扎固定橡皮筋。在被橡皮筋紧勒的组织注射长效止痛针剂。仔细止血，凡士林纱布填充创腔，用纱布加压包扎，丁字带固定。

如为后位的马蹄形瘘，应当先将两侧的外口切除，然后于肛后正中位肛缘外侧皮肤做一放射状切口，然后以弯钳与两侧外口处的切口相通，形成对口引流，彻底搔刮瘘管壁上的坏死组织。然后视情况在后正中切口与外部切口之间做1~2个小切口，形成开窗并留桥，并使用凡士林纱布引流。然后在后正中切口以探针寻找内口，内口大都在后正中的齿状线处。然后同上操作进行挂线治疗。

如为前位的马蹄形瘘，手术操作与后位的马蹄形瘘大致相同，但应注意，肛管前位的括约肌较后位薄弱，尤其是女性与儿童，挂线时应注意皮筋的松紧程度。

（六）低位切开高位虚挂引流术

低位切开高位虚挂引流术在高位肛瘘手术中应用，位于齿状线以下部分的瘘管切开，齿状线以上超过肛管直肠环的部分，予以虚挂引流。该方法有治愈率高、并发症少、保护肛门功能等优点。

（七）瘘道旷置术

瘘道旷置术由学者 Hanley 于 1965 年提出，其理念是治疗肛瘘没有必要切开全部瘘管，因此又称为瘘管不全切开术或内口引流术。此术式针对坐骨肛门窝马蹄形瘘设计。此类病例患者的内口多在后正中附近的一侧，手术时将原发内口处瘘管切开引流，并切开内、外括约肌皮下部及肛门后间隙，开放切口引流。通过对原发内口的治疗，促进瘘管愈合。

（八）断管挂线术

该术式是将肛瘘的瘘管人为分成两部分处理。靠近肛门和肛管括约肌的瘘管及内口做挂线处理，另一部分瘘管及外口做旷置处理或切除缝合处理。适用于瘘管弯曲、内外口之间距离较远的肛瘘。

（九）保留括约肌的肛瘘术式

近几十年来，专家学者们提出了保留肛门括约肌的一系列新术式，旨在避免术中损伤肛门括约肌，最大限度保护肛门功能。常见的术式有内括约肌部分切断术、瘘管剔除术、肛瘘剜除术、内口切除缝合闭锁术、瘘管旷置引流术、管道切缝内口引流术、内口切开管道药线引流术、枯痔钉脱管术、内口封闭药捻脱管术等。此类术式的共同特点为切除原发病灶及瘘管而不切断肛门括约肌。此类术式术后疼痛较轻，肛门部瘢痕少，保持肛门柔软性及弹性，同时患者术后无肛门功能障碍，避免患术后出现肛门漏气、漏液等后遗症，且患者病程缩短，目前已得到临床的广泛重视。其缺点是治愈率相比传统手术较低，尚需临床上进一步研究探讨。本节将重点介绍以下术式。

1. 内括约肌部分切断术　该术式基于"瘘管性肌间脓肿"学说，由学者于 1958 年提出，主要针对的肛瘘类型为括约肌间瘘。此术式的要点是，对括约肌间脓肿和肛瘘采取从肛门内切开肌间脓肿，进行肛内引流，不切断外括约肌，只切断部分内括约肌和与感染有关的肛隐窝，从而治愈肛瘘。此术式的优点是仅切开了部分的内括约肌，从而保护了肛门的功能，但因为未切开延伸到肌间的脓肿及瘘管，因此存在复发的可能。

2. 瘘管剔除术　该术式由学者 Parks 在内括约肌部分切断术的基础上进行改良后提出，目的是充分切除原发病灶。手术不仅将肛隐窝及其附近的黏膜切除，还将内、外括约肌间的瘢痕一并切除而治愈肛瘘。该术式主要针对的肛瘘类型为括约肌间瘘。自 Parks 创用此法治疗肛瘘之后，目前已成为现代保存括约肌手术的基础。但也有学者认为此术式违背了瘘管从其底部完全切开的原则，因而对于高位肛瘘复发率较高。尽管如此，Parks 术式通过不断改进，仍然广泛应用于临床。

3. 肛瘘剜除术　该术式由 Goligher 于 1970 年提出，后经宇井根据其原理作了改良，称为 Goligher-宇井法。此术式针对的肛瘘类型为马蹄形瘘。对于原发病灶的处理，将肛隐窝及其附近的黏膜切除，并将内、外括约肌间的瘢痕一并切除。对于双侧瘘道的处理，则采取切开搔刮，从而治愈肛瘘。手术首先清除原发病灶和感染坏死组织，继而将切口向外延长，将尾骨尖前方的皮肤切去一块，使呈外宽内窄的开放性创口，切除瘢痕、搔刮创面，开放肛门后间隙，做一能容手指通过的贯穿通道，以沟通两侧瘘道。该术式治疗双侧肛提肌下瘘，术中将坏死组织彻底清除，将左、右两侧瘘道充分引流，又不损伤外括约肌与肛尾韧带，具有疗程短及后遗症少等优点。

（十）纤维蛋白胶封闭术

Hjortrup 等利用纤维蛋白胶治疗会阴瘘获得成功后，该术式也开始用于治疗肛瘘，目前已有许多关于纤维蛋白胶治疗肛瘘的报道。此术式一般只针对低位单纯性肛瘘或低位复杂性肛瘘。该术式的优点是不损伤肛门括约肌，可以多次重复进行，患者早期即可进行正常活动。同时，该手术亦具有创伤小、患者疼痛轻、病程缩短等优点。

（十一）括约肌间瘘道结扎术

Rojanasakul 医生于 2007 年发表在《泰国医学会杂志》上的论文对括约肌间瘘道结扎术（ligation of the intersphincteric fistula tract，LIFT）进行了详细介绍说明，LIFT 手术是一种新的保留肛门括约肌的术式。适用于经括约肌型肛瘘。

操作方法：常规消毒铺单后，取截石位。用球头探针自外瘘口插入，探查瘘管并寻找内口。一手示指做直肠指检，尝试摸清内口位置。另一只手持球头探针，从外口插入，并沿着瘘管走行的方向往肛管继续延伸，注意动作一定要轻柔，以免造成假瘘道或者假内口。当内口为开放性内口时，探针可以直接从内口穿出进入肛管内，若内口为闭合性，则应针指结合找到最薄弱处穿入肛内。也可以自外口使用 10ml 注射器注入 1∶10 过氧化氢溶液生理盐水混合液，可见液体从内口流出，以确定内口位置。然后以探针作为引导，在瘘管上方沿肛缘括约肌间沟行 1.5～2cm 的弧形切口，进入肛门内外括约肌间平面，沿内外括约肌间分离瘘管，尽量沿瘘管向内括约肌侧和外括约肌侧分离瘘管，用血管钳分别钳夹肌间瘘管的内口侧和外口侧，在靠近内括约肌侧切断肌间瘘管，用 3-0 可吸收缝线缝扎瘘管的内口侧。分离剔除外括约肌侧瘘管，尽量不要残留，外口做隧道式挖除或刮搔引流，3-0 可吸收缝线闭合外口侧肌间缺损，如果不剔除外口侧瘘道，在充分搔刮干净后予以缝合结扎。最后 3-0 可吸收缝线间断褥式缝合括约肌间切口，修剪外口处肉芽组织，开放引流。

> **案例 13-1 解析 4**
>
> 临床诊断：肛瘘。
>
> 诊断要点：
>
> 1. 患者既往肛周脓肿破溃病史，破溃后皮肤破溃口不愈合，并伴有脓血水自破溃处溢出，且该症状反复发作。
>
> 2. 膝胸位检查，可见胸膝位 11 点方向距离肛门约 5cm 处皮肤破溃，并可触及破溃处与肛门之间皮下质硬索条状物走行，压之有脓血水自破溃处溢出。直肠指检：距肛内 7cm 内未触及硬性肿物，指套退出无血迹。

3. 肛门镜检查见胸膝位 11 点及 12 点处肛隐窝可见结节样隆起。

治疗理念：以手术为主。

1. 准确寻找和处理内口。

2. 切除和清除全部瘘管。

3. 合理处置肛门括约肌。

4. 创口引流通畅。

（孙 哲）

思 考 题

1. 肛瘘应与哪些疾病相鉴别？

2. 肛瘘的治疗原则是什么？

第十四章 肛周坏死性筋膜炎

学习目标

掌握 坏死性筋膜炎的临床表现、诊断、鉴别诊断和治疗。

熟悉 坏死性筋膜炎的病因病理。

了解 坏死性筋膜炎的流行病学。

案例 14-1

患者，男性，60 岁，退休。主因"肛周肿痛半个月，外院切开引流 5 天，加重 2 天"于 2022 年 7 月 6 日门诊就诊。

患者于半个月前因便秘自行应用开塞露后出现肛周肿痛坠胀不适，未治疗，于 2022 年 6 月 26 日出现高热、休克症状，附近医院诊断为糖尿病酮症酸中毒、感染性休克，经治疗生命体征平稳后发现肛周脓肿、尿潴留，于 7 月 1 日行肛周脓肿切开引流术，术后肛周肿痛范围进一步加重，7 月 4 日 CT 示：肛周、盆底、腹壁弥漫多发软组织肿胀，部分积液包裹，部分腔内见气体密度影。发病以来，食欲下降，体重下降约 5kg，留置导尿管，便秘。

既往病史：10 天前在附近医院就诊时查出糖尿病。既往无肝炎、结核病史，无血液病史，无手术外伤史。

体格检查：T 36.5℃，P 120 次/分，BP 134/70mmHg，R 23 次/分。面色苍白，手足湿冷。肛门位置正常，闭合良好；肛周红肿明显，压痛阳性；截石位 2、5、7、10 点分别见手术切口及引流皮条，切口颜色晦暗，可见洗肉水样坏死物外流；阴囊高度肿胀，呈紫红色，前端可见一大小约 5cm×4cm 黑色痂皮，后端可见一大小约 3cm×2cm 皮肤破溃，洗肉水样分泌物流出。腹壁、臀部外观未见异常，触诊下腹壁及右侧臀部有捻发音。肛门及直肠因疼痛剧烈未进一步检查。

辅助检查：CT（2022 年 7 月 4 日）示肛周、盆底、盆腹壁弥漫多发软组织肿胀，部分积液包裹，部分腔内见气体密度影，考虑脓肿可能，双侧肛周脓肿及瘘管累及肛提肌部分达皮下。心电图（2022 年 7 月 4 日）示窦性心动过速，完全性右束支传导阻滞。WBC 为 $21.08×10^9$/L（2022 年 6 月 27 日）和 $7.32×10^9$/L（2022 年 7 月 6 日）。血液细菌培养（2022 年 6 月 27 日）：咽峡链球菌感染。未做脓液细菌培养。

问题：

1. 首先考虑何种疾病？
2. 应与哪些疾病相鉴别？
3. 治疗原则有哪些？

坏死性筋膜炎（necrotizing fasciitis，NF）是由多种细菌侵入皮下组织和筋膜引起的暴发性坏死性软组织感染，常导致全身脓毒血症和多器官衰竭，是一种少见的潜在威胁生命的疾病。病变区域的皮肤、皮下及筋膜组织坏死，并沿筋膜迅速扩展，肌肉通常不受累，但也会因继发的肌腔隙综合征而发生肌坏死。病变可涉及四肢、会阴、肛周、阴囊、腹股沟、臀部、腹壁、胸壁等全身多处，肛门直肠周围及生殖三角区是坏死性筋膜炎最常见的发病部位，占比高达 21%，称为肛周坏死性筋膜炎（perianal necrotizing fasciitis，PNF），法国医生 Fournier 最早描述了这类疾病，故 PNF 也被称为"Fournier 坏疽"。

一、流行病学

PNF 在任何年龄都可发病，好发于中年及年轻的老年男性（男：女=10：1），总体来说本病发病率低（约 1：750 000～1：7500），死亡率却极高（可高达 67%）。死亡的直接原因不是局部病变的进展，而是严重的全身系统性病变，如脓毒血症、凝血障碍、急性肾衰竭、多脏器功能衰竭等。近年 PNF 的发病率有明显的上升趋势，且死亡率居高不下，推测可能与近年来全社会耐碳青霉烯肠杆菌（carbapenem resisitant enterobacteriaceae，CRE，俗称超级细菌）感染率升高有关，同时也可能与患有严重基础疾病的老龄人口增多有关。

二、病因病理

（一）病因

PNF 最常见的诱发因素是肛管直肠、尿道生殖区的感染和损伤。Eke 等统计的 1726 例患者的感染来源，其中皮肤感染占比 24%，结直肠感染占比 21%，尿路感染占比 19%。

（二）病原菌

本病是否存在某些"嗜筋膜"的特异性致病菌尚存在争论。按照目前的细菌培养检测方法，发现该病通常为多重混合耐药菌感染，从病变处可分离到 2 种或 2 种以上的细菌，涵盖需氧菌、厌氧菌，杆菌、球菌，革兰氏阴性菌、革兰氏阳性菌；甚至同一患者，不同时间相同或不同部位能培养出不同的细菌，也有患者多次创面分泌物培养均为同一单一菌种。目前文献报道的从 PNF 组织中培养出的细菌多达 70 余种。拟杆菌、克雷伯菌、大肠埃希菌、肠阴沟杆菌、变形杆菌、肠尿球菌、奇异变形菌和咽峡炎链球菌等都是常见致病菌种。近年来分离出 CRE 的患者逐渐增多，使得感染控制更为棘手。这些菌属有些平时就存在于肛管及直肠远端，生理情况下毒性很低，并不致病。感染菌的复杂性也部分决定了 PNF 症状和伴随症状的多样性、复杂性。

> **案例 14-1 解析 1**
>
> 本例患者得病最初一个诱因就是自行应用开塞露戳伤肛门，未引起患者注意。附近医院就诊时血培养为咽颊炎链球菌感染。转诊后行脓液细菌培养，为克雷伯菌，且为 CRE 感染。充分显示了 PNF 患者感染菌的复杂性。

（三）基础疾病

超过一半的 PNF 患者存在较严重的基础疾病。本病好发于糖尿病、高血压、慢性肝病、肝硬化、慢性肾功能不全、白血病、恶性肿瘤放化疗患者、使用免疫抑制剂、长期类固醇激素治疗以及其他体弱患者，或发生于经历过连续紧张、熬夜加班的亚健康人群，提示免疫低下可能在本病的发生中起重要作用。糖尿病是最常见基础疾病，约占 51.2%。糖尿病患者存在自身趋化功能、吞噬功能受损，血管病变影响血液循环等因素，容易发生细菌感染。PNF 病死率高的原因也部分归因于这些基础疾病，本章案例患者，发病时存在糖尿病酮症酸中毒。

> **案例 14-1 解析 2**
>
> 本例患者是糖尿病患者，而且推测已患病多年，但本人及家属均不知晓，附近医院就诊期间才确诊。转诊后查糖化血红蛋白为 11.6%。

（四）病理生理

PNF 初期通常看起来就像一个发生在肛管、肛门周围或会阴部的"普通感染"，如何向暴发性过程演变并导致严重后果，其中的病理生理机制尚不十分清楚。

PNF 的感染机制是应该多因素的，多种细菌的协同作用可能部分解释本病。在全身或局部组织出现免疫损害后，多种细菌侵入皮下组织和筋膜，需氧菌先消耗组织中的氧气，创造出适宜厌氧菌生存繁殖的少氧环境；细菌及其毒素的作用引起浅筋膜炎症，细菌产生的一些酶可以分解、破坏组织，使病变沿皮下间隙、筋膜迅速向周围扩散，引起感染组织广泛炎症充血、水肿；同时皮肤和皮下的微血管也出现炎性改变，微血管内大量血栓形成，与感染相互促进，加快了缺血和坏死的进展。细菌产生的透明质酸酶、链激酶等，使坏死和缺血组织部位吞噬细胞的功能严重受损，导致感染坏死迅速发展，局部表现为洗肉水样坏死，而不是黏稠的脓液，厌氧菌产生的氢气和氮气在皮下组织内聚集，导致捻发音的产生。这种进程发展极为迅速。例如，PNF 患者阴囊部位清创达肉眼健康组织，仅半小时后肛周清创完成再次检查睾丸，肉眼可见坏死进展。

显微镜下闭塞性动脉内膜炎和血管内血栓形成是其特征性的表现。可见真皮层深部和坏死筋膜中有中性粒细胞浸润，血管壁有明显的炎性表现，动静脉壁出现纤维素性坏死，血管内有纤维性栓塞，革兰氏染色可在破坏的筋膜和真皮中发现病原菌，肌肉无损害表现。

三、临床表现

PNF 患者通常主诉为肛门周围或会阴区肿胀疼痛，伴或不伴有肛门、会阴坠胀感，部分患者有排尿困难甚至尿潴留。进行性加重的过程，大致可分为三期。

（一）早期

肛周或会阴部皮肤红肿变硬，有大疱或明显坏死（图 14-1）。局部皮肤轻微的红肿，接着出现皮肤红、肿、热、痛、硬，伴有阴囊肿胀（男）或大阴唇（女）、疼痛、红斑、皮肤坏死（图

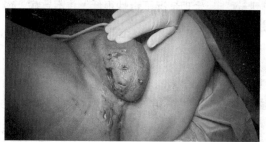

图 14-1　炎症侵及肛周、会阴和阴囊

14-2、图 14-3），可伴有流感症候群，如发热、寒战、心动过速、肌肉酸痛、腹泻及呕吐。这一时期可持续数小时至数天。这时与肛周蜂窝组织炎及肛周脓肿的表现相似，但当出现以下临床表现时应高度怀疑 PNF：①与体征不相符的剧痛；②高张力性肿胀（硬性肿胀），触诊时皮下组织坚硬，呈木质感；③肿胀边缘超过皮损；④皮损呈淡紫色或暗灰色改变；⑤皮肤感觉迟钝或缺失。

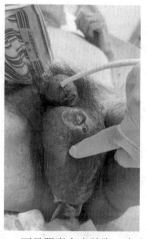

图 14-2　可见阴囊高度肿胀，表皮坏死

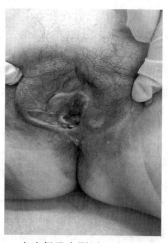

图 14-3　炎症侵及大阴唇、腹股沟及下腹壁

（二）中期

病变范围增大，呈现鲜红色、淡紫色肿胀，出现水疱并逐渐增多、变大，并逐渐由淡紫色、蓝灰色变成暗灰色，疼痛和肿胀加剧。全身症状进一步加重。

（三）晚期或终末期

局部表皮坏死呈紫黑色，破溃后有恶臭的洗肉水样稀薄液体，检查可触及肿胀处皮下捻发音，此时患者的疼痛感可能反而减轻，出现麻木感；血管出现炎症并有血栓形成，干性坏疽或表皮分离（图14-4）。持续高热、白细胞计数升高、感染性休克及多器官衰竭，甚至死亡。

关于病变范围，如治疗不及时，感染可向上沿会阴两侧蔓延至下腹壁甚至整个腹壁（图14-5）、胸部、锁骨处；向后可沿臀部肌间隙蔓延至后腰部及背部；向后向下可蔓延至小腿后侧；向内可蔓延至腹膜后。患者可因疼痛最明显的部位不同而首诊于不同的科室。

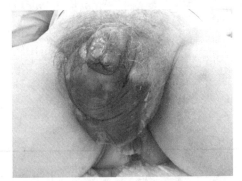

图14-4　炎症侵会阴部、阴囊、阴茎，皮肤坏死

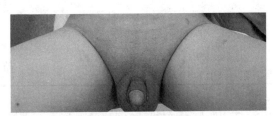

图14-5　炎症侵及下腹壁

四、辅　助　检　查

（一）实验室检查

实验室检查是非特异性的，包括：白细胞计数明显升高，血肌酐上升，白蛋白降低，血清钠减低，高血糖，凝血酶原时间或者活化部分凝血活酶时间延长，血小板减少等，虽然不具备特异性，但这些是鉴别 PNF 有用的参数。

早期患者都有发热和显著的白细胞计数升高，常高于 $20 \times 10^9/L$，但随着病情进展，白细胞短时间内大量消耗，血常规检查可能发现白细胞总数降至正常范围，体弱患者甚至体温也不再升高，破溃后疼痛减轻，表现出一种疾病在好转的假象。所以，除白细胞计数以外，临床上更常参考降钙素原（PCT）和 C 反应蛋白（CRP）这两个指标。细菌感染后，内毒素与细胞因子会抑制 PCT 降解，促使其入血，导致 PCT 升高，是诊断感染最敏感和最准确的指标之一；CRP 是一种在病原微生物入侵机体时由肝细胞生成的急性期反应蛋白，具有激活补体、调理吞噬细胞功能、清除损伤坏死组织和病原体的作用。

> **案例 14-1 解析 3**
>
> 本例患者在疾病持续进展的情况下，便存在白细胞计数下降至正常范围、体温降至正常范围、病变处疼痛减轻的现象，家属曾误以为疾病好转。但全身情况一度稳定后又逐渐恶化，CT 显示病变进展至腹壁和臀部。在医生建议下转诊至三级专科中心进一步治疗。

有人提出了有关 PNF 风险指标的实验室评分系统（LRINEC）。根据 CRP、白细胞、血红蛋白、Na^+、血肌酐、血糖的水平，将 PNF 分为低、中、高风险。对 209 名患者进行的一项回顾性研究显示，LRINEC 评分≥6 分的患者死亡率会增加，在这些参数中，CRP 和血糖被认为是危重患者死亡的预测因子（表 14-1）。

表 14-1　LRINEC

变量	数值	分值
C 反应蛋白（mg/L）	<150	0
	≥150	4
白细胞计数（×10⁹/L）	<15	0
	15～25	1
	>25	2
血红蛋白（g/L）	>135	0
	110～135	1
	<110	2
血清钠（mmol/L）	≥135	0
	<135	2
血清肌酐（μmol/L）	≤141	0
	>141	2
血浆葡萄糖（mmol/L）	≤10	0
	>10	1
风险（%）		
低危	<50	≤5
中危	50～75	6～7
高危	>75	≥8

（二）影像学检查

目前的影像学检查技术主要包括 CT、MRI 和超声，对临床症状不明显和诊断不明确的 PNF 患者有帮助，对诊断明确的患者能够协助判断病变范围。虽然检查有帮助，但是不必等待完善所有检查，因为等待过程中病情可能会突然恶化，延误最佳手术时机。

1. CT 检查 为最常用、最好用的辅助检查，在诊断 PNF 中起非常重要的作用。可以发现软组织弥漫肿胀、呈网格状、不对称的筋膜增厚，可见积液包裹或脓肿形成，可见皮下气肿或腔内气体密度影，具有高度的敏感性和特异性（图 14-6、图 14-7）。CT 显示的疾病范围比查体范围更广、更精准。医生根据 CT 的显示判断感染来源和严重程度，并计划实施适当的手术治疗。

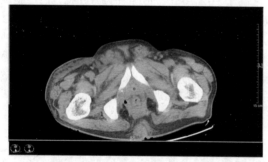

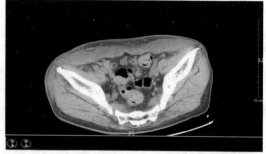

图 14-6　术前 CT 检查发现臀部皮下、直肠右后侧肛提肌周围脂肪间隙见气体密度影　　图 14-7　CT 检查发现腹部皮下软组织见网格影

2. MRI 被认为是鉴别坏死性软组织感染和非坏死性软组织感染最合适的放射学技术，可确定健康组织边缘及软组织中的液体，帮助了解病变的进展情况；但因其检查预约等待时间太长，基于 PNF 进展迅速，重症患者并不建议 MRI 检查。

3. 超声检查 可以发现浅表脓肿，对于阴囊肿胀的患者有助于鉴别腹股沟阴囊的嵌顿性疝，还可以检测睾丸旁的血流影像，有一定的应用价值。但总体来说超声检查对于诊断 PNF 既不敏感也不特异。而且因为会阴部皮肤的坏死和疼痛，大多数情况下无法进行超声检测。

五、诊断与鉴别诊断

PNF 起病隐匿，进展迅速，早期诊断极其困难，正确诊断依赖于临床医生对本病的认识，主要依靠临床表现，并结合相关的辅助检查。但需与如下疾病相鉴别。

1. 肛周脓肿或肛周蜂窝织炎　与 PNF 比较，肛周脓肿或肛周蜂窝织炎局部红肿热痛症状明显，全身症状较轻，病情发展相对缓慢。鉴别困难时，可行早期切开，或穿刺抽脓，观察脓液性状，PNF 为洗肉水样稀薄脓液并恶臭、穿刺难以抽出脓液，而肛周脓肿为黄白色稠厚脓液。

2. 骶尾部藏毛窦　本病特发于骶尾部，肛门后方。好发于肥胖多毛体质的青年男性，骶尾部窦道呈慢性过程，急性发作时有红肿、坏死和脓液外流，但窦道内伴有毛发生长是其典型特征，不难与 PNF 鉴别。

3. 气性坏疽　本病是由产气梭状芽孢杆菌感染所致的肌坏死或肌炎，自然界中此菌大多存在于泥土中，故本病多见于战伤或被泥土污染的农业劳动时所受损伤。这与 PNF 在发病原因上不同。因为细菌产气，气性坏疽的伤口很早期就有剧烈的"胀裂样"疼痛，局部迅速肿胀，局部晚期表现与 PNF 类似，并且全身症状也很重，但气性坏疽造成肌坏死与严重肌炎，伤口内肌肉暗红肿胀，失去弹性，刀割不收缩亦不出血，与 PNF 完全不同。

4. 腹股沟斜疝　是指腹腔内脏器通过腹横筋膜卵圆孔突出，向内下向前斜行经腹股沟管，到腹股沟皮下甚至进入阴囊。进入阴囊并形成嵌顿时，阴囊局部肿痛明显，需要与 PNF 鉴别，但疝无皮肤坏死，既往有多次腹股沟疝可回复的病史，一般不难鉴别。B 超、CT 也能很容易帮助鉴别。

六、治　　疗

PNF 是外科危重急症，其治疗原则是早期诊断，尽早手术清创，同时纠正休克及多器官损伤，应用大量有效抗生素和营养支持治疗，监测生命体征，反复评估病情。

（一）手术前的治疗和准备

1. 纠正全身状况　在不延迟初次清创时间的前提下，术前应尽量优化患者生理状况。脓毒症患者应给予积极的液体复苏和正性肌力或血管活性药物支持；对于危重患者，应开放中心静脉通路，放置导尿管；请麻醉科医师会诊，首选全身麻醉；应进行血型鉴定和交叉配血，备血液制品。必要时气管插管和机械通气。

2. 抗生素的使用　所有患者入院即开始经验性、足量、规范使用广谱抗生素。通常选用 2～3 种抗生素联合使用，如三代或四代头孢菌素、克林霉素、甲硝唑、万古霉素等，危重患者可予美罗培南为代表的碳青霉烯类抗生素；结合细菌培养及药敏试验结果及时更换敏感的抗生素。药敏试验如回报为 CRE 感染，应请药师会诊，必要时更换具有抗 CRE 活性的药物，如头孢他啶/阿维巴坦。

3. 手术室的准备　根据病变受累范围选择合适体位和手术床，部分患者腹部、臀部均有病变，手术过程中需要翻面。在患者进入手术室之前，应将手术室温度调至 30℃，特别是病变范围大、需要暴露大面积体表或生命体征不平稳患者，低温会加重凝血障碍和出血。

（二）手术治疗

一经确诊，须尽快行广泛手术切开、彻底清创、引流，有效的外科清创术是唯一可以提高存活率的治疗方法。有时一次性手术很难达到彻底清创，部分患者术后感染侵及范围可能较术前增大，需行二次手术清创。

1. 疑诊患者的初始清创　当疑诊 PNF（败血症、临床症状迅速恶化、皮肤坏死或水疱以及皮肤捻发音、男性阴囊肿胀）时，应立即进行初始清创，以更快地控制感染，同时通过探查还能明确诊断（图 14-8）。虽然多数患者早期临床表现不明显，但需谨防数小时内病情急剧恶化。可做一小的皮肤切口，并将其分离至筋膜层；如果是 PNF，病变所涉及的筋膜与相邻组织的紧密连接遭到破坏，外科医生可以用手指沿着筋膜平面很容易地进行分离，反之则不能轻易分离；也可局部探查深部的脂肪和肌肉是否受累。初始清创完成，病情许可情况下，应转诊至三级综合性医院。

2. 扩大清创手术　根据 PNF 病变涉及范围可能需要肛肠科、泌尿科、骨科、妇科、整形科等多个科室的医生共同手术。清创从最严重的区域逐渐向外扩展，直至外科医生手指沿筋膜分离不开、出现具有正常血供的存活组织为止，将坏死组织全部清除，以阻止感染进一步蔓延，减轻细菌、毒素和坏死组织吸收导致的全身症状。可将伤口边缘的标本送快速病理检查，以确认手术是否已达正常边界。坏死区域通常远远超出最初根据皮肤外观所判断的范围。若皮肤没有感染坏死，可行减压引流切口，清除皮下坏死组织，切口之间予松挂线对口引流，对感染累及深部的腔隙予置管引流（图 14-9）。清创过程中，应从多个部位取多个组织活检和培养物，进行微生物学和组织学评估以便后续确认致病菌，指导敏感抗生素和抗菌敷料的选择应用。使用广谱抗菌液，如 0.025% 次氯酸钠或过氧化氢溶液（建议适当稀释）反复冲洗伤口，但对深部组织不推荐使用过氧化氢溶液冲洗，以防发生气体栓塞，可使用甲硝唑溶液。对清创后是否需要采取进一步的皮肤覆盖和重建措施，应放在次要位置，为方便二期植皮修复，可请皮肤整形科医生上台协助设计合适的皮肤切口；对于男性应保护睾丸，必要时可将其置入股窝内，待二期修复重建。术毕，抗菌敷料及纱布覆盖固定，送重症监护室进行后续治疗。

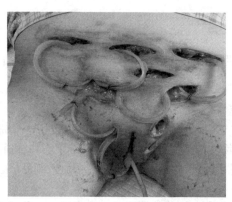

图 14-8　肛周会阴区及下腹壁多切口对口引流

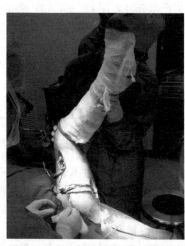

图 14-9　骨科医生与肛肠外科医生一同切开大腿皮肤皮下，清除坏死筋膜

3. 后续清创术　术后必须每日进行常规换药，局部应用生理盐水或 0.25% 的碘伏或稀释的过氧化氢溶液（非深部创面）冲洗以去除创面分泌物和坏死组织；仔细检查伤口，发现伤口边缘小范围的坏死进展，应及时清除，这种清除可能需要术后连续多日；若发现伤口边缘坏死进展范围较大，需再次手术清创（图 14-10）；或发现患者生命体征继续恶化，在保证患者安全情况下，可行 CT 或 MRI 检查以明确是否有残留坏死感染灶，若有则需要二次手术清创。除了标准的术后血液检查和定期临床评估外，建议危重患者每 6～8h 检测 1 次降钙素原（PCT）、C 反应蛋白（CRP）和乳酸水平，帮助确定重复清创的时机。其中 PCT 与感染严重程度和器官功能障碍密切相关，也有助于指导抗菌药物的使用时间及疗效评估。

4. 辅助手术　对于肛周大范围感染，甚至累及直肠、盆腔和腹膜后的患者，推荐粪便转流手术，行结肠造口或末端回肠造口术。尤其对于感染源来自肛门直肠的患者，粪便转流有效降低了感染的控制难度；对于感染不是来源于肛门直肠的患者，粪便转流也能减少肠道细菌对伤口的继发性污染。患者往往因病致肛门控便能力下降，大便常不自觉排出，更容易污染伤口（图 14-11）。

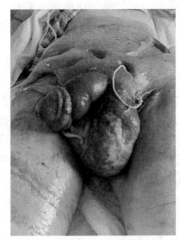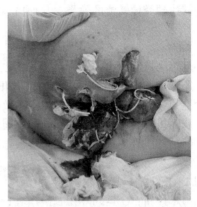

图 14-10　一例 PNF 患者，侵犯腹壁达肚脐平面，双侧大腿内侧约 10cm 长度。术后已连续创面清创多日，仍见阴囊、阴茎高度肿胀，各切口已稳定，肉芽组织较新鲜，创面分泌物细菌培养阴性

图 14-11　PNF 肛周、会阴、臀部严重感染患者，拒绝接受粪便转流手术，术后伤口反复被大便污染，使感染控制难度大大增加，不利于恢复

（三）伤口管理

1. 敷料与药物　使用抗菌敷料目的是为伤口愈合提供最佳的环境。抗菌敷料在外科清创术中发挥重要作用，可减少生物负荷和表面污染。抗菌敷料包括 0.025%次氯酸钠、聚六亚甲基双胍/甜菜碱、碘伏、醋酸、醋酸麦芬胺和各种银离子敷料等。伤口可用的药物有磺胺嘧啶银软膏、多黏菌素 B 软膏等，可有效控制创面的细菌繁殖，阻止创面局部的进一步坏死，尤其对于 CRE 感染者更适用。

2. 负压封闭引流（vacuum sealing drainage，VSD）　采用医用泡沫材料包裹多侧孔引流管，泡沫材料表面覆盖贴膜，使引流管和被引流区与外界隔绝，接通负压源形成一个高效引流系统，是处理创面的新方法。应用 VSD 可以促进组织灌注、成纤维细胞生长、迁移、代谢和生长因子的表达，促进细胞分裂和血管增殖，促进内皮增生，去除感染组织和渗出液，减少局部水肿，从而促进伤口愈合，减少换药频次，减少住院天数。有文献报道，将 VSD 应用于 PNF 清创术后创面的治疗，可减少疼痛，加快愈合。但是，对肛周和会阴部复杂创面实现完全封闭并维持持续负压很困难；而且，PNF 患者在术后一段时间内创面边缘可能仍有坏死进展，需要清创处理；组织渗出物较多，也容易阻塞引流管；使得 VSD 在 PNF 患者中的应用受到了一定的限制。可以在治疗一段时间，伤口稳定后再考虑使用 VSD。

3. 高压氧治疗　在我国，有使用高压氧作为 PNF 辅助治疗的成功经验，高压氧可以改善局部组织供氧，增强吞噬细胞功能，减轻局部组织水肿，提高周围正常组织对致病菌的抵抗能力，为伤口愈合提供有利条件，有效改善患者预后。实施高压氧治疗需要将患者搬运至高压氧舱，这限制了其在 PNF 患者中的应用。高压氧治疗对于厌氧菌有直接的对抗作用。无条件实施高压氧治疗时可以考虑深部伤口内放置双套引流管，细管接氧气，既能对抗厌氧菌，也有利于粗管的引流。

（四）疼痛管理与营养支持治疗

PNF 患者在病情严重时因为局部病变的破溃减压和严重的坏死，有可能痛感不明显，随着每日换药处理，伤口在逐渐愈合的过程中反而疼痛感越来越明显。止痛药的使用以非甾体抗炎药为主，如帕瑞昔布、氟比洛芬酯等。

大部分 PNF 患者病情危重，术前即存在很大的机体消耗，在频繁的外科手术或其他干预措施过程中，如果患者长时间禁食，更容易发生营养不良的情况，导致成纤维细胞增殖不足，损害新生血管形成并降低机体免疫力。故所有 PNF 患者都应接受完整的营养评估，以确定所需营养支持的适当途径和类型。大部分患者都难以接受结肠造口，通过合理规划肠内肠外营养，可以有效减少排便，使其达到粪便转流的效果，从而减少结肠造口的应用，使患者获益最大化。

七、外科重建与功能康复

一旦感染控制不再需要继续手术清创，下一个目标就是外科重建，主要包括覆盖、缝合创面以及造口还纳和肛门功能锻炼。大多数 PNF 病例适用游离皮肤自体移植以获得永久性覆盖。会阴重建包括残余的阴囊皮肤游离、植皮以及带蒂或游离皮瓣移植，带蒂股薄肌皮瓣、臀大肌皮瓣、大腿皮瓣和随机皮瓣常用于会阴重建。肛周病变痊愈，包括皮瓣移植也痊愈后，考虑造口还纳，对于存在肛门括约肌破坏的患者，需要提肛锻炼以及生物反馈治疗等来增强肛门的控便能力。

案例 14-1 解析 4

临床诊断：①肛周坏死性筋膜炎；②糖尿病。

诊断要点：

1. 肛周及阴囊、臀部肿胀，多处坏死；脓液恶臭，呈洗肉水样外观。

2. 细菌培养结果为咽峡炎链球菌感染及白细胞升高表现。

3. CT 的特征性表现。

4. 高血糖、高糖化血红蛋白、酮症酸中毒病史。

治疗理念：

1. 急诊手术清创。

2. 足量、联合应用广谱抗生素治疗。

3. 在不耽误手术的前提下，积极纠正全身状况。

（丁健华　尹淑慧）

思　考　题

肛周坏死性筋膜炎的治疗原则是什么？

第十五章 肛周化脓性汗腺炎

学习目标

掌握 肛周化脓性汗腺炎的临床表现、诊断、鉴别诊断和治疗。

熟悉 肛周化脓性汗腺炎的病因。

了解 肛周化脓性汗腺炎的危险因素。

案例 15-1

患者，男性，23岁，体形偏胖，1周前突然出现肛周皮肤疼痛流脓，伴发热、头痛、全身不适，遂到门诊就诊。

肛门检查发现患者肛门区皮肤皮疹高出皮面，红肿明显，皮肤呈紫色、质硬，可见多个皮下瘘口，挤压有恶臭的分泌物流出。大便1～2次，质软成形，小便正常。既往无手术史，身体健康。否认肝炎、结核等传染病史，否认糖尿病、高血压等慢性病史，否认输血史，否认食物、药物过敏史，预防接种史不详。

问题：

1. 首先考虑何种疾病？

2. 应与哪些疾病相鉴别？

3. 治疗原则有哪些？

化脓性汗腺炎（hidradenitis suppurative）是指顶泌汗腺感染后在皮内和皮下组织反复发作、播散蔓延，最终形成范围广泛的慢性炎症、小脓肿、复杂性窦道和（或）瘘管。化脓性汗腺炎是一种顶泌汗腺慢性化脓性炎症，主要发生于腋下、外生殖器及肛周等处，多发生在顶泌汗腺分布区，其中发生于肛门周围的则称为肛周化脓性汗腺炎。肛周化脓性汗腺炎是肛周顶泌汗腺感染后在皮内和皮下组织形成的范围较广的炎性皮肤病症。其特点是肛周、会阴部及臀部反复出现疖肿，溃破或经切开后形成窦道和（或）瘘管，反复发作。多见于肥胖、多汗、有长期吸烟史的中青年男性，长期不愈则存在恶性变可能。本病发病率为1%～4%，近年来有逐渐增加趋势，好发于20～24岁。该病在中医上被称为"蜂窝瘘"或"穿臀瘘"。

一、病因病理

化脓性汗腺炎主要由顶泌汗腺的慢性炎症引起，目前的理论认为，慢性毛囊囊泡阻塞破裂，导致周围组织（包括顶泌汗腺）继发性炎症；另一个补充理论认为其与自身炎症过程有关。

本病病因复杂，可能与汗腺分泌功能障碍、腺管阻塞、体内激素失调、胚胎发育不良、局部潮湿、吸烟过多、细菌感染等诸多因素有关。人体顶泌汗腺有较复杂的腺管，存在于真皮深度，开口于毛囊或紧靠毛囊的皮肤表面，全身或局部的汗腺分泌功能障碍或腺管阻塞、水肿感染，可引起此病。若多数腺体均有严重的感染，则可发生脓肿，待其自然破溃或经手术切开后，可形成多发性窦道及瘘管。由于肛门周围的皮下毛囊与汗腺之间的导管相通，并与淋巴管相连，炎症可沿淋巴管或导管向会阴、臀部播散蔓延，形成广泛性脓肿及蜂窝织炎。反复感染则造成慢性化脓性汗腺炎，在皮下形成复杂性窦道和瘘管。顶泌汗腺、皮脂腺及它们开口所在的毛囊，发育上都受雄激素的调控，其多于青春期开始分泌，最高峰为性活跃期。女性绝经后，顶泌汗腺逐渐萎缩，分泌功能明显减弱。

毛囊囊泡阻塞是指毛囊皮脂腺功能紊乱，导致囊泡破裂，进而继发炎症，并可能引起顶泌汗腺细菌感染。此过程临床表现为慢性浅表窦道形成、瘢痕和脓肿形成等。

化脓性汗腺炎与其他并存病和生活方式等危险因素有关,包括肥胖、吸烟、糖尿病和高脂血症。另外,局部卫生欠佳、多汗、吸烟、搔抓、摩擦等各种刺激因素,均易诱发本病。

（一）内部因素

1. 肛门周围的顶泌汗腺多开口于毛囊的皮脂腺开口上方,由于毛囊口上皮角化亢进,皮脂腺、汗腺分泌物易堵塞。

2. 体内激素失衡,如青春期易发病,女性患者月经前期病情加重。

3. 胚胎发育不良。

4. 肥胖、多汗。

5. 有痤疮或聚合性痤疮。

（二）外部因素

1. 致病菌的感染,主要为金黄色葡萄球菌、链球菌,但变形杆菌、其他革兰氏阴性肠道杆菌也可为致病菌。

2. 居住于潮湿环境。

3. 吸烟,可能与尼古丁对分泌腺的影响有关。

二、临床表现

化脓性汗腺炎最常见于腋窝,超过 1/3 患者有肛周或会阴受累。症状通常表现为疼痛、深部结节,可能与脓肿和（或）窦道的形成有关,主要取决于病情发展的阶段。肛管的化脓性汗腺炎位于皮肤到肛门内括约肌,位于齿状线的远端,与内括约肌间隙或隐窝腺体无关联。假如发现病变邻近齿状线,应与克罗恩病相鉴别,尽管此两种疾病可罕见地同时存在。在上述区域的慢性、控制不良的肛周化脓性汗腺炎可逐步发展形成瘘管。

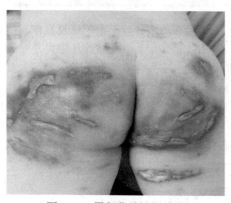

图 15-1　臀部化脓性汗腺炎

初期在肛周会阴部、阴囊区皮内或皮下形成单发或多发,大小不等,与汗腺、毛囊分布一致的炎性条索状痛性硬结、脓疱或疖肿,高出皮肤、微红、肿胀,可成群出现或与邻近小硬结连成一片。硬结化脓后自行破溃或经手术切开,流出浓厚、糊状、有臭味的脓性分泌物,破溃处可发展为瘘口,继而形成瘘管和溃疡,此外病灶周围皮肤逐渐增厚、变硬、色素沉着、呈暗紫色,表面凹凸不平（图 15-1）。病变多不深入内括约肌,不累及肛管和直肠。当继发感染呈急性炎症时,可有发热、头痛、全身不适等。平时表现为慢性病容,贫血、消瘦、低蛋白血症等,病理组织学检查为慢性炎症。

（一）病史

本病青壮年、肥胖多汗伴痤疮者多发,病程较长,发病缓慢,易反复发作。

（二）症状

1. 肿痛　发病初期,肛门周围皮肤出现与汗腺、毛囊一致的小硬结,色红肿胀,伴有触痛,形如疖肿。

2. 流脓　硬结成脓后,自行破溃或经切开后流出糊状臭味的脓性分泌物,并后遗为窦道、瘘口。若脓液穿破腺管,则炎症可向邻近皮内扩散。

3. 全身症状　若继发感染,则向深部播散蔓延,有发热、头痛、全身不适等症状;炎症累及肛门括约肌可造成括约肌纤维化,影响肛门功能。

（三）体征

皮肤紫暗、变厚变硬，形成片状瘢痕；炎症播散蔓延至会阴、臀部等处，形成较多的皮内窦道及相互交通的瘘管。肛门、腹股沟出现豌豆大小的肿块并伴有疼痛，肿块发炎、红肿，可引起剧烈疼痛，甚至出现脓包及散发难闻的气味。倘若形成窦道，则表现为肛周化脓性汗腺炎中的感染、坏死组织排出体外，形成位于体表的开口。

（四）分期

化脓性汗腺炎的严重程度常用 Hurley 分期系统进行评估。

Ⅰ期：脓肿形成、单发或多发病变，无窦道及瘢痕形成。

Ⅱ期：伴有窦道、瘢痕形成的复发性脓肿；单发或多发的广泛孤立性病变。

Ⅲ期：弥漫性或近弥漫性受累，或者多个相互交通的窦道及脓肿穿过整片病变区域。

三、诊　断

本病长期反复发作，有多发性硬结，自溃后广泛播散蔓延，形成许多浅表性皮下瘘管、窦道和小脓肿，瘘管与肛管常无明显联系，无肛瘘内口，但有条索状融合。非顶泌汗腺部位的耳后有黑头粉刺是本病早期诊断的标志，女性经期前症状多加重。结合病史、症状及肛周局部皮肤改变多可做出诊断。化脓性汗腺炎为临床诊断，无需结合实验室或影像学检查。体格检查的主要特征是窦道和瘢痕形成，其标本病理检查可见囊泡阻塞伴纤维组织增生，混合炎症细胞浸润。

四、鉴别诊断

肛周化脓性汗腺炎的鉴别诊断包括肛瘘、克罗恩病、疖病和藏毛窦。肛瘘不同于化脓性汗腺炎，可累及内括约肌间隙和近侧齿状线；肛周克罗恩病通常伴有其他结直肠表现；疖有坏死阻塞，而没有化脓性汗腺炎脓肿；尾骨上的中线凹陷是藏毛窦的特征，藏毛窦是一种常见的独立病变；以上四种疾病与本病均属于囊泡阻塞性的疾病。

因出现肛周瘘管，易与肛瘘相混淆，同时需与以下疾病鉴别。

1. 复杂性肛瘘　管道深，内有肉芽组织，常见肛窦感染内口，多存在肛周脓肿病史。

2. 多发性疖　毛囊性浸润明显，呈圆锥形，破溃后顶部有脓栓，病程短，无一定好发部位。

3. 藏毛窦　病症多位于骶尾部，一般无多发性硬结。

4. 蜂窝织炎　感染病灶广泛，但很少导致败血症，全身症状轻。

五、治　疗

（一）内科治疗

1. 抗感染治疗　病原菌多为金黄色葡萄球菌、链球菌、厌氧菌和厌氧链球菌。对于轻中度（Ⅰ/Ⅱ期）患者，早期足量局部使用抗生素外涂及全身使用抗生素对于绝大多数患者有效，常用药物有四环素类、头孢菌素类、大环内酯类等。

2. 维 A 酸类　口服异维 A 酸治疗适用于口服和外用抗生素治疗无效的早期或慢性病患者，育龄期女性需注意致畸风险，异维 A 酸仅推荐用于合并中、重度痤疮或常规治疗无效的化脓性汗腺炎患者。

3. 抗雄性激素治疗　近年来研究应用抗雄性激素药物环丙氯地孕酮或睾丸酮阻断剂醋酸氯羟甲烯孕酮治疗 2~3 个月，有较好疗效。

4. 肾上腺皮质激素的应用　在病情急性发作或其他系统治疗的早期，可短期系统应用糖皮质激素。对反复发作患者可选用泼尼松龙、地塞米松等，配合抗生素以控制炎症，但不宜久用。

5. 生物制剂　目前我国尚无经国家药品监督管理局批准应用于化脓性汗腺炎治疗的生物制剂或小分子药物，国际上生物治疗主要适用于对系统应用抗生素等治疗无效的中、重度患者。如阿达木单抗等一线生物制剂。

6. 中医中药治疗 其在肛周化脓性汗腺炎的诊治中也起着重要的作用，根据化脓性汗腺炎肛周的发病特点和病位，中医名之为蜂窝漏、串臀瘘等，认为多因正气虚弱，湿热侵渍，下注肌肤，蕴结不散；或心脾两虚，健运失职，痰湿内生，结聚而发；早期多属湿热蕴结，日久则气血耗伤，多属于正虚邪恋。治疗上早期应清热利湿，而疾病后期应托里消毒。

（二）外科治疗

手术治疗的原则是彻底切开所有瘘管，切除瘘管两侧纤维化组织至正常组织边缘。切除时既要范围广泛，将窦道彻底开放，又要尽量保留皮岛或真皮小岛，以利于创面愈合。为避免复发，需彻底搔刮管壁，术中用大量的过氧化氢溶液及氯己定溶液反复冲洗。因皮肤或皮下有较多窦道，故应注意探查切除，以免遗漏。如切除病变广泛、彻底、位置表浅，可行创面游离植皮，术后加强抗感染治疗。

（三）其他治疗

化脓性汗腺炎的治疗仍有争议，不同的临床分科有不同的首选治疗方案，与外科医生相比，皮肤科医生则更倾向于采取循序渐进的方案。尽管如此，目前并没有单一的最佳治疗方案可完美治疗每一位患者。评估 Hurley 分期有助于制定治疗策略，对于肛周化脓性汗腺炎，全面的病史和体格检查也有助于辨别病情程度。肛周化脓性汗腺炎可显著影响患者的生活质量，在需要外科治疗前，传统的非肛周化脓性汗腺炎多先采取保守的药物治疗，而对于肛周化脓性汗腺炎患者，通常需要更积极的治疗策略。

在生活中，可通过保持以下良好的生活习惯预防肛周化脓性汗腺炎的发生：①减肥，保持正常体重；②戒烟戒酒；改善饮食结构，低盐低脂清淡饮食，忌辛辣，油腻食物；③加强运动，增强体质；④注意肛周护理，保持肛周卫生，条件允许者建议便后温水清洗肛门。

（彭　慧）

思　考　题

1. 化脓性汗腺炎的发病机制是什么？
2. 肛周化脓性汗腺炎需要与哪些疾病相鉴别？

第十六章　肛隐窝炎及肛乳头炎

学习目标

掌握　肛隐窝炎及肛乳头炎的临床表现、诊断及治疗。

熟悉　肛隐窝炎及肛乳头炎的病因病理。

了解　肛隐窝炎及肛乳头炎的分类。

案例 16-1

　　患者，女性，62 岁。主因"肛门疼痛伴有排便不净感 2 个月，加重 3 天"于门诊就诊。

　　患者于 2 个月前无明显诱因出现肛门处疼痛，平日为隐痛，伴有排便不尽感及肛门坠胀感，无便血，无肛门肿物脱出。患者未予系统化治疗，上述症状反复发作。于当地医院就诊，诊断为"肛隐窝炎"。给予坐浴、外用抗菌消炎栓剂后，症状好转。3 天前患者因腹泻严重，每日排便 5～6 次，后突发肛门疼痛感加重，呈撕裂样，疼痛程度较重，患者难以忍受，伴有强烈的肛门下坠感。自行坐浴、外用抗菌消炎栓剂后，症状缓解不明显。发病以来饮食、睡眠良好，小便如常，体重无明显变化。

　　既往身体健康状况良好，无糖尿病、高血压、心脏病等基础性疾病，无肝炎、结核等传染性疾病，无手术、外伤史，无食物及药物过敏史，无输血史。

　　体格检查：肛周视诊（胸膝位）可见肛周皮肤潮湿发红。直肠指检：可触及肛门紧缩感，胸膝位 6 点位齿状线附近可触及隆起，按压后，患者疼痛明显，此处温度略有升高。

　　辅助检查：肛门镜见 6 点位肛隐窝附近充血、水肿，颜色发红，加压后，见少量脓性分泌物流出。

　　问题：

　　1. 首先考虑何种疾病？

　　2. 应与哪些疾病鉴别诊断？

　　3. 治疗方案如何？

一、肛隐窝炎

　　肛隐窝炎又称肛窦炎（anal cryptitis），是肛门齿状线部的肛窦隐窝细菌感染引起的炎症病变，可能成为其他肛肠疾病的起因，常引起肛周脓肿、肛瘘、肛乳头肥大等疾病，故有肛门直肠疾病发源地之称。近些年来肛窦炎的临床发病率处于逐渐升高的趋势，女性发病人数多于男性，临床上初期以药物治疗为主，若病情迁延不愈，可进行手术治疗，患者大多预后较好，但若不注意肛周卫生，容易复发。

（一）病因病理

　　当长期便秘、粪便干硬时，容易造成肛窦及其边缘的肛瓣充血、损伤，且易遭受细菌侵袭。或是腹泻时，稀水样便容易直接进入肛窦内，堵塞肛窦，导致细菌在其内繁殖。

　　细菌侵入之后就会引起肛窦内感染，并沿着肛门腺导管和肛门腺蔓延，因此肛窦炎又是引起其他多种肛门直肠疾病的根源。

　　根据病程发展，肛窦炎可分为急性期肛窦炎和慢性期肛窦炎两类。

（二）临床表现

早期肛窦炎由于临床症状不典型，容易被忽视，患者可能出现肛门坠胀不适。随着病程的进展，患者可出现肛门疼痛、坠胀、瘙痒、排便不尽等症状。

1. 急性期肛窦炎

（1）肛门灼热疼痛：排便时疼痛加重，可表现为刺痛或撕裂样痛。

（2）肛门坠胀感、排便不尽感：肛窦一旦受到细菌感染，常会出现水肿、充血等炎症表现，这种刺激通过神经传导使患者感到不适，一般症状为坠胀、排便不尽感或肛内异物感。

（3）急性期患者肛门内分泌物增加，可有脓性或脓血性分泌物流出肛外，导致肛门皮肤潮湿、瘙痒。

（4）其他症状：当急性期肛窦炎严重时，肛门疼痛可能放射至臀部、会阴等处，引起这些部位疼痛不适，甚至还会引起小便不畅。

2. 慢性期肛窦炎　大多患者没有明显症状，或症状轻微，可能表现为肛内隐隐作痛、有下坠感，或排便时有一过性的轻微疼痛。

> **案例 16-1 解析 1**
> 本例患者在慢性期表现为肛门内隐痛及肛门坠胀感，急性期则表现为肛门撕裂样疼痛，肛门下坠感强烈。

（三）诊断

肛窦炎的诊断主要依靠病史、肛门视诊、直肠指检、肛门镜检查、探针检查、肛门超声等检查。

1. 肛门视诊　部分患者视诊见肛周皮肤潮湿发红，严重者可见脓性分泌物流出。

2. 直肠指检　可触及肛门紧缩感，有炎症的肛窦伴有疼痛感，按压后，患者疼痛感增强，温度略有升高。

3. 肛门镜检查　可作为指诊的有效补充手段，展示患者病变肛窦情况。在肛门镜下，可见肛窦、肛瓣及附近肛乳头充血、水肿、颜色发红，压迫病变肛窦，可有分泌物流出。

4. 探针检查　通过探针探查可疑肛窦，一般可探查到肛隐窝变深，患者会伴有疼痛感。

5. 肛门超声　当上述检查仍无法确诊时，可采用肛门超声检查，能够清晰地显示患者肛内病变部位。

（四）鉴别诊断

肛窦炎主要需要与以下疾病相鉴别。

1. 肛裂　肛窦炎的疼痛多为烧灼痛或坠胀痛，疼痛较轻，持续时间也比较短。肛裂为撕裂样周期性疼痛，持续时间长，比较剧烈。

2. 肛周脓肿　肛窦炎是发生肛周脓肿的根源，肛窦炎是肛管内肛窦处的急慢性炎症，炎症蔓延，顺肛周皮下组织间隙向外扩散，继而形成脓肿，肛周脓肿是肛窦炎的发展结果。而肛周脓肿的症状是肛周疼痛，阵发性加重、红肿发热，深部肛周脓肿还会出现全身症状，如高热、寒战、排尿困难等。

3. 肛管黑色素瘤　当侵犯到肛门括约肌时也可导致疼痛，但作为一种恶性肿瘤，它导致的疼痛是持续性的，而且剧烈，需要服用镇痛药物才能缓解。

> **案例 16-1 解析 2**
> 本例患者需要与肛裂相鉴别，肛裂的症状也可以出现肛门疼痛，但结合肛门镜检查：可见肛隐窝充血、水肿、颜色发红，加压后见脓性液体流出，可确诊为肛窦炎。

（五）治疗

本病早期以保守治疗为主，如果病情反复发作或保守治疗无效，可考虑手术治疗。

1. 一般治疗

（1）坐浴：常用的坐浴药物为高锰酸钾，坐浴可促进肛周血液循环和炎症的吸收。

（2）外用栓剂：栓剂具有消肿镇痛的作用，可改善肛门疼痛、坠胀等不适感，疗效显著。

（3）药物灌肠：将药物从肛门直接灌入直肠，即保留灌肠，具有抗菌消炎、控制感染的作用。

（4）口服药物：大部分肛窦炎对广谱抗菌药具有较好的敏感性，常用药物有阿莫西林、甲硝唑等。

2. 手术治疗

（1）肛窦切开术：适用于单纯隐窝炎、已化脓或伴有隐性瘘管者。

操作方法：麻醉显效后，取截石位或侧卧位，在肛门镜下，暴露病灶，沿肛窦做纵行切口，使引流通畅。

（2）肛窦切除术：适用于肛窦炎伴有肛乳头肥大。

操作方法：麻醉显效后，患者取截石位或侧卧位，在肛门镜下，暴露病灶，将肛窦、肛门瓣做纵行切口，长约 1cm，深达切断部分内括约肌，清除感染的肛腺及其导管，结扎出血点，用弯止血钳夹住切口一侧肛管及黏膜，连同增生的肛乳头一起结扎。

> **案例 16-1 解析 3**
> 1. 临床诊断：肛隐窝炎。
> 2. 鉴别诊断：肛裂、肛周脓肿、肛管黑色素瘤。
> 3. 治疗方案：手术治疗。

二、肛乳头炎

肛乳头炎为慢性常见病，发病率为 0.004%～0.007%，好发于久坐或不注意卫生的人群。

（一）病因

1. 感染 肛隐窝炎、肛瘘等疾病引起炎症，感染肛乳头。

2. 外伤 排便时粪块较硬，或外伤擦伤肛乳头，引起肛乳头炎。

（二）临床表现

1. 肛门水肿和疼痛 较大的肛乳头若无法及时复位，可引起肛门水肿及疼痛感。

2. 肛门瘙痒和潮湿 肿大乳头被刺激或破溃后，可使肛腺分泌增加，引起肛门部潮湿发痒，但很少出血。

3. 肛门异物感、排便不尽感。

4. 其他 肛门流黏液或脓液、会阴部疼痛等。

（三）诊断

依据典型的临床症状以及仔细的查体及相关辅助检查，可做出诊断。

1. 肛门视诊 肥大的乳头可脱出肛门外，为色白质硬的结节。

2. 直肠指检 可触及变硬的肛乳头。

3. 肛门镜检 可见齿状线处充血水肿以及肥大的乳头状增生物，不易出血。

（四）治疗

肛乳头炎无明显症状，不脱出肛门外，可不必手术治疗。通过外用消炎栓剂及坐浴、熏洗等保守治疗即可。

若肛乳头明显肥大，不能自行回纳，并引起水肿、疼痛，或并发肛窦炎、肛裂、肛瘘、外痔等，则应选择手术治疗。

操作方法：麻醉显效后，取截石位，常规消毒，将肛乳头及并发症一同行贯穿结扎后切除，纱布覆盖伤口并固定。

（王夫景）

思 考 题

1. 急性肛窦炎的临床表现有哪些？
2. 肛窦炎的鉴别诊断有哪些？

第十七章 肛门直肠狭窄

第一节 肛门狭窄

学习目标

掌握 肛门狭窄的分类、临床表现、诊断、鉴别诊断和治疗。

熟悉 肛门狭窄的病因。

了解 肛门狭窄的病理。

案例 17-1

患者，男性，32岁，公司职员。主因"排便困难1月余"于门诊就诊。

患者于2个月前行混合痔手术，术后1个月出现排便困难，肛门口有堵塞感，大便质软但变细，日行一次，伴排便不尽感。偶在用力排便时肛门疼痛，排便后手纸见鲜红色血，量少。无黏液便，无腹痛腹胀等不适。患者未予系统治疗，近来症状反复发作，发病以来，体重无明显减轻，小便正常。既往健康，无肝炎、结核病病史，无血液病病史，无手术史、外伤史。

专科检查：膝胸位肛门外观见手术瘢痕。直肠指检：肛门口触及狭窄环，仅容一小指勉强通过，患者疼痛较剧，肛门后正中可触及较硬瘢痕，括约肌弹性较差，指套退出少许染血，色鲜红。肛门镜检：肛门镜仅可插入约1cm，患者疼痛拒检。

问题：

1. 首先考虑哪种疾病？
2. 应与哪些疾病鉴别诊断？
3. 治疗原则有哪些？

肛门狭窄（anal stenosis）是指由于先天缺陷或后天炎症反复刺激、肛门损伤、肿瘤等因素，正常的组织被瘢痕组织取代或者肛管被瘢痕组织包绕，肛管、肛门进而出现管径缩小变窄，以致大便通过受阻，排出困难，形状变细，可引起肛门疼痛或腹胀。先天性肛门狭窄是肛门先天畸形，而后天肛门狭窄通常可由肛门炎症、肛门手术操作不当等引起。本病是肛周手术后较为严重的并发症，发生率为 0.5%～1.0%。

一、病因病理

（一）病因

1. 先天性畸形 在胚胎阶段，直肠与肛管之间的肛门直肠膜发育异常，出生后此膜尚未消失或存在裂开不全，形成肛门闭锁或肛门狭窄（又称小肛门），当肛门闭锁处理不当时也可导致肛门狭窄；此外，还存在骶尾骨发育畸形压迫肛门直肠导致的肛门直肠狭窄。

2. 炎症 如肛门周围脓肿、肛瘘、肛裂、溃疡、梅毒、淋病、淋巴肉芽肿等局部炎症侵犯肛管和肛门，致使纤维组织增生，进一步瘢痕挛缩导致肛门狭窄。

3. 医源性损伤

（1）手术操作损伤：肛门手术操作时一次性结扎或切除过多的肛周皮肤、黏膜，术后瘢痕挛缩、弹性减弱而致肛门狭窄。

（2）药物使用不当：外用腐蚀性药物、注射硬化剂治疗后注射局部纤维蛋白凝固，产生无菌性炎症反应，形成瘢痕组织，出现瘢痕性肛门狭窄。长期口服麦角碱类药品也可致肛门狭窄，可能与引起肌肉痉挛收缩的药理作用有关。

（3）激光损伤：若激光烧灼正常组织较多，易引起瘢痕挛缩，形成肛门狭窄。

4. 痉挛 如肛裂等引起内括约肌痉挛。肛裂反复感染刺激内括约肌表层形成纤维环，影响括约肌收缩，使局部血运不畅通以致缺血，裂口难以愈合，时间久者，可致纤维环增生以致肛门狭窄。长期使用泻药也能够引起肛门直肠反射消失或内括约肌痉挛最终导致肛门狭窄。

5. 肿瘤及肿物压迫 肛门直肠癌、直肠下段平滑肌肉瘤、直肠巨大息肉等易致肛管压迫，阴道肿瘤、子宫肿瘤、前列腺癌、淋巴瘤、脊索瘤、骶前脊膜膨出、骶前囊肿、骶尾部畸胎瘤等均可引起肛门狭窄。

6. 意外损伤及理化损伤 肛门因交通事故伤、坠落伤、刀伤、战伤，以及强酸、强碱损伤、烧伤，烫伤，放疗损伤等导致伤后瘢痕形成可致肛门狭窄。

（二）病理

大多数肛门狭窄的原因是肛门和肛管内有放射形、半环形或环形瘢痕。瘢痕质韧，内有大量纤维组织、多核白细胞和淋巴细胞浸润，这种病理改变常可累及皮肤、皮下组织和肛门括约肌。

二、分　类

1. 按狭窄程度分类 ①轻度狭窄：病变累及肛门和肛管一部分，肛门直径为 1.5～2.0cm，示指可通过肛管；②中度狭窄：病变累及肛门和肛管半周，肛门直径为 1.0～1.5cm，示指不能通过肛管；③重度狭窄：病变累及肛门和肛管全周，肛门直径为 1.0cm 以下，小指不能进入肛管。

2. 按狭窄形状分类 ①环状狭窄：直肠腔由周围向内缩小，主要呈环状环绕肛管直肠周径，上下累及范围不到 2.5cm，肛门直径在 1.0cm 以下，多发生于直肠手术后，直肠肛管吻合处较多见。②管状狭窄：狭窄构成一圈呈管状，主要沿肛管直肠纵轴发生，上下累及范围多超过 2.5cm，多由炎症引起，此类狭窄较少见。③线状狭窄：狭窄位置较浅或仅累及肛管直肠的一部分，呈半环形，多见于外伤痔瘘术后和肠腔外肿瘤压迫（图 17-1）。

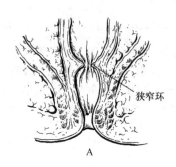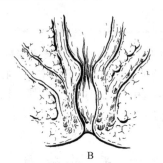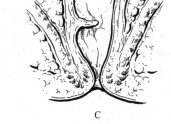

图 17-1　肛门狭窄的分类
A. 环状狭窄；B. 管状狭窄；C. 线状狭窄

3. 按肛管受累位置分类 ①低位狭窄：齿状线下 0.5cm 的远端；②中位狭窄：齿状线近端和远端 0.5cm 之间；③高位狭窄：齿状线上 0.5cm 的近端。

三、临 床 表 现

患者常出现排便困难、排便时间延长和粪便变细，其他症状还包括排便时疼痛、出血，肛门瘙痒、肛门失禁等。

1. 排便困难、排便时间延长 排便困难是肛门狭窄最主要的临床表现之一，肛门腔瘢痕导致肛门直径变小，成形粪便无法排出或者排出困难，严重者甚至可致肠道梗阻。

2. 粪便变细 肛门口径过小导致排便困难，服用泻药后，粪便变细、变扁，且有排便不净感，易出现便次增加却为少量稀便的情况。

3. 排便疼痛、出血 由于粪便通过肛门困难，便时常致肛管裂伤，易出现便时疼痛、出血。也可在便后出现持续性剧痛，严重者长达数小时。

4. 肛门瘙痒 一方面肛门狭窄往往合并肛门炎症，另一方面肛门狭窄导致的直肠肛管黏膜或肛门皮肤的裂伤，均会使分泌物明显增加，从而导致肛门瘙痒和皮炎。

5. 肛门失禁 肛周组织纤维化、瘢痕的形成，致使肛门失去良好弹性、肛门收缩功能减弱，导致肛门失禁，漏出气体或粪便。

6. 全身表现 由于肛门狭窄，可能会造成不同程度的肠道机械性梗阻，故部分患者出现腹痛、腹胀的症状；而且，部分患者由于出现肛门狭窄、排便困难、排便疼痛等问题，会伴有不同程度的精神症状，如焦虑、紧张。

> **案例 17-1 解析 1**
>
> 本例患者于 2 个月前行混合痔手术，术后 1 个月出现排便困难，肛门口有堵塞感，大便质软但变细，日行 1 次，伴排便不尽感。偶在用力排便时肛门疼痛，排便后手纸见鲜红色血，量少。

四、辅 助 检 查

一般情况下，患者既往有肠道炎症、肛周使用腐蚀药物病史，肛门外伤史或肛门部位手术史，通过体格检查可初步诊断是否存在肛门狭窄，必要时需结合影像学检查。

（一）体格检查

1. 视诊 肛门处常有粪便和分泌物，常可看到变硬的瘢痕和裂口（图 17-2）。

2. 直肠指检 可触到肛门狭窄变小，示指不能顺利通过或不能通过。指诊时可扪及不同程度的坚硬瘢痕组织，有时因患者过于焦虑或疼痛而无法充分检查，在这种情况下，需要进行麻醉消除与急性肛裂相关的痉挛，以便于对肛管进行检查。

3. 肛门镜或肠镜检查 可直观看到肛门腔变小，可通过检查黏膜颜色、是否充血水肿，有无瘢痕、糜烂、肿瘤等情况，初步判断肛门狭窄的原因（图 17-3）。

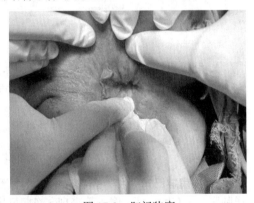

图 17-2 肛门狭窄

（二）影像学检查

1. X 线检查 对于手指或内镜不能顺利从肛门插入的患者，可行气钡双重造影和排粪造影，以了解狭窄的范围、程度及形态。

2. 肛门直肠压力测定 将压力测定的装置置入患者的直肠内，让患者肛门收缩与放松。检查肛门括约肌、盆底、直肠功能与协调情况，肛门直肠压力测定是评估肛门肌肉张力、直肠顺应性、肛门直肠感觉和验证直肠肛门抑制反射完整性的客观方法。

3. 腔内超声检查 严重狭窄者，一般不做此检

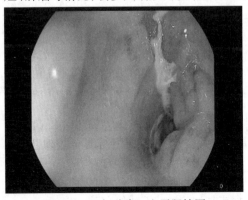

图 17-3 肛门狭窄，电子肠镜图

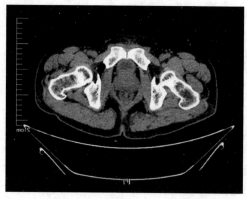

图 17-4　肛门狭窄，CT 检查图

查，腔内超声难以进入肛门；轻度狭窄者，可在麻醉下进行此检查，通过对直肠或肛管外肿瘤压迫引起的狭窄行超声检查，可判断肿瘤浸润的情况及肿瘤的良恶性。

4. CT、MRI 检查　对肿瘤和肿物压迫引起的肛门狭窄行 CT、MRI 检查，可以鉴别肿瘤的良恶性，并可了解肛门狭窄的程度及括约肌的情况，对判断病情、制定手术方案提供帮助（图 17-4）。

5. 实验室检查　患者可进行血常规、血沉、粪便隐血试验、补体结合试验、病原体培养、肿物或狭窄处的病理活检等检查，对肛门狭窄的病因辅助鉴别。

五、诊　　断

肛门狭窄的诊断必须依靠病史、症状、体征、直肠指检、肛门镜检查、直肠镜检查，必要时辅助电子结肠镜检查，排除结直肠良恶性肿瘤及炎症性肠病等。同时，患者可经常出现排便困难和粪便变细，其他症状可能包括便秘、排便疼痛和便血等临床表现，以此综合明确诊断。

案例 17-1 解析 2

该患者膝胸位肛门外观见手术瘢痕。直肠指检示肛门口触及狭窄环，仅容一小指勉强通过，患者疼痛较剧，肛门后正中可触及较硬瘢痕，括约肌弹性较差，指套退出少许染血，色鲜红。肛门镜检示肛门镜仅可插入约 1cm，患者疼痛拒检。可初步做出肛门狭窄的诊断。

六、鉴 别 诊 断

1. 肛管直肠的恶性肿瘤　直肠癌及平滑肌肉瘤等肛管恶性肿瘤患者多伴有大便带血、腹胀腹痛、大便性状及排便习惯改变、明显消瘦等症状，结合直肠镜或肛门镜检查及活检病理检查发现特征性的病理，即可鉴别。

2. 克罗恩病　该病引起的长期炎症导致肛门或肛管部位瘢痕组织聚集产生狭窄，主要根据腹痛、腹泻、发热、贫血、消瘦等表现，结合肠镜及钡灌肠可见"鹅卵石样"肉芽组织增生，可进行鉴别诊断。

3. 性病淋巴肉芽肿　患者有不洁性生活史，主要表现为腹股沟淋巴结肿胀、化脓，外阴象皮样肿胀，伴有脓血便、腹泻等表现，晚期可出现肛管狭窄。淋巴结病理活检特征性改变有助于鉴别诊断。

七、治　　疗

肛门狭窄的治疗原则为轻度狭窄优先选择非手术治疗，中度、重度狭窄经保守治疗无效均应手术并加以病因治疗。

（一）非手术治疗

非手术治疗仅用于轻、中度狭窄，如痔切除、环痔分段结扎和吻合器痔上黏膜环切术（PPH）肛门狭窄。先行扩肛 3 个月，仍无好转才考虑手术。术前要控制炎症，做好围手术期的处理是手术成功的保证。

1. 药物治疗　软化大便、灌肠等疗法可以缓解患者的排便困难及便时疼痛的症状，但是不能从根本上解决肛门狭窄的问题。药物主要包括高纤维膳食或甘油、液状石蜡等。

2. 扩肛疗法　肛门周围局部浸润麻醉使肛门松弛，应用手指、肛门镜或扩肛器，扩张肛门及狭窄环，通过逐步增加手指数目或扩张器的大小，使狭窄环逐渐松弛。

（1）指扩法：1～2 次/天，连续 2～3 周，再改为每周 1～2 次，持续扩肛 6～8 周。由一个示指扩到两个示指，能顺利通过即可。

（2）器械扩肛法：可用小、中、大号肛门镜或扩肛器，从小号开始，每天 1 次，连续 2～3 周递增到大号，改为每周 1 次，连续 6～8 周，切忌粗暴操作，扩张过猛，撕破肠壁。炎症疾病和各种损伤合并感染时，需用抗生素、激素灌肠，减少瘢痕的形成，促进愈合。局部热敷、坐浴理疗及配合中药，愈合快，瘢痕小，可减轻狭窄程度。直肠并有溃疡可用抗生素、激素和中药保留灌肠。

（二）手术治疗

对保留较多肛管组织的轻中度肛门狭窄，最经典的手术方法就是瘢痕松解同时行内括约肌切开术；对于中至重度的肛门狭窄，可考虑应用皮瓣转移的肛门成形术，创造一个健康组织边缘，减少肛门的过度损伤，恢复肛管伸展的柔韧性和容量，具体手术方式如下。

1. 黏膜下移法　切开狭窄瘢痕扩肛后，将黏膜向上潜行游离约 2cm，再将黏膜拉下缝于肛门缘组织。注意不可缝于括约肌或肛缘以外。

2. "V-Y"带蒂皮瓣肛门成形术　切除肛管瘢痕组织后，在切口外做"V"形皮瓣推入肛管皮瓣中央与皮下组织相连以保证血供。关闭切口呈"Y"形。

3. 多个"V-Y"皮瓣转移肛管全周成形术　适用于重度肛门狭窄。

4. "S"形皮瓣转移肛管成形术　特别适用于重度肛门狭窄或范围较大的肛管全周狭窄。

5. 多种形状的皮瓣肛门成形术。

最后，对于手术治疗肛门狭窄的患者，术后扩肛治疗必须长期坚持，半年以上的扩肛会减少肛门部手术再次导致肛门狭窄的可能性，可以巩固手术的治疗效果。

案例 17-1 解析 3

临床诊断：肛门狭窄。

诊断要点：

1. 无明显诱因排便困难，肛门口有堵塞感，大便质软但变细，日行 1 次，伴排便不尽感。偶在用力排便时肛门疼痛，排便后手纸见鲜红色血，量少。

2. 查体见膝胸位肛门外观有手术瘢痕。直肠指检：肛门口触及狭窄环，仅容一小指勉强通过，患者疼痛较剧，肛门后正中可触及较硬瘢痕，括约肌弹性较差，指套退出少许染血，色鲜红。

3. 肛门镜仅可插入约 1cm，患者疼痛拒检。

治疗理念：根据具体病情选择合理治疗方法。

1. 轻度狭窄以非手术治疗为主。

2. 中重度肛门狭窄若需手术治疗，推荐黏膜下移法、"V-Y"带蒂皮瓣肛门成形术、多个"V-Y"皮瓣转移肛管全周成形术、"S"形皮瓣转移肛管成形术、多种形状的皮瓣肛门成形术等。

（江　滨　陆雅斐）

第二节　直肠狭窄

学习目标

掌握　直肠狭窄的分类、临床表现、诊断、鉴别诊断和治疗。

熟悉 直肠狭窄的病因。

了解 直肠狭窄的病理。

案例 17-2

患者，男性，70岁，退休。主因"排便困难反复发作6年余，加重1个月"于门诊就诊。

患者于6年前无明显诱因出现排便困难，大便变细，伴肛门坠胀感，无便血，无腹胀腹痛。于当地医院就诊，诊断为"直肠肛门口狭窄"，予以口服麻仁丸通便，症状缓解。后症状反复发作，未予系统治疗。1个月前患者因过食辛辣，再次出现排便困难，排便次数减少，2~3日1次，大便干结，伴便血、肛门疼痛，小便正常，纳寐一般。发病以来，体重无明显减轻。既往健康状况良好，无高血压、糖尿病等慢性病史，无肝炎、结核病史，无手术、外伤史，无家族肿瘤病史。

专科检查：腹平软，无压痛及反跳痛，肝脾未触及，腹部未触及包块。膝胸位肛门视诊：肛门外形尚规整；直肠指检：偏紧，距肛缘约4cm处狭窄，示指难以通过，疼痛明显，未触及硬性肿物，指套退出无血迹。

辅助检查：腹部平扫+增强示直肠上段肠壁增厚、强化，肠腔狭窄；结肠碘水造影示插管顺利，注入对比剂患者无明显不适。对比剂在结肠内前进缓慢，乙状结肠、降结肠、横结肠、升结肠充盈可，直肠中上段管腔狭窄（狭窄段约4.5cm），乙状结肠远段扩张、增宽。诊断：直肠中上段管腔狭窄。

问题：

1. 首先考虑何种疾病？
2. 应与哪些疾病相鉴别诊断？
3. 治疗原则有哪些？

直肠狭窄是指因先天性直肠发育缺陷或因直肠受损、局部炎症刺激或肿物压迫等因素造成直肠内径缩小、肠道变窄，从而导致粪便通过困难，排出受阻的一种疾病。临床表现主要为排便困难，大便形状细窄，排便时或排便后伴有疼痛感，严重者可出现腹胀、恶心呕吐或肠梗阻等。先天性直肠狭窄多发于儿童，后天因素导致的直肠狭窄好发于青壮年，多位于齿状线上方2.5~5cm处或直肠壶腹部。

一、病 因 病 理

（一）病因

直肠狭窄病因较多，可分为先天因素及后天因素，主要有以下几个方面。

1. 先天性疾病 为儿童发病常见原因，多由于胚胎发育阶段肛管腔化不完全，直肠与肛管之间的肛门直肠膜发育异常，出生后此膜裂开不全或未消失，形成肛门直肠狭窄甚至闭锁。此外，骶尾骨发育畸形，也可使直肠受到压迫变窄。

2. 炎症 炎症性肠病、肠结核、肛门直肠周围脓肿、慢性菌痢等直肠的各种急、慢性炎症均可使直肠结缔组织增生肥厚，形成瘢痕，导致直肠腔失去弹性、缩窄。

3. 肿物压迫 包括直肠及邻近组织的良性或恶性肿物，如直肠恶性肿瘤、直肠巨大息肉、阴道子宫肿瘤、前列腺肿瘤等可压迫挤压直肠，导致肠腔狭窄，排便困难。

4. 肌肉痉挛 如长期应用泻药引起的肛门直肠反射消失或内括约肌痉挛等可引起功能性直肠狭窄，又称假性狭窄。但耻骨直肠肌肥厚可引起真性狭窄。

5. 损伤 临床常见损伤原因有二：一是医源性损伤，如PPH术后、直肠脱垂硬化剂注射过多或面积过大、盆腔放射治疗等可能导致直肠管壁形成瘢痕挛缩而狭窄；二是外伤，包括刀枪伤、事故创伤、烧烫伤、化学损伤等，这类损伤过后的组织修复过程中，局部纤维组织增生，形成瘢痕，引起肠腔狭窄。

（二）病理

在炎症或损伤后的组织修复、炎症愈合过程中，直肠壁各层组织充血、水肿、淋巴回流障碍，同时炎症细胞浸润，纤维组织增生形成瘢痕，肠壁变厚而失去弹性，导致肠壁质硬而狭窄。环形狭窄多以肠黏膜病变为主，管状狭窄是肠壁全层病变，直肠末端狭窄多由括约肌纤维化而失去收缩能力所致，且和失禁并存。直肠狭窄多发生在齿状线以上 2.5～5cm 处，狭窄可继发近端肠管扩张，久而久之狭窄上部形成巨结肠。狭窄下方的肠黏膜则肥厚、僵硬失去弹性，呈灰白色，常伴有乳头状突起从肛门脱出。

二、分　类

直肠狭窄根据狭窄程度、形态和病因不同进行分类。

（一）按狭窄程度分类

1. 轻度狭窄　症状较轻，以排便不畅为主，可以排出软便，但需用力努挣或轻压肛周帮助排便，指诊肛管直肠时，示指通过下段困难。

2. 中度狭窄　排便困难，有时排稀便和排气不能控制。指诊狭窄部位时有阻力和固定感，示指不能通过，并有明显触痛。

3. 重度狭窄　排便和排气均有困难，合并肛门失禁，污染衣裤、肛周潮湿，常需带垫并靠灌肠排便，有时出现肠梗阻症状和 X 线征象，需做急症粪转流手术。指诊时小指通过困难，并有触痛。

（二）按狭窄形态分类

1. 线状狭窄　狭窄位置较浅，瘢痕占据直肠腔道的一部分，呈线状或半环状，又称为镰状狭窄，较多见。

2. 环状狭窄　瘢痕位于直肠腔道全周，腔道变小，形成环状，其上下长度不超过 2cm，多见于 PPH 术后或直肠切除术后，直肠肛管吻合处。

3. 管状狭窄　狭窄构成一圈呈管状，主要沿肛管直肠纵轴发生，其上下累及范围超过 2cm，多由炎症引起，较少见。

（三）按狭窄病因分类

1. 先天性狭窄　多由先天因素所导致，如婴幼儿出生后因先天性直肠缺陷导致直肠腔缩小，排便障碍者。

2. 后天性狭窄　由于后天因素，如外伤、炎症、肿物压迫等因素引起的直肠狭窄者。

三、临床表现

不同病因所致的狭窄临床表现亦不同，直肠狭窄的临床表现主要有以下几个方面。

1. 排便困难及大便形状改变　由于直肠肠腔变细，粪便通过困难，会出现排便时间延长、粪便细窄。

2. 疼痛　排便困难，加之排便时往往用力努挣，容易造成肠壁损伤，导致直肠呈刀割样或撕裂样疼痛。

3. 大便次数增多　粪便难以排尽而潴留于肠腔，反复刺激肠壁感受器，导致患者便意频频，便次增多。

4. 假性肛门失禁　因粪便潴留多、过久，导致肠腔内压力增高，部分粪便可被挤出肛门，造成假性肛门失禁。

5. 肛门潮湿瘙痒 粪便潴留引起直肠黏膜炎症，或晚期所致的假性肛门失禁，导致常有肠液、黏液脓血便或稀便从肛门内流出，致肛门局部皮肤瘙痒、发红糜烂。

6. 全身症状 直肠狭窄可导致不完全性或完全性肠梗阻，部分患者可出现腹胀腹痛、恶心呕吐、食欲缺乏、体重减轻等全身症状；同时，由于排便困难、假性肛门失禁等问题，部分患者易出现焦虑、抑郁、紧张等情绪。

> **案例 17-2 解析 1**
> 　　本例患者于 6 年前无明显诱因出现排便困难，大便变细，伴肛门坠胀感。直肠指检偏紧，距肛缘约 4cm 处狭窄，示指难以通过，疼痛明显。

四、辅 助 检 查

1. 乙状结肠镜和电子结肠镜检查 结肠镜直视下进镜，一般在结肠镜下只能看到狭窄下端黏膜增厚、粗糙，如已形成瘢痕，则呈黄白色。遇阻力时不可强行进镜，以防造成直肠穿孔（图 17-5）。

2. X 线下消化道造影 可了解直肠狭窄位置、范围和程度（图 17-6）。

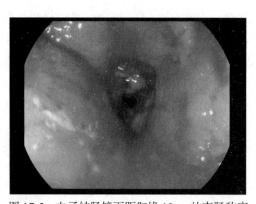

图 17-5　电子结肠镜下距肛缘 10cm 的直肠狭窄

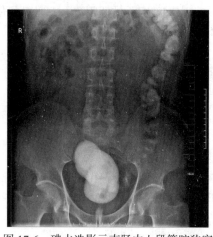

图 17-6　碘水造影示直肠中上段管腔狭窄

3. 病理学检查 可明确局部病变的性质。

4. 直肠腔内 B 超、盆腔 B 超、CT 及 MRI 检查 有助于直肠及邻近器官肿瘤的诊断，有重要的参考价值。

5. 细菌培养 可确定某些特异性感染所致的直肠狭窄，如结核性、血吸虫性等可行细菌培养和涂片等相关检查。

6. 其他检查 可疑性病引起者应行血清梅毒试验、冷凝集试验等检查。

五、诊 　 断

根据病史、临床表现、体征以及辅助检查可确诊此病。在确诊后，应先排除结直肠良恶性肿瘤等器质性病变，必要时进一步明确其程度和范围等以确定治疗方案。

1. 病史 多有直肠手术史或直肠受损、局部炎症、炎症性肠病等病史。

2. 症状 多有进行性排便困难及大便形状改变、疼痛、大便次数增多、假性肛门失禁、肛门潮湿瘙痒等症状，严重者可伴有腹胀腹痛、恶心呕吐等全身表现。

3. 体征 直肠指检时示指通过或有困难，肛门括约肌紧张，向上可触到线状、环状或管状狭窄，狭窄处有异常紧缩感。直肠壁质硬、无弹力。

4. 辅助检查 可采取电子结肠镜检查、下消化道造影、直肠腔内 B 超、病理学检查或细菌培养等进一步明确诊断。

案例 17-2 解析 2

　　该患者膝胸位检查见肛门外形尚规整。直肠指检示肛门指检偏紧，距肛缘约 4cm 处狭窄，示指难以通过，疼痛明显，未触及硬性肿物，指套退出无血迹。辅助检查示腹部平扫+增强：直肠上段肠壁增厚、强化，肠腔狭窄；结肠碘水造影：插管顺利，注入对比剂患者无明显不适。对比剂在结肠内前进缓慢，乙状结肠、降结肠、横结肠、升结肠充盈可，直肠中上段管腔狭窄（狭窄段约 4.5cm），乙状结肠远段扩张、增宽。可初步做出直肠中上段管腔狭窄诊断。

六、鉴 别 诊 断

1. 直肠肿瘤 直肠恶性肿瘤早期多无明显症状，偶有血便，形成直肠狭窄时已到晚期。位置低者，指诊可触及质硬、不规则、高低不平或菜花样肿块；位置较高者，应做乙状结肠镜或电子结肠镜检查，镜下可见到直肠肿块，病理组织活检可确诊。直肠癌低位吻合术或其他保肛术后的狭窄，必须做多处活检以排除局部复发的可能。

2. 直肠后肿瘤 如皮样囊肿、骶尾骨畸胎瘤、骶骨脊索瘤等，由于直肠后有骶骨，肿瘤向前生长，可使直肠受压，肠腔狭窄或向前移位，但肠黏膜多正常。

3. 肛周克罗恩病 早期以炎性狭窄为主，后转化为纤维性狭窄。炎性狭窄与黏膜层和黏膜下层集合淋巴结细胞、膨胀扩大的淋巴管、过度增殖的神经元和炎性反应形成的肉芽组织有关；纤维性狭窄多由慢性炎症刺激肌成纤维细胞，形成肠壁纤维化而导致直肠狭窄。患者多有排便困难、里急后重、反复腹泻的病史。

4. 慢性溃疡性直肠炎 重症患者可并发直肠狭窄，系直肠多发性溃疡在愈合过程中形成广泛肉芽肿和大量瘢痕所致。临床上表现为长期间歇性腹泻与脓血便，伴腹痛、里急后重、发热、营养不良等。直肠镜检可发现直肠黏膜有多发、形状不规则的溃疡，易出血，活检呈慢性非特异性炎症改变。

5. 感染性疾病 如性病性淋巴肉芽肿、血吸虫性肠病等。性病性淋巴肉芽肿患者以女性为主，有性病接触史，病变主要在生殖器和腹股沟淋巴结，为病毒性感染。弗莱试验、补体结合试验及病毒检查阳性。慢性血吸虫病晚期，直肠壁因虫卵沉着，肉芽肿形成和纤维化增生，这类患者多有疫水接触史，粪便中找到血吸虫卵或局部黏膜活检方能确诊。

七、治 疗

▌（一）治疗原则

　　直肠狭窄的治疗以改善和缓解症状为目的。轻度狭窄患者应首先考虑保守治疗，保守治疗无效或者中、重度直肠狭窄患者可考虑手术治疗。

▌（二）非手术治疗

1. 药物治疗

（1）通便：轻度直肠狭窄患者可先予以粗纤维饮食、缓泻剂等。如口服液状石蜡，每日 1 次，每次 30ml 通便治疗。

（2）抗感染治疗：若合并感染，可口服抗生素。或可用 0.9%氯化钠溶液清洁灌肠后，肛内放入涂有抗菌药物的栓剂等。

2. 直肠扩张疗法 对狭窄部位在齿状线以上 6cm 以内的患者，可采用渐进性直肠扩张的方法治疗。嘱患者取侧卧位或截石位，常规络合碘肛周皮肤消毒，术者示指涂抹液状石蜡后轻轻纳入肛内，以患者能忍耐为度，初次进入头节，逐次进入中节、末节直至患者无痛苦即可。也可采用肛门镜或扩肛器进行扩肛，每次扩 3~5min。开始每日 1 次，以后间隔时间逐渐延长至每周 1~3 次，直到狭窄消失，排便正常，肛门直肠内可纳入 2 指，不再复发为止。扩肛时应缓慢，勿用暴力，以免造成直肠穿孔或撕裂，且直肠扩张疗法所需时间较长，往往需要数月甚至数年，故要鼓励患者建立信心。

3. 其他

（1）灌肠疗法：对直肠轻度狭窄者，用肥皂水或生理盐水灌肠，以及肛内塞注开塞露、甘油栓等，可起到协助排便的作用。对溃疡性结肠炎、血吸虫病者可采用药物保留灌肠，必要时也可加用激素以减少瘢痕形成，促进愈合。

（2）理疗：红外线照射和微波透热治疗，对轻度狭窄有一定疗效，一般每日 1 次，每次 20~30min，连续 4~6 周。

（3）注射软化剂：对局限性瘢痕者，可用软化剂局部注射于瘢痕区，5~7 天注射 1 次，6~10 次为 1 个疗程。

（三）手术治疗

对非手术治疗无效、直肠高位环状狭窄或管状狭窄的患者多采取手术治疗，而恶性肿瘤导致的直肠狭窄，应做肿瘤根治术。

1. 直肠狭窄内切开术

（1）适应证：此术式适用于直肠下部的管状狭窄和环状狭窄者。

（2）操作方法：在肛门镜直视下用直肠拉钩暴露手术野或以手指引导，以手术刀、电刀或超声刀在直肠后正中线纵行切开狭窄瘢痕，使狭窄完全松弛，用示指扩张使直肠腔扩大，压迫或结扎止血，将包绕凡士林纱布的粗胶管插入直肠，置于伤口内。

2. 直肠狭窄挂线术

（1）适应证：此术式适用于直肠低位环状狭窄者。

（2）操作方法：从狭窄部位下缘用探针穿入，越过基底部，从狭窄上缘穿出，将探针尾部系结的橡皮筋从基底带过，或用圆针丝线引入橡皮筋也可，将橡皮筋绕狭窄部位拉紧结扎。如狭窄面过宽，可同时几处挂线。

3. 直肠狭窄瘢痕切除术

（1）适应证：此术式适用于直肠下端环状狭窄和 3cm 左右的管状狭窄者。

（2）操作方法：用拉钩牵开肛门，显露狭窄肠段。环形切除瘢痕，使肠腔扩大，注意不要切透肠壁。游离切口上缘肠黏膜 1~2cm，将游离的黏膜拉下覆盖切口，后与切口下缘的黏膜间断缝合。

4. 直肠狭窄后部切开术

（1）适应证：此术式适用于直肠腹膜反折以上的管状狭窄和环状狭窄者。

（2）操作方法：从骶骨下端到后部肛缘上方 2.5cm 处做一纵行切口。切除尾骨及肛提肌，显露直肠后壁，游离直肠两侧组织。用扩张器插入直肠，通过直肠狭窄部，在直肠后壁做纵切口，切除狭窄瘢痕。将直肠壁分层横行缝合后，将橡皮管卷以凡士林纱布，伸入狭窄部上方，再逐层缝合筋膜和皮肤。

5. 直肠狭窄纵切横缝术

（1）适应证：此术式适用于直肠腹膜反折以下的管状狭窄者。

（2）操作方法：自尾骨尖下至肛门上 2.5cm 做一纵行切口，切除肛尾韧带，必要时切除尾骨或骶骨下段。钝性分离直肠后间隙，游离瘢痕狭窄部。将金属扩张器伸入肛门通过狭窄，在直肠后壁做纵向切口，分离直肠黏膜下层。取出金属扩张器，将切口向两侧牵拉成为横切口后进行缝合，先缝黏膜层，再缝肌层。放置引流管后缝合皮肤。直肠内置引流粗胶管，减小直肠腔压力防止缝合口漏。

6. 经内镜球囊扩张和金属支架置入术

（1）适应证：直肠狭窄，结肠镜检查均不能通过狭窄口处者。

（2）操作方法

1）球囊扩张术：肠镜下找到狭窄口，经活检孔道插入冲水管，注入水溶性造影剂，观察狭窄部位的大小、形态、长度。低位狭窄可在内镜直视下进行扩张，高位狭窄必须在X线透视下进行。将导丝经内镜活检孔道插入狭窄部上端，然后将球囊涂上石蜡油，通过导丝置入狭窄部，使球囊中部位于狭窄最细处。用压力泵慢慢注入造影剂或无菌生理盐水。根据不同需要使压力保持3～8个大气压，球囊扩张直径分别在15～20mm，保持扩张2～5min放球囊，将球囊导管退回肠镜活检孔内。这时见狭窄部的肠黏膜因轻微撕裂而有少许渗血，可不需处理，若出血明显，予以局部喷洒止血药物即可。

2）金属支架置入术：对于癌性狭窄，扩张后可放置金属内支架。直肠下段癌性狭窄，因位置固定，能准确估计狭窄段长度，可在肠镜直视下放置支架。直肠上段因肠管有伸缩性，位置不固定，一般需在X线透视下进行支架放置。扩张后再插入肠镜确认狭窄的部位和长度，并于狭窄部两侧置金属夹作标记。然后通过导丝将有金属支架的安装系统插入狭窄部，借助金属标记物，确认支架两端均超出狭窄段1～2cm后，放置支架，在X线下可见支架在病灶处自行扩大。

7. 经肛门内镜显微手术（TEM）

（1）适应证：直肠高位狭窄者。

（2）操作方法：将特制直肠镜从肛门插入直肠，从直肠镜上的四个通道分别插入立体视镜和手术器械，侧孔接CO_2气体，使直肠腔内的CO_2压力保持在12～15mmHg，以防结肠过度扩张。用电刀在狭窄的后正中做一处纵向切口，切至正常黏膜，后将切口行横行缝合，先缝肌层，再缝黏膜层，完成后退出直肠镜。

8. 直肠经腹腔拉出切除术

（1）适应证：本法适用于高位直肠狭窄、无并发症的直肠下段管状狭窄（多数为畸形）、低位环行狭窄经后方切开术无效或直肠狭窄合并严重感染或有窦道者。

（2）术前准备、操作方法、术后处理：基本上与直肠癌经腹腔切除术相同，但因狭窄多为以切除狭窄瘢痕为目的的良性病变，故操作中对狭窄部以外的组织要尽量减少损伤。如需切断直肠侧韧带时，应尽量靠近直肠，不要损伤盆腔神经丛，以免术后引起长期尿潴留及阴茎勃起障碍等病症。如管状狭窄伴有完全性结肠梗阻时，应先行横结肠造口术，待并发症消除后再关闭造瘘处理狭窄。

案例 17-2 解析 3

临床诊断：直肠狭窄。

诊断要点：

1. 出现排便困难，大便变细，伴肛门坠胀感，无便血，无腹胀腹痛。口服润肠通便药，症状缓解。后症状反复发作，排便次数减少，2～3日1次，大便干结，伴便血、肛门疼痛，小便正常，纳寐一般。

2. 查体见腹平软，无压痛及反跳痛，肝脾未触及，腹部未触及包块。膝胸位肛门视诊：肛门外形尚规整；直肠指检：偏紧，距肛缘约4cm处狭窄，示指难以通过，疼痛明显，未触及硬性肿物，指套退出无血迹。

3. 腹部平扫+增强：直肠上段肠壁增厚、强化，肠腔狭窄；结肠碘水造影：插管顺利，注入对比剂患者无明显不适。对比剂在结肠内前进缓慢，乙状结肠、降结肠、横结肠、升结肠充盈可，直肠中上段管腔狭窄（狭窄段约4.5cm），乙状结肠远段扩张、增宽。诊断：直肠中上段管腔狭窄。

治疗理念：根据具体病情选择合理治疗方法。

1. 轻度狭窄以非手术治疗为主。

2. 中重度肛门狭窄若需手术治疗，推荐直肠狭窄内切开术、直肠狭窄挂线术、直肠狭窄瘢痕切除术、直肠狭窄后部切开术、直肠狭窄纵切横缝术、经内镜球囊扩张和金属支架置入术、经肛门内镜显微手术（TEM）、直肠经腹腔拉出切除术等。

（江　滨　陆雅斐）

思 考 题

1. 肛门狭窄的概念是什么？
2. 肛门狭窄的临床表现有哪些？
3. 肛门狭窄应与哪些疾病相鉴别？
4. 直肠狭窄有哪些临床表现？

第十八章　大便失禁

学习目标

掌握　大便失禁的临床表现、诊断、评价量表、鉴别诊断和治疗手段。

熟悉　大便失禁的病因及发病机制。

了解　大便失禁的流行病学特点。

案例 18-1

患者，男性，26 岁，孤儿，食品行业从业者。因"先天性肛门闭锁术后大便失禁 26 年"就诊。

患者因先天性肛门闭锁，幼时行手术治疗（具体术式不详），术后长期完全大便失禁，无论固体便、液体便、气体均完全无法控制，自行从肛门排出，排出前有便意，平时常年应用"尿不湿"，半年前曾行"经肛门脱垂直肠切除+肛门成形术"（具体不详），目前诉当大便干燥时可控便约 3min，稀便、气体完全无法控制，自行从肛门流出，流出前有便意。1 周前来诊，予调整饮食、盐酸洛哌丁胺胶囊口服、生物反馈治疗等措施，效果不佳。

既往幼时曾行 3 次手术（具体术式、手术目的均不详，手术瘢痕分别位于：左下腹经腹直肌切口，长约 8cm；右下腹横切口，长约 5cm；臀裂上缘横切口，长约 12cm，均愈合良好），半年前手术史及术后控便情况如上述。患有"先天性尿道下裂"，目前蹲厕排尿。自记事以来无明显重大外伤史，输血史不详，无过敏史，幼时进入福利院后正常接种各种疫苗。

肛门部检查：臀裂上缘可见一横行陈旧性手术瘢痕，长约 12cm，愈合良好，肛门位置正常，可见部分直肠黏膜外翻，黏膜红润、充血，无水肿，肛周未见皮缘隆起，肛周皮肤无红肿，无压痛，直肠指检肛门括约肌松弛，嘱用力收缩后感肛管直肠环及肛管中上段稍有紧缩感，触诊直肠下段黏膜光滑，未触及肿物及结节，指套退出无染血。

辅助检查：①Wexner 失禁评分：19 分（固体便 3 分、液体便 4 分、气体 4 分、护垫 4 分、生活方式改变 4 分）；②经肛腔内三维超声检查提示外括约肌肌束薄弱，截石位 6～10 点外括约肌几近缺如，耻骨直肠肌薄弱，右侧肛提肌薄弱，直肠肠腔左侧偏移。

问题：

1. 疾病诊断及诊断要点各是什么？
2. 该患者大便失禁的病因是什么？
3. 下一步可选择的治疗手段有哪些？

大便失禁（fecal incontinence）是指 4 岁以上人群肛门直肠控制排便的功能障碍，反复出现不能自主控制固体或液体肠内容物的排出，且症状持续时间大于 3 个月。大便失禁是一种常见临床症状，在人群中的中位患病率为 7.7%（范围为 2.0%～20.7%），长期住院患者中更是高达 30% 以上，多发生在 65 岁以上老人、有阴道分娩史的女性及残疾人中。该病通常不直接威胁生命，但粪便沾染衣物、肛门漏气或无意识排便都令患者处于难以忍受的尴尬境地，具有严重的社交破坏性，显著降低患者的生活质量。尽管如此，仍有相当比例的高龄老年患者会羞于寻求医生的帮助，而一些部分失禁的患者也不会主动诉说该症状，从而无法获得有效的治疗。

一、病因病理

肛门的控便能力依赖于人们对结肠和直肠的刺激产生的一系列复杂习得性和反射性反应，且个体排便习惯的差异也会使控便功能紊乱难以明确区分。人体正常的控便能力依赖于多种因素：精神因素、大便的量与性状、结肠动力、直肠顺应性、肛门括约肌功能、肛门直肠感觉、直肠肛管反射等。其中任一因素、任一环节出现障碍，即可能导致排便功能受损。目前尚无法确定导致大便失禁的各种原因的确切比例，在大多数研究中，产伤和手术损伤是导致患者大便失禁的最常见原因。大便失禁的病因主要包括以下几种。

（一）肛门直肠手术史

1. 肛门部手术史　如痔、肛瘘、直肠脱垂、肛裂、直肠会阴瘘等，即使没有接受外科手术治疗，也有可能出现漏粪症状。直肠黏膜脱垂、痔或真性直肠脱垂均可影响肛管的闭合，随着时间的推移，脱出的组织块不断牵拉肛门括约肌，使其越来越薄弱。此外，真性直肠脱垂除肛门括约肌萎缩外，还与阴部神经病变相关。肛门部手术史也是大便失禁的常见病因，内括约肌部分切断术、肛瘘手术、手法扩肛、痔切除术等均可能损伤括约肌而导致大便失禁的发生。

2. 低位直肠肿瘤保肛门手术　常规的直肠前切除术，吻合口位于肛管直肠环上方者，不会影响患者对气体、液体和固体粪便的控制能力，但低位直肠肿瘤实施保肛门手术（如经括约肌间切除术等）后，患者直肠容积下降，部分或全部内括约肌被切除，控便能力受损较为常见。患者常伴随气体和液体粪便的失禁，部分患者可能伴有不自知的固体粪便排出。这些症状在手术后早期较为常见，通常可随时间延长而逐渐改善。此外，回肠直肠吻合或回肠肛管吻合后，都可能出现不同程度的失禁症状，前者通常是因为丧失了储便功能，但也可能合并括约肌功能减弱，后者常因术中括约肌过度扩张所致。

3. 产伤　主要是括约肌直接损伤和神经损害，在分娩过程中，盆底肌会在胎头通过会阴时过度牵拉而引起损伤的风险，这可能造成前侧括约肌撕裂。研究表明，与剖宫产相比，自然阴道分娩的大便失禁风险增加，临床确诊肛门括约肌撕裂伤的女性产后出现大便失禁的可能性是没有肛门括约肌损伤的女性的 2 倍多。而分娩造成的神经损伤近年来逐渐被重视，目前普遍认为发生率较高，但无确切数据，这种损伤可造成神经肌肉进行性退化，使多年后肛门括约肌功能减弱而出现大便失禁，这也是外科修复效果不佳的原因之一。

（二）括约肌功能不全

当肛门括约肌系统的神经支配受损或直接损伤时，就可能失去储存粪便和气体的能力，从而发生大便失禁。同时还可能导致器质性肌萎缩。随着年龄的增长，肌肉强度也会逐渐下降。

1. 高龄　年龄增长也是导致大便失禁发病率升高的一个重要因素。65 岁以上人群的大便失禁患病率显著增高。近年的一项荟萃分析结果显示，15～34 岁青年人大便失禁患病率为 5.7%，而 0 岁以上人群大便失禁的患病率达到 15.9%。老年人括约肌功能下降、肛管静息压减低、直肠顺应性下降，排便阈值和最大耐受容量均下降。

2. 神经系统疾病　任何神经系统疾病均可能引起肠道功能异常。系统性神经病的上、下运动神经元病变，脊髓或马尾损伤，脊柱裂及神经性疾病均是可能的病因。如糖尿病性腹泻可能是由自主神经功能异常和神经病变所致的弥漫性括约肌功能减弱共同引起。多发性硬化、帕金森病、早老性痴呆等均是大便失禁的常见病因。

（三）肠道功能紊乱

任何原因引起的腹泻都可能影响人体的正常排便机制，导致大便失禁。肛门直肠区域的慢性炎症，如溃疡性结肠炎、克罗恩病、肠易激综合征、进行性系统性硬化病、感染或滥用泻药都可能引起局部感觉异常，括约肌功能受影响，导致大便存储功能减退。

（四）放疗史

放疗在妇科、泌尿外科、肛肠外科均常用，如宫颈癌、子宫癌、低位直肠癌、前列腺癌等，放疗会导致不同程度的直肠和肛门肌肉被破坏,产生放射性直肠炎,放疗还可能引起腰骶神经丛疾病。这些均可能影响肛管直肠功能,进而引起大便失禁。

（五）先天性异常

后肠、盆底及其相关结构的胚胎发育异常,可导致肛管直肠不同程度的解剖畸形和功能异常。重度畸形者常合并有骶骨发育不全及低位直肠的解剖性缺如,还可存在直肠的感觉和功能丧失。如泄殖腔畸形、先天性肛门闭锁、先天性肛管狭窄等。

> **案例 18-1 解析 1**
>
> 　本例患者因"先天性肛门闭锁"行手术治疗,术后大便失禁,无论固体便、液体便、气体均无法控制。

（六）特发性大便失禁（阴部神经病变）

特发性大便失禁是指无明显原因的括约肌去神经性损伤,包括习惯性的排便紧张、神经卡压、脱垂前状态、会阴下降综合征,也见于分娩创伤后。

（七）其他因素

如粪便嵌塞,常表现为漏稀便,也是导致大便失禁的常见病因。当高龄患者主诉为反复腹泻时常被漏诊。粪便嵌塞可导致直肠肛管抑制反射亢进,诱发肛门内括约肌松弛,导致大便失禁的发生,这类失禁属于括约肌的生理性扩张而导致的被动型失禁。

肥胖、虚弱、肢体残障、精神疾病、学习障碍者等也可能使患者出现大便失禁的临床症状。

二、分类与分型

若按失禁程度,可以分为完全失禁和部分失禁。患者完全不能控制固体大便排出即为完全失禁,若患者在无意识下出现粪便沾染衣物或漏液、漏气则为部分失禁。更精确地根据失禁程度进行分型是由 Browning 和 Parks 教授提出的:A 型,能控制固体、液体粪便和气体（即正常控便）;B 型,能控制固体、液体粪便,但不能控制气体;C 型,能控制固体粪便,但不能控制液体粪便和气体;D 型,不能控制固体粪便。

若按失禁病因,可以分为感觉性失禁和运动性失禁。感觉性失禁者肛门括约肌形态正常,由肛管直肠感觉减弱或消失引起。如脊髓或大脑中枢神经功能障碍,或支配肛门直肠的周围神经损伤,以及糖尿病引起的肛周末梢神经损害等,都可能引起大便失禁。运动性失禁则是由肛门括约肌损伤,或肛管直肠环损伤,导致患者不能随意控制大便而引起大便失禁。

若按失禁性质,可以分为急迫型大便失禁和被动型大便失禁。急迫型大便失禁是患者能感到强烈的排便冲动,但无法抑制排便。被动型大便失禁是指患者直肠充盈时,在没有明显感觉的情况下,粪便自动由肛门排出。急迫型大便失禁往往有外括约肌薄弱、直肠顺应性下降、直肠高敏感性等异常,而被动型大便失禁通常有内括约肌薄弱（图 18-1）。

三、临床表现

不能自主控制排便或排气,导致会阴部经常潮湿、粪便染污衣裤。完全大便失禁时,粪便可随时自行流出;咳嗽、走路、下蹲及睡眠时,常有粪便、

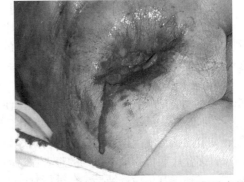

图 18-1　粪嵌塞致被动型大便失禁（长期卧床的85 岁高龄老人粪嵌塞导致肛门闭合不严排便不自主流出,属于被动型大便失禁）

黏液从肛门流出。部分大便失禁时，虽能控制固体粪便，但对稀便不能控制，集中精力控制肛门时，方可使粪便不至于马上流出。

> **案例 18-1 解析 2**
>
> 本例患者先天性肛门闭锁术后长期大便失禁，固体便、液体便、气体均完全无法控制，经"经肛门脱垂直肠切除+肛门成形术"后，稀便、气体仍完全无法控制。
>
> 长期的粪便污染肛周皮肤，可能引起肛周皮肤湿疹、失禁相关性皮炎、皮肤感染等，可伴有瘙痒、疼痛、糜烂、溃疡、出血等不适。少数患者为了减少大便而节食，可出现消瘦、体重减轻、营养不良等。

四、辅 助 检 查

1. 内镜检查 除直肠指检外，通过肛门镜检查或肠镜检查，可初步排除因炎症性肠病或肛管直肠肿瘤等因素所致的大便失禁。肠镜检查对于大便失禁患者的诊断及治疗价值有限，但对于大便失禁合并便血、黏液脓血便、里急后重或排便急迫感的患者，存在肠镜筛查指征，通过肠镜检查可明确是否合并其他结直肠病变（图 18-2）。

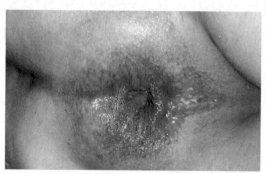

图 18-2 大便失禁患者肛门直肠指检后肛门
无法完全闭合

2. 肛门直肠压力测定 可评估肛管静息压、收缩压、肛管高压区长度、肛管压力分布和肛管直肠抑制反射等指标及参数。肛门直肠压力测定可用于评估肛门括约肌功能受损程度和直肠敏感性等。存在肛管直肠抑制反射即可排除先天性巨结肠，肛管静息压主要反映内括约肌的功能，而外括约肌的自发活动影响最大静息压。

3. 经肛门腔内超声 对于评价括约肌缺损敏感度可达到 100%，已成为评估大便失禁的金标准检查。通过肛管直肠腔内超声（EAUS）可以清楚地显示内外括约肌是否完整、括约肌缺损的部位及范围。该检查不仅可以用于协助诊断，还为拟行外科修复的手术切口设计提供参考依据。但因肛门外括约肌与肛周脂肪均为高回声，因此较难精确评估外括约肌的厚度并确定是否萎缩，尤其是女性患者的肛管上段，因为女性在这一平面外括约肌并不对称。

4. MRI 在肛门括约肌方面具有显著优势。对于考虑因肛管及肛周解剖结构异常所致的大便失禁患者，肛管或盆腔 MRI 具有较高的诊断价值，可清楚地显示出括约肌缺损的部位及范围。

5. 直肠感觉及直肠顺应性测定 适用于评估大便失禁患者直肠敏感性和顺应性异常，亦可用于疗效评估。该检查通过向位于直肠内的球囊注气的方式获取首次感知容量、出现便意的容量、强烈便意容量、最大耐容量等参数，正常人的直肠最大耐受容量<350ml，若为感觉性大便失禁，直肠感觉阈值消失。

6. 球囊逼出试验 通常正常人可以在 1min 将一个装满水的 50ml 球囊从直肠内排出。球囊逼出试验主要应用于大便失禁合并功能性排便障碍的患者。若直肠感觉迟钝，正常容量不能引起排便反射，不能将球囊排出。该检查既可以用于判断直肠的感觉是否正常，又可以判断肛门括约肌的功能，如肛门括约肌受损或功能障碍，则球囊可自行排出肛门，或轻微增加腹压后即可将球囊排出。由于许多盆底肌肉收缩不协调的患者在试验中仍可正常排出球囊，因此该试验不足以单独作为诊断依据，需辅以其他检查结果综合分析判断。

7. 盆底肌电图 是通过记录肌肉的生物电活动以判断神经肌肉功能变化的一种检测方法，盆底肌电图主要用于神经损伤后大便失禁，用于了解阴部神经及盆底肌肉功能，也可作为治疗前后疗效评价的工具，在临床上常结合其他检查同时使用以提高诊断效能。另外，过去曾采用针式肌电图来识别外括约肌损伤，但由于针式肌电图检查会造成不适，且无法识别肛门内括约肌损伤，括约肌形态学检查已被更加便携舒适的经直肠超声检查（TRUS）所取代。

8. 排粪造影 X线排粪造影能显示直肠壁形态和盆底运动，MRI排粪造影能对盆底各结构进行成像。主要用于排便障碍的辅助诊断，对于合并直肠前突或直肠脱垂的大便失禁患者，可提供有价值的参考。

9. 阴部神经末梢运动潜伏期检测（pudendal nerve terminal motor latency，PNTML） 尽管去神经支配的严重程度与大便失禁程度不相关，但影响括约肌修复治疗的效果。PNTML是检测通过阴部神经末端的最快神经传导，进而评估阴部神经及括约肌的完整性，并非检测肛门直肠的整个神经支配。阴部神经末梢运动潜伏期延长证明阴部神经病变，被认为是"原发性"大便失禁的标志。该手段在大便失禁诊疗中的作用尚有争议，不常规推荐。

五、诊　断

（一）病史采集

详细的病史采集非常重要，只有基于大便失禁的特定病因和括约功能状态的评估才能给予具体的治疗建议。问诊过程中应该要特别关注失禁的具体特点，是完全性大便失禁还是部分大便失禁。还应该详细了解是否有先天性肛门疾病史、手术史、创伤史或放疗史等，是否有神经系统或泌尿系统疾病史，女性患者还应该详细询问阴道分娩史及是否有产伤史等。此外，还应该详细了解患者大便失禁的持续时间、排便频率、粪便性状、便意强弱及频率、既往治疗史等。由于失禁症状的不可预测性，必要时可嘱患者前瞻性记录7~14天的排便日记，详细记录每次排便的时间、排便时长、大便性状、当日饮食特点、辅助排便方式、排便顺畅程度等信息，以更好地评估大便失禁的特征及其与排便习惯的关系。

（二）评价量表

使用大便失禁相关评价量表，可以对大便失禁的类型、发生频率及其对患者生活质量的影响进行描述和评价。这种评价应该作为大便失禁患者常规评估的一部分。常用的评价量表工具包括大便失禁严重指数量表（fecal incontinence severity index，FISI）、圣马克大便失禁评分（the St. Marks fecal incontinence score，Vaizey incontinence score，VIS）、大便失禁生活质量量表（fecal incontinence quality of life scale，FIQL）、克利夫兰大便失禁评分（Cleveland clinic incontinence score，CCIS，亦称Wexner失禁评分，Wexner incontinence score，WIS）等。目前对大便失禁患者精神心理状态的评估日渐重视。

案例18-1解析3

该病例入院Wexner失禁评分19分，其中固体便失禁3分（<每日1次，≥每周1次），其他各分项均为4分（≥每日1次）。

（三）体格检查

大便失禁患者的体格检查主要包括失禁症状相关视诊、直肠指检，同时建议进行神经系统、认知和活动能力方面的查体。

视诊时，应观察患者内裤是否沾染粪便、黏液或脓液。应特别注意肛周形态、肛周皮肤是否发红或存在皮损，有无手术瘢痕和会阴体厚度，以及有无其他疾病如直肠脱垂等。尤其是对有过阴道分娩史的女性可测量肛门和阴道之间的会阴体长度。会阴体长度的减少通常与肛门外括约肌损伤相关。通过嘱患者收缩括约肌，可鉴别肛门松弛是否由直肠脱垂所致。患者做用力排便动作可以显示

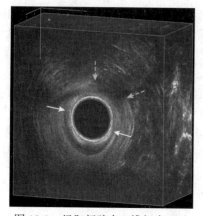

图 18-3　经肛门腔内三维超声显示
内外括约肌缺损

虚线箭头示外括约肌断端，实线箭头示内括约
肌断端

是否存在会阴下降、直肠黏膜或直肠全层脱垂，必要时可让患者采用蹲位来显露脱垂情况。

直肠指检时，可先用棉签或钝针轻触肛周 4 个象限的皮肤，以评估会阴感觉和肛门反射，正常情况下会引起肛门反射收缩，若收缩减弱或消失，应怀疑神经病变。直肠指检时，应嘱患者做收缩括约肌和排便动作，以初步评估肛门括约肌的完整性、肛管紧张度及盆底肌运动协调性等。直肠指检还可以检查患者肛直角情况。通过直肠指检，也可以初步排除低位直肠肿瘤、粪便嵌塞等其他导致大便失禁的病因（图 18-3）。

（四）灌肠

对一次性灌肠液的保留能力是临床常用的失禁评估手段，也是最简单原始的判定大便失禁的检查方法。如果患者能很好地控制 100ml 灌肠液，那就不必进行任何外科手术和长期治疗，并可以确认此类患者不存在严重控便问题。

六、鉴别诊断

根据患者的症状及体格检查，大便失禁的诊断并不困难，但必须与下列疾病或情况相鉴别。

1. 肛肠疾病导致的肛周渗液　Ⅲ期、Ⅳ期内痔以及肛瘘、湿疹等肛肠疾病常有肛周渗液，表现为肛周潮湿、粪污或脓血性液体污染内裤等，但这些疾病通常通过问诊或查体后即可鉴别。

2. 排便急迫症状　患者不恰当的饮食和排便习惯可能导致频繁稀便且伴有排便急迫症状，通常调整饮食即可改善这种情况。

3. 腹泻导致的偶发大便失禁　急性菌痢及急性肠炎等腹泻患者偶尔可出现大便失禁症状，但这些患者多数情况下能随意控制排便，且患者多有腹痛及脓血便或水样便，经对症治疗后，随着腹泻症状的缓解、大便成形，偶发的大便失禁消失。

> **案例 18-1 解析 4**
>
> 　　本例患者为青年男性，自幼大便失禁，有部分直肠黏膜脱垂，需与单纯性直肠黏膜脱垂相鉴别。

七、治　疗

大便失禁的治疗应根据不同的病因进行，如由疾病引起者，应治疗原发病，如由直肠脱垂引起者，将脱垂治愈后，大便失禁即可逐渐改善；因脑脊髓肿瘤、马尾神经损伤等情况所致的大便失禁，应针对肿瘤或损伤本身进行治疗；因肛门括约肌损伤引起的大便失禁，可经手术修复括约肌或重建括约肌以恢复肛门括约肌功能。

大便失禁的治疗原则是通过综合治疗及日常管理，根除或减轻大便失禁症状，提高患者生活质量。

（一）非手术治疗

除非患者存在明显需要手术修复才能治疗的病变，如急性会阴部外伤（如产伤）或有巨大缺损的慢性创伤性病变、全层直肠脱垂等，都应该尝试保守治疗。保守治疗包括健康宣教、养成健康的生活方式、调整饮食习惯、药物治疗、生物反馈治疗等一系列措施。部分患者受到医生及家人的关注，得到前所未有的支持、同情和病情信息，也能使患者感到病情好转。

1. 一般治疗

（1）调整饮食及排便习惯：通过调整饮食习惯、液体摄入量和排便习惯等措施，保持大便成形，避免腹泻及便秘，可使近 1/3 的失禁患者症状得到改善。常见的导致大便失禁加重的膳食有富含咖啡因饮食、糖替代品和乳糖等。常用的方法是多吃含纤维素高的及富有营养的食物，避免刺激性食物。对于超重患者，减重应作为基础治疗的一部分；对于吸烟者，因吸烟会缩短肠道传输时间，戒烟亦应作为一线治疗措施。排便习惯和行为训练对于养成规律排便很重要，可指导患者通过记录排便日记或调查问卷，对个人饮食生活习惯进行自我评估，以进一步了解诱发或加重病情的日常饮食生活习惯，从而进行相应调整。

（2）盆底肌训练：凯格尔运动为主的盆底肌训练，目前广泛应用于盆底功能障碍性疾病的预防和治疗，可以改善盆底肌肉功能。其优势在于对治疗的时间和地点没有特别要求，适用性强。该方法对于不完全性大便失禁患者效果较好。

2. 药物治疗 针对大便失禁发生的病因，选择相应药物进行治疗。对于大多数患者，可选用洛哌丁胺抑制肠蠕动，固化大便并增加直肠顺应性，减轻患者的排便急迫感。选用粪便膨胀剂为大便失禁患者反复排稀便的一线治疗，并根据患者病情给予个体化治疗。对于长期存在排便障碍、粪便嵌塞以致漏便的患者，可通过通便药物进行干预。

3. 生物反馈治疗 属于行为疗法，是一种无痛、无创的盆底肌认知性训练，它通过电位探头，将放置部位的电位或压力信息转化为视觉或听觉信号传递反馈给使用者，患者按指令交替进行盆底肌肉的收缩和放松训练，以此形成条件反射。生物反馈治疗至少包含 3 项内容：外括约肌的锻炼、直肠感觉识别功能锻炼和直肠扩张时内外括约肌同步反应训练，每项内容都可能对部分患者有效。生物反馈治疗应作为具备括约肌自主收缩功能的大便失禁患者的初始治疗方法。该方法对于括约肌完整、直肠感觉功能下降的患者效果良好。

4. 结肠灌洗治疗（retrograde colonic irrigation，RCI） 该治疗是通过 RCI 减少粪便不自主排出以达到缓解大便失禁的目的。目前该方法疗效尚不明确。

5. 磁刺激治疗 通过在刺激部位产生感应电场，进而引发神经轴突去极化，由神经去极化引起肌肉活动的反复激活，进而增强肌肉的力量和耐力。应用模式目前主要有盆底磁刺激和骶神经磁刺激。该治疗安全、无创，但临床效果仍需进一步验证。

（二）手术治疗

所有大便失禁手术手术前均需进行肠道准备，若留置尿管，则应留置到患者疼痛减轻可以自行排尿为止。按手术目的，可以分为修补、替代、增强、刺激、转流 5 类。

1. 修补

（1）前方肛门括约肌修补：产后肛门外括约肌缺损是大便失禁的重要原因，最常见于肛门前方的括约肌损伤。该类患者可以通过前方肛门括约肌修补来治疗。大多数外科医生将两侧游离的肛门外括约肌进行重叠缝合，但在括约肌损伤早期，由于没有明显瘢痕且肌肉组织健康，可采取一期缝合或断端缝合进行修补（图 18-4）。该手术短期疗效显著，但随着时间的推移，括约肌功能往往逐渐下降，但仍有相当部分的患者对生活质量的改善感到满意。在未找到确切的疗效减退因素前（如再次阴道分娩造成括约肌再次损伤等），应避免再次进行括约肌重建。对肛门括约肌修补成形术后失败的患者，要更积极地选择可替代的有效治疗方法。

（2）Parks 肛管后方盆底修补术：适用于严重的神经性肛门失禁及直肠脱垂固定术后仍有较重的肛门失禁者。该手术主要使肛管直肠角恢复到正常角度，并使出口处稍狭窄，故术后过度用力排便可能使修补破裂。如大便干结，可服用缓泻剂，以防患者过度用力排便。近年来的研究表明，该术式总体成功率较低，约 35%，近年来多项指南已逐渐不再推荐。

2. 替代

（1）股薄肌转位术（股薄肌成形术）：是将股薄肌连同相关血管神经束转移至肛周进行排便控制，适用于外伤、先天性肛门畸形所致失禁，以及用其他括约肌修补治疗失败者，但对神经损伤性大便失禁效果欠佳。装有心脏起搏器者禁用。该方法远期疗效不理想，目前已较少开展。但该方法有时仍为创伤性大便失禁和肛门闭锁伴发大便失禁患者的最佳选择。该手术需在已有粪便转流的患者中实施。

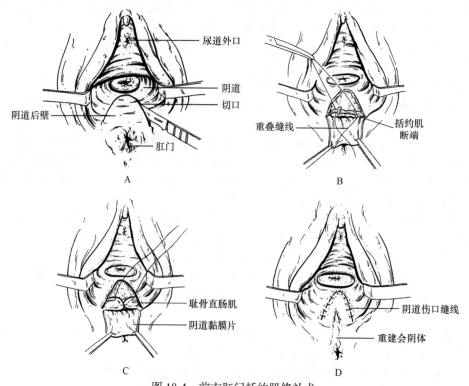

图 18-4　前方肛门括约肌修补术

A. 阴道后壁弧形切口，分离阴道黏膜；B. 游离括约肌断端重叠缝合；C. 缝合耻骨直肠肌；D. 缝合阴道伤口

（2）臀大肌转位术：与其他肌肉转位手术类似，臀大肌转位术可能是最后一项治疗方法，适用于相对年轻、有活动能力的神经性大便失禁，经多次括约肌修补失败，括约肌重度缺损无法进行一期修复的患者。该手术并发症发生率较高，主要是供区感染、肛周脓肿等，部分研究显示该手术对固体大便控便功能有改善，但在液体便及气体控制方面效果较差。

（3）人工肛门括约肌植入术和磁性肛门括约肌（magnetic anal sphincter，MAS）：因现有报告提示人工肛门括约肌植入术后并发症发生率居高不下，远期疗效不佳，该方法仅适用于其他治疗无效、严重括约肌缺损，先天性畸形及脊髓损伤所致神经源性大便失禁的患者，或因手术致肠功能障碍但肛管结构完整的患者。MAS 是大便失禁患者的一种较新的治疗选择。MAS 装置是一圈磁珠，通过手术植入肛门括约肌周围以加强括约肌。该技术目前疗效报道较少，部分小样本研究提示疗效较为满意，国内目前鲜有报道。

3. 增强

（1）填充剂注射治疗：该疗法是通过向肛门括约肌间注射填充剂，增加肛管中的组织容积，进而增加肛管压力，防止粪便渗漏。其主要适用于轻度的被动性大便失禁患者。常用的填充剂有 10 余种，透明质酸右旋体凝胶应用较为广泛。该治疗的远期疗效欠佳，但仍是粪便轻度污染内裤或肛门直肠手术后肛门直肠瘢痕形成和轻度解剖畸形的患者的治疗选项。

（2）干细胞治疗：是通过将干细胞注入肛门外括约肌以刺激肌肉分化和生长，进而改善括约肌功能。干细胞主要有肌肉来源的肌源性干细胞和骨髓或脂肪来源的间充质干细胞。该治疗方法可能未来有不错的发展前景，但目前仍有诸多需要问题有待解决，如最佳适应证、最合适的细胞类型以及标准化的细胞制备方法等。

（3）射频治疗：是通过温控技术将热量传导至肛管从而治疗大便失禁。但目前该治疗方式在大便失禁中的疗效尚有争议。

（4）肛门塞、阴道球囊、经闭孔肛管后吊带术（transobturator posterior anal sling，TOPAS）：肛门塞顾名思义即为通过直肠内置入充气球囊或经肛门置入特制的封堵塞以封堵肛门阻止大便非自主排出。阴道球囊是一种经阴道肠道控制系统，由带气囊的阴道插入物和压力调节泵组成，通过在阴道内置入充气球囊，向后压迫直肠以达到封堵肛管的效果。肛门塞及阴道球囊均较为简单易行，但目前研究数据仍有限。肛门塞、阴道球囊及 TOPAS 是基于肛直角的重要性而研发出了人工吊带支撑直肠后壁，进而治疗大便失禁。其作用机制为通过支持耻骨直肠肌而加强肛直角，但目前仍缺乏大样本及长期的随访研究。

4. 刺激

（1）骶神经调节术（sacral neuromodulation，SNM）：为难治性大便失禁患者的治疗提供了新的途径。最初它被用于治疗尿失禁，因尿失禁患者往往伴有大便失禁，用其治疗尿失禁时也体现了治疗大便失禁的效果，临床上它似乎对大便失禁的疗效优于针对尿失禁。SNM 通过向特定骶孔置入电极，将低频电流通过电极持续刺激兴奋或抑制该节段骶神经，从而影响该骶神经支配的靶器官及盆底肌群的功能，达到治疗作用。

SNM 的操作分为两期：一期为局部麻醉下植入电极进入骶 3 神经孔，通过 2～4 周的患者个人体验及疗效评估后，再决定是接受永久性植入还是拔除电极并终止治疗，只要大便失禁发作次数改善大于 50%，即可植入永久性刺激装置；二期为骶神经调节器永久性植入，永久性刺激器可埋于髂后上棘下方的皮下组织内。该术式适用于保守治疗失败后的大便失禁患者，近年来的研究结果提示 SNM 可以明显改善患者大便失禁的症状，较其他手术方法有绝对优势。无论有无括约肌缺陷，美国结直肠外科医师协会（American Society of Colon and Rectal Surgeons，ASCRS）强烈建议将 SNM 作为大便失禁的一线手术选择（图 18-5）。

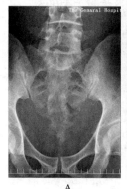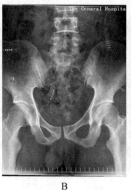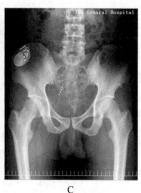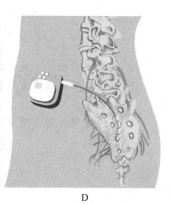

图 18-5　骶神经调节术（SNM）

A. 术前；B. 第一阶段骶神经刺激体验；C. 永久性骶神经刺激器植入术后；D. 骶神经调节术示意图

（2）胫后神经刺激（posterior tibial nerve stimulation，PTNS）：是通过将电极刺入内踝上方的胫后神经体表投影位置的皮肤，通过电流刺激胫后神经，引起与 SNM 相似的肛门直肠神经肌肉功能变化。PTNS 最早用于尿失禁的治疗，现已逐步应用于治疗大便失禁。目前认为该疗法可短期改善大便失禁次数，但远期疗效仍不明确。

5. 转流

（1）顺行控制性灌肠术：该技术针对结肠动力功能障碍和固体粪便排出困难而设计。术中通过将阑尾内翻，阑尾头端置入盲肠壁内，起到单向阀的作用，阑尾近端穿过右下腹壁后在皮肤做一小造口，为使粪便排出，可在阑尾造口处插管并置于结肠腔内，用液体每日顺行冲洗一次，可清除结肠内粪便。主要用于有先天性结肠蠕动障碍的儿童。

（2）结肠造口术：对于受到重度大便失禁严重影响的患者，经饮食、生活方式改善、药物、灌肠等保守治疗仍无法控制排便，其他手术方式无效，或拒绝接受其他治疗方法的患者，可采用结肠造口。尽管造口也可能存在一定不良影响，但患者的生活质量会显著提升，并可以纠正患者的自我隔离行为，回归日常生活。

案例 18-1 解析 5

临床诊断：①大便失禁；②直肠黏膜脱垂；③先天性肛门闭锁术后；④经肛门脱垂直肠切除术后；⑤肛门成形术后。

诊断要点：

1. 既往有先天性肛门闭锁并行手术治疗史。

2. 自幼大便失禁，固体、液体、气体均无法控制，行经肛门脱垂直肠切除＋肛门成形术后，稀便及气体仍无法控制。

3. 肛门部检查见指诊肛门括约肌松弛，嘱用力收缩后感肛管直肠环及肛管中上段稍有紧缩感。

该患者大便失禁的病因：

1. 先天性括约肌发育不良，外括约肌、耻骨直肠肌及肛提肌薄弱。

2. 长期直肠黏膜脱垂。

下一步一线治疗手段：

1. 患者经非手术治疗效果不佳，可考虑手术治疗。

2. 根据患者既往治疗史，伴有先天性括约肌发育不良，结合目前各手术方式的优缺点，可考虑应用肛门塞、行股薄肌转位、SNM 等治疗措施，结合患者年龄及对生活质量的要求，优先考虑行 SNM。

（丁健华　卓光鑽）

思 考 题

1. 大便失禁的定义是什么？
2. 大便失禁的病因大致有哪些？
3. 大便失禁的常用评价量表有哪些？
4. 大便失禁的治疗措施有哪些？

第十九章 出口梗阻型便秘

学习目标

掌握 出口梗阻型便秘的分类、临床表现、诊断、鉴别诊断和治疗。

熟悉 出口梗阻型便秘的病因和检查方法。

了解 出口梗阻型便秘的病理。

出口梗阻型便秘（outlet obstructive constipation，OOC）是指排便出口附近组织、器官的功能性改变，导致排便困难或羁留性便秘的一种综合征。包括直肠前突、直肠内套叠、耻骨直肠肌综合征、盆底痉挛综合征、会阴下降综合征、孤立性直肠溃疡综合征等。OOC 多见于中老年女性，受年龄、产次、分娩方式、盆腔手术史及围绝经期等因素影响，常并发前、中盆腔病变。表现为多盆腔脏器病变的 OOC，给临床诊断及后期手术治疗带来较大困难。

第一节 直肠前突

案例 19-1

患者，女性，65 岁，退休会计。主因"间断排粪费力伴便后不尽感 15 年，加重 1 个月"于门诊就诊。

患者于 15 年前无明显诱因出现排粪困难，伴大便干结、便后不尽感，无便血、黑便、腹痛、腹胀等其他不适症状，患者自行开塞露纳肛或口服药物助便治疗。自觉症状逐渐加重，1 个月来症状较前加重明显，且伴排粪时阴道后壁明显肿胀脱出，需手助向肛管侧按压阴道肿物辅助排便。自发病以来患者饮食睡眠可、小便正常，体重体力无明显变化。既往体健，无高血压、冠心病等慢性病史，无肝炎、结核等传染病史，无重大手术、外伤史。

体格检查：左侧卧位，肛门外观大致正常，指诊进约 6cm，所及直肠及肛管未触及异常占位，直肠内黏膜松弛，尤以直肠前壁松弛并薄弱，按压可向阴道侧明显膨出。指套退出无血染。

辅助检查：排粪造影可见力排相时直肠前壁向前突出，钡剂存留于突出囊袋中排出困难。

问题：

1. 首先考虑何种疾病？
2. 应与哪些疾病相鉴别？
3. 可以采取哪些治疗手段？

直肠前突（rectocele，RC）是一种盆腔脏器脱垂，是指直肠组织通过直肠阴道隔的薄弱缺损处疝入阴道腔，又称直肠前壁膨出，是 OOC 中最常见的类型（图 19-1）。其发病率高，好发于中老年女性。国外的报道中在孕产妇的发病率约为 67%。该病是由复杂的解剖和生理障碍引起的，主要原因是直肠阴道隔局部组织薄弱或结构缺损导致抗张能力下降。直肠前突严重影响女性的身心健康和生活质量，盆腔疼痛、阴道后壁隆起、排粪阻塞感、排粪不尽感、性行为困难等是其常见症状，部分患者可继发出现焦虑症或抑郁症。诊断主要依靠症状、查体以及专科检查，动态排粪造影是确诊的主要手段。治疗包括增加膳食纤维摄入、药物治疗、盆底训练以及手术治疗等。

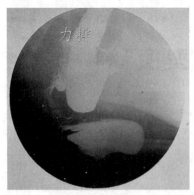

图 19-1　直肠前突排粪造影（力排相）

一、病　因　病　理

目前关于直肠前突的病因存在多种学说，主要包括以下几种。

（一）直肠阴道隔薄弱学说

目前临床上主要采用这种学说。直肠阴道隔主要由骨盆内筋膜组成，包括肛提肌的中线交叉纤维组织及会阴体，正常排便时腹压升高、盆底肌松弛、肛直角变钝、盆底呈漏斗状，肛管成为最低点。粪便在排便压力的驱动下排出，由于骶曲的影响，下行粪块的垂直分力成为排便的动力，而水平分力则作用于直肠前壁。直肠阴道隔内筋膜及交叉纤维受损导致直肠前突。

（二）组织退行性变学说

分娩、发育不良、筋膜本身退行性病变及长期腹内压升高，均可使盆底松弛。尤其是用力分娩时导致肛提肌纤维撕裂、会阴筋膜极度伸展或撕裂，从而损伤直肠阴道隔，其抵御排便水平分力作用减弱而逐渐向前突出。

（三）直肠黏膜松弛学说

直肠黏膜下胶原纤维含量高，各种原因导致黏膜下胶原损伤。例如，会阴异常下降，难免造成内脏神经受损，从而胶原纤维失去神经支配，进而出现黏膜松弛。如长期排便困难，粪块堆积于直肠壶腹部，直肠黏膜受压，血液循环障碍，黏膜营养物质减少，胶原纤维功能降低以及胶原代谢异常，表现为胶原的合成减少、分解增加等，均造成胶原变薄，使得直肠能够突入直肠阴道隔形成前突。

（四）雌激素水平降低学说

研究表明，雌激素是维持筋膜组织张力、胶原含量、血供及神经再生所必需的重要因素。雌激素分泌减少，导致直肠阴道隔的支持组织发生退行性变、张力降低，进而失去弹性。如有便秘及合并其他腹内压增加的因素，极易发生直肠前突。

直肠前突发生的危险因素包括可控危险因素和不可控危险因素。可控危险因素包括孕产次多、阴道分娩史、盆腔手术史、肥胖、教育水平低和易导致腹内压增加的慢性疾病如慢性阻塞性肺疾病（COPD）等。不可控的危险因素有高龄、遗传史等。目前有研究提示排便前肛门括约肌压力升高与直肠前突的发生发展呈正相关。

当健康的直肠阴道隔组织失去完整性，直肠组织疝入阴道腔时，就会发生直肠前突。完整性的丧失可以通过多种方式发生，包括分娩、年龄增长相关的结缔组织变化以及因过度劳累或肥胖而增加的组织压力。患者可能存在上述一个或多个问题的累加。其最常见的症状是组织疝入阴道腔引起的阴道膨出、骨盆压力变化和排便习惯改变。

二、分　　类

根据直肠前壁向阴道膨出位置的高低，可将直肠前突分为：低位（直肠前突位于直肠远端，多由分娩时会阴撕裂所致，常伴有肛提肌、球海绵体肌的部分断裂）、中位（直肠前突位于肛提肌上3~7cm，多见于经产妇及闭经后直肠前方组织松弛者，是直肠前突最常见的类型）、高位（直肠前突距肛缘约8cm，与生殖器脱垂或阴道后疝有关）。

根据直肠向前膨出的深度（图 19-2），可将直肠前突分为：正常（直肠向前膨出<5mm）、轻度（直肠向前膨出 6~15mm）、中度（直肠向前膨出 16~30mm）、重度（直肠向前膨出>30mm）。

三、临床表现

部分患者可能表现为无症状，而另一些患者可能表现出生活质量的严重下降，主要包括以下症状：盆腔疼痛、阴道后壁隆起、排粪阻塞感、排粪不尽感、性行为困难等。

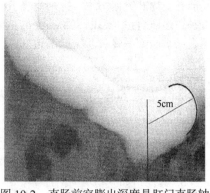

图 19-2　直肠前突膨出深度是肛门直肠轴与直肠突出最前部之间的距离

> **案例 19-1 解析 1**
>
> 本例患者伴排粪时阴道后壁明显肿胀脱出，需手助向肛管侧按压阴道肿物辅助排便。

四、辅助检查

1. 排粪造影　是确诊直肠前突最常用的检查手段。排粪造影可以判断直肠前突的范围和大小，并且可以确定和直肠前突并存的其他情况，如子宫或阴道后壁脱垂等。因此认为排粪造影可以作为直肠前突确诊检查。用力排便时可见直肠壶腹部呈囊袋状突向阴道。

2. MRI　利用开放系统的 MRI，可显示静息和排便时直肠肛管及盆底肌肉等的形态变化。但 MRI 和排粪造影对测量肛管直肠形态的关系尚存在争议。排粪造影利用造影剂显示直肠肛管等自然腔隙，如阴道纱条显示阴道、口服钡剂显示小肠、腹腔内注射造影剂显示道格拉斯（Douglas）陷凹，模拟排便动作，可获得排便过程中各腔隙的形态变化，但直肠充盈钡剂后有时很难精确地识别解剖标志，而 MRI 能更准确地显示盆底解剖。Healy 等研究发现，对那些排便障碍的女性患者，不论排粪造影和肛管直肠生理检查是否正常，盆腔脏器和肛提肌在 MRI 中均表现出明显的下降。由于设备特殊、检查费用过高等因素的制约，MRI 用于 OOC 患者盆底形态学检查在国内目前尚未得到广泛的开展。

3. 腔内超声　检查时不会改变肛管直肠解剖结构，可获得肛管直肠壁各层次（包括黏膜、内外括约肌、耻骨直肠肌以及膀胱、阴道、前列腺）的高清影像，操作简单，患者无须做任何准备，痛苦小、检查快速、价格便宜。与 MRI 相比，在肛门内括约肌的测量方面两者效果相近。但对于解剖的结构层次，超声内镜较为清晰。自 20 世纪 90 年代中期起被广泛应用于肛门括约肌的功能评价。Barthet 等对 43 名表现为 OOC 的女性患者进行动态肛管直肠超声内镜（DAE）和排粪造影对比后，认为在诊断直肠前突等疾病时，DAE 较之排粪造影准确性和敏感性更高，并可以同时评估肛门括约肌的功能，而且能避免盆腔受到放射线照射，认为 DAE 有可能替代以前的诊断方法。

4. 其他　如动态经会阴超声等。

> **案例 19-1 解析 2**
>
> 该患者辅助检查：排粪造影可见力排相时直肠前壁向前突出，钡剂存留于突出囊袋中排出困难。

五、诊　　断

结合患者症状、体征及专科检查可明确直肠前突的诊断。患者多主要表现为排便困难、排便不尽或排便阻塞感，可伴有腹胀、会阴部坠胀不适，有少数患者需在肛周、阴道内按压协助排便，这也是直肠前突特有的症状。

全面的查体包括阴道检查、直肠检查、腹部检查和神经系统检查。重点要关注肛提肌张力和收缩强度。直肠指检于直肠前壁可扪及一圆形或卵圆形突向阴道的薄弱区。直肠检查时可以感觉到直肠前壁空虚并突向阴道，特别是患者在用力排便或咳嗽时（Valsalva 动作）更加明显。直肠指检或直肠阴道双合诊是诊断直肠前突的基础，排粪造影是诊断直肠前突的主要检查方法，用力排便时可见直肠壶腹部呈囊袋状突向阴道。

六、治　疗

（一）保守治疗

轻度直肠前突患者或无明显临床症状者可采取以下措施：

1. 注意膳食　主张多食用粗制主食或富含纤维的蔬菜水果、多饮水、多运动等。

2. 药物治疗　可选用一些预防便秘的药物，不主张采用泻剂或灌肠。

3. 其他　如生物反馈治疗等。

（二）手术治疗

手术治疗的目的是消除囊袋组织、修补缺损，重建坚固的直肠阴道壁，使得直肠下端的解剖结构得到改善，大多数便秘患者的问题即可解决。手术适应证：①具有典型的临床表现；②重度直肠前突（深度＞3cm）者；③经 3 个月严格保守治疗无好转者；④结肠传输试验结果正常；⑤耻骨直肠肌的肌电图检查正常；⑥无直肠内脱垂、成人先天性巨结肠和慢传输型便秘等排便困难者。

手术入路选择包括经阴道入路、腹部入路、直肠入路等，对于直肠前突最佳的手术修复方法，目前尚无共识，手术方式的选择主要取决于患者年龄、阴道长度、前突程度、肠道功能等。几种常见的术式介绍如下。

1. 直肠黏膜柱状缝合固定术（Block）

（1）操作方法：牵开肛门直肠远端，暴露直肠前壁，确定直肠前壁薄弱（RC）部位，充分扩肛后固定肛门镜，用示指在阴道向肛管方向顶起直肠前壁，止血钳纵行钳夹直肠前壁黏膜最薄弱处，用可吸收缝线从齿状线上方 1cm 处开始连续缝合，向下深达肌层，向上直至耻骨联合处，关闭直肠黏膜薄弱处凹陷。缝合时注意保持缝合黏膜上窄下宽，呈塔形，折叠缝合的直肠黏膜呈柱状，防止形成上端人为黏膜瓣。

（2）述评：此手术操作简单，在门诊局部麻醉下即可完成，对于修补缺损和消除直肠前壁薄弱区域，重新构建稳固直肠阴道壁作用明显，但此式仅适用于纵向修补轻中度前突，且有手术视野有限、容易损伤周围组织、复发率高等缺点。

2. 经阴道或会阴入路修补术　操作方法：手术一般采用截石位，置入阴道撑开器，用 1∶20 万的肾上腺素盐水浸润阴道上皮，纵切口或横切口锐性分离皮瓣，上至盆底腹膜外，两侧暴露肛提肌角。荷包缝合关闭 Douglas 陷凹。用可吸收缝线缝合肛提肌至中线，并加强耻骨直肠肌，并且要牵带部分直肠肌层，加强重建直肠前壁。因产伤导致的肛门内外括约肌损伤需同时行括约肌成形术。直肠前突伴有阴道后壁疝需将阴道后穹隆固定至骶棘韧带上。

直肠前突伴有直肠脱垂、膀胱脱垂、子宫脱垂等疾病，可采用经阴道、经腹联合直肠前突修补、盆底重建。打开腹腔，采取阴道后入路，切开 Douglas 陷凹，行直肠悬吊固定术（也可采用补片固定术），用可吸收线经阴道入路缝合肛提肌两侧边缘 3～4 针，经腹部打结。腹部入路可同时处理膀胱和子宫脱垂，加固缝合 Douglas 陷凹，重建盆底。

3. 吻合器痔上黏膜环切术（PPH）　操作方法：采用圆形吻合器经会阴和直肠联合行直肠前突修补术。电刀切开直肠阴道隔直至肠壁薄弱处，在齿状线上 5cm 和 8、9cm 处分别行荷包缝合，激发吻合器后经会阴修补两侧肛提肌，缝合直肠阴道隔。

4. 经肛吻合器直肠切除术（STARR）　操作方法：采用两把 PPH 吻合器，压舌板 1 个。将透明扩肛器缝扎固定在肛门上，先从距齿状线上 5～6cm 9 点位到 3 点位（顺时针）直肠前壁在黏膜下层做两针半荷包缝合，用压舌板从扩肛器外侧紧贴直肠后壁插入直肠压住直肠后壁黏膜，置入吻合器，将荷包线结扎，不宜过紧，将荷包线引出吻合器侧孔，收紧打结牵拉，旋紧关闭吻合器，女性检查阴道后壁有无凹陷，确认阴道后壁光滑，即可打开保险，启动吻合器切除吻合，旋开吻合器取出，检查吻合口，有活动性出血用1号线"8"字缝扎止血；剪断吻合口末端黏膜粘连处，再于同法从粘连处两端行直肠后壁半荷包缝合，压舌板挡住直肠前壁黏膜，同法切除直肠后壁黏膜，最后结扎切除两个吻合口连接处形成的犄角状黏膜隆起（图19-3）。

5. 其他　如Sulivan术式、硬化剂注射等。

手术并发症主要包括出血、感染以及补片相关的并发症。有研究发现，经阴道入路修复较经直肠入路修复有更低的二次手术率。

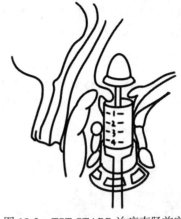

图19-3　TST-STARR治疗直肠前突

TST：选择性痔上黏膜环切术

第二节　直肠内套叠

案例19-2

患者，女性，71岁，退休纺织工人。主因"间断排粪费力伴排粪阻塞感8年，加重1个月"于门诊就诊。

患者于8年前无明显诱因出现排粪困难，伴排粪阻塞感、肛门坠胀感、便后不尽感，自觉排粪用力越大则阻塞感、坠胀感越重，患者自行口服药物助便治疗，但阻塞感及坠胀感无明显缓解，患者往往每日需多次排便，但每次量少，病程中无便血、黑便、腹痛、腹胀等其他不适症状，1个月来症状较前加重，且伴便后擦拭时带血，色鲜红，患者为行进一步诊治来诊。自发病以来患者饮食睡眠可、小便正常，体重体力无明显变化。既往体健，无高血压、冠心病等慢性病史，无肝炎、结核等传染病史，无重大手术、外伤史。

体格检查：左侧卧位，肛门外观大致正常，直肠指检进指约6cm，所及直肠及肛管未触及异常占位，直肠内黏膜较松弛，嘱力排时可见少许直肠黏膜脱出肛缘，指套退出少许鲜红血染。

辅助检查：肛门镜检可见直肠内黏膜较松弛，部分堆叠，局部黏膜表面糜烂，可见黏膜下血管网清晰。

问题：

1. 首先考虑何种疾病？
2. 应与哪些疾病相鉴别？
3. 可以采取哪些治疗手段？

直肠内套叠（internal rectal prolapse，IRP）又称直肠内脱垂、隐性直肠脱垂或不完全性直肠脱垂，是指在排便过程中近侧直肠壁全层或单纯黏膜层套入远侧肠腔或肛管内，但未超出肛门外缘。临床上以肛门直肠坠胀、便意频繁、排便不尽感及粪便排出困难等直肠高敏感症状为主要表现，严重影响患者的健康和生活质量。多见于中老年女性。一般认为直肠内套叠的发生可能与长期腹内压增高、妊娠及分娩等导致盆底薄弱松弛有关，但详细的病理生理机制不明。诊断主要依靠直肠指检、镜检结合排粪造影的方法。治疗主要包括保守治疗、手术治疗。

一、病　　因

一般认为本病可能是多方面因素作用的结果。当直肠附着于骶骨或年老体弱者全身组织松弛亦可使附着于直肠周围的组织松弛,加之长期过度用力排便引起的腹内压增高以及直肠息肉等下脱性疾病均可导致本病的发生。

二、分　类

直肠内套叠是 OOC 中较为常见的一种疾病,可分为单发、多发及多重套叠 3 种类型,还可依据其发生部位分直肠近段、远段套叠和直肠套入肛管 3 种情况(图 19-4、图 19-5)。

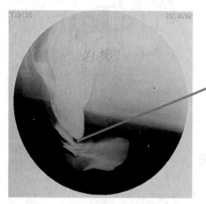

直肠内套叠的排粪造影
(合并直肠前突)

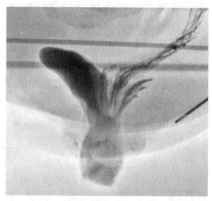

图 19-4　直肠内套叠造影　　　　　　　　图 19-5　直肠内套叠排粪造影(力排相)

三、临床表现

本病发病缓慢,起初全身及局部无明显不适。患者可有肛门阻塞感、排便不尽感或欲便不能解除之感等排便困难,用力越大,阻塞感越重。部分患者需以手指或栓剂将下垂的黏膜推回复位,以协助排便。有些患者排便时伴下腹或骶尾部疼痛,亦伴有忧郁或焦虑等精神症状者。

案例 19-2 解析 1

　患者排粪困难,伴排粪阻塞感、肛门坠胀感、便后不尽感,自觉排粪用力越大则阻塞感、坠胀感越重。

四、辅助检查

1. 肠镜检查　镜下可见松弛黏膜阻塞镜筒,肠腔变小,严重者肠腔内充气仍不能使肠壁扩张复位;可见到套叠处溃疡、糜烂、黏膜红斑或水肿,应与直肠炎性疾病相鉴别。

2. 排粪造影　被广泛认为是确定诊断最有价值的方法。直肠内套叠特异征象:直肠内套叠是直肠套入相连的直肠或肛管产生相应的形态学改变,即在影像上单发套叠表现为"漏斗征",多发套叠表现为"锯齿征"及"宝塔征"。这些征象是以相互套叠的直肠壁或直肠黏膜为解剖及病理基础的,具有其特异性,我们在排粪造影中可以根据这些征象做出相应类型的直肠内套叠的诊断。

3. 肛门直肠压力测定　直肠内套叠的患者肛门直肠压力测定可出现肛管静息压下降,肛管最大收缩压下降。

4. 肛门镜检查　插入肛门镜嘱患者咳嗽,可见直肠黏膜堵塞于肛门镜口。

案例 19-2 解析 2

　患者肛门镜检可见直肠内黏膜较松弛,部分堆积,局部黏膜表面糜烂,可见黏膜下血管网清晰。

五、诊　断

患者诉其直肠内有阻塞感，排便不尽、排便次数多而每次粪便量减少时，直肠指检可触及直肠下端黏膜松弛或肠腔内黏膜堆积，直肠容积扩大。患者直立咳嗽，医者示指尖可感觉到肠黏膜堆积向下冲击感，应考虑本病可能，结合排粪造影等专科检查可明确诊断。但排粪造影并不是一个金标准。因为正常人排粪造影检查也可显示直肠内套叠。约 50%的正常人在排便时可出现瞬间直肠壁的折入，这是直肠排空、会阴下降、直肠前突的结果，而且是直肠黏膜脱垂，长度不超过 3mm。因此，排粪造影有直肠内套叠表现者，必须具有症状特征方可诊断。

六、治　疗

▌（一）保守治疗

饮食指导如多饮水，增加富含膳食纤维饮食占比；养成定时排便的习惯；辅以中医中药补益气血、升提固涩，针灸理疗之法加以治疗。如经 6 个月以上正规保守治疗无效者，可考虑手术治疗。

▌（二）手术治疗

手术的目的是纠正造成梗阻的形态学异常，去除病因，阻断其与便秘间的恶性循环。手术主要包括经肛门手术与经腹手术两种入路，经肛门手术常见的包括选择性痔上黏膜环切术、硬化剂注射固定术、改良 Delorme 手术等，经腹手术常见的包括经腹直肠缝合固定术、Ripstein 术。在临床实践中，应根据患者实际情况，综合考虑，决定手术方式。几种常见的手术方式介绍如下。

1. 选择性痔上黏膜环切术（tissue-selecting therapy stapler，TST）　麻醉满意后，用碘伏常规消毒肛周皮肤，铺无菌洞巾，适度扩肛，选择双开口的肛门镜，用 3 把无创伤钳钳夹肛周皮肤，置入肛门镜，拔除内筒，充分显露欲切除的直肠黏膜，缝合固定肛门镜。在齿状线上左右侧 3～4.5cm 范围内用小圆针、7 号慕丝线自黏膜下层进行缝合、结扎，仔细检查 TST 一次性吻合器无误后充分打开吻合器，头部伸入缝合线的上端，用勾线器将慕丝线从吻合器孔中勾出并打结，左手示指牵拉慕丝线，右手旋转吻合器到达保险刻度后击发。固定吻合器关闭状态 15～20s，将吻合器尾翼反向旋转半圈后取出吻合器。仔细反复检查吻合口，如有出血或可疑出血必须行 "8" 字缝扎。

2. 硬化剂注射固定术　直肠黏膜下注射硬化剂治疗直肠内套叠的治疗机制是，将硬化剂注射液直接注射到直肠黏膜的下层，使得注射部位产生局部无菌性炎症，导致纤维细胞和组织增生；从而产生直肠的黏膜层和直肠黏膜下层同周围细胞组织的粘连。在实施该疗法的过程中，应注意手术全过程的无菌操作规程，避免出现手术感染。实施注射时一定要注射到直肠黏膜的下层，若注射到肌层会导致肌层局部组织的坏死和感染，并由此引发一系列直肠疾病。

3. 直肠黏膜环切肌层折叠缝合术（改良 Delorme 手术）　于齿状线上 1～1.5cm 处电刀环形切开直肠黏膜，根据术前排粪造影显示的直肠内脱垂的程度，沿黏膜下向上分离 6～15cm 黏膜，在 4～6 个象限垂直折叠直肠肌肉并缝合，当缝线收紧时，消灭无效腔；切除过多的黏膜，远近端黏膜做间断缝合。手术显著有效率为 73.7%。主要并发症包括直肠出血、肛管狭窄等。

4. 经腹直肠缝合固定术　周围充分游离直肠后，用一排不吸收缝线，将直肠向上固定于骶骨岬，或将直肠固有筋膜缝合固定于骶前筋膜。必要时可切除部分直肠或结肠。

经肛门治疗直肠内套叠是一种简便有效的治疗方法，虽然其远期疗效有待进一步观察，但应为治疗直肠内套叠的首选方法。对伴有盆底疝、子宫脱垂后倾或膀胱脱垂及严重盆底脱垂的直肠内套叠，经非手术治疗失败以后，应考虑经腹手术治疗，若伴有慢传输型便秘或冗长的乙状结肠者则更有指征。

（李玉玮）

第三节　耻骨直肠肌综合征

案例 19-3

　　患者，男性，58 岁，司机。主因"间断排粪费力 5 年"于门诊就诊。

　　患者于 5 年前无明显诱因出现排粪费力，同时伴大便较前变细、排粪阻塞感、便后不尽感，排粪时间较前明显延长，排粪次数由每日 1～2 次增加至每日 4～6 次，患者自行口服药物助便治疗，症状略有缓解，但仍未显著改善，就诊于外院，行门诊肠镜检查提示结直肠未见明显异常。病程中无便血、黑便、腹痛、腹胀等其他不适症状，患者为行进一步诊治来诊。自发病以来患者饮食可，睡眠较差，小便正常，体重体力无明显变化。既往高血压病史，否认糖尿病、冠心病等其他慢性病史，无肝炎、结核等传染病病史，无重大手术、外伤史。

　　体格检查：左侧卧位，肛门外观大致正常，指诊进指约 6cm，所及直肠及肛管未触及异常占位，肛管内张力较高，肛管紧缩且较正常有所延长，距肛缘 3cm 处可触及肥厚耻骨直肠肌，按压时轻压痛，嘱患者力排时该肌肉收缩挤压肠道，指套退出无血染。

　　辅助检查：排粪造影提示肛直角较小，肛管变长，造影剂残留，排出困难，静坐或力排时耻骨直肠肌均平直不变呈搁板状。

问题：

　　1. 首先考虑何种疾病？

　　2. 应与哪些疾病相鉴别？

　　3. 可以采取哪些治疗手段？

　　耻骨直肠肌综合征（puborectalis syndrome，PRS）是 OOC 的一种常见类型，其概念首先是由美国学者提出。也有人称耻骨直肠肌肥厚症，是因耻骨直肠肌纤维粗大、肌组织肥厚，引起出口梗阻，进而导致进行性排便困难的一种疾病。过去治疗这类疾病通常依靠药物。自 1964 年以来，国外肛肠科医生在保守治疗无效的情况下，开始采用手术治疗耻骨直肠肌综合征。而国内肛肠科医生自 20 世纪 90 年代初开始采用手术治疗这类疾病，取得了较好的疗效。

一、病　　因

　　耻骨直肠肌周围感染是该病的最常见原因，粪便通过时引起的局部疼痛造成了耻骨直肠肌反射性收缩，久之形成痉挛；同时局部炎症也可使耻骨直肠肌纤维水肿、纤维化，形成瘢痕并刺激肌纤维肥大，使耻骨直肠肌失去舒张功能，最终导致肛门出口处梗阻，出现排便障碍。

二、临　床　表　现

　　耻骨直肠肌综合征的主要临床表现为：排便困难，需反复持久的屏气加大腹压，甚至手助排、灌肠辅助排便，排便时肛门直肠部有梗阻感，大便细扁，排便时如挤残留牙膏状。起始排便时间延长、便意频、便次增多、排便不尽感、会阴部坠胀不适。大便干硬时症状加重，大便稀软时症状仍存在。

案例 19-3 解析 1

　　患者排粪费力，同时伴大便较前变细、排粪阻塞感、便后不尽感，排粪时间较前明显延长，排粪次数由约每日 1～2 次增加至每日 4～6 次。

三、辅　助　检　查

　　1. 排粪造影　是有效简单、非侵入性诊断方法。MR 排粪造影时，肛直角力排相较静息相明显减小或者无明显变化，且均伴有耻骨直肠肌压迹，静息相、提肛相、力排相耻骨直肠肌变化不大，呈明显的搁架征。

> **案例 19-3 解析 2**
> 　患者辅助检查：排粪造影提示肛直角较小，肛管变长，造影剂残留，排出困难，静坐或力排时耻骨直肠肌均平直不变呈搁板状。

2. 肛门直肠压力测定　肛管静息压及最大缩窄压均增高，提示有异常排便反射；肛门括约肌功能长度显著增加，可达 6cm。令患者做力排动作时，耻骨直肠肌不松弛而出现反常收缩。

3. 盆底肌肌电图　随意收缩可见肌肉活动减弱，电压下降，时间缩短，肌纤维放电密度增加，有较多短棘波多相位电位，排便动作时耻骨直肠肌反常电活动明显。

4. 结肠传输试验　有明显的直肠滞留现象，结肠传输试验排除结肠慢传输型便秘。

三、诊　断

虽然该病尚无明确的诊断标准，可以通过临床表现、直肠指检肛门紧缩、纳入困难，肛管张力增高，肛管肥厚延长，耻骨直肠肌明显肥大，有时可于后方触及刀锋样锐利边缘，常有触痛；嘱患者模拟排便动作即感肛管未松弛，反而收缩，直肠壶腹后加深呈囊袋状，以及必要的辅助检查来明确诊断。

> **案例 19-3 解析 3**
> 　患者体格检查：左侧卧位，肛门外观大致正常，指诊进指约 6cm，所及直肠及肛管未触及异常占位，肛管内张力较高，肛管紧缩且较正常有所延长，距肛缘 3cm 处可触及肥厚耻骨直肠肌，按压时轻压痛，嘱患者力排时该肌肉收缩挤压肠道，指套退出无血染。

四、治　疗

■（一）保守治疗

对发现早、临床症状较轻者，宜先保守治疗。

1. 一般治疗　包括调整不良的生活习惯与排便习惯，按喻德洪先生提出的三多（多食纤维素食物、多饮水、多活动）以及自行练习提肛运动等。尽可能减少药物引起的便秘。日常生活中也可经常使用具有润肠通便功效的中药作为保健食（饮）品，常见的有杏仁、肉苁蓉、何首乌、黑芝麻、当归、蓖麻等。以上治疗对许多轻症的排便困难可以起到良好效果。

2. 针灸治疗　针法目前常用穴位有天枢、支沟、承山、长强、足三里、上巨虚、秩边等。

3. 推拿疗法　在大腿部内侧大筋（股内侧肌群）处，以手握住，用力捏动，每侧 2～5 次，至患者感到有肠鸣音增加为止，每日 1 次。

4. 肌肉神经阻滞法　目前常用的为 A 型肉毒素，阻碍神经末梢释放乙酰胆碱，使受胆碱能神经支配的骨骼肌麻痹，从而改善一系列与肌肉痉挛有关的临床症状，但其作用仅维持 6～8 周。必须重复注射以维持疗效。本疗法仍需继续观察其大宗病例的长期效果。

5. 扩肛疗法　研究发现，本法的短期疗效是肯定的，但相当一部分患者，尤其是合并有心理障碍的患者，长期随访的效果不甚理想。

6. 生物反馈治疗　生物反馈治疗配合患者教育、行为治疗及心理支持，可重塑肠道肌肉功能。

■（二）手术治疗

对有明显肌肥大、肛管显著延长、长期保守治疗无效者，可采用手术治疗。其中最为常用的是经肛门耻骨直肠肌部分切断术。

（1）切断后断端修剪术：因直接切断后的耻直肌受其他肛管直肠环肌肉的束缚，断端不会完全退缩。

（2）闭孔内肌自体移植术：此手术本身并未解决耻骨直肠肌本身的痉挛肥厚、排便时反常收缩等问题，仅是提供了强的外力迫使反常收缩的耻直肌与外括约肌张开。术式过程复杂，不易推广。

（3）后方横切口切除部分耻骨直肠肌及掩埋断端术。

（4）断端翻转包埋术：是将断端彻底止血后向外翻转后缝合，可较好地避免断端黏合。

（李玉玮）

第四节　盆底痉挛综合征

案例 19-4

患者，女性，45岁，家庭妇女。主因"间断排粪费力伴排粪时间延长4年"于门诊就诊。

患者于4年前无明显诱因出现排粪困难，伴排粪时间延长，严重时需排便2小时以上，自觉越用力排粪越困难，甚至需手助排便，同时伴肛门坠胀感、便后不尽感，患者自行口服药物助便治疗，但阻塞感及坠胀感无明显缓解，患者往往每日需多次排便，但每次量少，病程中无便血、黑便、腹痛、腹胀等其他不适症状，4年来症状逐渐加重，患者为行进一步诊治来诊。自发病以来患者饮食尚可，睡眠较差、小便正常，体重体力无明显变化。既往焦虑症病史，需长期口服药物辅助治疗；否认高血压、冠心病等慢性病史，无肝炎、结核等传染病史，无重大手术、外伤史。

体格检查：左侧卧位，肛门外观大致正常，指诊进指约6cm，所及直肠及肛管未触及异常占位，肛管内张力较高，紧缩明显，嘱患者力排时未感觉到明显直肠推动力，反而肛管紧缩更加明显。

辅助检查：排粪造影表现为力排时肛直角不增大，仍保持在90°左右或更小，且多出现耻骨直肠肌痉挛压迹。

问题：

1. 首先考虑何种疾病？
2. 应与哪些疾病相鉴别？
3. 可以采取哪些治疗手段？

盆底痉挛综合征（spastic pelvic floor syndrome，SPFS）是指排便时，盆底肌肉不松弛反而收缩的功能性盆底疾病，主要因为肛门外括约肌、耻骨直肠肌在排便时的异常收缩，导致直肠排空受阻。通过改变患者的饮食方式，如多食富含维生素及高纤维的食物，其排便困难的症状仍不会明显改善。主要表现为排便不规则、大便排出困难、肛门会阴部不适和疼痛。因其发生的病理生理机制未被阐明，因此存在很多叙述性的诊断，如盆底协同困难、耻骨直肠肌矛盾收缩、耻骨直肠肌失弛缓综合征、梗阻性排便以及盆底出口梗阻等。发病因素不清，病理生理机制不明，治疗较艰难。

一、病　因

1. 感染　有人认为耻骨直肠肌周围感染引起的炎症刺激可导致肌纤维水肿、纤维化，以致形成瘢痕，使其失去正常舒张功能。

2. 心理因素　患者长期处于精神紧张状态，导致肛门神经肌肉调节紊乱，加重了便秘。

3. 盆底肌持续过度收缩　造成阴部神经受到牵拉、刺激和水肿。

4. 长期服泻剂　特别是口服蒽醌类泻剂，使直肠反射敏感性降低，提高了便意阈值，从而使耻骨直肠肌和肛管内外括约肌处于痉挛状态。

5. 其他 先天性因素、医源性损伤等。

二、临 床 表 现

盆底痉挛综合征的患者均有排便困难，多为缓慢的、进行性加重的排便困难。在排便时需过度用力，往往越用力，粪便排出越困难，部分患者在排便时常大声呻吟、大汗淋漓，排便时间较长，有些需半小时以上。由于每次排便量少，粪便潴留于直肠，所以患者在排便后仍有便意、下坠感和直肠下段的重压感，因而有部分患者便次频繁。

案例 19-4 解析 1

  患者排粪困难，伴排粪时间延长，严重时需排便 2 小时以上，自觉越用力排粪越困难，甚至需手助排便，同时伴肛门坠胀感、便后不尽感。

三、辅 助 检 查

1. 排粪造影 是检查盆底肌的重要手段，特别是肛直角，有很大的诊断价值。盆底痉挛综合征排粪造影较典型的 X 线征象：力排时肛直角异常、耻骨直肠肌压迹和搁架征。不论是否有耻骨直肠肌压迹或合并其他异常，只要排粪造影显示力排时肛直角大小异常，即表示盆底肌（耻骨直肠肌）痉挛。

案例 19-4 解析 2

  患者辅助检查：排粪造影表现为力排时肛直角不增大，仍保持在 90°左右或更小，且多出现耻骨直肠肌痉挛压迹。

---

2. 肛门直肠压力测定 是指用压力测定仪检测直肠肛管内压力和直肠、肛门间的某些生理反射来了解直肠肛门的功能状态。广义测压还可包括直肠感觉功能检查（检测直肠敏感性和顺应性以了解直肠的潴留功能）和肛门节制试验（检查肛门对液体、固体的节制能力以判断肛门自制功能）。它是一种无创的、灵敏度和特异度高的诊断方法，可以定性、定量观察盆底运动状态下的功能。其测定的指标有：肛管静息压、直肠静息压、肛管直肠收缩压反射、肛管直肠抑制反射。华扬等对 57 例诊断为盆底痉挛综合征者进行肛门直肠压力测定，结果发现观察组的肛管直肠静息压、肛管最大收缩压，均明显高于对照组。

3. 盆底肌电图（EMG） 是一种应用电生理技术，检查盆底肌以及其支配神经功能状态的方法。单纤维肌电图（SFEMG）是 EMG 的发展和补充。在病因诊断过程中，EMG 检查对确定盆底功能障碍有极其重要的作用。崔华勤等对 85 例 OOC 患者进行了 EMG 检查，53 例耻骨直肠肌肥厚症 EMG 异常率为 91.2%；31 例盆底痉挛综合征患者 EMG 异常率为 94.1%，且盆底痉挛的 EMG 表现与耻骨直肠肌肥厚症差别比较明显。盆底肌电图虽对盆底肌功能诊断具有重要的临床诊断价值，但该项技术对检查者的要求较高，且属于有创检查，易引起患者保护性反射造成假阳性。所以目前仅用于观察模拟排便时盆底肌有无异常放电的情况。

四、诊   断

盆底痉挛综合征首先符合功能性便秘罗马Ⅳ诊断标准；在反复试图排便期间包括以下 2 条以上。

1. 球囊逼出试验或成像证明排便功能损害。

2. 盆底肌肉反常收缩（如肛门外括约肌或耻骨直肠肌），或测压、成像、肌电表明肛门外括约肌压力放松时＜20%。

3. 测压或成像表明排便推进力不够。

诊断前症状出现时间≥6个月，且近3个月症状符合上述诊断标准。

五、治　疗

（一）一般治疗

1. 饮食指导　养成良好的饮食习惯，定时进餐，多食富含纤维的食物，如新鲜蔬菜、水果、豆类和豆制品。增加饮水量。

2. 排便训练　养成良好的排便习惯，定时排便。最好在早餐后立刻试图排便，每次排便时间不宜过长。

（二）生物反馈治疗

患者取侧卧位，将肛管和1根单通道测压导管插入肛管和直肠，先让患者认识到自己肛管直肠和腹肌运动的正常图形和异常图形，再指导患者学会增加腹内压、收缩和放松肛门的动作要领，反复训练。每天2次，每次30min。

（三）心理干预

诸多患者因长期便秘导致心理压力增大，精神紧张、焦虑和抑郁，故在治疗中，心理干预非常重要。

（四）肉毒杆菌毒素治疗

研究认为肉毒杆菌毒素治疗是在生物反馈治疗失败后可采用的一种比较简单、易操作的非手术治疗方式，但肉毒杆菌毒素仅能维持3个月疗效，需要重复注射。

（五）其他

其他治疗方法有盆底磁刺激、阴部神经刺激、中医电针疗法等。

（李玉玮）

第五节　会阴下降综合征

案例 19-5

患者，女性，75岁，退休教师。主因"间断肛门坠胀伴排便不尽感3年"于门诊就诊。

患者于3年前无明显诱因出现肛门坠胀，多于久坐久蹲时出现，伴排便不尽感、排粪困难、排便次数增多，且排便时偶有会阴部疼痛、少许黏液便等，无便血、黑便、腹胀、腹痛等其他伴随症状，患者自行口服药物助便治疗，但坠胀感及排便不尽感无明显缓解，患者为行进一步诊治来诊。自发病以来患者饮食睡眠可、小便正常，体重体力无明显变化。既往体健，无高血压、冠心病等慢性病史，无肝炎、结核等传染病史，无重大手术、外伤史。

体格检查：左侧卧位，肛门外观大致正常，模拟排便动作时，可见会阴呈气球样膨出，并有明显的肛管和痔外翻，且伴少许阴道脱垂等。

辅助检查：排粪造影用力排便时肛上距≥36mm。

问题：

1. 首先考虑何种疾病？

2. 应与哪些疾病相鉴别？

3. 可以采取哪些治疗手段？

会阴下降综合征（descending perineum syndrome，DPS）是一种临床常见的盆底功能障碍性疾病，是当今女性功能性排便障碍的首要原因。会阴下降综合征最早由 Parks 等在 1966 年提出，是指盆底肌系统的张力减退、盆底下降低垂超过正常范围。黄乃健的《中国肛肠病学》在 1995 年提出，会阴下降综合征是指患者在静息状态下肛管处于较低水平，当加大腹压用力排便时，肛管位置降低，会阴低于坐骨结节水平。张东铭的《盆底与肛门病学》在 2000 年指出，会阴下降综合征是一种盆底疾病，表现为盆底肌肉变性及功能障碍，安静状态下会阴的位置较低，用力排便时会阴下降明显，超过正常范围，常伴随直肠内脱垂等。会阴下降综合征在女性中发病率较高，多见于 50 岁以上经产妇女，主要表现为排便时间长、排便困难、排便不完全、会阴坠胀感等，严重者常伴有排粪失禁。

一、病因病理

目前认为，会阴部的盆底肌肉薄弱，盆底结缔组织、韧带及筋膜等长期受压损伤，直肠及其黏膜向肛管内脱出等是会阴下降综合征发病的病理基础。研究发现，会阴下降综合征主要与长期过度用力排便有关，会阴部的过度紧张导致直肠黏膜内脱垂（IRP），进而导致排便不全和盆底肌无力，形成会阴下降综合征。而会阴下降综合征患者盆底肌肉的功能减退，使正常肛直角增大，直肠前壁黏膜向肛管突出，产生排便不完全，患者进一步过度用力排便，从而形成恶性循环。

会阴下降综合征的病因尚未完全明确。目前普遍认为，女性会阴下降主要与妊娠和分娩相关。此外，长期过度用力排便、慢性便秘、咳嗽、长期站立或负重、重体力劳动等都会引起腹压增加，盆底超负荷，从而出现功能障碍。还有观点认为，低雌激素水平影响盆底结构功能。

二、临床表现

1. 排便困难　为会阴下降综合征最典型、最突出的症状。表现为排便时间长、排便费力、排空障碍（排便不全），常需手助排便或依赖泻药等。

2. 便血、黏液便　会阴下降常合并 IRP，直肠黏膜易损伤出血，部分会阴下降综合征患者可有粪便带血、黏液便等表现。

3. 脱垂、失禁　会阴下降综合征患者盆底结构松弛，还常合并盆腔器官脱垂如子宫脱垂、阴道前后壁膨出等，表现为外阴脱出肿物、尿失禁、粪失禁等症状。

4. 会阴部坠胀、疼痛　会阴下降综合征严重者在长期站立或久坐后，下降的盆底脏器持续刺激会阴部，还会产生肛门、直肠、盆腔的坠胀感或胀痛不适感。

> **案例 19-5 解析 1**
> 　　患者出现肛门坠胀，多于久坐久蹲时出现，伴排便不尽感、排粪困难、排便次数增多，且排便时偶有会阴部疼痛、少许黏液便等。

三、诊断及辅助检查

会阴下降综合征患者常有典型的长期排便困难，可合并有粪便带血、黏液便等表现，部分患者有会阴部坠胀不适、尿失禁、粪失禁等表现。此外，患者常有盆腔器官尤其是后腔室的脱垂，查体时在模拟排便状态下，患者会阴部膨出，可伴有直肠膨出、肠疝、痔外翻等。行直肠指检时，安静状态下患者肛管括约肌张力降低，嘱患者缩肛运动时肛管收缩力明显减弱。除上述临床表现和查体体征外，还可行下列辅助检查以明确诊断。

> **案例 19-5 解析 2**
> 　　患者体格检查：左侧卧位，肛门外观大致正常，模拟排便动作时，可见会阴呈气球样膨出，并有明显的肛管和痔外翻，且伴少许阴道脱垂等。

1. X 线排粪造影 可对会阴部做动态和静态的分析，不仅可测定静息状态下的会阴位置，还可测定排便过程中的会阴下降水平，是目前诊断会阴下降综合征最可靠的检查方法。测量时采集静息相、力排相、提肛相数据，观察直肠肛管和盆底的动态变化，评估用力排便时会阴部的解剖和功能状态。正常在静息状态下，肛管上部恰好位于耻尾线下缘。当用力排便时肛管下降，肛上距增大，正常值≤30mm（经产妇≤35mm）。当肛上距超过此正常值，即提示会阴下降。

2. 肛门镜检 可见直肠前壁黏膜堆积，堵塞镜端。

3. 肛门直肠压力测定 会阴下降综合征患者的肛管静息压和最大收缩压均增大，且静息压水平能反映会阴下降综合征的严重程度。

4. 其他 如盆底肌电图、盆底超声等。

四、治　疗

会阴下降综合征一旦明确诊断需积极治疗，以免病情进一步加重。治疗的目的主要是改善症状和治疗病因。保守治疗可改善排便困难等症状，手术治疗可用于症状持续或复发的患者。

（一）非手术治疗

保守治疗仅适用于轻中度或重度患者的辅助治疗。

1. 养成定时排便的良好习惯 避免过度用力排便，控制排便时间，避免排便时间过长。保持合理膳食结构，多饮水、多进食富含粗纤维的蔬果。必要时可使用泻剂、灌肠等。但需注意长期使用泻剂会出现药物依赖。

2. 盆底肌训练 配合呼吸做提肛运动，深吸气时收缩肛门上提，呼气时放松，训练盆底肌功能。此外，还可行胸膝卧位锻炼，减轻盆底肌压力，恢复盆底肌张力。

3. 生物反馈治疗 是目前临床上最常用的有效治疗手段，具有效果好、无创伤、不良反应少、费用低等优点。运用生物反馈治疗仪，在盆底肌收缩时捕捉信号并反馈给患者，以指导患者正确收缩盆底肌，并逐渐转化为自主训练。

4. 功能性电刺激治疗 运用植入电极刺激阴部神经使盆底肌收缩，达到训练盆底肌的目的。研究显示，生物反馈联合功能性电刺激治疗可显著提高盆底神经和肌肉的兴奋性，明显改善盆底肌功能。

5. 硬化剂注射治疗 会阴下降综合征伴随有 IRP 时，可首先采用硬化剂注射治疗。临床常用的硬化剂有消痔灵、聚桂醇等。硬化剂注射治疗无效的患者可考虑联合手术治疗。

6. 温水坐浴、局部封闭治疗 针对会阴部疼痛明显的会阴下降综合征患者，可每日温水坐浴，严重者可采用局部封闭注射长效止痛剂治疗。

7. 中医中药治疗 以温阳益气为主，多采用健脾补肾药物内服，目前在基层医院应用较多。由于操作方便、疗效显著，可与硬化剂注射或手术治疗联合使用。

（二）手术治疗

手术治疗适用于经保守治疗无效或合并有 IRP、阴道脱垂、尿失禁、粪失禁等伴随症状的患者。

1. 经腹手术 可通过传统开腹手术或腹腔镜微创手术行直肠切除或固定术。此法术后远期复发率较低，但创伤较大，手术时间较长，术后并发症发生率相对较高，对于老年人或合并全身疾病的患者较难以耐受。目前的观点认为，腹腔镜及开腹手术产生的疗效相当，但腹腔镜手术具有术中出血较少，创伤较小，恢复更快等优势。

2. 经会阴手术 经会阴入路的手术方式较多，如吻合器直肠黏膜环切术、吻合器直肠切除术、直肠悬吊术、乙状结肠切除术、直肠黏膜纵行折叠术、经直肠或阴道修补术、应用会阴支架等。经肛吻合器直肠切除术（stapled transanal rectal resection，SATRR）以往运用较多，但由于其发生感染、出血、直肠梗阻、直肠阴道瘘等并发症较多，目前使用已较少。目前临床应用较多的是经肛吻合器直肠黏膜环切术（图 19-6），手术时间较短，术后恢复较快，既能固定脱垂的直肠黏膜，又可在一定程度上提升下降的盆底肌，治疗效果显著。总之，经会阴入路手术为微创手术，创伤小、恢复快，但手术的远期效果文献报道差异性较大，仍有待临床进一步研究。

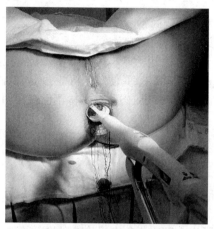

图 19-6　经肛吻合器直肠黏膜环切术

（李玉玮）

第六节　孤立性直肠溃疡综合征

案例 19-6

患者，女性，68 岁，退休超市员工。主因"间断便血伴黏液便 1 年，加重 1 个月"于门诊就诊。

患者于 1 年前无明显诱因便血，色多鲜红，量少，多于便后擦拭时便纸染血，伴排黏液便，伴间断排粪费力、里急后重感，患者考虑痔疮发作，自行外购痔疮栓治疗，便血症状略有缓解，当仍有反复发作，1 个月来上述症状较前加重，且夜间出现肛管内钝痛不适，患者为行进一步诊治来诊。自发病以来患者饮食睡眠可、小便正常，体重体力无明显变化。既往体健，无高血压、冠心病等慢性病史，无肝炎、结核等传染病史，无重大手术、外伤史。

体格检查：左侧卧位，肛门外观大致正常，指诊进指约 6cm，距肛缘 4cm 直肠前壁黏膜可触及凹陷形溃疡，按压有疼痛，指套退出少许鲜红色血染。

辅助检查：肛门镜检可见距肛缘 4cm 直肠前壁黏膜不光滑，可见一大小约 2cm×2cm 凹陷形糜烂溃疡灶。

问题：

1. 首先考虑何种疾病？
2. 应与哪些疾病相鉴别？
3. 可以采取哪些治疗手段？

孤立性直肠溃疡综合征（solitary rectal ulcer syndrome，SRUS）是一种慢性、非特异性的良性疾病，由于一些患者直肠内有多个溃疡，或无明显溃疡而存在息肉样病变或局限性炎症，故得名。本病多见于成年人，性别差异不大。这种综合征的病因尚不清楚，可能有多种因素同时发挥作用，包括直肠脱垂、慢性和严重便秘。孤立性直肠溃疡综合征通常由慢性便秘引起，这可能与排便时用力、直肠出血、里急后重、直肠黏液分泌、直肠疼痛和排便不完全感有关。其诊断是通过结肠镜检查和病变的病理组织学检查确定。然而，孤立性直肠溃疡综合征的病因、病理生理学和临床表现尚不完全清楚。鉴于不同的临床症状和内镜检查结果，孤立性直肠溃疡综合征可能与炎症性肠病和肿瘤等疾病混淆。孤立性直肠溃疡综合征的患病率尚不完全清楚，大概每 1 万人中有 100 人患病。

一、病　因

孤立性直肠溃疡综合征的发病机制尚不清楚。它的发生和发展可能涉及多种因素，有人指出，最重要的理论与直接创伤或局部缺血的原因有关。

1. 排便过度用力　便秘患者排便时用力延长可能会导致黏膜直接创伤。

2. 创伤　当个体试图通过外力清除嵌塞粪便时，可能会发生创伤。

3. 耻骨直肠肌反常收缩　耻骨直肠肌肌肉收缩不协调已被证明与直肠内压和肛管压力增加有关，导致缺血产生和溃疡。

4. 直肠脱垂和肠套叠　直肠肠套叠可导致局部血管创伤，从而导致孤立性局部溃疡的发作。

二、临床表现

患者通常主诉便血、直肠脱垂、疼痛、里急后重、便黏液、慢性和严重便秘、排便用力延长、盆腔不适以及排便不尽感。尽管如此，有人认为多达 26% 的患者可能无症状。据报道，最常见的临床症状是直肠出血。严重直肠出血需要紧急内镜检查以诊断基础病因，但很少有报道。

> **案例 19-6 解析 1**
> 患者无明显诱因出现便血，色多鲜红，量少，多于便后擦拭时便纸染血，伴排黏液便，伴间断排粪费力、里急后重感。

三、诊断和鉴别诊断

孤立性直肠溃疡综合征是众所周知的容易被误诊的疾病，正确诊断和治疗孤立性直肠溃疡综合征仍然是一个重要的挑战。孤立性直肠溃疡综合征与炎症性肠病或便秘之间存在临床病理学相似性。在某些情况下，孤立性直肠溃疡综合征的概念可能与误导性解释相吻合，因此病变可能不是孤立的。换句话说，孤立性直肠溃疡综合征在内镜检查中的表现可能主要是由于肿瘤的溃疡界线清晰或水肿。孤立性直肠溃疡综合征的诊断通常可以通过症状、内镜检查和组织病理学综合判断。

该综合征的特征在于组织病理学特征，主要包括以下特征性病理表现（图 19-7）。

1. 黏膜层增厚以及隐窝变形。

2. 固有层的纤维肌闭塞是诊断孤立性直肠溃疡综合征的基础。

3. 黏膜层增厚以及扭曲的隐窝结构。

4. 腺隐窝异常在这种综合征中有所体现。

5. 黏液细胞增生和锯齿状黏膜。

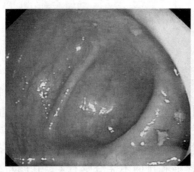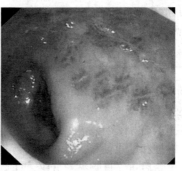

A

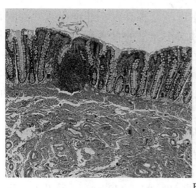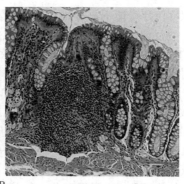

B

图 19-7　孤立性直肠溃疡综合征患者的内镜成像和相应的组织学发现

A. 结肠镜检查显示局部淡黄色糜烂、黏膜水肿、红斑和浅表溃疡；B. 病理组织学显示肠腺之间固有层平滑肌增生，伴有慢性炎症浸润的表面溃疡。放大倍率：40×（左），100×（右）。

6. 黏膜腺变形。

7. 轻度炎症和反应性上皮异型性。

四、辅 助 检 查

1. 乙状结肠镜检查（FS）　可以检查直肠和部分结肠，并相应地实施诊断或治疗操作。乙状结肠镜检查或结肠镜检查用于确定黏膜病变、直肠溃疡、炎症性肠病等的未知原因。溃疡常位于：①完全性直肠脱垂的顶端；②会阴下降综合征的直肠前壁黏膜脱垂处；③脱垂痔的顶端。溃疡的大小自火柴头大小至数厘米，多数直径在 2cm 左右。外形上，1/3 为不规则的匐行状或星状，1/3 为直线形，1/3 为圆形或卵圆形。单个溃疡多较浅表，边界清楚，基底覆有灰白色坏死物，溃疡周围黏膜呈轻度炎症，呈结节状。直肠腔中有黏液及血液，黏膜充血及水肿。

2. 肛门直肠腔内超声　可见一系列特征性表现，包括黏膜和固有肌层之间没有明确界线、固有肌层增厚、肛门内括约肌明显增厚、外括约肌增厚以及黏膜下层增厚。

3. 排粪造影　通过不同阶段的排便影像，诊断 IRP、直肠外脱垂等。然而，由于更容易进行内镜检查和活检，排粪造影最常用于术前评估。

案例 19-6 解析 2

　　患者肛门镜检可见距肛缘 4cm 直肠前壁黏膜不光滑，可见一大小约 2cm×2cm 凹陷形糜烂溃疡灶。

五、治　疗

　　孤立性直肠溃疡综合征的治疗以保守治疗为主。训练患者建立正常排便习惯是最有效的治疗方法，排便不可过度用力。高纤维饮食及容积性泻剂有效。手术治疗应针对病因而不是局部溃疡。如完全性直肠脱垂可经腹直肠固定，IRP 可行注射或胶圈套扎治疗。直肠前切除、结肠造口、溃疡局部切除等效果不好，复发率较高。

　　孤立性直肠溃疡综合征的治疗基于其症状（疾病的严重程度）和直肠脱垂的存在。无症状患者通常需要保守治疗，可不考虑其他治疗方式。应该注意的是，首先提出的保守治疗，包括行为教育和行为矫正是首先需要进行的。无症状或症状轻微的患者可行口服泻药、肠道再训练和安慰治疗。

　　应建议患者使用高纤维饮食和缓泻药。还需要接受预防过度用力排便和纠正手助排便的培训。应调整如厕习惯（在厕所内的时间）。值得注意的是，饮食和行为改变，特别是在有轻度至中度症状的患者中，在没有黏膜脱垂的情况下可以显著有效，这有助于改善和预防疾病进展。如果病情较重，保守治疗可能不再有效，尤其是在直肠套叠高度、纤维化或外部脱垂的情况下。这些患者可考虑生物反馈治疗这种行为治疗，通过纠正异常的盆底行为和停止使用栓剂与泻药，可有效减少排便的过度劳累。研究表明，对于大多数孤立性直肠溃疡综合征的治疗患者来说，生物反馈治疗是一种适当且有用的治疗方法，并且由于直肠黏膜血流量增加而获得了适当的结果。但是，这种治疗的问题也得到了解决。在这些问题中，可以注意到可以用这种治疗的患者数量较少，这导致治疗失败。

据报道，局部治疗在某些情况下是有效的。皮质类固醇和柳氮磺吡啶灌肠可有效改善非对照病例大部分的症状；然而，其长期有效性需要进一步评估。

对于全层或直肠黏膜脱垂的患者，或对保守治疗和生物反馈治疗无效的患者，建议进行手术治疗。推荐的手术的选择包括直肠固定术、会阴直肠切除术（Altemeier 手术）、局部切除、造口转流以及 Delorme 手术。切除病变或局部切除是成功的，但长期影响尚不清楚。直肠固定术也旨在纠正直肠脱垂。粪便分流方法在改善患者症状方面也有效，并且可以在其他手术方法失败的患者中进行，包括直肠固定术、溃疡切除术和罕见的结肠造口术，可用于直肠连续出血且无法治愈的儿童。

（李玉玮）

思 考 题

1. 直肠前突是如何分类的？
2. 直肠内套叠的手术目的是什么？
3. 孤立性直肠溃疡综合征的常见病因有哪些？

第二十章 肛周克罗恩病

学习目标

掌握 肛周克罗恩病的临床表现、诊断、鉴别诊断和治疗。

熟悉 肛周克罗恩病的病因、分类。

了解 肛周克罗恩病的病理。

案例 20-1

患者，男性，21岁，在校学生。主因"反复肛周肿痛3年余"于门诊就诊。

患者近3年出现反复发作的肛周肿痛处局部破溃、流脓，其间疼痛症状可缓解，偶有腹痛、腹泻，伴黏液血便情况，未予特殊处理。今年1月始腹痛频发，呈阵发性发作，可自行缓解，行肠镜、CT小肠造影检查并结合病理结果，诊断符合克罗恩病。5月底行"低位复杂性肛瘘切除+挂线术"，术后恢复可，并口服美沙拉嗪治疗，然患者腹痛无缓解，遂于今年6月至当地医院内科住院治疗，结核斑点试验（T-SPOT）未见异常。患者自发病以来，食欲一般，精神状态稍差，体重减轻约10kg，小便正常。既往史：有克罗恩病病史。否认肝炎、结核等传染病史，否认高血压、糖尿病等慢性病史，否认外伤史，否认输血史，否认食物、药物过敏史，预防接种史不详。

专科情况：肛周可见手术瘢痕，皮肤潮红，指诊：触及肛管6~11点位较硬，肛镜下可见黏膜充血、水肿明显。

问题：

1. 首先考虑何种疾病？

2. 应与哪些疾病相鉴别？

3. 治疗原则有哪些？

肛周克罗恩病（perianal Crohn disease）是克罗恩病（Crohn disease）肛周病变的总称，包括肛管直肠瘘管性病变（肛周脓肿、肛瘘、直肠阴道瘘和直肠尿道瘘）和非瘘管性病变（皮赘、痔、肛裂、深溃疡、直肠狭窄和恶性肿瘤）。肛周克罗恩病通常是由于长期、持续的肛管直肠炎症引起肛管直肠浅溃疡、穿凿性深溃疡、淋巴水肿等，并进一步导致肛瘘、肛周脓肿和肛管直肠狭窄。肛周克罗恩病的病程特点是频繁的瘘管分泌物、脓肿形成和肛周疼痛，可严重影响患者的日常生活及生活质量。肛周克罗恩病被认为是克罗恩病患者长期预后不良的高危因素，临床诊治复杂，往往需要多学科合作评估及治疗以获取较好的治疗结果。

除瘘管性病变外，非瘘管性肛周病变在克罗恩病的疾病进程中亦经常发生，相关的临床流行病学报道却仅见于部分较大的炎症性肠病三级诊疗中心。需要强调的是，克罗恩病患者的肛周病变并非都与疾病本身相关。

一、病因病理

（一）病因

本病的病因尚未完全明确，目前认为是由多因素相互作用所致，可概括为：环境因素作用于遗传易感者，在肠道菌群的参与下，启动肠道异常免疫应答，最终引起免疫损伤和炎症过程，可能因为患者免疫调节紊乱和（或）特异抗原的持续刺激，上述免疫炎症反应表现为过度且难以自限。肛周克罗恩病的累积发病率随着疾病持续时间的延长而增加，当疾病持续至20年，高达40%的克罗恩病患者会出现肛周病变，其中肛瘘最为常见（50%），其次为肛周脓肿（42.1%）、肛裂（32.6%）、肛周皮赘（11.1%）、肛管直肠狭窄（7.4%）和痔（1.6%）。研究表明，种族可能是影响克罗恩病患者发生肛周病变的一种因素，肛周瘘管型克罗恩病的累积发病率亦随着克罗恩病疾病持续时间而增加，且患病率因肠道疾病部位而异，单独的回肠病变很少伴发肛瘘，而一旦直肠受累，其发病率显著增加。

1. 环境因素 研究表明，吸烟与克罗恩病发病率呈正相关，除此之外，生活方式改变、高脂饮食等因素，亦可能导致本病发作。

2. 遗传因素 研究发现克罗恩病患者一级亲属发病率显著高于普通人群，其发病率单卵双胎显著高于双卵双胎。目前研究认为，克罗恩病既是多基因病，也是遗传异质性疾病（即不同人由不同基因引起），具有遗传易感性的患者在一定的环境因素作用下可发病。

3. 感染与菌群因素 近年发现炎症性肠病患者常伴有肠道菌群失调，认为疾病可能由针对自身存在的肠道菌群的异常免疫反应所致。

4. 免疫因素 肠道黏膜免疫反应的异常激活是引起克罗恩病肠道炎症发生、发展及转归的直接原因。正常情况下，肠道黏膜固有层亦存在低度慢性炎症，克罗恩病患者由于免疫调节障碍，可对某些食物和（或）药物产生异常免疫应答反应。

（二）病理

克罗恩病可侵及胃肠道的任何部位，病变可局限于肠管的一处或多处，呈节段性分布，其特征可包括以下一项或多项：①炎症波及肠壁各层，浆膜面充血水肿、纤维素渗出；②病变黏膜增厚，可见裂沟状深溃疡，黏膜水肿突出表面呈卵石路面状改变；③肠壁增厚，肉芽肿形成，可使肠腔变窄；④受累肠系膜水肿、增厚，淋巴结炎性肿大；⑤病变肠祥间与周围组织、器官常粘连，或因溃疡穿透而形成内瘘、外瘘。

二、分　类

1. 按病理分类 可分为急性炎症期、溃疡形成期、狭窄期、瘘管形成期（穿孔）。临床上则分为急性期、亚急性期、慢性期。

2. 按病因分类 肛周克罗恩病亦可分为原发性病变、继发性病变及偶发性病变。原发性病变由与肠道病变相似的特发性炎症引起，肛管直肠与其余肠道存在相同的基本病变，包括浅表溃疡、穿凿溃疡（穿孔性病变）、淋巴水肿；继发性病变是原发性炎症性病变因机械或感染因素导致的并发症，肛管直肠局部解剖结构异常、感染性病变播散为其原因；偶发性病变，如痔、肛瘘癌变等疾病与克罗恩病自身没有直接关系。

3. 基于外科解剖结构分类 分为原发性肛管直肠病变、原发病变因机械和（或）感染导致的继发性病变。

三、临床表现

肛周克罗恩病的主要表现为肛瘘、肛管直肠狭窄和肛管溃疡，肛管直肠狭窄常与其他肛周病变，如溃疡、肛瘘等并存。肛周克罗恩病患者的肛门疼痛常较普通患者轻，肛管慢性溃疡与肛裂表现相似。克罗恩病并发肛周脓肿时脓液清稀，无恶臭味；并发肛瘘时，瘘口常出现潜行边缘，皮下出现蓝色改变，肉芽苍白水肿，上皮生长困难。经内科治疗后，其小肠病灶更易消失，而结肠病灶好转较慢。若克罗恩病转变为肛瘘，可表现为复杂性肛瘘，肛周红肿疼痛、流脓流液，呈反复发作。在治疗过程中即可伴随再发，且该类患者往往肛门功能较差。

四、辅助检查

1. 肛门直肠腔内超声检查 大量临床报道认为这是一种准确、创伤小的辅助检查，它可显示肛瘘瘘管的走向、瘘管与括约肌结构之间的关系以及确认深部区域的感染。

2. MRI 该技术近年来逐渐被应用于肛瘘的检查，经肛 MRI 更能准确地确认复杂性肛瘘，比肛管直肠腔内超声、直肠指检或手术探查更为优越。

3. 其他辅助检查 肛周克罗恩病患者须彻底检查病变所累及的肠道，被累及的肠道范围可影响疾病的预后及对肛周病变的外科处理。患者必须进行放射学及纤维结肠镜检查来明确疾病的活动性及累及肠道的范围。全消化道造影可协助评估小肠的累及程度，结肠镜或小肠镜可多次随机取组织标本以送病理活检。

五、诊　断

肛周克罗恩病临床诊断标准如下。

1. 临床症状典型者均应考虑本病的可能。

2. X 线表现有胃肠道非特异性炎症，如裂隙状溃疡、鹅卵石征、假息肉样改变或肠腔多发性狭窄，病变呈多发性、节段性分布等。

3. 内镜发现跳跃式分布的匐行性溃疡，周围黏膜正常或增生呈鹅卵石样，或病变活检发现非干酪样坏死性肉芽肿或大量淋巴细胞聚集。

若同时具有上述 1 和 2 或 3，临床上可诊断为克罗恩病。

4. 克罗恩病并发肛周脓肿时，脓液清稀，无恶臭味；并发肛瘘时，瘘口常出现潜行边缘，皮下出现蓝色改变，肉芽苍白水肿，上皮生长困难；经内科治疗后，其小肠病灶更易消失，而结肠病灶好转较慢。

六、鉴别诊断

1. 肛周化脓性汗腺炎 初期在肛周会阴部、阴囊区皮内或皮下单发或多发，大小不等，与汗腺、毛囊分布一致的炎性条索状痛性硬结、脓疱或疖肿，高出皮肤，微红、肿胀，可成群出现或与邻近小硬结连成一片。硬结化脓后自行破溃或经手术切开，可流出浓厚、糊状、有臭味的脓性分泌物，破溃处为瘘口，形成瘘管和溃疡，皮肤逐渐增厚、变硬、色素沉着、呈暗紫色，表面凹凸不平。

2. 肛周蜂窝织炎 肛门直肠坠胀疼痛，局部可出现弥漫性脓肿，中央可因缺血而出现坏死。

3. 肠结核 主要累及肠道回盲部，邻近的病变不呈节段性分布，溃疡多表浅而不规则，横行分布于肠管内，而克罗恩病的溃疡多呈纵行分布，且肠结核多无肛周的疼痛、脓肿症状。

七、治　疗

肛周克罗恩病治疗的目的是减轻局部症状，保护肛门功能。症状的有无是决定治疗的重要因素，仅有体征而无症状不应强行治疗。治疗的程度取决于症状和体征的严重程度以及潜在的病理性质，局部手术虽然可以缓解肛管直肠的狭窄，却又不可避免地增加了肛门失禁的风险，最终患者不得不接受腹会阴联合切除手术并永久性肠造口。因此，不必强求一次治疗，提倡挂线治疗，以免造成肛门功能不良。

克罗恩病目前缺乏有效的根治手段，多采用药物治疗控制疾病活动及维持疾病缓解、防治并发症、阻止发生肠道毁损、以激素诱导缓解治疗为主；应用生物制剂治疗缓解后，可继续用其维持治疗或改用免疫抑制剂。生物制剂用药的疗程初步建议在复查内镜发现肠道溃疡完全愈合后，再继续巩固用药 1 年，在此之后可考虑停药，但仍建议以嘌呤类药物如硫嘌呤等继续维持。

1. 内科治疗 对于合并肠道克罗恩病的患者，结合内科治疗是必需的。肠道炎症处于相对静止期时为处理肛周病变提供了良好的条件。治疗肠道克罗恩病的药物会影响肛周克罗恩病的活动和治愈率。

2. 外科治疗 克罗恩病肛瘘手术前应评估肛周病变的严重程度、肛门括约肌功能、控便情况、伴随的直肠炎症、瘘管的数目及复杂情况、患者的营养状况及症状对患者生活质量影响的程度。肛周克罗恩病的外科处理可参照以下基本原则：

（1）无症状者无需治疗。

（2）伴有活动性的肠道克罗恩病者予以全身治疗和局部引流，或做长期引流。

（3）低位括约肌间瘘或经括约肌瘘者予以瘘管切开术。

（4）复杂性肛瘘者予以引流并考虑在适当时期选择挂线治疗或黏膜瓣推移技术。

3. 注意事项 选择手术应谨慎，手术治疗术后复发率较高，绝大多数患者术后需内科用药以预防复发，最常用的药物为嘌呤类药物。

（彭 慧）

思 考 题

肛周克罗恩病外科处理的基本原则是什么？

第二十一章 肛门直肠损伤

学习目标

掌握 肛门直肠损伤的分类、临床表现、诊断、鉴别诊断和治疗。

熟悉 肛门直肠损伤的病因。

了解 肛门直肠损伤的病理。

> **案例 21-1**
>
> 患者，男性，22 岁，学生。主因"臀部流血 1 小时"入院。
>
> 患者 1 小时前因刀伤致臀部大量出血，送入我院急诊住院治疗。入院时见患者昏迷，苍白面容，臀部见渗血。
>
> 入院诊断为失血性休克，臀部刀伤，予急诊手术。
>
> 予剖腹探查，结扎髂外动脉，手术顺利完成后，患者改为截石位，会阴部常规消毒铺巾，消毒肛管直肠下段、在半弧形肛门镜暴露下，肛缘上约 7cm 处可见一破溃伤口，长约 1cm，可见渗血，未见搏动性出血。
>
> **问题：**
>
> 1. 首先考虑何种疾病？
> 2. 治疗原则有哪些？简述治疗方法。

直肠肛门位于盆腔内的骶前凹，位置较低，并有骨盆保护，所以损伤发生率较低，但由于损伤后临床症状隐匿，故诊断比较困难，且容易漏诊，由于直肠内细菌含量较高，肛门周围间隙又多，所以损伤后易发生感染。肛管直肠损伤后由于有粪便污染，单纯的非手术治疗者很少，一旦确诊，大多需早期手术治疗，但如果有较严重的合并伤时，应先处理致命的合并伤，然后再处理肛管直肠损伤。如果诊治不及时或处理不当，会出现严重的并发症甚至死亡。

一、病　因

肛门直肠损伤的原因较多，诊断较复杂，常见的原因如下。

1. 火器伤 平时、战时均可见，但以战时多见，投射物可经腹部、臀部、会阴部、髋部甚至大腿射入而导致肛管直肠的损伤，常合并有小肠、结肠、膀胱、内生殖器、大血管等损伤。

2. 物理损伤 如电击伤、火焰烧伤。

3. 机械性损伤 如车祸、患者从高处坠落跌坐在高出地面的坚硬物体上的刺伤，以及骨盆骨折断端的刺伤，或精神异常者自行将玻璃瓶、棍棒等插入肛管内损伤。

4. 分娩性损伤 分娩常会导致会阴和阴道裂伤，严重时可累及肛门括约肌、肛管，甚至直肠。

5. 化学伤 如误将来苏尔消毒液进行灌肠而引起的碱性烧伤等。

6. 医源性损伤 如痔手术或术中损伤肛管直肠括约肌和中枢神经损伤的肛门失禁，又如放射性肠炎是因腹腔、盆腔和腹膜后恶性肿瘤行放疗所致的并发症，可累及小肠、结肠和直肠。由于盆腔放疗的病例较多，直肠和乙状结肠受损的机会相对较大。

还有直肠性交可造成肛门括约肌松弛，暴力时可引起肛管皮肤、直肠黏膜损伤。总之，肛管直肠损伤的因素很多，应根据不同的致伤原因而正确地诊治。

二、分　　类

临床上按肛门直肠损伤发生的解剖部位不同可分为 3 类。

（1）腹膜内直肠损伤。

（2）腹膜外直肠损伤：指腹膜反折以下、肛提肌以上的直肠损伤。

（3）肛提肌以下的肛管损伤：包括括约肌及其周围皮肤的损伤，常合并会阴部撕裂伤、阴道损伤等。

三、临 床 表 现

肛门直肠损伤的临床表现取决于直肠损伤部位是在腹腔内还是在腹膜外，粪便漏出量、积聚范围，以及合并伤情况等。

1. 腹腔内直肠破裂　多表现为化脓性腹膜炎，甚至严重的脓毒血症，主要临床表现有腹痛、腹胀、压痛、腹肌紧张、反跳痛、肠鸣音消失等腹膜炎症状及体征。直肠指检指套染血，粪便隐血阳性，诊断性腹腔灌洗液呈浑浊粪样液体，这些情况都可能出现。

2. 肛提肌以上、腹膜反折以下的中段直肠损伤　这段直肠由自主神经支配，由于自主神经对痛觉不敏感、且定位不准确，所以患者早期仅有不同程度的肛门坠胀感，发展到直肠周围间隙感染、炎症加重后才会出现里急后重的症状。

3. 肛管及肛提肌以下的下段直肠损伤　多伴有肛门括约肌损伤，损伤后炎症易向直肠周围间隙扩散，均会有不同程度的肛门流血甚至有大便流出，而且疼痛剧烈。

4. 直肠肛管损伤　临床表现具有以下特点。

（1）直肠内粪便成形，细菌含量多，损伤后污染严重。

（2）直肠周围为疏松结缔组织，易发生严重感染并发症。

（3）直肠损伤常伴其他脏器损伤，如骨盆骨折、后尿道断裂等。

（4）直肠肛管损伤发生率低，临床医师多经验不足，易误诊、漏诊。如果诊断和治疗不及时或不恰当，可能发生严重的感染并发症。由于转流性结肠造口等处理原则的确立，其手术病死率已降至 5.7%～16.7%，但并发症发生率仍达 28.6%～75%，早期并发症主要为直肠肛管周围脓肿、出血、直肠瘘、直肠阴道瘘、直肠尿道瘘等，后期并发症包括肛管直肠狭窄及肛门失禁等。

四、诊断及鉴别诊断

腹膜内直肠损伤诊断不难。肛管损伤部位表浅，诊断容易，但应判断是仅为肛管撕裂伤，还是合并有括约肌损伤。

腹膜外直肠损伤的诊断则不容易，凡下腹部、臀部、骶尾部、肛门周围及会阴部有外伤史，出现便血、腹痛、肛门坠胀、发热、血尿或尿液从肛门流出等症状，或剖腹术中直肠周围、腹膜外血肿形成等，均应考虑直肠损伤的可能。应常规进行直肠指检，检查肛管括约肌的松紧度，有无破裂口及指套是否染血，男性患者应检查前列腺，放置尿管；女性患者应行阴道检查。疑有直肠损伤者，即使指诊为阴性，也应行直肠乙状结肠镜检查，可据伤情决定是在检查室还是在手术室进行。X 线骨盆摄片有助于了解有无骨盆骨折和异物存留。肛管直肠腔内超声对判断括约肌损伤有重要价值。肛管直肠损伤诊断策略如图 21-1 所示。

五、治　　疗

除浅表的肛管皮肤撕裂伤、单纯直肠黏膜损伤可行非手术治疗外，其余肛管直肠损伤均应手术治疗，避免或控制严重感染的发生。手术方式包括转流性结肠造口、直肠伤口修补、骶前引流、远侧直肠灌洗等，可单用或合用上述几种方法。应根据损伤原因、部位、伤情、就诊时间等综合选择手术方式。

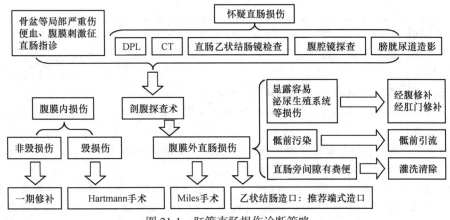

图 21-1 肛管直肠损伤诊断策略

（一）腹膜内直肠损伤

伤口较小时可双层修补，然后近侧结肠行去功能性造口；肠段损伤重如毁损伤等应切除损伤段，远端关闭，近端提出腹壁造口，即 Hartmann 手术；若损伤时间短、直肠空虚、损伤肠壁无明显炎症改变时，可行一期修补。

（二）腹膜外直肠损伤

1. 去功能性结肠造口术 是直肠损伤治疗的基本原则，可根据具体情况选择应用以下 5 种方式：①标准式袢式造口手术；②远端肠道关闭法袢式造口手术；③双腔造口手术；④Hartmann 手术；⑤经腹会阴直肠肛管切除、乙状结肠造口手术（具体见四十四章）。

2. 直肠伤口修补 腹膜内段直肠损伤应修补或切除，但腹膜外段损伤由于显露损伤困难，需游离大部分直肠，技术上有时难以达到，并可能增加感染并发症。伤口修补的适应证包括：①容易显露的损伤处；②在暴露探查周围脏器如膀胱、髂内血管、阴道时，同时发现的损伤；③伴泌尿生殖系统损伤时，应修补以避免直肠尿道瘘、直肠阴道瘘发生。

对于经腹途径难以显露的伤口，则不强求直接修补，只要转流彻底、感染得到控制，未经修补的直肠损伤，除毁损伤外，一般都能自行愈合。

对腹膜外直肠损伤应慎重选用一期修补，适应证仅为术前已行肠道准备的盆腔、会阴盆底手术中意外损伤者，并且术后应严格控制饮食。

3. 骶前引流 用于直肠腹膜外伤已经腹修补者、形成肛提肌上方的直肠周围感染或脓肿时。常不需切除尾骨，一般不做预防性引流。

4. 远侧直肠灌洗 理论上远侧直肠灌洗可减少直肠内细菌的数量，但可能因灌洗液沿伤道流入直肠周围间隙，造成直肠周围甚至骨盆骨折部位的感染，故应慎用。事实上多数直肠损伤者直肠相对空虚，取截石位时大多数粪便可手法掏出，常不需直肠灌洗。如果发现直肠旁间隙有粪便，应设法清除。

（三）肛管损伤手术

浅小的外伤只需单纯清创缝合。损伤大而深，累及括约肌和直肠者，应行乙状结肠造口。应仔细清创，注意保留尚未累及的括约肌，并修复损伤的直肠和括约肌，以期尽量保存肛管直肠的功能。对括约肌损伤者应分期手术，即先行去功能性乙状结肠造口；肛管及括约肌损伤处清创后修补，或在感染控制后（1～2 个月后）修补，同时肛管成形；之后 2～3 个月还纳造口。伤口愈合后应定期扩张肛管和直肠，防止狭窄。肛管、肛门括约肌、腹膜外直肠严重毁损伤时行经腹-会阴直肠切除、乙状结肠造口术。

案例 21-1 解析

临床诊断：肛门直肠损伤。

诊断要点：

1. 本例患者既往有外伤史，大量出血致休克。

2. 在半弧形肛门镜暴露下，肛缘上约 7cm 处可见一破溃伤口，长约 1cm，可见渗血，未见搏动性出血。

治疗原则：除浅表的肛管皮肤撕裂伤、单纯直肠黏膜损伤可行非手术治疗外，其余肛管直肠损伤均应手术治疗，避免或控制严重感染的发生。

治疗方法：伤口缝合，检查无活动性出血后予油纱塞肛，塔纱压迫胶布固定。术后安返病房。术后隔日予油纱引流换药，20 日后手术切口 1 期愈合。1 个月、2 个月后复查均未见异常。

（曲牟文）

思 考 题

怀疑直肠肛管损伤应做的常规检查是什么？

第二十二章　肛门直肠异物

学习目标

掌握　肛门直肠异物的诊断、鉴别诊断和治疗。

熟悉　肛门直肠异物的病因。

了解　肛门直肠异物的分类。

案例 22-1

患者，男性，51 岁。主因"腹痛、腹胀 6 小时"于门诊就诊。

患者于 6 小时前用一椭圆形酒杯插入肛内进行性自慰，插入肛门口后酒杯无法自行排出，伴有肛门坠胀，无法自肛门排气、排便，自觉腹痛、腹胀，患者曾多次尝试取出酒杯，但均无法取出，为求诊治遂来诊。发病以来腹胀症状逐渐加重，未进食，小便如常，神志清晰。

既往身体健康状况良好，无精神类疾病史，无糖尿病、高血压、心脏病等基础性疾病，无肝炎、结核等传染性疾病，无手术、外伤史，无食物及药物过敏史，无输血史，有离异史，现仍独居。

体格检查：胸膝位；直肠指检：示指可触及异物下缘，未触及占位性病变，退指指套无染血。

辅助检查：腹部 X 线检查提示肛门直肠内可见酒杯样异物。

问题：

1. 首先考虑何种疾病？
2. 应完善哪种相关辅助检查？
3. 如何治疗？

肛门直肠异物是一种临床少见的疾病，绝大部分为男性患者。多由于误食、外伤、医源性诊疗、性自慰等多种因素引起，多数异物能够自行排出体外，但一部分异物可能在肠道狭窄部位或者弯曲处发生梗阻或者刺伤，其中最常见的部位是肛管直肠。该疾病既给患者身心造成了创伤，又给临床诊治带来一定的困难。

一、病　　因

肛门直肠异物来源有两方面。

1. 下行的上消化道异物　下行的上消化道异物可能为咽下的异物，包括鸡骨、鱼刺、胆石或者粪石等可停留在肛门直肠处。其中误吞的异物一般体积较小，比如发卡、别针、义齿等。而蓄意吞服的异物相对体积较大或为锐利器械，比如铁条、钢针等。

2. 直接经肛门进入　经肛门进入的异物主要原因有以下几方面：①性自慰行为；②自行缓解肛门直肠病症状；③医源性诊断和治疗器械（肛温剂、灌肠管等）；④恶意攻击或损伤；⑤意外事件。

案例 22-1 解析 1

本例患者既往有离异史，且现独居生活，肛门直肠异物的原因就是由于性自慰导致的异物经肛门直接进入。

二、分　类

根据异物的位置不同，通常将其分为低位异物与高位异物。

低位异物在直肠壶腹可以触及，而高位异物位于直肠、乙状结肠交界，通常距肛缘 10cm 以上。

三、临　床　表　现

1. 异物于排便时刺激肛管的症状　患者排便时有突发性刺痛，肛门伴有异物感，严重者可导致患者中止排便。

2. 大量异物阻塞于肛管直肠部的症状　表现为肛门部憋闷、坠胀，有欲便不能的感觉，有稀便溢出等粪便嵌塞症状。

3. 异物位置较深时　可表现为下腹胀痛、排气排便停止等肠梗阻症状。

4. 外力造成肛门部损伤　则表现为疼痛、出血等。

5. 其他症状　异物引起直肠肠穿孔症状，患者可出现腹膜刺激征等相关症状。

四、诊　　断

肛门直肠异物的诊断需要依据病史、直肠指检、肛门镜和结肠镜检查、腹部 X 线检查，必要时需结合 CT 或超声检查。

1. 直肠指检　不仅可以触及肛管直肠本身的病变，排除一些肛管直肠疾病，还可以根据示指的触觉触及肛门直肠的异物，判断异物的大小、粗细、形状、刺入情况以及与肛管直肠的关系等，有助于对本病的诊治。

2. 肛门镜和肠镜检查　该检查不但可以确定异物的位置和性质，评估异物对直肠黏膜的损伤情况，而且一些异物可以在内镜下直接取出，起到治疗的作用，因此肛门镜和肠镜检查对本病的诊断以及治疗均具有重要意义。

3. 腹部 X 线检查　立位腹平片检查可以观察异物的部位、形状及是否出现消化道穿孔等情况。

4. 腹部 CT 或超声检查　对于腹平片检查改变不明显的患者，腹部 CT 或超声检查也是为诊断提供进一步依据的简单方法。

> **案例 22-1 解析 2**
> 本例患者已经行直肠指检以及腹部 X 线检查，结合相关病史应考虑的诊断是肛门直肠异物，为了进一步评估异物位置及下一步治疗方案，还应该进一步完善内镜检查。

五、鉴　别　诊　断

肛门直肠异物的诊断并不困难，主要需要与以下疾病鉴别。

1. 肛周脓肿、肛瘘　经口食入的针刺样物如果滞留时间较长，可形成肛周脓肿或者肛瘘，若患者无法提供明确的病史，临床易误诊为肛周脓肿或肛瘘。

2. 直肠肿瘤　由于忽视直肠指检及内镜检查，仅凭临床症状，一部分患者误诊为直肠肿瘤。

3. 急性肠梗阻　位置较深的异物，可表现为腹痛，停止自肛门排气、排便，需要结合相关病史以及内镜检查确诊。

4. 其他　如痔疮、急性胃肠炎、痢疾等。

六、治　　疗

1. 一般治疗　部分肛门直肠异物患者可自行将异物排出体外，可给予高纤维素饮食。导泻剂可能促进异物进一步嵌顿，诱发出血或穿孔的风险，故不推荐应用。对腹痛明显，有肠梗阻表现，或发热者需住院治疗。

2. 肠镜治疗　肠镜是肛门直肠异物重要的辅助检查及有效的治疗手段。近年来随着医生镜下操作技术的不断提高，很大一部分异物可以通过肠镜成功取出。Rocklin 等研究了 32 例经肠镜取异物者，均无合并症发生，并提出将经肠镜取异物作为首选方法。

肠镜取异物的优点主要有以下几点。

（1）无需镇静和麻醉，损伤小，并且可以让患者配合做屏气排便动作，推动异物下行，辅助异物排出。

（2）结肠镜送入抓取器械时，无须将肛门括约肌过度扩张，明显减轻患者的痛苦。

（3）能够取出距离肛门较远的异物。

3. 经肛门取异物　绝大多数患者可通过经肛门手法取出异物，较小且表浅的异物可无需麻醉直接取出。

多数患者需要在有效的麻醉下，充分扩肛后，用手指探查并钩取异物。也可借助肛门镜或阴道窥器在直视下用卵圆钳、活检钳操作，低位异物可直接取出。对于果壳、鱼刺与粪便结成的大团块，可灌入液状石蜡后夹碎，分块取出。较大的异物注意顺着直肠的生理弯曲用力，助手可按压患者下腹，向肛门方向推挤，耐心缓慢取出。不规则异物可用绳线套住异物某一部位向外牵拉取出。在取异物的过程中应注意要完整地取出异物，避免折断异物造成部分异物残留或再次造成新的刺伤。

4. 开腹手术　开腹手术时应尽量避免切开肠管取异物，以减少并发症的发生。

开腹后由助手在肠外向下挤送，协助将异物由肛门取出。若患者出现肠穿孔或异物过大，经肛门或结肠镜取出失败时，可切开肠道取异物，此时需要于近端行肠造瘘手术。

5. 心理治疗　肛门直肠异物中性自慰者近年有增多趋势，而且同一患者有重复发生直肠异物的趋向。因此，健康的性教育、必要的心理咨询、向患者告知可能产生的并发症，对于避免肛门直肠异物的再度发生具有重要意义。

案例 22-1 解析 3

1. 临床诊断：肛门直肠异物。
2. 需进一步完善肠镜检查。
3. 治疗：经肛门取异物。

（王夫景）

思　考　题

1. 肛门直肠异物的临床表现是什么？
2. 肛门直肠异物的鉴别诊断有哪些？

第二十三章 肛周皮肤病

学习目标

掌握 肛周皮肤病的临床表现、诊断和治疗。

熟悉 肛周皮肤病的病因。

了解 肛周皮肤病的病理。

第一节 肛门瘙痒症

案例 23-1

患者，男性，38岁，程序员。主因"肛周瘙痒不适2年，加重2周"于门诊就诊。

患者于2年前无明显诱因出现肛门瘙痒不适，为阵发性，患者起初未在意。后患者肛周瘙痒症状偶有发作，夜间较重，患者自行于药房购买药膏涂抹患部，可缓解。患者无肛门疼痛、肛门坠胀，无肛门肿物脱出。患者未给予系统治疗。之后患者症状逐渐加重，发作频率增加，药膏涂抹逐渐失效，更换药膏后仍无显著改变。夜间发作可痒醒影响睡眠，瘙痒范围扩大，累及阴囊部。2周前患者因饮酒吃辣椒后发病，瘙痒症状难以忍受，夜间难以入睡，遂来我院求诊。患者自发病来精神不振，睡眠差，体重无明显变化，小便正常，偶有便秘。既往健康，无肝炎、结核病史，无血液病病史，无手术、外伤史。

体格检查：膝胸位检查，可见肛门周围皮肤色素沉着，并可见局部皮肤肥厚，部分呈苔藓样变，肛周可见抓痕裂口。未见肛周肿块及溃疡。直肠指检：距肛缘7cm内未触及硬性肿物，指套退出无血迹。

问题：

1. 首先考虑何种疾病？
2. 该疾病的病因有哪些？
3. 治疗原则有哪些？

肛门瘙痒症（pruritus ani）特指局限性神经功能障碍性的皮肤病，通常出现局限于肛周皮肤及会阴部、原因不明的且没有原发性损害的顽固性瘙痒。多呈阵发性，夜间加重，经久不愈，但一般仅限于肛门周围皮肤，有时也可蔓延至前阴、后阴及阴囊部，男女均可发病，好发于青壮年男性，多见于20~40岁的中青年及习惯安静、不常运动的人。据统计，肛门瘙痒症在人群中发病率高达2%~5%。

一、病 因 病 理

祖国医学认为肛门瘙痒症又称为"肛痒风"或"谷道痒"，其病因可分为内外两种，内因多为机体素虚或久病体弱，肝肾亏虚，血虚风燥所致，外因则多为感受湿邪、热邪、风邪以及虫淫骚扰等引起。肛门瘙痒症的发生多为两者共同作用的结果，其基本病机可分为血虚风燥、风热袭肺，湿热阻滞，治以养血润燥祛风，清热利湿止痒。

现代医学对于肛门瘙痒症的认识尚不充分，对于其发病机制尚不明确，目前医者普遍认为表皮及真皮浅层的游离神经末梢为痒觉感受器，肛门瘙痒症是肛门周围的皮肤在受到饮食、粪便、化学、物理等因素的影响后，释放了组胺、激肽以及蛋白质分解酶等多种化学介质，刺激肛门周围神经末梢，引发冲动，而产生瘙痒感。

1. 全身性疾病 黄疸、糖尿病、风湿病、内分泌紊乱等可导致人体免疫力下降，进而导致肛周皮肤组织感染，引起本病。

2. 过敏反应 过敏体质的患者进食异体蛋白质如鱼虾等海鲜、羊肉、蛋、奶等，或接触动物毛发、花粉等均可出现过敏，进而可引起本病，原因是过敏反应导致分泌大量组胺刺激神经诱发肛门瘙痒。

3. 肛周皮肤的局部刺激 肛周疾病如肛瘘、肛裂、内痔、肛窦炎、肛周湿疹、皮炎等导致黏液增多外溢。以及妇女阴道分泌物的刺激可诱发本病。

4. 药物刺激 如激素、麻醉药、软膏、抗生素等刺激。

5. 精神因素 精神过度兴奋、激动、忧郁、神经衰弱等。

6. 病原体感染 细菌、真菌、寄生虫感染，易出现肛门湿疹、皮肤癣菌；儿童常好发蛲虫感染性肛门瘙痒。

7. 衣物 穿过紧、过小或质地低劣的衣物，可使臀部摩擦增多，汗液难以散发，引发肛门瘙痒症状。

8. 饮食 过多食用辛辣刺激食品（如火锅、麻辣烫、辣椒、白酒、芥末、胡椒、大料、咖啡等）可能引起肛门周围皮肤刺激，诱发瘙痒。

9. 卫生 肛门处由于解剖因素，便后不易擦净，如果不注意或过度注意肛门卫生可滋生大量细菌导致肛门瘙痒。

10. 环境 潮湿、炎热地区的肛门瘙痒症发病率高，可能和潮湿环境容易滋生细菌有关。

二、临床表现

肛门瘙痒症典型的临床症状是以肛门周围顽固性瘙痒为主。肛门瘙痒症初起症状一般为肛门周围皮肤轻微瘙痒，肛周皮肤无明显变化，多为阵发性。如长期迁延不愈，瘙痒程度逐渐加重，瘙痒持续时间延长，瘙痒范围甚至可波及至前阴和阴囊，症状夜间尤甚，严重时剧痒难耐，令人无法忍受，甚至难以入睡。患者搔抓肛周后可出现皮肤破溃、结痂、增厚呈苔藓样变（图 23-1）。部分患者因其长期反复发作，出现神经衰弱、精神不振，甚至焦虑、失眠等症状。

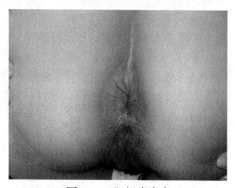

图 23-1 肛门瘙痒症

案例 23-1 解析 1

本例患者既往有肛周瘙痒不适病史，初始为阵发性，多为夜间发病，用药可缓解。后患者症状逐渐加重，发作频率增加，药膏涂抹失效，更换药膏后仍无显著改变。患者目前出现瘙痒症状难以忍受，夜间难以入睡，精神不振。

三、诊　　断

肛门瘙痒症的诊断主要是根据患者的病史并结合典型的临床表现。临床上为了便于诊断和治疗，将其分为原发性瘙痒和继发性瘙痒。

1. 原发性瘙痒 原发性瘙痒不伴有原发性的皮肤损害，以瘙痒为主要症状。

2. 继发性瘙痒 继发性瘙痒产生于原发性疾病及各种皮肤病，伴有明显的特异性皮肤损害和原发病变。瘙痒症状只是原发性病变的一个临床症状。如肛瘘、脱肛、肛门湿疹、外痔、蛲虫感染等疾病均可引起肛门瘙痒症状。

> **案例 23-1 解析 2**
>
> 　　该患者的临床症状典型，既往有肛周瘙痒不适病史，夜间发作为主，症状逐渐加重，发作频率增加，目前出现瘙痒症状难以忍受，夜间难以入睡，精神不振。膝胸位检查可见肛门周围皮肤色素沉着，并可见局部皮肤肥厚，部分呈苔藓样变，肛周可见抓痕裂口。未见肛周肿块及溃疡。

四、治　疗

　　肛门瘙痒症的治疗原则是首先明确病因，并针对病因进行治疗。继发性肛门瘙痒症患者应当首先治疗原发病或其全身疾病，同时对肛门局部做适当处理。该病目前尚无完全满意的根治方法。

（一）中医治疗

　　1. 中药内服　中药汤剂是将中草药加水浸泡，经过一定时间的煎煮，去除残渣取其汤汁而成的一种剂型。其特点是吸收较快，能迅速发挥药效，特别是便于根据病情的变化而随证加减使用，有利于满足辨证论治的需要。运用中药汤剂内服治疗肛门瘙痒症，多以清热利湿、养血润燥为治法。具体如下。

　　（1）风热郁结：肛门瘙痒，灼热坠胀，如火烤虫咬，瘙痒难忍。甚至皮肤抓破出血，心烦如焚，夜不能寐，口苦咽干，便秘溲赤，痛苦不堪，精神不振，舌苔薄腻，脉微数，治宜疏风清热，通便泻火。方用龙胆泻肝汤加苦参、桑叶、大黄等。

　　（2）风湿夹热：肛门瘙痒、潮湿渗出，经摩擦活动则痛更甚，肛门下坠不适，困倦身重，腹胀食少，夜卧不安，舌苔厚腻，脉濡滑。治宜疏风清热，健脾除湿，方用清风散加土茯苓、白鲜皮、地肤子等。

　　（3）血虚生风：肛门奇痒，皮肤干燥，失去光泽及弹性，皲裂如蛛网，累及阴囊或阴唇，伴有口舌干燥，消瘦，夜不能寐，舌红，脉细数，治宜养血息风，滋阴润燥。方用当归饮子加减。

　　（4）血瘀生风：皮肤增厚，呈苔藓化，舌质暗红，有瘀斑、瘀点，脉弦，治宜逐瘀祛风，方用疏风解毒汤。

　　（5）虫咬骚扰或湿毒、药物、毒虫侵犯，痒如虫行，夜晚痒甚，治宜杀虫解毒止痒，方用乌梅丸。

　　2. 中药熏洗　在中国古代被称为"外洗""坐药"；可使药物长时间接触患处皮肤，扩张局部毛细血管网，改善淋巴循环及血液循环，加快全身血液循环，外周血容量迅速增多，促进炎症的消失以及水肿的改善，既能减缓患处神经压迫，又能降低痛觉神经的兴奋性，从而达到消肿止痛的目的；在熏洗过程中，药物借用温热之力较快作用于全身，使药物离子经黏膜、皮肤吸收，既不受消化道的影响，又能维持在有效的血药浓度，直接针对病位发挥作用。具体用药及机制如下。

　　（1）祛风除痒汤（苦参 30g，生地黄 15g，黄芩 30g，土茯苓 15g，白芥子 15g，白鲜皮 10g，防风 10g，百部 10g，全蝎 10g，皂角刺 10g，紫草 10g，甘草 10g）坐浴熏洗，有疏风止痒、清热除湿及泻火通便的作用。

　　（2）苦参汤加减（苦参 60g，蛇床子 30g，地肤子 30g，石菖蒲 9g，黄柏 15g，五倍子 15g，白芷 15g）熏洗治疗，有清热燥湿、杀虫止痒之功效。

　　3. 针灸疗法　针灸具有刺激经络腧穴，疏通调节气血，作用于脏腑，调动人体自身抗病能力以祛除病邪、恢复健康的作用。

（二）西医治疗

　　1. 药物治疗　可应用口服抗组胺药治疗，如苯海拉明、氯苯那敏、阿司咪唑、氯雷他定、西替利嗪等；对于更年期和老年患者，可适当应用性激素治疗。亦可在患处外敷樟脑霜、硫磺煤焦油软膏、氧化锌油膏、8%樟脑粉、2%石炭酸苯酚软膏、激素软膏等。

2. 手术治疗 一般仅在中医治疗或西医用药治疗无效后，且患者症状较重难以忍受、严重影响日常生活的前提下，才考虑手术治疗。手术具有一定复发的风险，手术前应向患者清楚交代。同时应该严格掌握手术指征，避免患者遭受不必要的痛苦及过度医疗。

（1）瘙痒皮肤注射术：将亚甲蓝制剂于肛周皮下和皮内点状注射后，破坏皮肤浅表感觉神经末梢，达到止痒目的，又称肛周文身术。

（2）瘙痒皮肤切除术：适用于顽固性肛门瘙痒症，无明显皮损，保守治疗无效者。

操作方法：①肛周及肛管内常规消毒，铺无菌巾，于患者自觉最痒处皮肤如右前、右后、左前、左后位分别做四个梭形切口。切口上自肛管皮肤下至瘙痒末梢皮肤；②用剪刀剪除切口内皮肤及皮下组织，各切除区之间保留足够正常皮肤桥，切除深度以不损伤括约肌为度，切除皮瓣呈丁香叶形；③经切口用止血钳从保留的皮肤与皮下组织之间做钝性分离，离断皮下神经末梢。充分止血，喷洒肾上腺素少许，外敷无菌纱布，加压包扎固定。

（3）瘙痒皮肤切除缝合术：操作方法，①在肛周两侧距肛缘 1cm，各做一半月形切口，将瘙痒皮肤包括在切口内，然后将两切口内的半月形瘙痒皮肤切除；②用剪刀沿切口游离创口外侧皮肤，减少缝合时张力并在前后和内侧皮下剪断末梢神经；③充分止血后，冲洗伤口，用 4 号丝线间断缝合切口。凡士林纱条覆盖切口，外用塔形纱布压迫，丁字带固定。对侧同法切除和缝合。

（4）肛周皮下神经末梢离断术：于肛门前后位各做一切口，用止血钳从切口进入肛周皮下，钝性分离，充分离断神经末梢，阻断肛周皮内神经末梢感受器的传导，从而达到止痒作用。

操作方法：①分别在肛门前、后位距肛缘 1.5cm 处做纵切口，长约 1.5cm；②用弯止血钳从前方切口进入，紧靠皮下围绕肛周做钝性分离，从后位切口穿出，做一隧道；③张开弯止血钳，边退钳边做皮下组织分离，钝性分离皮下神经末梢。分离区域根据瘙痒病变范围而定。依同样方法在对侧皮肤离断皮下神经末梢。用 4 号丝线间断缝合前后位切口，凡士林棉条覆盖切口，外用敷料压迫，丁字带固定。

（三）中西医结合治疗

单纯的中医治疗或者西医治疗对于治疗肛门瘙痒症都存在一定的局限性。随着医学的进步，单一的治疗方式已经较少见，临床上治疗肛门瘙痒症多采用综合治疗，中西医结合治疗也是常见的一种治疗方案。

案例 23-1 解析 3

临床诊断：肛门瘙痒症。

诊断要点：

1. 该患者的临床症状典型，既往有肛周瘙痒不适病史，夜间发作为主，症状逐渐加重，发作频率增加，目前出现瘙痒症状难以忍受，夜间难以入睡，精神不振。

2. 膝胸位检查可见肛门周围皮肤色素沉着，并可见局部皮肤肥厚，部分呈苔藓样变，肛周可见抓痕裂口。未见肛周肿块及溃疡。

治疗理念：寻找病因，根据病因进行治疗。

1. 症状较轻微可无需特殊治疗，保持局部清洁，注意饮食。

2. 以非手术治疗为主。

3. 若需手术治疗，仅在中医治疗或西医用药治疗无效后，且患者症状较重难以忍受、严重影响日常生活的前提下，才考虑手术治疗。手术具有一定复发的风险，手术前应向患者交代清楚。同时应该严格掌握手术指征，避免患者遭受不必要的痛苦及过度医疗。

（孙 哲）

第二节 肛门湿疹

肛门湿疹（anal eczema）是一种严重影响患者生活质量的炎性或过敏性、无传染性、局限性的皮肤疾病。病变多发生于肛周皮肤，也可蔓延至臀部、会阴及阴囊下（女性外阴）。肛门湿疹的主要特征是渗出、瘙痒以及反复发作。局部皮损可有丘疹、红斑、糜烂、渗出、结痂、脱屑等。病程较长的患者，可出现肛周皮肤异常增厚，颜色灰白或暗红，粗糙，以致发生皲裂，中医称为"浸疡症""浸淫疮""血风疮""风湿疹""顽湿"等。病程可绵延数月甚至数年，常引起失眠、烦躁等神经衰弱症状及腹胀、消化不良、腹泻或便秘等胃肠功能紊乱症候群。肛门湿疹任何年龄的人均可发病，无性别差异。

一、病因病理

（一）病因

1. 中医病因 中医学认为肛门湿疹与脾虚湿热相关，湿邪是肛门湿疹发病的关键因素。或因脾虚湿盛，或因郁怒伤肝、肝郁克脾，或因饮食不节、肆食辛辣肥甘之品，致脾运化失职，湿从内生，湿热内蕴，下注肛门而发病；或因久居湿地、冒雨涉水，外感湿邪困遏肌表，与风邪、热毒、虫淫等相搏，充于腠理而见诸证。热邪滞留肛周，微热则痒，导致肛周湿疹往往伴有剧烈瘙痒。急性湿疹，为湿热内聚，复感外邪，浸淫肌肤。慢性湿疹为病久耗血，血虚生风生燥，风燥郁结，肌肤失荣。

2. 西医病因 西医学认为肛门湿疹属于炎症性皮肤病，为变态反应中的一种，可能由神经调节、环境、免疫、遗传等多种因素诱发，病因较为复杂，发病机制尚不完全明确，此病发生可能与皮肤肾上腺受体阻滞或免疫缺陷等因素有关。本病患者多具过敏体质，研究表明与遗传性 IgA 缺乏有一定关系，过度疲劳、熬夜、精神紧张、过食辛辣油腻等因素可使本病加重。且湿疹隐藏于身体隐私部位，受尴尬情绪影响，患者在就医前可能已存在严重不适。此外，肛周独特的解剖结构可能使肛周湿疹比其他部位的湿疹更易产生其他潜在的或继发性疾病；即使是有规律的排便或清洁习惯，依旧会对肛门区域产生永久性的皮肤刺激。感染、致敏的食物、药物（如鱼、虾、抗生素等）或某些致敏物品（如花粉、毛织品、化学品、染料等）是诱发本病的主要因素。内分泌失调，消化功能紊乱，肛周痔、瘘裂及肠道寄生虫等疾病对肛周皮肤的慢性刺激，还有肛门皮肤直接受到汞、碘酒、强酸、强碱等化学品的刺激均可诱发本病。

（二）病理

1. 急性湿疹 在红斑期，真皮浅层毛细血管扩张，显著水肿，表皮细胞内水肿，严重时可使细胞破裂，细胞间体液增多，表皮内发生水疱，水疱不断增大，融合成大疱，常因搔抓后形成渗出糜烂面。表皮细胞可见角化不全，皮肤附件和血管周围有炎症细胞浸润。

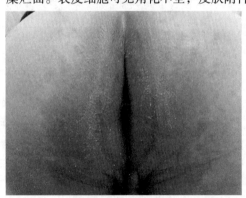

图 23-2 肛门湿疹

2. 慢性湿疹 常见棘状层肥厚，上皮角延长，表皮细胞间轻度水肿，无水疱形成，角质层角化明显不全，基底层有时黑色素增多，真皮浅层血管周围有中度炎症细胞浸润，强力纤维和胶原纤维皆可有变性。

二、临床表现

肛门湿疹（图 23-2）在临床中可分为急性、亚急性、慢性 3 种。急性湿疹反复发作可转变为慢性湿疹。

1. 急性湿疹 特点是皮损为多数密集的粟粒大的小丘疹，丘疱疹形成小水疱，基底潮红。由于搔抓疹顶端可见小点状糜烂，有浆液不断渗出，病变中心部较重，向周围蔓延，外周可有散在丘疹、丘疱疹。合并感染后，可形成脓疱，渗出脓液，结黄绿色或褐色脓痂，还可并发毛囊炎、疖肿等。

2. 亚急性湿疹　多由急性湿疹炎症减轻，或未及时处理，拖延日久而成，特点是皮损以小丘疹、鳞屑和结痂为主，仅有少数丘疱疹或水疱糜烂。

3. 慢性湿疹　多数由急性、亚急性湿疹反复发作不愈而成，少数一开始呈慢性炎症。特点是局部皮肤增厚，浸润，色棕红或灰色，表面粗糙，肛缘及肛管可有皲裂、糠秕样鳞屑及抓破后形成的结痂。外围可有散在丘疹、丘疱疹。

三、诊　　断

肛门湿疹的临床诊断不难，根据病变形态的多形性、对称分布、渗出、瘙痒、病变界线不清楚、病程多不规律、反复发作等特点，即可诊断。但由于缺乏公认的诊断标准导致区分疾病类型有一定的难度。不同疾病类型并存或慢性病程肛门湿疹患者的临床表现往往很不典型，需要仔细询问病史，尤其是既往病史、过敏史和家族史，同时关注典型体征，结合过敏原筛查、免疫学检查等手段方可进行诊断，必要时可进行病理活检。

四、鉴　别　诊　断

1. 肛周瘙痒症　常先发痒，无渗出液。搔抓破后，继发渗出、出血、糜烂，肛门湿疹常先有丘疹、红斑、渗出、糜烂而后出现瘙痒。

2. 肛周接触性皮炎　有明显的接触刺激物病史，皮疹仅限于接触部位，形态单一，水疱大，界线清楚，去除病因后，皮炎消退较快，很少复发。

3. 肛周神经性皮炎　常先瘙痒，而后出现扁平丘疹，有苔藓样变，呈淡褐色，干燥而坚实，病变部位可延至骶尾部、会阴及阴囊（女性外阴）。

五、治　　疗

本病是一种常见的肛门部疾病，具有病程长、复发率高的特点。本病各个阶段的症状、体征均有差异，在治疗时也需要对症处理。去除病因是治疗的关键，治疗时应先找出发病原因：避免接触及食用致敏物质；积极治疗原发病（痔、肛周脓肿、肛瘘等）；保持心情舒畅；避免食用辛辣刺激、海鲜等食物。就目前治疗现状来说，中医、西医治疗各具优势，在运用这些治疗手段时，应扬长避短。与此同时，在治愈疾病的同时应重视预后随访工作，动态观察病情演变的过程，对患者的预防调护进行指导，从而减少复发，减轻患者痛苦。通过临床观察总结本病的发作特点，也有利于探求肛门湿疹的根治方法。

（一）非药物治疗

1. 肛周清洁　肛周清洁的原则为尽可能使肛周区域得到充分清洁又要避免过度卫生，便后使用温水坐浴及清洗肛门是清洁肛周的一种方便、经济的方式，有利于降低肛门湿疹的发病率。

2. 健康教育　加强对患者的健康教育，提供合适的健康教育资料，纠正负面情绪等。健康教育、综合干预对于患者自我管理、提升远期效果有着积极意义。

（二）中医治疗

1. 中药内服　对于肛门湿疹的中医内治法，主要以清热、利湿、止痒为主，急证以清热利湿为主，佐以祛风止痒；慢证治疗以养血润肤为主，兼以滋阴止痒。但治法不囿于祛风、活血、胜湿。

（1）湿热下注证（多为急性）：症见皮肤潮红、肿胀、糜烂、脂水外溢，浸淫成片、瘙痒、结痂，局部触痛，便秘、小便短数，舌质红润，苔黄腻，脉滑数。可选用《医宗金鉴》中记载的龙胆泻肝汤、《丹溪心法》中记载的二妙散、《疡科心得集》中记载的萆薢渗湿汤等方。

（2）血虚风燥证（多为亚急性）：以红肿瘙痒为主。症见皮肤潮红而浸润，丘疹与鳞屑并见，舌质红，苔白，脉数，可选用《外科正宗》中记载的消风散、《医宗金鉴》中记载的除湿胃苓汤等。

（3）脾虚湿蕴证（多为慢性）：症见肛周皮肤增厚，色紫暗，或皮肤微红，甚则剥脱皲裂，抓之糜烂、渗液、结痂，其病情顽固，常反复发作，或伴食欲不振、倦怠乏力，舌苔白腻，脉濡细无力。方用慢性湿疹汤合四物消风饮等。

2. 外用药物 中药熏洗坐浴以辨证论治为理论基础，根据肛门湿疹不同证型配制不同的熏洗汤药，其优势为通过熏洗使药液直接接触肛周皮肤，经过皮肤吸收快速发挥治疗作用。还可以清洁肛门局部，保持患处清洁，加快疾病的恢复。使用苦参汤、止痒洗剂等熏洗坐浴治疗肛门湿疹具有治愈率高，复发率低的优势。

3. 针灸治疗 有止痒、抗渗出、改善局部和全身症状的作用。主穴：血海、曲池、足三里、长强。配穴：三阴交、大椎、风池等。每日或隔日针灸 1 次，10 日为 1 个疗程。针后加灸足三里、曲池、三阴交或在发痒时施灸湿疹奇痒处。

（三）西医治疗

1. 内服药物

（1）抗组胺药：即组胺受体拮抗剂，目前已证实有 4 种组胺受体，而 H_1 受体拮抗剂不仅能拮抗组胺，还具有抗感染作用。抗组胺药还可以分为以氯苯那敏、苯海拉明为代表的镇静性抗组胺药和以西替利嗪、氯雷他定为代表的非镇静性抗组胺药，其中前者治疗肛门湿疹效果更佳。

（2）糖皮质激素制剂：糖皮质激素具有抗感染、抗增生、免疫抑制、收缩血管等作用，短期使用治疗效果确切，尤其适合急性、亚急性肛门湿疹。但长期使用糖皮质激素会产生一系列不良反应，对于慢性肛门湿疹，常需糖皮质激素联合其他药物共同治疗。

（3）抗生素：由于肛周部位的特殊性，肛门湿疹常继发感染，此时需运用抗生素治疗，必要时还须结合细菌培养和药敏试验选择合理的抗生素。

2. 外用药物 ①对于急性湿疹、红肿糜烂渗液多者，用生理盐水、4%硼酸溶液、0.5%～1%醋酸铝溶液湿敷，外敷无刺激性药物，如炉甘石洗剂。必要时可适当加入皮质类固醇药粉。对亚急性湿疹，以斑状脱屑为主的可用氧化锌或氢化可的松软膏外涂。②对于慢性湿疹出现皮肤增厚、粗糙脱屑或者苔藓样变化时，可用角化促成剂或角质剥脱剂如煤焦油软膏和 5%水杨酸软膏外搽，或用皮质类固醇激素软膏外搽。

3. 手术治疗 肛门周围皮肤薄弱，神经末梢比较丰富，从而导致敏感性较强，容易受到外界刺激，引起皮肤瘙痒、破损、感染等症状。目前临床普遍使用的手术方式有肛周皮下神经游离术、亚甲蓝肛周封闭术、肛周皮肤封闭术、肛周皮肤间断切除术等。通过手术可以破坏肛周皮肤神经末梢感受器，减轻刺激反应。

4. 物理疗法 具有消炎和促进皮损部位组织愈合的作用，而且操作使用简单，在肛门湿疹的临床治疗当中扮演着重要的辅助角色。如二氧化碳激光、红外线照射、高能准分子光治疗均有较好的治疗效果。

（四）中西医结合治疗

单纯中医或单纯西医治疗肛门湿疹都存在着相对不足，中医治疗效果好，复发率低，但起效较慢，西医治疗起效快，但容易复发。中西医结合治疗肛门湿疹有效结合了两者优势，具有起效快，治愈率高，复发率低等优点，能够更好地缓解患者的痛苦，得到了广泛运用。

（五）其他疗法

1. 局部氧疗 是通过高流量氧气吹拂皮肤创面，减少创面液体渗出，抑制细菌生长和繁殖，促进局部皮肤血液循环，从而达到加速创面愈合的目的。

2. 电吹风疗法 是一种物理疗法，一方面利用热空气吹拂创面，使创面皮肤保持干燥；另一方面通过热能效应扩张局部血管，增加局部新陈代谢和组织新生，从而治疗肛门湿疹，达到短时间内治愈的目的。

3. 心理治疗　研究表明，在肛门湿疹治疗过程中，给予适当心理干预治疗可提高肛门湿疹治疗的有效率。

（孙　哲）

第三节　肛周皮肤癣

肛周皮肤癣是皮肤癣的一种，发病部位是肛门及其周围，是由于皮肤浅层传染性霉菌感染所引起的皮肤病，多是由直接接触传染，如通过衣物、用具及手足癣传染致病。肛门皮肤癣包括肛门部癣、肛门花斑癣、肛门皮肤念珠菌病、肛门放线菌病。侵犯表皮毛发的，称为浅部霉菌病，常见的有肛门部癣和肛门花斑癣；另有一种念珠菌属霉菌病，对表皮、黏膜和内脏都能侵犯，如肛门皮肤念珠菌病；侵犯皮肤深部、黏膜、内脏、中枢神经系统和结缔组织的，称为深部霉菌病，如肛门放线菌病。

一、病因病理

（一）肛门部癣

中国传统医学认为股癣多由足癣传染所致，肛门部癣由股癣蔓延至臀部、肛门及会阴。多数是通过直接接触传染，如通过衣物、用具或手足癣自身传染所致。气候环境亦有影响，如在湿热季节和潮湿地区，肛门皮肤如有轻微损伤，较易发病。中医认为：肛门部癣是因体热汗泄，忽受风寒、湿邪外侵，风湿热相搏结，蕴阻肌肤，郁于毛孔，气血凝滞，毛窍闭塞。或因营血不足，血虚生风生燥，皮肤失去濡养所致。西医认为肛门部癣是由絮状表皮鲜菌属和红色毛癣菌属真菌感染引起。

（二）肛门花斑癣

中医认为该病多由热体被风湿所浸郁于皮肤腠理，或因汗衣湿渍，淹浙肌肤，暑湿浸渍毛窍而成。西医认为花斑癣是由花斑癣菌感染引起。

（三）肛门皮肤念珠菌病

中医认为本病为正气不足，风湿热邪蕴阻肌肤而成。西医认为主要是由白念珠菌所引起。念珠菌是人体正常的寄生菌，一般不致病。当机体情况不良或有糖尿病、肿瘤以及大量使用广谱抗生素、激素、免疫抑制剂时，体内菌群失调，则念珠菌可乘虚而入，引起深部感染，还可侵犯内脏各系统而致病。

（四）肛门放线菌病

中医认为肛门放线菌病为湿热停滞下注或兼感外邪而成。西医认为是肛门放线菌感染，多数为厌氧性或以色列型放线菌引起的慢性化脓性肉芽肿，潜伏期数月至数年不等，多数在肛门外伤后，机体防御能力低下时，放线菌侵入肛门皮下组织中发病。或者由肛门周围邻近脏器的放线菌病灶蔓延而来。

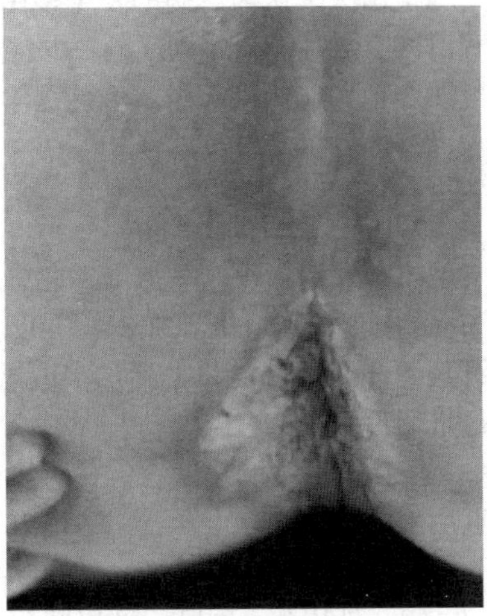

二、临床表现

肛周皮肤癣初起时，肛周皮肤有淡红色小丘疹和小水疱，逐渐扩展成环状或多环形斑片状，呈同心圆形的红斑，边界清楚，外周呈堤状隆起，上有细薄的鳞屑，中心出现新的环状损害，向外扩散，并有剧烈瘙痒（图 23-3）。显微镜下镜

图 23-3　肛周皮肤癣

检查到霉菌是确诊肛周皮肤癣的标准。具体分类及诊断如下。

（一）肛门部癣

初起时肛门部皮肤有淡红色丘疹和小水疱，逐渐扩展成环形或多环形的斑块状、同心圆形红斑，边缘界线清楚，周边呈堤状隆起，上有细薄鳞屑，中心出现新的环状损害，向外扩散，并有剧烈瘙痒。镜检查到霉菌，即可明确诊断。

（二）肛门花斑癣

肛门花斑癣皮损为黄豆大圆形或更大的斑片，大小不一，边缘清楚，有时融合成片。呈灰褐色或深褐色，或轻度色素减退，附有微量糠皮样细小鳞屑。多发于夏季，冬季自愈。显微镜检查，鳞屑中可查到真菌孢子和菌丝。

（三）肛门皮肤念珠菌病

肛门皮肤念珠菌病肛周、会阴、臀部皮肤表面有米粒或豆粒大小的圆形红色扁平丘疹或糜烂，界线明显。周边有散在丘疹，上覆白色环状鳞屑或浸渍，有裂纹，痒痛，出水。经刮屑显微镜检查，可见菌丝和芽孢。

（四）肛门放线菌病

肛门放线菌病男性较多见。发病年龄平均在 20～45 岁，病变在肛门皮下，最初有小硬结节。逐渐融合成片，发红，化脓软化，穿破形成窦道、瘘管，内有蜂窝状脓腔。排出硫黄色、小米粒大小的颗粒混在脓液中。炎症消退后，逐渐形成凹凸不平的瘢痕，似木板样硬度，长期不愈。患者全身表现为慢性病容，消瘦。如有继发皮肤感染，则有体温升高、头痛、倦怠、周身无力等全身症状。若放线菌病变发生在直肠，形成放线菌性直肠炎，除有腹泻、便秘交替外，还有里急后重、腹痛等症状。形成直肠狭窄时，则排便不畅；当直肠浆膜层被侵犯时，可引起腹膜炎。

三、诊断及鉴别诊断

根据病史及临床表现，不难做出诊断。但需要与下列疾病相鉴别。

1. 慢性肛门湿疹 无堤状隆起的边缘，边界不清楚，霉菌镜检阴性。

2. 肛周神经性皮炎 有明显苔藓化，无水疱，霉菌镜检阴性。

四、治　疗

祖国医学认为癣病的发生多由于湿热，同时癣病之人过食肥甘易助湿化热，因此癣病患者饮食宜清淡，同时应当戒烟戒酒，少食醇热食物。久居潮湿炎热之地易致湿热之邪侵袭，故居处于潮湿炎热之地者应调摄起居。传统医学及现代医学的用药均以局部治疗为主。

（一）肛门部癣

1. 中医治疗

（1）外治：以外洗为主，宜清热解毒，祛风除湿，杀虫止痒。方用《疡科心得集》记载的苦参汤。组成：苦参 60g，蛇床子 30g，白芷 15g，金银花 30g，野菊花 60g，黄柏 15g，地肤子 15g，石菖蒲 9g。用法：将上药加水煎煮去渣，坐浴盆内，先熏后洗，每次浴洗 15min 左右，然后擦净。每日便后坐浴 2～3 次。

（2）内治：湿热证者，宜清热祛湿，常选用龙胆泻肝汤加减。冲任失调证者，宜调摄冲任，常选用二仙汤加减。

2. 西医治疗

（1）外用药：因肛门部皮肤较细嫩，不宜用高浓度刺激性的药物，可选用 10%～20% 水杨酸溶液或 3%～5% 水杨酸酊剂涂抹肛周皮肤。其他还有 1% 克霉唑霜、复方雷琐辛搽剂等。

（2）内服：可口服克霉唑，每日 3 次，每次 1g。

（二）肛门花斑癣

治疗同肛门部癣。

（三）肛门皮肤念珠菌病

治疗同肛门部癣。除用药之外，应当注意加强全身营养，提倡适度锻炼以提高自身免疫能力，饮食宜进富于营养、高维生素之类易消化的食物，考虑停用已使用的广谱抗生素和激素，配合口服复合维生素 B。

（四）肛门放线菌病

中医治疗同肛门部癣。

西医治疗：青霉素 600 万 U 静脉滴注，连用 1～2 个月。还可服用碘化钾作为辅助治疗。也可用金霉素、红霉素、四环素或磺胺药。

局部治疗：X 线照射局部，超声药物透入疗法。若合并放射线菌肛瘘者，待全身情况好转，可将窦道、瘘管等病变组织全部切除。

（孙　哲）

第四节　肛门接触性皮炎

肛门接触性皮炎是由于肛周皮肤黏膜接触某些刺激性物质引起的浅表性炎症。多数呈急性发作，如反复发作，则可演变成慢性。

一、病　　因

1. 中医病因　祖国医学认为本病为湿热蕴结于内，外感毒邪所致。

2. 西医病因　现代医学认为本病主要与变态反应有关，常为接触某些物质所致，如动物的毛、植物的花粉以及化学品如油漆、化纤制品、农药等，均可引发本病。

本病初期可发展成湿疹性皮炎，因治疗不当可转化成慢性湿疹样变化。

二、临床表现

肛周局部皮肤有红斑、丘疹、水疱和渗出，伴有灼热、瘙痒、疼痛，继续发展则糜烂、结痂（图 23-4）。

三、诊　　断

根据患者发病前有接触史，皮损发生在接触部位和典型的皮疹表现以及斑贴试验阳性，即可做出诊断。去除病因后经适当处理皮损很快消退提示本病。

四、治　　疗

首先查明病因，并除去病因，这是关键，再考虑用药治疗。

1. 中医治疗

（1）内服：可以中药内服治疗，主要以清热、利湿、止痒为主，佐以养血润肤、滋阴止痒，如龙胆泻肝汤、黄连解毒汤加减。

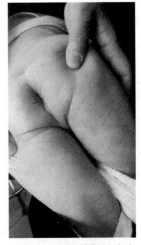

图 23-4　肛门接触性皮炎

（2）外治：可联合使用外用药物，如中药熏洗坐浴，通过熏洗使药液直接接触肛周皮肤，经过皮肤吸收快速发挥治疗作用。还可以清洁肛门局部，保持患处清洁，加快疾病的恢复。可同时外敷止痒散、一效散或青黛散。外敷药膏使用方便，且药膏与患处皮肤长期充分接触，更有利于发挥中药有效成分，从而达到更好的治疗效果。内外结合治疗法采用活血化瘀内服法结合中药熏蒸坐浴借助药效热力的作用，刺激肛门局部皮肤、皮下血管扩张，促进血液和淋巴液回流，改善局部新陈代谢，起到消肿散瘀、祛腐生肌、消炎止痛的作用。

2. 西医治疗

（1）内服药物。①抗组胺药：包括氯苯那敏、苯海拉明为代表的镇静性抗组胺药以及西替利嗪、氯雷他定为代表的非镇静性抗组胺药。②糖皮质激素制剂：具有抗感染、抗增生、免疫抑制、收缩血管等作用，短期使用治疗效果确切，尤其适合急性皮炎。③抗生素：由于肛周部位的特殊性，必要时还需结合细菌培养和药敏试验选择合理的抗生素。

（2）外用药物：可使用生理盐水、4%硼酸溶液、0.5%～1%醋酸铝溶液湿敷，外敷无刺激性药物，如炉甘石洗剂。

3. 中西医结合治疗　单纯中医或单纯西医治疗都存在着相对不足，中西医结合治疗有效结合了两者优势，具有起效快、治愈率高、复发率低等优点，能够更好地缓解患者痛苦。

（孙　哲）

思　考　题

试述肛门瘙痒症的概念。

第二十四章　肛门直肠性病

第一节　肛门尖锐湿疣

学习目标

　　掌握　肛门尖锐湿疣的概念、病因、传播途径、诊断。

　　熟悉　肛门尖锐湿疣的鉴别诊断、临床表现。

　　了解　肛门尖锐湿疣的病理、治疗。

> **案例 24-1**
>
> 　　患者，女性，25 岁，妊娠 2 个月。自述 2 个月前与多人有性交史，且未采取安全措施。其肛缘附近菜花状赘生物 2 个月，损害逐渐增多增大，患者肛缘附近以及外阴靠近肛周可见较多黄豆至蚕豆大小的红色丘疹、斑块，表面粗糙，呈鸡冠状和菜花状外观。
>
> 　　患者醋酸试验阳性。
>
> **问题：**
>
> 　　1. 首先考虑何种疾病？
>
> 　　2. 引起该病的最主要病毒是什么？
>
> 　　3. 最主要的治疗方法是什么？

　　尖锐湿疣（condyloma acuminatum，CA）是全球范围内最常见的性传播疾病之一，由人乳头状瘤病毒所致，常发生在外生殖器及肛门等部位，主要通过性行为传染。其以外阴及肛周皮肤黏膜交界处出现疣状赘生物为特征。

一、病因病理

（一）病因

　　人类是人乳头状瘤病毒（human papilloma virus，HPV）的唯一宿主。目前采用分子生物学技术将 HPV 分为 100 多种亚型，多数 HPV 感染无症状或为亚临床感染状态。

（二）病理

　　临床可见的尖锐湿疣 90% 以上由 HPV-6 或 HPV-11 引起，也可合并 HPV-16、HPV-18、HPV-31、HPV-33 和 HPV-35 等高危型感染，后者与鳞状上皮癌癌前病变相关。

　　组织病理学：典型表现为表皮乳头状瘤样增生伴角化不全，颗粒层和棘层上部细胞可有明显的空泡形成，胞质着色淡，核浓缩深染，核周围有透亮的晕（凹空细胞），为特征性改变；真皮浅层毛细血管扩张，周围常有较多炎症细胞浸润。

二、临床表现

　　本病好发生于性活跃的青、中年。潜伏期一般为 1～8 个月，平均为 3 个月。外生殖器及肛门周围皮肤黏膜湿润区（图 24-1）为好发部位，男性多

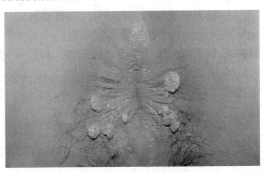

图 24-1　肛门尖锐湿疣

见于龟头、冠状沟、包皮系带、尿道口、阴茎部、会阴，同性恋者多见于肛门及直肠内，女性多见于大小阴唇、阴道口、阴蒂、阴道、宫颈、会阴及肛周，少数患者可见于肛门生殖器以外部位（如口腔、腋窝、乳房、趾间等）。皮损初期为单个或多个散在的淡红色小丘疹，质地柔软，顶端尖锐，后渐增多增大，依疣体形态可分为无柄型（即丘疹样皮损）和有柄型，后者可呈乳头状、菜花状、鸡冠状及蕈样状；疣体常呈白色、粉红色或污灰色，表面易发生糜烂，有渗液、浸渍及破溃，尚可合并出血及感染。多数患者无明显自觉症状，少数可有异物感、灼痛、刺痒或性交不适。少数患者疣体过度增生成为巨大型尖锐湿疣（Buschke-Lowenstein 肿瘤），常与 HPV-6 感染有关，部分可发生恶变。

部分患者表现为潜伏感染或亚临床感染。前者局部皮肤黏膜外观正常且醋酸试验阴性，但通过分子生物学方法可检到 HPV 的存在，目前认为 HPV 潜伏感染是尖锐湿疣复发的主要原因之一；后者表现为肉眼不能辨认的皮损，醋酸试验阳性，亚临床感染的存在和再活动也与本病复发有关。

三、诊　　断

根据病史（性接触史、配偶感染史或间接接触史等）和典型临床表现可以诊断本病，如果皮损不典型，可依据醋酸试验、HPV 检测及组织病理检查明确诊断，尤其对于合并免疫功能受抑制（包括合并 HIV 感染者）、对常规治疗无反应、皮损出血生长迅速者建议进行组织病理学检查。

四、鉴别诊断

本病需和阴茎珍珠状丘疹、阴茎系带旁腺增生、皮脂腺异位症、假性湿疣、汗管瘤、传染性软疣、扁平湿疣、鲍恩样丘疹病、生殖器鳞状细胞癌等进行鉴别。

1. 阴茎珍珠状丘疹　为发生在男性龟头冠状沟边缘的细小圆锥状、排列成单行或多行的、白色或淡红色小丘疹，不融合，无自觉症状；醋酸试验阴性。

2. 阴茎系带旁腺增生　皮损表现为发生在阴茎系带两侧的白色或淡红色小丘疹，数目少，醋酸试验阴性。

3. 皮脂腺异位症　皮损表现为群集针尖大小淡黄色小丘疹，醋酸试验阴性。

4. 假性湿疣　常发生在女性小阴唇内侧及阴道前庭，为群集白色或淡红色鱼子大小的光滑丘疹，无自觉症状，醋酸试验阴性。

五、治　　疗

本病治疗原则以局部去除疣体为主，尽可能消除疣体周围亚临床感染和潜伏感染，减少复发。

1. 物理治疗　如激光、冷冻、电灼、微波等，可酌情选用，巨大疣体可手术切除。妊娠患者接受物理治疗可能诱发流产。

2. 光动力治疗　适合疣体较小者、尿道口尖锐湿疣以及采用物理治疗或外用药物去除疣体后预防复发治疗。

3. 外用药物　可选择 5%咪喹莫特乳膏、0.5%鬼臼毒素酊、5%氟尿嘧啶乳膏，注意局部不良反应及其处理。妊娠患者不宜应用。

4. 抗病毒和提高免疫功能药物　可选用转移因子、胸腺素或局部外用 α-干扰素凝胶等。

案例 24-1 解析

1. 临床诊断：考虑为尖锐湿疣。

2. 引起尖锐湿疣的病毒主要是 HPV-6、HPV-11、HPV-16 和 HPV-18 亚型。HPV 主要感染上皮组织，HPV-16、HPV-18、HPV-45 和 HPV-46 亚型为最常见的导致宫颈癌的高危型。

3. 物理治疗。

第二节　肛门直肠淋病

学习目标

掌握　肛门直肠淋病的概念、病因、传播途径、诊断。

熟悉　肛门直肠淋病的鉴别诊断、临床表现。

了解　肛门直肠淋病的病理、治疗。

案例 24-2

　　患者，男性，32 岁。肛门坠胀、灼痛感 2 天。患者 2 天前自觉肛门有瘙痒、灼热和刺痛感，并有少量稀薄透明黏液流出，此后出现大量黄白色或黄绿色黏稠脓液自肛门溢出，并伴有尿痛、尿频、排尿困难及入夜阴茎可有疼痛性勃起等症状。其 1 周前有婚外性生活史，既往体健，无家族性及遗传性疾病史，无药物过敏史和传染病史。体格检查无异常。

　　视诊：肛缘及肛管湿润有分泌物，有皲裂、分泌物有臭味。

　　指检：肛管、直肠触痛明显，指套上有脓性分泌物，有臭味。

　　镜下：肛管红肿、肛窦充血水肿、糜烂。直肠黏膜充血，有黄白色脓性分泌物、黏膜糜烂。

问题：

　　1. 首先考虑何种疾病？

　　2. 还应做哪些检查以进一步明确诊断？

　　肛门直肠淋病（anorectal gonorrhea）是由淋病奈瑟球菌（*Neisseria* gonorrhoeae，简称淋球菌）引起肛管直肠的一种特异性炎症改变，是一种性传播疾病。肛门直肠淋病潜伏期短，传染性强，可导致多种并发症和后遗症。

一、病　因　病　理

（一）病因

　　淋球菌呈卵圆形或肾形，无鞭毛、芽孢，常成对排列，接触面平坦或稍凹陷，直径为 $0.6\sim0.8\mu m$，革兰氏染色阴性。淋球菌的适宜生长条件为温度 $35\sim36^{\circ}C$，pH $7.2\sim7.5$，含 $5\%\sim7\%$ 二氧化碳的环境。淋球菌离开人体后不易生长，对理化因子的抵抗力较弱，$52^{\circ}C$ 只能存活 5min，$60^{\circ}C$ 1min 内死亡；在完全干燥的环境中 $1\sim2h$ 即死亡，但在不完全干燥的环境和脓液中则能保持传染性 10 余小时甚至数天；对一般消毒剂很敏感，1：4000 硝酸银溶液 7min 死亡，1%苯酚 $1\sim3min$ 死亡。

（二）病理

　　人是淋球菌的唯一天然宿主。淋球菌主要侵犯黏膜，尤其对单层柱状上皮和移行上皮所形成的黏膜有亲和力，通过其表面菌毛含有的黏附因子黏附到柱状上皮细胞的表面进行繁殖，并沿生殖道上行，经柱状上皮细胞吞噬作用进入细胞内繁殖，导致细胞溶解破裂；淋球菌还可从黏膜细胞间隙进入黏膜下层使之坏死。淋球菌内毒素及外膜脂多糖与补体结合后产生化学毒素，能诱导中性粒细胞聚集和吞噬，引起局部急性炎症，出现充血、水肿、化脓和疼痛；如治疗不及时，淋球菌可进入尿道腺体和隐窝，成为慢性病灶。近年来研究表明淋球菌的菌毛和外膜主要蛋白具有抵抗中性粒细胞、巨噬细胞杀伤作用的能力。

二、传　播　途　径

　　淋病主要通过性接触传染，淋病患者是其传染源。肛门直肠淋病多因肛交引起，不洁的性交史为最常见的传播途径，常发生在男性同性恋者，故肛门直肠淋病患者男性多于女性。少数情况下也可因接触有淋球菌的分泌物或被污染的用具（如衣裤、被褥、毛巾、浴盆、坐便器等）而被传染。女性（包括幼女）因其尿道和生殖道短，很易感染；新生儿经过患淋病母亲的产道时，眼部被感染可引起新生儿淋菌性眼炎；妊娠期女性患者感染可累及羊膜腔导致胎儿感染。

三、临床表现

（一）肛门直肠症状

淋病潜伏期为 2～10 天，平均 3～5 天，有部分患者无症状，可为带菌者，典型临床表现如下。

1. 疼痛　首先自感肛门坠胀、肛门灼痛、刺痛、里急后重，肛门直肠有明显灼痛感，排便时症状加重，指诊时有触痛。

2. 腹痛、腹泻　发作期可伴有腹痛、里急后重，便次增多，伴有脓血，偶尔出现血便。

3. 肛门瘙痒　肛门潮湿、瘙痒，有如湿疹急性发作。

4. 肛管糜烂　肛缘及肛管皮肤红肿糜烂，有裂口，直肠黏膜充血水肿，糜烂形成溃疡。

5. 分泌物　发作期肛缘及直肠内有脓性分泌物，分泌物呈黄白色，稀薄如奶，有臭味。分泌物多附着在溃疡的表面。

6. 并发症　严重直肠淋病患者可并发肛窦炎，或肛门直肠周围脓肿、肛瘘。由于炎症刺激肛管直肠鳞状上皮、纤维增生纤维化，形成肛管直肠狭窄。

（二）泌尿生殖系统症状

1. 男性淋菌性尿道炎　患者因治疗不当或酗酒、性交等影响，导致感染进一步发展并蔓延至后尿道，引起后尿道炎、前列腺炎、精囊炎、附睾炎等；炎症反复发作形成瘢痕后可引起尿道狭窄，部分发生输精管狭窄或梗阻，也可导致不育。

2. 淋菌性前列腺炎　急性者有发热、尿频及会阴部疼痛，直肠指检示前列腺肿大，压痛明显，分泌物检查可发现上皮细胞、少数脓细胞和淋球菌，如不及时治疗可形成脓肿；慢性病患者一般无明显自觉症状，起床后第一次排尿时尿道口有糊口现象。

3. 淋菌性精囊炎　急性时有发热、尿频、尿痛，终末尿浑浊并带血，直肠指检可触及肿大的精囊，并有剧烈触痛；慢性者无自觉症状，直肠检查可触及精囊发硬。

4. 淋菌性附睾炎　多为单侧，可有发热、阴囊红肿、疼痛，同侧腹股沟和下腹部有反射性抽痛，尿液常浑浊。

女性淋病的主要并发症为淋菌性盆腔炎（包括急性输卵管炎、子宫内膜炎、继发性输卵管卵巢脓肿及破裂后所致的盆腔脓肿、腹膜炎等），很容易发展为盆腔及附件感染，反复发作可造成输卵管狭窄或闭塞，可引起异位妊娠、不孕或慢性下腹痛等。

（三）播散性淋球菌感染

播散性淋球菌感染少见，占淋病患者的 1%～3%，可发生菌血症，临床表现有发热、寒战、全身不适，常在四肢关节附近出现皮损，表现为瘀斑基础上脓疱、血疱和坏死，散在分布，数目常不多；还可发生关节炎、腱鞘炎、心内膜炎、心包炎、胸膜炎、肝周炎及肺炎等。诊断主要根据临床表现和血液、关节液、皮损等处淋球菌培养为阳性结果。

四、诊　　断

患者有不洁性交史、肛交史、同性恋史，应注意详询病史，打消患者顾虑以获得真实病史：有无泌尿生殖系统感染史；有无与淋病患者接触史；过去有无类似情况及治疗史；有无典型症状即肛门灼痛、里急后重、腹痛、腹泻等。

专科检查：视诊见肛缘及肛管湿润有分泌物，分泌物有臭味，有皲裂；镜下示肛管红肿，肛窦充血水肿、糜烂。直肠黏膜充血，见黄白色脓性分泌物、黏膜糜烂；直肠指检：肛管、直肠触痛明显，指套上有脓性分泌物，有臭味。

实验室检查：分泌物涂片检查查到淋病奈瑟球菌，即可诊断；培养：涂片检查未查到细菌，取溃疡表面分泌物做淋菌培养或核酸扩增试验。

五、鉴别诊断

本病应与生殖道衣原体感染鉴别。女性患者还应与念珠菌、滴虫等所致阴道炎等鉴别，主要鉴别要点为病原学检查，结合临床病史及症状特点不难鉴别。

1. 生殖道衣原体感染　潜伏期较长（1～3周），临床症状较轻微，尿道分泌物呈稀薄黏液样，病原体为沙眼衣原体，而淋球菌检查阴性。

2. 念珠菌性阴道炎　外阴、阴道剧烈瘙痒，白带增多，呈白色凝乳样或豆腐渣样，略有臭味，小阴唇肿胀肥厚，阴道黏膜充血水肿、糜烂，表面有白色假膜。白色假膜镜检可见成群卵形孢子及假菌丝。

3. 滴虫性阴道炎　外阴瘙痒，有大量黄绿色分泌物，呈泡沫状，有腥臭味，阴道黏膜及宫颈明显充血并有斑点状出血，宫颈呈草莓状外观，分泌物镜检可见毛滴虫。

4. 细菌性阴道炎　白带增多，呈灰白色，均匀一致如面糊状黏附于阴道壁，有鱼腥恶臭味。

六、治　疗

1. 肛门直肠淋病、淋菌性尿道炎、宫颈炎　头孢曲松钠 250～1000mg 一次肌内注射；或大观霉素 2.0g（宫颈炎 4.0g）一次肌内注射；或头孢克肟 400mg，口服，单次给药；或头孢噻肟 1g，肌内注射，单次给药。

2. 淋菌性咽炎、妊娠期淋病、成人淋菌性眼炎　头孢曲松钠 250～1000mg，一次肌内注射；或头孢噻肟 1g，肌内注射，单次给药。新生儿淋菌性眼炎：头孢曲松钠 25～50mg/（kg·d）（单剂不超过 125mg）静脉或肌内注射，连续 3 天。

3. 淋菌性盆腔炎、播散性淋病、淋菌性附睾炎、前列腺炎、精囊炎　头孢曲松钠 1.0g/d 肌内注射或静脉注射，连续 10 天以上，或大观霉素 4.0g/d，分 2 次肌内注射，连续 10 天以上。淋菌性脑膜炎和心内膜炎疗程更长。

案例 24-2 解析

1. 临床诊断：肛门直肠淋病。

2. 需要取分泌物做淋球菌的镜检和培养，直接镜检可找到革兰氏阴性双球菌，接种于 T-M 或 NYC 培养基中，在 36℃，5%～10%二氧化碳环境下培养 24～48h，见圆形凸起、湿润、光滑、半透明或灰白色菌落，做氧化酶试验和糖酵解试验鉴定，证实为淋球菌。

（沙静涛）

第三节　艾　滋　病

学习目标

掌握　艾滋病的概念、病因、临床表现、传播途径、诊断。

熟悉　艾滋病的分类、辅助检查、鉴别诊断。

了解　艾滋病的病理、治疗。

案例 24-3

　　患者，男性，25 岁，研究生。腹泻 2 周，发热 1 周。主动要求检测 HIV 抗体。患者于 1 个月前无明显诱因下出现发热、乏力、肌肉酸痛，发热时最高体温达 37.8℃，自行口服头孢拉定无效，服用阿司匹林可暂时退热 5h 左右，发热期间伴运动后气喘，心跳快，恶心，腹泻等症状，不伴关节疼痛。自服小檗碱治疗，体温恢复正常，但腹泻持续到 20 余天后才渐消退。患者自述近 3 年来在校内外共有 7 名男性性伴侣，固定或不固定，与每个伴侣肛交次数 1～10 余次不等，多数戴安全套，患者肛交为主动方、被动方各半。5 月份与两人男男性交 5 次，均未戴安全套，这两人都已失去联系。患者有一定医学常识，每年会不定期去医院采集血样检查梅毒、艾滋病数次，最后一次检测是 2021 年 10 月 1 日，结果均阴性。

　　门诊检查：T 36.9℃，P 80 次/分，R 18 次/分，BP 130/75mmHg，体格检查无异常。

　　血尿粪常规、肝肾功能、血糖、血脂、淀粉酶均正常。B 超提示胆囊壁毛糙，胆囊炎可能，肝脾正常。心电图正常。胸片正常。

　　梅毒 RPR（－）、TP-Ab（－）、HIV 抗体初筛为阳性。血样送疾病预防控制中心（CDC）做蛋白印迹试验（WB）复检为阳性。CD4+ 细胞 486 个/μl，CD8+ 细胞 2764 个/μl，CD4+/CD8+ 0.18，病毒载量 70000 拷贝/ml。

问题：首先考虑何种疾病？

　　艾滋病全称为获得性免疫缺陷综合征（acquired immunodeficiency syndrome，AIDS），是由人类免疫缺陷病毒（human immunodeficiency virus，HIV）感染和破坏以 CD4+ 细胞为主的人淋巴细胞，并逐渐引起严重免疫缺陷，进而导致各种严重的机会性感染和肿瘤而死亡的疾病。艾滋病的传播速度快、病死率高，目前尚无治愈方法，是人类主要的致死性传染病之一，严重威胁我国公众健康。

一、病 因 病 理

（一）病因

　　根据血清学分型，HIV 可分为 1 型（HIV-1）和 2 型（HIV-2），其中 HIV-1 是艾滋病的主要流行型。HIV-2 主要在非洲的少数国家呈局限性流行。

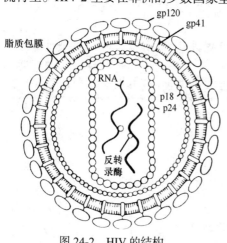

图 24-2　HIV 的结构

　　HIV 属于反转录病毒科慢病毒属中的人类慢病毒组，为直径在 100～120nm 的球形颗粒，由核心和包膜两部分组成。核心包括两条单股 RNA 链、核心结构蛋白和病毒复制所必需的酶类、含有反转录酶（RT，p51/p66），整合酶（INT，p32）和蛋白酶（PT，p10）。核心外面为病毒衣壳蛋白（p24、p17）。病毒的最外层为包膜，其中嵌有外膜糖蛋白 gp120 和跨膜糖蛋白 gp41（图 24-2）。

　　HIV 在外界环境中的生存能力较弱，对物理因素和化学因素的抵抗力较低。HIV 对热很敏感，60℃以上就可失去感染性，100℃处理 20min 可将 HIV 完全灭活；一般消毒剂如碘酊、过氧乙酸、戊二醛、次氯酸钠等对乙型肝炎病毒（HBV）有效的消毒剂，对 HIV 也都有良好的灭活作用，75%乙醇也可灭活 HIV，但紫外线或 γ 射线不能灭活 HIV。

（二）病理

　　HIV 进入人体后，其包膜糖蛋白 gp120 与 CD4+ 细胞（主要为辅助性 T 淋巴细胞，还有巨噬细胞、朗格汉斯细胞等）表面的 CD4$^+$分子相结合，通过靶细胞的内吞作用和 gp41 的融化作用，促使 HIV 进入靶细胞。在细胞核内，反转录酶以病毒 RNA 为模板转录 DNA，合成双链 DNA 后整合到宿主细胞的 DNA 中，此后有两种归宿：一是以病毒的 DNA 为模板转录、翻译、生成病毒 RNA 和病毒蛋白质，然后装配成新的病毒颗粒，再以芽生方式从细胞中释出新的 HIV，细胞最后死亡；另一种是病毒 DNA 序列被感染细胞及其子代细胞终身携带，成为前病毒，进入潜伏期，一旦受到其他微生物或某些化学制剂的刺激而激活，即可大量复制，使细胞死亡。

HIV 在繁殖过程中不断杀伤宿主细胞，使 CD4$^+$T 淋巴细胞数目减少，单核-吞噬细胞、B 淋巴细胞、CD8$^+$T 淋巴细胞和自然杀伤细胞等发生损伤，造成免疫功能缺陷，导致机体发生机会性感染和肿瘤。

二、分　类

从感染 HIV 到发展为艾滋病，可大致分为急性 HIV 感染、无症状 HIV 感染和艾滋病 3 个阶段。

1. 急性 HIV 感染　通常发生在接触 HIV 后 1～2 周，HIV 大量复制而 CD4$^+$T 淋巴细胞急剧下降，造成 50%～70%的感染者出现 HIV 病毒血症和免疫系统急性损伤。主要表现为发热、乏力、咽痛及全身不适症状（类似于上呼吸道感染）、少数患者可有头痛、皮损、脑膜脑炎或急性多发性神经炎；体检可有颈、枕、腋部淋巴结肿大及肝脾大。上述表现多在 1 个月内消失。

由于 HIV 主要侵犯 CD4$^+$T 淋巴细胞，因此部分患者出现 CD4$^+$T 淋巴细胞明显减少，而同时 CD8$^+$T 淋巴细胞增加；有时 CD4$^+$T 淋巴细胞数可以在正常范围，但 CD8$^+$T 淋巴细胞明显增加而导致 CD4$^+$/CD8$^+$T 淋巴细胞比例倒置。周围血淋巴细胞中可培养出 HIV 病毒，血清中可测出 p24 抗原，感染后抗 p24 抗体可持续阴性达 2～3 个月，这一时期又称"窗口期"。随着抗体的出现，病情稳定，病毒复制明显减少。CD4$^+$T 淋巴细胞数可以在未经治疗的情况下恢复到正常的范围，CD4$^+$/CD8$^+$T 淋巴细胞比例也可以恢复正常水平。

2. 无症状 HIV 感染　可由原发 HIV 感染或急性感染症状消失后延伸而来，短至数个月，长至 20 年，平均 8～10 年。临床上没有任何表现，部分患者可出现持续性淋巴结肿大并维持相当长的时间，也有些可以发展为 AIDS。此期感染者血清中能检出 HIV 以及 HIV 核心蛋白和包膜蛋白的抗体，具有传染性。

3. 艾滋病　患者有发热、腹泻、体重下降、全身浅表淋巴结肿大，常合并各种条件性感染（如口腔念珠菌感染、卡氏肺囊虫肺炎、巨细胞病毒感染、疱疹病毒感染、弓形体病、隐球菌脑膜炎、肺结核）和肿瘤（如卡波西肉瘤、淋巴瘤等），部分中青年患者可出现痴呆。卡氏肺囊虫肺炎或中枢神经系统的感染是多数艾滋病患者死亡的直接原因。未经治疗者在进入此期后的平均生存期为 12～18 个月。

三、传　播　途　径

艾滋病患者与 HIV 感染者是本病的传染源，HIV 主要存在于感染者和患者的血液、精液、阴道分泌物、胸腹水、脑脊液和乳汁中，经以下 3 种途径传播。

1. 性接触传播　包括同性之间或异性之间的性接触。

2. 经血液传播　包括输血、输入血液制品；接受器官移植、介入性操作、文身等；共用针具注射毒品或被 HIV 污染的针头刺伤皮肤等。

3. 母婴传播　也称围生期传播，即感染 HIV 的母亲通过胎盘、产道、产后母乳喂养等途径传染新生儿。

目前尚未发现 HIV 可以通过呼吸道、食物、汗液、泪液、昆虫叮咬、握手、共用游泳池等途径传播的证据。

HIV 的高危人群有男同性恋者、静脉注射毒品依赖者、与 HIV 携带者经常有性接触者。

四、临床表现

（一）神经系统

1. HIV 对大脑原发性感染　急性无菌性脑炎、脑膜炎、艾滋病痴呆综合征。

2. 机会性感染　弓形虫病、隐球菌病。

3. 中枢神经系统的肿瘤　如淋巴瘤和卡波西肉瘤。

4. 外周神经病　多发性单神经炎、远端对称性多发性神经病。

（二）呼吸系统

1. 肺部机会性感染　如肺孢子菌肺炎、细菌性肺炎、肺结核、白念珠菌肺炎等。

2. 肺孢子菌肺炎（*Pneumocystis carinii* pneumonia，PCP）　是艾滋病的标记性机会感染、主要的致死病因，占艾滋病病例的 50% 左右。病因为卡氏肺囊虫。PCP 最常见于既往有 PCP 病史和 CD4$^+$T 淋巴细胞计数 < 0.2×10^9/L 的患者。HIV 相关的 PCP 进展可能非常缓和，表现为数周的非典型症状，如低热，伴有严重缺氧、发绀和呼吸急促，干咳、少痰，成人为双肺弥散性浸润、两肺偶有痰鸣音。实验室检查以肺孢子虫涂片检查为主，但咳出的痰液检出率很低。雾化引导痰液可提高检出率（达 50%～90%），支气管-肺泡灌洗液（BAL）阳性率可达 90% 以上。经支气管活检或开放肺活检可发现卡氏肺囊虫滋养体或包囊。

3. 与艾滋病相关的肺肿瘤　如非霍奇金淋巴瘤。

（三）消化系统

50%～93%的患者有消化系统症状。

1. 口腔、肛周及食管念珠菌病。

2. 胃肠道感染　常见，病因包括病毒（巨细胞病毒和 HIV）、细菌（沙门菌、志贺菌、弯曲菌属和分枝杆菌）和原虫等。

3. 消瘦综合征　排除 HIV 感染以外的其他病因，体重下降的幅度超过原有体重的 10%，并伴有腹泻（至少每天 1～2 次，持续 1 个月以上）、吸收不良或慢性衰弱症状和发热（持续 30 天以上）。

（四）血液系统

HIV 复制对骨髓有致病作用。80%艾滋病患者伴有贫血、血小板减少、粒细胞减少。

（五）淋巴结、脾脏的临床表现

1. 淋巴结肿大　见于颈后、腋窝及腹股沟，全身均可累及。

2. 脾高度肿大　有自发破裂死亡者。

（六）皮肤黏膜病变

艾滋病可表现为非感染性皮肤损害、感染性皮肤损害和皮肤肿瘤。

1. 非感染性皮肤损害　皮损呈多形性，可类似于脂溢性皮炎、鱼鳞病、毛发红糠疹、银屑病等，但通常病情更为严重。此外，还可出现特应性皮炎、光敏性皮炎、玫瑰糠疹、荨麻疹、多形红斑及痤疮样皮损等。

2. 感染性皮肤损害　表现为各种病原微生物的感染，但病情较一般患者严重。

（1）带状疱疹：累及范围常较大，可出现水疱、大疱、血疱，疼痛剧烈，极易继发细菌感染，可引起脑炎、肺炎，甚至死亡。

（2）单纯疱疹：常复发频繁，皮损分布呈局限性或播散性，表现为持续性口腔、生殖器、肛周重度疱疹，可长期不愈并形成深溃疡。

（3）疣：可表现为寻常疣、扁平疣、传染性软疣等（图 24-3），男性同性恋患者的肛周、直肠部常有尖锐湿疣。

（4）真菌感染：鹅口疮是免疫缺陷最早出现的症状（图 24-4），此外常出现较严重的浅表真菌感染（如泛发性体股癣、手足癣和多发性甲癣等），有时表现不典型，需做真菌镜检和培养；10%～13%艾滋病患者可发生隐球菌感染，常表现为疱疹样皮损，中枢神经系统易受累。

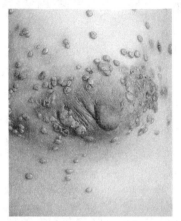

图 24-3　多发性传染性软疣

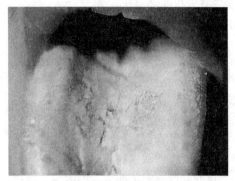

图 24-4　鹅口疮

（5）细菌感染：表现为毛囊炎、多发性皮肤脓肿。

3. 皮肤肿瘤

（1）卡波西肉瘤（Kaposi sarcoma）：常见于鼻尖、口腔黏膜、躯干、四肢等处；皮损开始为粉红色斑疹，长轴与皮纹方向一致，以后颜色变暗，形成淡紫色或棕色的斑疹或斑块，最后变为出血性皮损和结节（图 24-5）。

（2）淋巴瘤：皮损无特异性，可为丘疹或结节，诊断主要依靠病理检查。

（3）恶性黑色素瘤：中老年人多发，一般可以较早出现转移。

（4）鳞状细胞癌：艾滋病患者发生的鳞状细胞癌进展较快，病变可侵及结缔组织、软骨和骨膜，或转移到附近的淋巴结、内脏。

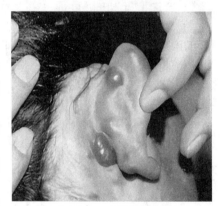

图 24-5　卡波西肉瘤

五、诊　断

HIV 感染/AIDS 的诊断需结合流行病学史（包括不安全性生活史、静脉注射毒品史、输入未经抗 HIV 抗体检测的血液或血液制品、HIV 抗体阳性者所生子女或职业暴露史等）、临床表现和实验室检查等进行综合分析，慎重做出诊断。

实验室检查符合下列一项者即可诊断：①HIV 抗体筛查试验阳性和 HIV 补充试验阳性（抗体补充试验阳性或核酸定性检测阳性或核酸定量＞5000 拷贝/ml）；②分离出 HIV。

1. 急性期的诊断标准　患者近期内有流行病学史和临床表现，结合实验室 HIV 抗体由阴性转为阳性即可诊断，或仅根据实验室检查 HIV 抗体由阴性转为阳性即可诊断。

2. 无症状期的诊断标准　有流行病学史，结合 HIV 抗体阳性即可诊断，或仅实验室检查 HIV 抗体阳性即可诊断。

3. 艾滋病期的诊断标准　有流行病学史、实验室检查 HIV 抗体阳性，加下述各项中的任何一项，即可诊断为艾滋病。或者 HIV 抗体阳性，而 CD4$^+$T 淋巴细胞数＜200 个/μl，也可诊断为艾滋病。

（1）不明原因的持续不规则发热38℃以上，＞1个月。

（2）腹泻（粪便次数多于3次/日），＞1个月。

（3）6个月之内体重下降10%以上。

（4）反复发作的口腔真菌感染。

（5）反复发作的单纯疱疹病毒感染或带状疱疹病毒感染。

（6）肺孢子菌肺炎（PCP）。

（7）反复发生的细菌性肺炎。

（8）活动性结核或非结核分枝杆菌病。

（9）深部真菌感染。

（10）中枢神经系统占位性病变。

（11）中青年人出现痴呆。

（12）活动性巨细胞病毒感染。

（13）弓形虫脑病。

（14）马尔尼菲青霉病。

（15）反复发生的败血症。

（16）皮肤黏膜或内脏的卡波西肉瘤、淋巴瘤。

六、鉴 别 诊 断

1. 艾滋病急性感染期（早期）　需要与流行性感冒、急性淋巴结炎等疾病进行鉴别，早期患者可出现发热、淋巴结肿大、皮疹等临床表现，发热时可伴随头痛、关节痛、乏力、肌肉酸痛等症状，类似于流行性感冒。

2. 艾滋病晚期　出现各种感染、肿瘤等疾病时，需要和肝硬化所致脾功能亢进症、原发性肿瘤进行鉴别。

3. 恐艾症　艾滋病还需和恐艾症进行鉴别，恐艾症是一种心因性疾病，患者由于恐惧艾滋病从而产生的一种心理障碍，具有明显的焦虑，总怀疑被感染 HIV，反复进行检验的一种疾病，根据艾滋病抗体可进行区别。

七、治　　疗

1. 抗反转录病毒治疗　目前高效抗反转录病毒治疗尚不能彻底清除患者体内的 HIV，但能抑制病毒复制，使病毒载量降低至检测下限并减少病毒变异，使患者获得正常的期望寿命，并能减少 HIV的传播，预防母婴传播。常用治疗方法如下。

（1）药物治疗:共有六大类 30 多种药物(包括复合制剂)，分为核苷类反转录酶抑制剂(NRTI)、非核苷类反转录酶抑制剂（NNRTI）、蛋白酶抑制剂（PI）、整合酶抑制剂、融合抑制剂（FI）及 CCR5 抑制剂。国内的抗反转录病毒治疗（ARV）药物有 NNRTI、NRTI、PI 和整合酶抑制剂 4 类，共 18 种（包含复合制剂）。

（2）"鸡尾酒"式混合疗法:1996 年何大一提出"鸡尾酒"式混合疗法，也称高效抗反转录病毒治疗法（highly activeantiretroviral therapy，HAART），即采用蛋白酶抑制剂与反转录酶抑制剂联合治疗，取得了良好疗效。目前基本倾向联合用药，联合治疗药物选择的标准：①经证实有效；②协同作用；③无交叉耐受；④无蓄积毒性；⑤应用实用性。

2. 免疫调节治疗　可用 α-干扰素、白细胞介素-2、静脉用人血丙种免疫球蛋白、粒细胞-巨噬细胞集落刺激因子及粒细胞集落刺激因子等。

3. 机会性感染的治疗　针对病原微生物采用相应敏感药物进行治疗。

4. 卡波西肉瘤的治疗　皮损内注射长春新碱、放疗和联合化疗。

5. 中医药治疗　近年来发现多种中药对 HIV 有抑制作用，如紫花地丁等；人参、当归、女贞子等能够提高机体的免疫功能，可随症加减，以减轻临床症状，提高患者的生存质量。

案例 24-3 解析

临床诊断：急性期人类免疫缺陷感染。

诊断要点：

1. 不洁性交史。

2. 急性期 HIV 感染通常发生在初次感染 HIV 后 2～4 周。部分感染者出现病毒血症和免疫系统急性损伤所产生的临床症状，持续 1～3 周后缓解。表现以发热最为常见，可伴有咽痛、盗汗、恶心、呕吐、腹泻、皮疹、关节痛、淋巴结肿大及神经系统症状。此期在血液中可检出 HIV RNA 和 p24 抗原，而 HIV 抗体则在感染后数周才出现。$CD4^+T$ 淋巴细胞计数一过性减少，同时 $CD4^+/CD8^+$ 值亦可倒置。

急性期 HIV 感染患者近期内有流行病学史和临床表现，结合实验室 HIV 抗体由阴性转为阳性即可诊断，或仅实验室检查 HIV 抗体由阴性转为阳性即可诊断。

（沙静涛）

第四节　梅　　毒

学习目标

掌握　梅毒的概念、病因、临床表现、传播途径、诊断。

熟悉　梅毒的分类、辅助检查、鉴别诊断。

了解　梅毒的病理、治疗。

案例 24-4

患者，男性，28 岁，已婚。阴茎破溃伴轻微疼痛 3 周。先后自行口服头孢类药物、左氧氟沙星半月余，阴茎破溃未有好转。该患者发病 1 个月前有一次不洁性接触史，此后与其爱人有多次性生活。

阴茎包皮冠状沟可见 1.5cm×1cm 大小的椭圆形浅溃疡，表面少量脓性分泌物，溃疡基底及边缘水肿，触摸具有软骨样硬度；左侧腹股沟可触及明显肿大的淋巴结，表面不红，无压痛；生殖器以外部位未发现皮损。

患者梅毒血清学试验：TRUST（+），滴度 1：8；TPPA（+）；抗 HIV 抗体（—）。

患者生殖器溃疡表面分泌物涂片革兰氏染色：少量革兰氏阳性球菌。

问题：

1. 首先考虑何种疾病？

2. 诊断明确后应作何治疗方案？

梅毒（syphilis）是由梅毒螺旋体（*Treponema pallidum*，TP）引起的一种慢性传染病，主要通过性接触、母婴传播和血液传播。本病危害性极大，可侵犯全身各组织器官或通过胎盘传播引起死产、流产、早产和胎传梅毒。

一、病　因　病　理

（一）病因

梅毒螺旋体通常不易着色，故又称苍白密螺旋体，由 8～14 个整齐规则、固定不变、折光性强的螺旋构成，长 4～14μm，宽 0.2μm，可以旋转、蛇行、伸缩 3 种方式运动。梅毒螺旋体人工培养困难，一般接种于家兔睾丸进行保存及传代。梅毒螺旋体以横断分裂方式繁殖，增代时间为 30～33h。梅毒螺旋体系厌氧微生物，离开人体不易生存，煮沸、干燥、日光、肥皂水和普通消毒剂均可迅速将其杀灭，但其耐寒力强，4℃可存活 3 天，–78℃保存数年仍具有传染性。

（二）病理

梅毒螺旋体表面的黏多糖酶可能与其致病性有关。梅毒螺旋体对皮肤、主动脉、眼、胎盘、脐带等富含黏多糖的组织有较高的亲和力，可借助其黏多糖酶吸附到上述组织细胞表面，分解黏多糖造成组织血管塌陷、血供受阻，继而导致管腔闭塞性动脉内膜炎、动脉周围炎，出现坏死、溃疡等病变。

梅毒螺旋体含有很多抗原物质，多数为非特异性（如心磷脂），仅少数为特异性（如梅毒螺旋体抗原）。非特异性抗体（如心磷脂抗体）在早期梅毒患者经充分治疗后滴度可逐渐下降直至完全消失，当病情复发或再感染后可由阴转阳或滴度逐渐上升，少数患者可出现血清固定（serofast reaction），即规范治疗后非螺旋体抗体可持续存在很长一段时间。特异性抗体（即抗梅毒螺旋体抗体）对机体无保护作用，在血清中可长期甚至终身存在。

二、分　类

根据传播途径的不同，可分为获得性（后天）梅毒和胎传（先天）梅毒；根据病程的不同又可分为早期梅毒和晚期梅毒（图 24-6）。

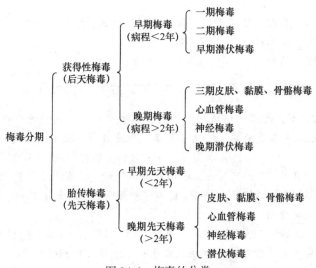

图 24-6　梅毒的分类

三、传播途径

梅毒的唯一传染源是梅毒患者，患者的皮损、血液、精液、乳汁和唾液中均有梅毒螺旋体存在。其常见传播途径有以下几种。

1. 性接触传染　约 95%患者通过性接触由皮肤黏膜微小破损传染。未治疗患者在感染后 1～2年内具有强传染性，随着病期延长，传染性越来越小，感染 4 年以上患者基本无传染性。

2. 垂直传播　妊娠 4 个月后，梅毒螺旋体可通过胎盘及脐静脉由母体传染给胎儿，可引起死产、流产、早产或胎传梅毒，其传染性随病期延长而逐渐减弱，未经治疗的一期、早期潜伏和晚期潜伏梅毒孕妇垂直传播的概率分别为 70%～100%、40%、10%。分娩过程中新生儿通过产道时也可于头部、肩部擦伤处发生接触性感染。

3. 其他途径　冷藏 3 天以内的梅毒患者血液仍具有传染性，输入此种血液可发生感染；少数患者可经医源性途径、接吻、握手、哺乳或接触污染衣物、用具而感染。

四、临床表现

（一）获得性梅毒

1. 一期梅毒（primary syphilis） 主要表现为硬下疳和硬化性淋巴结炎，一般无全身症状。

（1）硬下疳（chancre）：由梅毒螺旋体在侵入部位引起，好发于外生殖器（90%），男性多见于阴茎冠状沟、龟头、包皮及系带，女性多见于大小阴唇、阴唇系带、会阴及宫颈，发生于生殖器外者少见，后者易被漏诊或误诊。典型的硬下疳初起为小红斑，迅速发展为无痛性炎性丘疹，数天内丘疹扩大形成硬结，表面发生坏死，形成单个直径为 1～2cm、圆形或椭圆形无痛性溃疡，边界清楚，周边水肿并隆起，基底呈肉红色，触之具有软骨样硬度，表面有浆液性分泌物（图 24-7），内含大量的梅毒螺旋体，传染性极强。未经治疗的硬下疳可持续 3～4 周或更长时间，治疗者在 1～2 周后消退，消退后遗留暗红色表浅性瘢痕或色素沉着。有些患者损害表现为生殖器黏膜糜烂或多发性溃疡，合并细菌感染时损害出现脓性分泌物或疼痛。

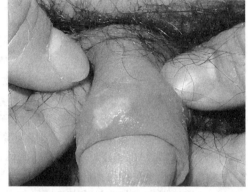

图 24-7 一期梅毒（示硬下疳）

（2）硬化性淋巴结炎（sclerolymphadenitis syphilitica）：发生于硬下疳出现 1～2 周后。常累及单侧腹股沟或患处附近淋巴结，受累淋巴结明显肿大，表面无红肿破溃，一般无疼痛、触痛，消退常需要数个月。淋巴结穿刺检查可见大量的梅毒螺旋体。

2. 二期梅毒（secondary syphilis） 一期梅毒未经治疗或治疗不彻底，梅毒螺旋体由淋巴系统进入血液循环形成菌血症播散全身，引起皮肤黏膜及系统性损害，称二期梅毒。常发生于硬下疳消退 3～4 周后（感染 9～12 周后），少数可与硬下疳同时出现。

（1）皮肤黏膜损害

1）梅毒疹：皮损内含有大量梅毒螺旋体，传染性强，不经治疗一般持续数周可自行消退。皮损通常缺乏特异性，可表现为红斑、丘疹、斑丘疹、斑块、结节、脓疱或溃疡等，常以一种类型皮损为主，大多数泛发，不痒或轻微瘙痒。斑疹性梅毒疹表现为淡红色或黄红色斑疹，直径为 0.2～1cm，类似于病毒疹、玫瑰糠疹、麻疹猩红热样药疹或股癣等（图 24-8）。丘疹性梅毒疹表现红色丘疹、斑丘疹、表面可脱屑或结痂，类似于皮炎、湿疹、扁平苔藓、银屑病等。表现为红色斑块或结节的梅毒疹常误诊为皮肤淋巴瘤。脓疱性梅毒疹多见于体质衰弱者，表现为潮红基底上的脓疱，可伴发溃疡或瘢痕形成。掌跖部梅毒疹表现为绿豆至黄豆大小、铜红色、浸润性斑疹或斑丘疹，常有领圈样脱屑，互不融合，具有一定特征性（图 24-9）。

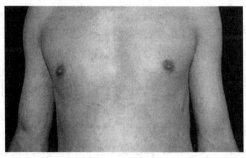

图 24-8 躯干梅毒疹

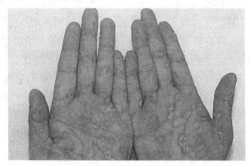

图 24-9 掌跖部梅毒疹

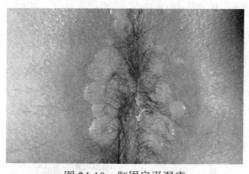

图 24-10   肛周扁平湿疣

2）扁平湿疣（condyloma latum）：好发于肛周、外生殖器、会阴、腹股沟及股内侧等部位。损害表现为肉红色或粉红色扁平丘疹或斑块，表面糜烂湿润或轻度结痂（图 24-10），单个或多个，内含大量梅毒螺旋体，传染性强。

3）梅毒性秃发（syphilitic alopecia）：由梅毒螺旋体侵犯毛囊造成毛发区血供不足所致。表现为局限性或弥漫性脱发，呈虫蚀状，头发稀疏，长短不齐，可累及长毛和短毛；秃发非永久性，及时治疗后毛发可以再生。

4）黏膜损害：多见于口腔、舌、咽、喉或生殖器黏膜。损害表现为一处或多处边界清楚的红斑、水肿、糜烂，表面可覆有灰白色膜状物。少数患者表现为外生殖器硬性水肿。

（2）骨关节损害：梅毒螺旋体侵犯骨骼系统可引起骨膜炎、关节炎、骨髓炎、腱鞘炎或滑囊炎。骨膜炎最常见，多发生于长骨，表现为骨膜轻度增厚、压痛明显且夜间加重；关节炎常见于肩、肘、膝、髋及踝等处，且多为对称性，表现为关节腔积液、关节肿胀、压痛、酸痛，症状昼轻夜重。

（3）眼损害：包括虹膜炎、虹膜睫状体炎、脉络膜炎、视网膜炎、视神经炎、角膜炎、基质性角膜炎及葡萄膜炎，均可引起视力损害。

（4）神经损害：主要有无症状神经梅毒、梅毒性脑膜炎、脑血管梅毒。无症状神经梅毒仅有脑脊液异常；梅毒性脑膜炎可引起高颅内压症状、脑神经麻痹等；脑血管梅毒常与梅毒性脑膜炎并存，主要侵犯脑动脉造成管壁增厚、狭窄，导致血供不足。

（5）多发性硬化性淋巴结炎（polysclerolymphadenitis syphilitica）：发生率为 50%～80%，表现为全身淋巴结无痛性肿大。

（6）内脏梅毒：此病变少见，可引起肝炎、胆管周围炎、肾病和胃肠道病变等。

二期早发梅毒未经治疗或治疗不当，经 2～3 个月可自行消退。患者免疫力降低可导致二期复发梅毒，皮损通常数目少，形态奇特。

3. 三期梅毒（tertiary syphilis）   早期梅毒未经治疗或治疗不充分，经过 3～4 年（最早 2 年，最晚 20 年），40% 患者发生三期梅毒。

（1）皮肤黏膜损害：主要为结节性梅毒疹和梅毒性树胶肿，近关节结节少见。

1）结节性梅毒疹（nodular syphilid）：好发于头面、肩、背及四肢伸侧。皮损为直径 0.2～1cm，呈簇集排列的铜红色浸润性结节，表面可脱屑或坏死溃疡，新旧皮损可此起彼伏，迁延数年，呈簇集状、环状、匍行奇异状分布或融合，无自觉症状。

2）梅毒性树胶肿（syphilitic gumma）：又称为梅毒瘤，是三期梅毒的标志，也是破坏性最强的一种皮损。好发于小腿，少数发生于骨骼、口腔、上呼吸道黏膜及内脏。小腿皮损初起常为单发的无痛性皮下结节，逐渐增大和发生溃疡，形成直径为 2～10cm 的穿凿状溃疡，呈肾形或马蹄形，边界清楚，边缘锐利，溃疡面有黏稠树胶状分泌物，愈后形成萎缩性瘢痕。黏膜损害也表现为坏死、溃疡，并在不同部位出现相应临床表现（如口腔黏膜损害导致发音及进食困难，眼部黏膜损害导致眼痛、视力障碍、阿-罗瞳孔甚至失明等）。

（2）骨梅毒（osseous syphilis）：发生率仅次于皮肤黏膜损害。最常见的是长骨骨膜炎，表现为骨骼疼痛、骨膜增生，胫骨受累后形成佩刀胫；骨髓炎、骨炎及关节炎可导致病理性骨折、骨穿孔、关节畸形等。

（3）眼梅毒（ocular syphilis）：表现类似于二期梅毒眼损害。

（4）心血管梅毒（cardiovascular syphilis）：发生率为 10%，多在感染 10～20 年后发生。表现为单纯性主动脉炎、主动脉瓣关闭不全、冠状动脉狭窄或阻塞、主动脉瘤及心肌树胶肿等。

（5）神经梅毒（neurosyphilis）：发生率为 10%，多在感染 3～20 年后发生。主要类型有无症状神经梅毒、脑膜梅毒、实质型神经梅毒（脊髓痨、麻痹性痴呆）、脑（脊髓）膜血管型神经梅毒和树胶肿性神经梅毒等。

（二）先天梅毒

先天梅毒分为早期先天梅毒、晚期先天梅毒和潜伏梅毒，特点是不发生硬下疳，早期病变较后天性梅毒重，骨骼及感觉器官受累多而心血管受累少。

1. 早期先天梅毒（early congenital syphilis） 患儿常早产，发育营养差、消瘦、脱水、皮肤松弛，貌似老人，哭声低弱嘶哑，躁动不安。

（1）皮肤黏膜损害：多在出生 3 周后出现，少数出生时即有，皮损与二期获得性梅毒相似。口周及肛周常形成皲裂，愈后遗留放射状瘢痕，具有特征性。

（2）梅毒性鼻炎（syphilitic rhinitis）：多在出生后 1～2 个月内发生。初期为鼻黏膜卡他症状，病情加剧后鼻黏膜可出现溃疡，排出血性黏稠分泌物，堵塞鼻孔造成呼吸、吸吮困难，严重者可导致鼻中隔穿孔、鼻梁塌陷，形成鞍鼻。

（3）骨梅毒：较常见，可表现为骨软骨炎、骨髓炎、骨膜炎及梅毒性指炎等，引起肢体疼痛、活动受限，状如肢体麻痹，称梅毒性假瘫。

此外常有全身淋巴结肿大、肝脾大、肾病综合征、脑膜炎、血液系统损害等表现。

2. 晚期先天梅毒（late congenital syphilis） 一般 5～8 岁发病，13～14 岁才相继出现多种表现，以角膜炎、骨损害和神经系统损害常见，心血管梅毒罕见。

（1）皮肤黏膜梅毒：发病率低，以树胶肿多见，好发于硬腭、鼻中隔黏膜，可引起上颚、鼻中隔穿孔和鞍鼻。

（2）眼梅毒：约 90% 为基质性角膜炎，初起为明显的角膜周围炎，继之出现特征性弥漫性角膜浑浊，反复发作可导致永久性病变，引起失明。

（3）骨梅毒：骨膜炎多见，可形成佩刀胫和 Clutton 关节（较罕见，表现为双侧膝关节无痛性肿胀、轻度强直及关节腔积液）。

（4）神经梅毒：1/3～1/2 患者发生无症状神经梅毒，常延至青春期发病，以脑神经损害为主，尤其是听神经、视神经损害，少数出现幼年麻痹性痴呆、幼年脊髓痨等。

（5）标志性损害

1）哈钦森牙（Hutchinson teeth）：门齿游离缘呈半月形缺损，表面宽，基底窄，牙齿排列稀疏不齐。

2）桑葚齿（mulberry molars）：第一臼齿较小，其牙尖较低，且向中偏斜，形如桑葚。

3）胸锁关节增厚：由胸骨与锁骨连接处发生骨疣所致。

4）基质性角膜炎。

5）神经性耳聋：多发生于学龄期儿童，先有眩晕，随之丧失听力。哈钦森牙、神经性耳聋和基质性角膜炎合称为哈钦森三联征。

（三）潜伏梅毒

凡有梅毒感染史，无临床症状或临床症状已消失，除梅毒血清学阳性外无任何阳性体征，并且脑脊液检查正常者称为潜伏梅毒（latent syphilis），其发生与机体免疫力较强或治疗暂时抑制梅毒螺旋体有关。病程在 2 年以内的为早期潜伏梅毒，病程＞2 年为晚期潜伏梅毒。

五、诊 断

由于梅毒的临床表现复杂多样，因此必须仔细询问病史、认真进行体格检查和反复实验室检查方可及早明确诊断，特别是对于接受常规处理长时间不愈的生殖器糜烂、溃疡者，应进行多次梅毒血清学检查。此外，对于患有其他性传播疾病者、6 周前有不洁性接触者、梅毒患者的性伴侣应常规进行梅毒血清学筛查。

　　一期梅毒的诊断主要根据接触史、潜伏期、典型临床表现，同时结合实验室检查（发现梅毒螺旋体；梅毒血清试验早期阴性，后期阳性），应注意不可仅凭借一次梅毒血清学试验阴性结果排除梅毒。硬下疳应与生殖器疱疹、软下疳、固定性药疹、白塞病、急性女阴溃疡、下疳样脓皮病和生殖器部位肿瘤进行鉴别。

　　二期梅毒的诊断主要根据接触史、典型临床表现（特别是皮肤黏膜损害），同时结合实验室检查（黏膜损害处发现梅毒螺旋体；梅毒血清试验强阳性）。二期梅毒应与玫瑰糠疹、寻常型银屑病、病毒疹、药疹、扁平苔藓、股癣和皮肤淋巴瘤等进行鉴别。

　　三期梅毒的诊断主要根据接触史、典型临床表现，同时结合实验室检查（非梅毒螺旋体抗原血清试验大多阳性，亦可阴性，梅毒螺旋体抗原血清试验阳性，典型组织病理学表现等）；神经梅毒脑脊液检查可见白细胞$\geq 5\times10^6$/L，蛋白量>0.5g/L，性病研究实验室试验（VDRL）阳性。三期梅毒应与皮肤结核、麻风和皮肤肿瘤等进行鉴别；神经梅毒应与其他中枢神经系统疾病或精神性疾病进行鉴别；心血管梅毒应与其他心血管疾病进行鉴别。

　　先天梅毒的诊断主要根据患儿母亲有梅毒病史，结合典型临床表现和实验室检查结果（发现梅毒螺旋体或梅毒血清试验阳性）。

六、鉴别诊断

（一）一期梅毒的鉴别诊断

1. 与硬下疳鉴别的疾病

（1）软下疳：也有接触史，好发部位亦同，但潜伏期短（2～5 天），发病迅速，一般发现即已形成溃疡，溃疡性质柔软，边缘不整齐，表面覆脓性分泌物，自觉疼痛，脓液中可查见嗜血性 Ducrey 链杆菌。

（2）糜烂性包皮龟头炎：多因包茎及局部卫生差所致，但一般不形成硬性溃疡，分泌物中可发现耻垢杆菌和杂菌，查不见梅毒螺旋体，自觉疼痛，附近淋巴结一般不肿大。

（3）生殖器疱疹：为簇集性小水疱，可破裂，但不易形成溃疡，自觉瘙痒、疼痛，病程短促，附近淋巴结不肿大。

（4）疥疮：外阴部为好发部位之一，与初期的硬下疳相似，但瘙痒剧烈，尤以夜间为甚，可找见疥螨，查不到梅毒螺旋体。

（5）结核性溃疡：溃疡大多为浅在圆形，孤立，多见于口、鼻、肛门、外阴皮肤与黏膜交界处，有时也见于口腔黏膜或皮肤，常伴内脏结核，溃疡表面覆有痂皮，无自愈倾向，可查见结核分枝杆菌。

（6）下疳样脓皮病：易与硬下疳混淆，也为圆形或椭圆形浅在性溃疡，但边缘不整，有穿凿，无典型硬度，脓液多，附近淋巴结肿大在治愈后即消退。无性接触史，查不见梅毒螺旋体，病原菌为链球菌。

（7）急性女阴溃疡：也为发生于女阴的溃疡，呈圆形或椭圆形，多见于青年妇女，但炎症显著，红、肿、疼痛，常伴小腿结节性红斑及口腔溃疡，无性病接触史，梅毒血清反应阴性，可查见粗大杆菌。

（8）Behcet 综合征：外阴部可见溃疡，但无特异性硬度，自觉疼痛，易复发，伴眼、口症状，无性病接触史，梅毒螺旋体阴性。

（9）皮肤白喉：可发生于女阴及肛周，溃疡为不整形，边缘锐利，有明显炎性红晕，溃疡基底覆有灰黄色假膜，可查见白喉杆菌。

（10）糜烂性宫颈炎：应与发生于宫颈的硬下疳鉴别，不形成溃疡，不硬，梅毒螺旋体阴性。

2. 与附近淋巴结肿大鉴别的疾病　有性病性淋巴肉芽肿、软下疳、淋病、化脓性球菌感染和腹股沟淋巴结核等。

（二）二期梅毒的鉴别诊断

1. 与二期皮肤及其附属器梅毒鉴别的疾病

（1）与斑疹性梅毒疹鉴别的疾病

1）伤寒或斑疹伤寒：蔷薇疹合并发热，发疹多限于腹部，数目较稀少，全身症状明显，肥达反应或外斐反应阳性，梅毒血清反应阴性。

2）玫瑰糠疹：皮疹横列椭圆，长轴与肋骨平行，中央多呈橙黄色，边缘则呈玫瑰色，上覆糠状鳞屑，自觉瘙痒，淋巴结不肿大，无性病接触史，梅毒血清反应阴性。

3）药疹：于躯干可出现大小不等的红斑，但发生迅速，瘙痒明显，有服药史，继续服药可加重，停药后可迅速消退，无性病接触史及硬下疳，梅毒血清反应阴性。

4）花斑癣：皮疹颜色可有红色、浅黄色、褐黄色、暗棕色，甚至黑褐色。红色者应与玫瑰疹鉴别，白色者应与梅毒性白斑鉴别。花斑癣经过中疹疹颜色多样，倾向融合，有糠状鳞屑，无性病接触史，鳞屑镜检可见大量糠秕孢子菌，梅毒血清反应阴性。

5）脂溢性皮炎：发生于躯干者呈黄红色圆形或椭圆形或不规则形斑疹，境界明显，自觉瘙痒，好发于多脂区，表面有脂样鳞屑，无性病接触史，梅毒血清反应阴性。

6）其他：尚有瘤型麻风、多形红斑、白化病、特发性点状色素减退症及老年性白斑等。

（2）与丘疹性梅毒疹鉴别的疾病

1）扁平苔藓：应与湿丘疹鉴别。皮疹为多角形，有蜡样光泽，表面有威氏纹，经过迟缓，瘙痒剧烈，泛发者少，发生于阴囊者常呈环状，无性接触史，梅毒螺旋体及血清反应阴性。

2）尖锐湿疣：应与扁平湿疣鉴别。系 HPV 引起，呈菜花状，基底常有蒂，呈粉红色，查不见梅毒螺旋体，梅毒血清反应阴性。

3）结核性苔藓：与小丘疹类似，但颜色较淡，见于结核病患者，结核菌素试验阳性，无性接触史，梅毒血清反应阴性。

4）点滴状银屑病：皮疹为帽针头大小淡红色扁平丘疹，表面有厚积多层银白色鳞屑，剥除鳞屑后有筛状出血点，散在发生，不呈簇集状。

5）其他：还有寻常痤疮、脂溢性皮炎、多形红斑和毛囊角化症等。

2. 与二期黏膜梅毒疾病鉴别的疾病　有病毒性咽炎、细菌性咽炎和鹅口疮等。

3. 与全身淋巴结肿大鉴别的疾病　有传染性单核细胞增多症、淋巴结核、淋巴细胞性白血病、恶性淋巴瘤与蕈样肉芽肿等。

4. 与二期骨关节梅毒鉴别的疾病　有风湿性关节炎、骨关节结核、淋菌性关节炎和急性骨髓炎等。

5. 与二期眼梅毒鉴别的疾病　有淋菌性眼炎、病毒性眼炎、麻风、Reiter 综合征、Behcet 综合征和强直性脊柱炎等合并的眼病变。

（三）三期梅毒的鉴别诊断

1. 与三期皮肤梅毒鉴别的疾病

（1）与结节性梅毒疹鉴别的疾病

1）寻常性狼疮：结节小，常陷没于皮内，呈褐红色，浸润较轻，性质柔软，破溃后常融合形成较大溃疡，好发于颜面及口鼻附近，破坏组织而致毁容。

2）风湿性结节：应与近关节结节鉴别。较近关节结节小，有红、肿等炎症征象，存在时间短，伴急性风湿因子的其他症状。

3）其他：还有瘤型麻风等。

（2）与皮肤树胶肿鉴别的疾病

1）瘰疬性皮肤结核：发生于皮下组织，易侵犯淋巴结，以颈部淋巴结多见，也可见于四肢，经过缓慢，不易自愈。破溃后形成的溃疡边缘菲薄不整，如鼠咬状穿凿，常形成窦道，分泌物稀薄，混有颗粒，愈后形成条索状瘢痕，抗结核治疗有效。

2）孢子丝菌病：沿淋巴管径路排列，初发可为无痛、坚硬、可活动的结节，以后软化、破溃形成溃疡，但溃疡周围无梅毒浸润，分泌物可查见孢子丝菌。

3）慢性小腿溃疡：多伴小腿静脉曲张，初发无结节，溃疡表面有脓液，不破坏骨质。

4）其他：还有坏死性皮肤肿瘤等。

2. 与三期黏膜梅毒鉴别的疾病　有瘤型麻风、红斑狼疮、Behcet 综合征和鼻咽癌等。

3. 与三期生殖器梅毒鉴别的疾病　有性病性淋巴肉芽肿、腹股沟肉芽肿、前列腺癌、子宫肌瘤与卵巢囊肿等。

4. 与三期运动系梅毒鉴别的疾病　有化脓性骨膜炎、骨髓炎、骨炎、各种骨肿瘤、风湿性关节炎、骨关节结核、老年性关节炎和皮下纤维瘤等。

5. 与三期眼梅毒鉴别的疾病　有结核或麻风性间质性角膜炎、脑肿瘤等合并的眼病变。

6. 与心血管梅毒鉴别的疾病　有高血压、主动脉硬化症、冠心病、风湿性主动脉瓣关闭不全及纵隔肿瘤等。

7. 与三期神经梅毒鉴别的疾病　有结核性脑脊膜炎、脑膜肿瘤、脑血栓形成、脑出血、脑栓塞、神经衰弱、精神分裂症与脑肿瘤等。

七、治　疗

（一）常用的驱梅药物

1. 青霉素类　为首选药物，血清浓度达 0.03U/ml 即有杀灭梅毒螺旋体的作用，但血清浓度必须稳定维持 10 天以上方可彻底清除体内的梅毒螺旋体。常用苄星青霉素、普鲁卡因水剂青霉素 G、水剂青霉素 G。

2. 头孢曲松钠　近年来证实为高效的抗梅毒螺旋体药物，可作为青霉素过敏者优先选择的替代治疗药物。

3. 四环素类和大环内酯类　疗效较青霉素差，通常作为青霉素过敏者的替代治疗药物。

（二）治疗方案的选择

1. 早期梅毒　苄星青霉素 240 万 U，分两侧臀部肌内注射，使用 1～3 次；或普鲁卡因青霉素 G 120 万 U/d 肌内注射，连续 10～14 天。青霉素过敏者可选用头孢曲松钠 1.0～2.0g/d 肌内注射或静脉注射，连续 10～14 天，或连续口服四环素类药物（四环素 500mg，每天 4 次；多西环素 100mg，每天 2 次；米诺环素 100mg，每天 2 次）14 天；阿奇霉素 2g，顿服[青霉素或多西环素治疗无效时可选用，不能用于男-男性交者（MSM）、合并 HIV 感染患者和孕妇]。

2. 晚期梅毒　苄星青霉素 240 万 U，分两侧臀部肌内注射，1 次/周，连续 3 次；或普鲁卡因青霉素 G 120 万 U/d 肌内注射，连续 20 天。青霉素过敏者可用多西环素 100mg 口服，每天 2 次，连续 30 天。

3. 心血管梅毒　对于并发心力衰竭者，应控制心力衰竭后再进行驱梅治疗。首先选用苄星青霉素 240 万 U，分两侧臀部肌内注射，1 次/周，连续 3 次。或建议按照神经梅毒处理。

4. 神经梅毒　吉-海反应（Jarisch-Herxheimer reaction）常发生于首次抗梅毒治疗后数小时至 24h，可出现发热、乏力、全身不适、头痛、肌痛、骨骼痛、心悸及恶心等全身反应。部分患者发生吉-海反应可使皮损加重，妊娠妇女可致早产及胎儿窒息，神经梅毒、心血管梅毒可使病情恶化，危及生命。应口服泼尼松。首先选用水剂青霉素 G 1200 万～2400 万 U/d，分 4～6 次静脉注射，连续 10～14 天，继以苄星青霉素 240 万 U 肌内注射，1 次/周，连续 3 次；或普鲁卡因青霉素 G 240 万 U/d 肌内注射，同时连续口服丙磺舒（2.0g/d，分 4 次）10～14 天，继以苄星青霉素 240 万 U 肌内注射，1 次/周，连续 3 次。替代方案：头孢曲松钠 2g，每日 1 次静脉给药，连续 10～14 天。对青霉素过敏者用以下药物：多西环素 100mg，每天 2 次，连服 30 天；或盐酸四环素 500mg，每天 4 次，连服 30 天（肝、肾功能不全者禁用）。

5. 妊娠梅毒　根据孕妇梅毒的分期不同，采用相应的方案进行治疗，用法及用量与同期其他梅毒患者相同（多西环素及阿奇霉素禁用于妊娠梅毒患者），在妊娠初 3 个月及妊娠末 3 个月各进行 1 个疗程的治疗。青霉素过敏者进行脱敏后再用青霉素治疗或直接选用红霉素类药物口服，早期妊娠梅毒：红霉素 500mg 口服，每天 4 次，连续 14 天；晚期妊娠梅毒：红霉素 500mg 口服，每天 4 次，连续 30 天。

6. 先天梅毒

（1）早期先天梅毒：确诊先天梅毒的婴幼儿，或者婴幼儿体检无异常发现但其母亲患有梅毒，未治疗或治疗不规范（母亲产前 1 个月内开始梅毒治疗者），妊娠期间应用非青霉素药物治疗者，应用水剂青霉素 G 10 万~15 万 U/（kg·d），静脉注射：出生 7 天内，水剂青霉素 5 万 U/kg，静脉注射，每 12h 1 次；出生 7 天后，水剂青霉素 5 万 U/kg，静脉注射，每 8h1 次，总疗程 10~14 天；或普鲁卡因青霉素 G 5 万 U/（kg·d）肌内注射，每天 1 次，10~14 天。

脑脊液异常者选用水剂青霉素 G 10 万~15 万 U/（kg·d），分 2~3 次静脉注射，连续 10~14 天；或普鲁卡因青霉素 G 5 万 U/（kg·d）肌内注射，连续 10~14 天。脑脊液正常者选用苄星青霉素 5 万 U/（kg·d），1 次分两侧臀部肌内注射。无条件检查脑脊液者按脑脊液异常者的方案进行治疗。

婴幼儿体检无异常，其母亲患有梅毒但得到规范治疗且无梅毒复发或再感染梅毒证据者，可单纯观察该婴幼儿，或苄星青霉素 5 万 U/kg，1 次分两侧臀部肌内注射。

（2）晚期先天梅毒：水剂青霉素 G 20 万~30 万 U/（kg·d），分 4~6 次静脉注射，连续 10~14 天；或普鲁卡因青霉素 G 5 万 U/（kg·d）肌内注射，连续 10~14 天为 1 个疗程，可用 1~2 个疗程。较大儿童的青霉素剂量不应超过成人同期患者剂量。替代方案：对青霉素过敏者，既往用过头孢类抗生素而无过敏者在严密观察下可选择：头孢曲松钠 250mg，每日 1 次，肌内注射，连续 10~14 天。青霉素过敏者选用红霉素，20~30mg/（kg·d），分 4 次口服，连续 30 天。<8 岁儿童禁用四环素。

案例 24-4 解析

临床诊断：一期梅毒。

治疗方案：

1. 首先询问患者既往有无青霉素及头孢类药物过敏史及其过敏情况。

2. 如无过敏史，行苄星青霉素皮试，若皮试阴性，首选苄星青霉素治疗，240 万 U，分臀部两侧肌内注射，每周 1 次，连续 3 次。

3. 疗程结束后应门诊复诊，观察生殖器溃疡是否痊愈。

4. 定期复查非梅毒螺旋体抗原血清试验，第 1 年内每 3 个月复查 1 次，第 2 年每 6 个月复查 1 次，第 3 年末复查 1 次。

（沙静涛）

思　考　题

1. 尖锐湿疣的主要病毒类型有哪些？

2. 肛门直肠淋病的主要并发症有哪些？

3. 艾滋病的传播途径有哪些？

4. 发现感染梅毒治疗后需定期复查什么指标？

第二十五章 肛门直肠良性肿瘤

学习目标

掌握 肛门直肠良性肿瘤的分类、临床表现、诊断和治疗。

熟悉 肛门直肠良性肿瘤的病因。

案例 25-1

　　患者，男性，45 岁。"发现肛周包块 10 天"来诊。

　　直肠指检：右侧肛周可扪及 3.0cm×3.0cm 大小的椭圆形肿物，触痛（−），无波动感，皮温正常。

　　血常规：WBC $7.8×10^9$/L，NEUT% 60%。

　　肛周超声检查：可见一类圆形软组织密度肿块影，边缘光滑，密度均匀。

问题：

　　1. 首先考虑何种疾病？

　　2. 诊断明确后应制定何种治疗方案？

一、表皮样囊肿

　　表皮样囊肿为外胚层细胞发展形成的囊肿，可分为先天性和后天性。肛肠科常见表皮样囊肿多发生于骶尾部，即骶尾前直肠肛管后，是一种少见疾病。

　　骶尾部表皮样囊肿早期多无症状，故难以早期诊断。常为查体时偶然发现。当囊肿增大明显并侵及或压迫肛门括约肌和直肠时，可表现为肛周、会阴部的坠胀感或隐痛，甚至破溃形成肛周瘘管。直肠指检可扪及直肠外骶前囊性包块。盆腔 CT 或 MRI 可见一类圆形软组织密度肿块影，边缘光滑，密度均匀，周围脂肪间隙清楚。经直肠腔内超声可见骶尾前异常回声区，边界清晰，有包膜，内部回声欠均匀，以低回声为主。

　　骶尾部表皮样囊肿和肛周外伤性表皮样囊肿均应手术治疗。骶尾部表皮样囊肿手术途径有经腹、经会阴、经骶尾部或两种途径联合手术。

二、皮脂腺囊肿

　　皮脂腺囊肿为皮脂腺导管堵塞所致的潴留性囊肿，全身均可发生，好发于皮脂腺分泌旺盛的区域，比如头面颈臀部。发生于肛周的皮脂腺囊肿为肛周皮脂腺导管堵塞所致。

　　肛周皮脂腺囊肿多为单发，偶见多发，形状为圆形。硬度中等或有弹性，无波动感。其特点是肿块中央皮肤上可有点状凹陷皮脂腺管口，有时伴有黑色粉刺样小栓，用力挤压时可有面泥样物质。继发感染者局部可有红肿热痛，表现类似肛周脓肿。

　　皮脂腺囊肿治疗以手术切除为主。

三、脂　肪　瘤

　　直肠脂肪瘤罕见，最常见的部位是肛周区，它们通常是单发病灶，而结肠脂肪瘤往往为多发病灶。大多数（90%）脂肪瘤起源于黏膜下层，仅一小部分（10%）可起源于浆膜下。患者可无症状，当其位于直肠远端时，可能有下坠感。有时，大的脂肪瘤可引起梗阻症状。它们极少引起直肠出血或肠套叠。带蒂病变可通过肛管脱垂。肿瘤质地柔软，界线清楚；通过直肠镜或可视化内镜可见黏膜下淡黄色病变。脂肪瘤为可压缩的黏膜下病变，表面被覆黏膜。直肠脂肪瘤出血或肠套叠。

结肠脂肪瘤除非出现溃疡，一般不需要治疗，对有临床症状的患者可以采用局部切除术。直肠脂肪瘤相当罕见，治疗为手术局部切除。

四、平 滑 肌 瘤

直肠平滑肌瘤少见，女性比男性多见，小的直肠平滑肌瘤通常无症状，有时在直肠指检时被发现。较大的平滑肌瘤可产生里急后重感、直肠饱胀感、频繁便意感和阻碍排便。直肠平滑肌瘤可引起肠梗阻症状，并可发生恶性转化。直肠平滑肌瘤常来源于肛门内括约肌。MRI 和直肠腔内超声成像可用于评估该肿瘤。直肠腔内超声，肿瘤表现为均质的低回声病灶，无直肠周围组织侵犯。若出现肿瘤伴溃疡、出血和直肠周围组织固定僵硬提示有恶变可能。

临床考虑平滑肌瘤，即应行手术治疗，考虑有恶变倾向者应扩大手术范围，按恶性肿瘤手术。

五、血 管 瘤

血管瘤是先天性因素造成的，与中胚层组织残留有关。然而，有些学者认为它本质上是一种肿瘤，可分为毛细血管瘤和海绵状血管瘤。毛细血管瘤由小口径、薄壁的毛细血管网构成，内衬分化良好的内皮细胞，通常来源于黏膜下血管丛。海绵状血管瘤由大口径、薄壁血管和支持的基质成分（如结缔组织和平滑肌纤维等）构成。它可分为网状静脉型（多发直径＜1cm 病灶）、息肉状型和弥漫扩张型（大小和范围不一，涉及的肠道长、节段多）。血管瘤的症状通常是胃肠道出血。海绵状血管瘤往往比毛细血管瘤出血量更大、更频繁。血管瘤也可长大，产生肠梗阻症状。直肠肛门血管瘤的患者体格检查也可能发现皮肤或黏膜血管瘤。

对出血性结直肠血管瘤的治疗主要应该考虑手术切除，目前也有放疗和经内镜切除的报道。

六、神经纤维瘤病

神经纤维瘤病（Von Recklinghausen 病）是来源于神经鞘的良性肿瘤。它们极少发生于直肠肛门区。Von Recklinghausen 于 1882 年首次报道了皮下多发性神经纤维瘤，多发性神经纤维瘤的播散和内脏受累于 1930 年被报道。胃肠道受累的发生率在 11%～25%。神经纤维瘤可以单发或多发。文献仅报道 3 例孤立性神经纤维瘤来源于肛管，无其他系统受累。对于多发性神经纤维瘤，如出现胃肠道出血和梗阻症状，需考虑胃肠道神经纤维瘤的可能。胃肠道神经纤维瘤通常起源于黏膜下或肌层，通常无蒂；肿瘤生长缓慢，随肿瘤生长，肿瘤表面的黏膜逐渐扭曲变薄，可致溃疡和出血。最终的确诊需要病理检查。治疗为对症治疗和手术切除。

七、良性淋巴息肉

淋巴息肉是淋巴来源的良性肿瘤。淋巴样增生是一种不常见的良性状态，由于淋巴滤泡的存在，它可发生于直肠，偶见于肛管。确切病因不清楚，但可能与炎症反应有关，可能具有遗传倾向。在儿童，它可表现为对感染产生的急性炎症反应。自 1865 年首次报道这种疾病以来，不断有零星的报道出现。肿瘤可发生于任何年龄，但好发于 20～40 岁，在儿童中好发于 1～3 岁，男孩的发病率是女孩的 2 倍。因有少数文献报道了在双胞胎和兄弟姐妹中本病的发生情况，以及其与家族性息肉病存在相关性，因此本病被认为具有遗传倾向。肿瘤可为局灶性结节，或弥漫性生长，或息肉状，最常见于直肠远端。结节通常较小，质硬，无蒂，但偶尔也会大而有蒂。在结节的顶部或者中央可能会有一个凹陷，此凹陷有助于诊断。如果肿瘤位于直肠，可能无任何症状；若位于肛管，会出现疼痛，尤其是在排便时。

（周海涛）

思 考 题

肛门直肠良性肿瘤有哪些？

第二十六章　直肠脱垂

学习目标

掌握　直肠脱垂的分类、临床表现、诊断、鉴别诊断和治疗。

熟悉　直肠脱垂的病因。

了解　直肠脱垂的病理。

案例 26-1

患者，男性，56 岁，教师。主因"反复便后肛门脱出肿物 5 年余"于门诊就诊。

患者于 5 年余前无明显诱因便后肛内脱出肿物，当时可自行还纳，无黏液脓血便，未行系统检查及治疗，上述症状反复发作，未服用任何药物治疗，且脱出的肿物不能自行还纳，需手托方可复位，为求彻底治疗，今日来本院就诊。发病以来，体重无明显变化，小便正常，经常便秘，2～3 日一次，粪质干结。既往健康，无肝炎、结核病病史，无血液病病史，无手术、外伤史。

体格检查：蹲位（努挣后）视诊示肛缘 6 点位赘皮增生突起；肛内直肠全层脱出约 10cm，呈圆柱状，色红，以直肠腔为中心的同心圆排列的直肠黏膜环形沟，表面上有散在的大小不等的赘生物。指诊：肛门松弛，肛管收缩力减弱，肛内未及硬性结节，退出指套无血染。

辅助检查：肛门直肠压力测定：①直肠肛门抑制反射减弱，考虑习惯性便秘或直肠脱垂等症；②直肠、肛管静息压较小。

电子结肠镜：①直肠上段肿物（已取材，性质待查）；②直肠脱垂（黏膜炎性增生？）；③直肠多发性息肉；④乙状结肠息肉（已钳夹）；⑤混合痔。

问题：

1. 首先考虑何种疾病？

2. 应与哪些疾病相鉴别？

3. 治疗原则有哪些？

直肠脱垂（rectal prolapse）是一种少见病，近百年来虽然临床上围绕该病治疗开展了大量研究工作但效果仍不十分理想。所谓直肠脱垂是指肛管、直肠甚至乙状结肠部分或全部向下移位。直肠黏膜下移或直肠壁部分下移，称直肠黏膜脱垂或不全脱垂；直肠全层脱出称完全脱垂。若下移的直肠壁在肛管直肠腔内称内脱垂；下移到肛门外称外脱垂。临床上严格讲直肠脱垂讲的是直肠外脱垂。直肠脱垂各种年龄均有发病，小儿 1～3 岁高发，与性别无关，多为直肠黏膜脱垂，5 岁内常常自愈。男性 20～40 岁高发，女性 50～70 岁高发，多为直肠全层脱垂和乙状结肠脱垂。

由于不同患者发病机制不同，治疗上一般针对不同患者采取不同方法，所以该病治疗方法多种多样。

一、病　因　病　理

（一）病因

本病的病因尚未完全明确，与下列因素有关：

1. 解剖因素　婴幼儿发育不良、年老体弱及营养不良的患者，易出现肛提肌和盆底筋膜薄弱无力；小儿骶骨弯曲度较浅、过直，并且盆底支持组织发育不全。多次分娩、手术、外伤损伤肛门直肠周围肌肉或神经等因素都可以减弱直肠周围组织对直肠的固定支撑作用，使直肠易脱出。

2. 腹压增加　长期便秘、排尿困难、慢性腹泻、慢性支气管炎、前列腺肥大、尿道狭窄等因素均可使腹内压增加。

3. 其他　直肠息肉、内痔反复脱出向下牵拉直肠黏膜，引起直肠黏膜脱出。

（二）病理

目前对直肠脱垂的发生有两种学说。一是肠套叠学说，正常时直肠上端固定于骶骨岬附近，若腹压增加或盆底松弛，固定部位也松弛，使与直肠交界处的乙状结肠发生套叠，套叠部分不断下移，最终使直肠向肛门脱出。二是滑动疝学说，认为直肠脱垂是由于腹腔压力增高和盆底组织松弛，子宫直肠陷凹或膀胱直肠陷凹处的直肠前壁被迫向下推移，将直肠前壁压入直肠壶腹，最后经肛门脱出形成盆底疝。

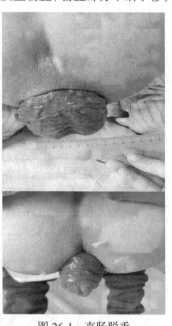

图 26-1　直肠脱垂

二、分　类

直肠脱垂可以分为部分脱垂和完全脱垂两种。前者仅是直肠下端黏膜脱出，通常长度为 2～3cm，一般在 7cm 以内，脱出部分为两层黏膜，脱垂的黏膜和肛门之间无沟状间隙，脱出黏膜呈放射状。后者则为直肠全层脱出。严重者直肠、肛管均可翻出肛门外，通常长度超过 10cm，脱出部分为两层肠壁折叠，脱出黏膜呈环状。直肠指检发现肛门口扩大、肛管括约肌松弛无力，当肛管尚未脱出时，肛门与脱出物之间呈环形深沟。脱出之黏膜可发生炎症、糜烂、溃疡、出血，甚至嵌顿坏死。严重者因肛管括约肌持续性、被动性伸展而松弛，可发生肛门失禁，从而加重脱垂。婴幼儿直肠脱垂多为不全性脱垂，多数在 5 岁前可自愈。成人直肠脱垂若产生脱垂因素不能去除，脱垂会逐渐加重（图 26-1）。目前国内将直肠脱垂分为 3 度，具体如下所述（图 26-2）。

Ⅰ度脱垂：为直肠黏膜脱出，脱出物淡红色，长 3～5cm，触之柔软，无弹性，不易出血，便后可自行回纳。

Ⅱ度脱垂：为直肠全层脱出，脱出物长 5～10cm，呈圆锥状，淡红色，表面为环状而有层次的黏膜皱襞，触之较厚，有弹性，肛门松弛，便后有时需用手回复。

Ⅲ度脱垂：直肠及部分乙状结肠脱出，脱出物长达 10cm 以上，呈圆柱形，触之很厚，肛门松弛无力，较难复位。

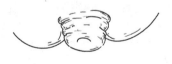

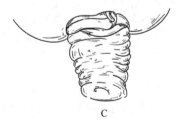

A　　　　　　　　　　B　　　　　　　　　　C

图 26-2　直肠脱垂分度

A.Ⅰ度脱垂；B.Ⅱ度脱垂；C.Ⅲ度脱垂

知识链接

目前直肠脱垂最常见于 60 岁以上人群。与青年患者相反，老年患者中大多数（90%）为女性。经产妇有时也被认为是发病因素，但根据雷希（Lahey）医院和其他学者的经验，40%~60% 的病例都是未产妇，Boutsis 和 Ellis 报道了 58% 的直肠脱垂患者无子女，而 Hughes 报道的比例为 39%。未产妇中的这一比例要比普通人群高很多。

三、临床表现

直肠脱垂的主要临床表现是有肿物从肛门脱出，多见于幼儿、老年人、久病体弱者及身高瘦弱者。发病女性高于男性，考虑与女性骨盆下口宽大及多次分娩等因素有关。本病发病缓慢，早期仅在排粪时有肿块脱出，便后自行缩回。随病情发展，肛提肌及肛门括约肌收缩力缺乏，脱出变频，体积增大，下坠感明显，常需用手帮助才能还纳，严重者在咳嗽、喷嚏、用力或行走甚至站立时亦可脱出，且不易回复。若未能及时复位，脱垂肠段可发生充血、水肿、糜烂、出血等，甚至有绞窄坏死的危险；也可因黏液流出而发生肛周皮肤潮湿、瘙痒或湿疹样变；也常因大便排不净，次数增多，或出现便秘致使大便呈羊粪样。

国外报道直肠脱垂发生率为 15%~65%，国内报道直肠脱垂伴失禁者较少。

直肠内脱垂（图 26-3）出现的症状有很多种。经典症状是出口梗阻（经常无法排出大便）、类似慢传输型便秘的大便次数减少以及介于两者之间的排便异常。大便失禁也有可能发生，其他临床表现包括慢性特发性会阴疼痛和孤立性直肠溃疡综合征。

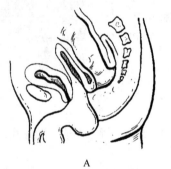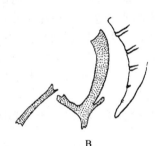

图 26-3　直肠内脱垂
A. 矢状面示意图；B. 排粪造影像，呈"武士帽"征

案例 26-1 解析 1

本例患者既往肛内脱出肿物，当时可自行还纳，无黏液脓血便。近来症状逐渐加重，且脱出的肿物不能自行还纳，需手托方可复位。

四、诊　断

诊断必须依靠病史、直肠指检，必要时辅助排粪造影检查，直肠外脱垂诊断一般不难。内脱垂者，需进行直、乙状结肠镜检查和消化道造影检查进一步明确诊断。

1. 肛门视诊　检查时嘱患者下蹲后用力屏气，使直肠脱出。部分脱垂可见圆形、红色、表面光滑的肿物，黏膜皱襞呈"放射状"，脱出长度一般不超过 3cm。若为完全性直肠脱垂，表面有"同心环"皱襞，脱出较长，脱出部分分为两层肠壁折叠。

2. 直肠指检 部分脱垂指诊仅触及两层折叠的黏膜，直肠指检时感到肛管括约肌收缩无力，嘱患者用力收缩时，仅略有收缩感觉；完全性直肠脱垂时，触诊较厚，直肠指检时可见肛门口扩大，感到肛管括约肌松弛无力；当肛管并未脱垂时，肛门与脱出肠道之间有环状深沟。黏膜脱垂和全层脱垂的鉴别方法有扪诊法和双合指诊法。扪诊法是用手掌压住脱垂直肠的顶端，稍加压作复位动作，嘱患者咳嗽，有冲击感者为直肠全层脱垂，否则为黏膜脱垂。双合指诊法是用示指插入脱垂直肠腔，拇指在肠腔外作对指，摸到坚韧弹性肠壁者为全层脱垂，否则为黏膜脱垂，同时注意检查脱垂直肠前壁有无疝组织。

3. 直肠镜检查 可以在患者做排便动作时通过直肠指检、直肠长硬镜（高位）和直肠短镜（低位）对直肠内脱垂进行临床评估。随着脱垂下降到肛管，皱褶的黏膜变得平滑，前壁脱垂变得容易检视，也便于鉴别黏膜性脱垂。

4. 影像学评估 排粪造影一直是诊断直肠内脱垂的金标准（图 26-4）。它能客观记录直肠内脱垂的程度，这些影像资料还可用于回顾和会诊。

还可行麻醉下直肠检查（手术评估）、腹腔镜检查，前者可以观察到脱垂是以前壁还是后壁为主，腹腔镜检查以及评估骨盆形态和 Douglas 陷凹深度将有助于诊断。

> **案例 26-1 解析 2**
> 该患者蹲位（努挣后）视诊：肛内直肠黏膜脱出约 10cm，呈圆柱状，色红，以直肠腔为中心的同心圆排列的直肠黏膜环形沟，表面上有散在大小不等的赘生物。指诊：肛门松弛，肛管收缩力减弱，肛内未及硬性结节，退出指套无血染。该病例直肠脱出 10cm，呈圆柱状，较易诊断为完全性直肠脱垂。

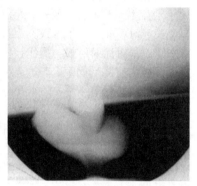

图 26-4 排粪造影见结直肠套叠

五、鉴 别 诊 断

直肠脱垂的诊断并不困难，但必须与下列疾病鉴别。

1. 环状内痔 除症状、病史不同外，环状内痔脱出时有充血肿大的痔核出现，呈现"花圈状"，易出血，痔块之间有正常的黏膜凹陷。当痔出现水肿和血栓时，这种增大的外观常常使人错误地认为是全直肠壁向外突出。然而，真正的直肠脱垂是一个由完整组织构成的边缘清楚的同心环状结构。直肠黏膜脱垂时肛门指检可发现肛门括约肌松弛，环状内痔则肛门括约肌收缩有力，此为重要的鉴别依据。

2. 直肠息肉 向肛门外脱出也易误诊为直肠脱垂。医生应当将肿物还纳并通过指诊或内镜检查直肠。息肉状肿瘤多带蒂，呈球形或乳头状，可活动，指诊时可将其与下段直肠及肛管分离。直肠乙状结肠镜检查可以明确这些鉴别诊断。

3. 直肠内脱垂 诊断比较困难，直肠内脱垂患者常以排便困难为主诉，即在排便时出现不畅感和肛门堵塞感，常须通过排粪造影或钡剂造影、内镜检查协助诊断。

> **案例 26-1 解析 3**
> 本例患者为老年男性，有肛门肿物脱出病史，无便血病史，指诊提示肛门松弛，肛管收缩力减弱，肛内未及硬性结节。电子结肠镜提示为直肠脱垂，未见痔与巨大息肉。虽已明确诊断，但因肛门肿物脱出原因较多，需与痔、直肠息肉相鉴别，以防误诊、漏诊。

六、治　疗

直肠脱垂的治疗应依照年龄、患者体质状况、脱出的严重程度的不同，选择不同的治疗方式，其重点在去除脱垂诱因，防止复发。

（一）非手术治疗

对于轻症者，完全或不完全直肠脱垂患者有外科手术治疗的禁忌证，或患者拒绝手术，可以采纳一些非侵袭性和保守性的治疗方法，具体如下：①附着于臀部的绑扎法；②排便时手法支撑肛门；③纠正便秘；④建立规律的排便时间和合适的排便方法；⑤增强会阴部的锻炼；⑥电刺激；⑦注射硬化剂；⑧橡胶环扎法；⑨红外线凝固。

虽然指导患者恰当地改变排便习惯和会阴练习有利于病情恢复，其他方法也可以一定程度地减轻患者的症状，但都达不到治愈的目的。以下着重介绍硬化剂注射疗法。

硬化剂注射疗法临床开展比较广泛，技术相对比较成熟，为治疗直肠脱垂的首选疗法，主要适用于治疗Ⅰ～Ⅱ度直肠脱垂，尤以治疗Ⅰ度直肠脱垂的效果最佳，此法尤其适用于儿童，青壮年者易复发，对不能承受手术或不愿接受手术的患者仍能给予治疗，具有痛苦小、疗程短、疗效好等特点，缺点是对注射药物与操作技术要求较高，复发率高。该疗法是将硬化剂注入直肠黏膜下、骨盆直肠间隙与直肠后间隙，产生无菌性炎症反应，使直肠黏膜与肌层、直肠与周围组织粘连固定，形成瘢痕而阻止肠管下移。操作要点是根据黏膜脱垂程度将药物注射到脱垂直肠的黏膜下层，注意不要注射过深（刺入肌层）或太浅（未达黏膜下层），注射后控制排便。主要有黏膜下注射法和直肠周围注射法。常用硬化剂有 5%石炭酸植物油、5%盐酸奎宁尿素水溶液等，总量不超过 10ml；消痔灵注射液，一般采用 1∶1 浓度，总量 60～80ml。操作方法：

（1）黏膜下注射法：此法是将药液注入直肠黏膜下层，使分离之直肠黏膜与肌层粘连而不脱出肛外。

（2）脱位点状注射法：嘱患者用力努臀使黏膜脱出肛外，再行消毒，用两把血管钳或组织钳夹住向外牵拉固定。由齿状线上 0.5～1.0cm 处，在前、后、左、右位黏膜下层注药，每点注射消痔灵原液 1ml，点距 0.5～1.0cm。如脱出较长在 3.0～5.0cm 者，则在四点注药上方 1.0cm 的右前、右后、左前、左后位再注药各 1ml 平行交错，必要时再加一平行交错点注药（图 26-5），消毒后送回肛内，填以凡士林油纱条或塞入痔疮栓纱布包扎。

（3）脱位条状注射法：脱出后钳夹黏膜，示指伸入肠腔作引导，在左右前后位肠段远端进针，在黏膜下穿行至距齿状线 0.5～1.0cm 开始边退针边注药，每条注药 10ml 左右，以黏膜发白略凸起为度（图 26-6）。消毒后送回肛内，填以油纱条包扎。

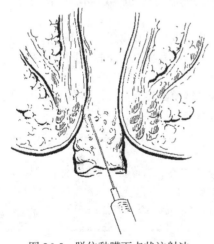

图 26-5　脱位黏膜下点状注射法

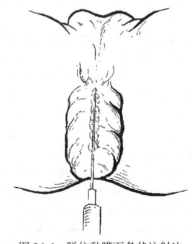

图 26-6　脱位黏膜下条状注射法

（4）直肠周围注射法：此法是将药液注射入两侧骨盆直肠间隙及直肠后间隙内，通过药液引起无菌性炎症反应，产生纤维化，使直肠壁与周围组织（两侧直肠侧韧带和后方的骶前筋膜）粘连固定而不脱出肛外。操作方法：取侧卧位，常规消毒，局部麻醉，在肛镜下用碘液（如 0.5%～0.55% 聚维酮碘溶液）做肛内消毒。以 20ml 注射器装满药液，用 7 号长针头，选择截石位 3、6、9 点为进针点，分三步进行注射。

第一步：注射右侧骨盆直肠间隙。在截石位 9 点肛门缘外 1.5cm 处进针，先用针穿透皮层，经肛门外括约肌至肛提肌（进针 4～5cm 时针尖遇到阻力，即达肛提肌），当穿过肛提肌时有落空感，表示进入骨盆直肠间隙（图 26-7）。此时用左手示指伸入直肠内，触摸针尖位置，证实针尖位于直肠壁外侧、未穿透直肠时，以左手示指触摸针尖感为引导，再将针深入 2～3cm，一般进针深度男性不超过 7.5cm，女性不超过 5.5cm，儿童为 3～4cm。摆动注射器，以针尖在直肠壁外滑动为准，确保针尖不刺入直肠壁内，又未刺伤腹膜。回抽无血，准确定位，缓慢将药液注入直肠间隙，且边退针边注药，注药量约 12ml，并使药液呈扇形均匀分布于齿状线上区域。

第二步：注射左侧骨盆直肠间隙。更换针头及手套后，在截石位 3 点距肛缘 1.5cm 处穿刺定位，依前法注射。

第三步：注射直肠后间隙。更换针头及手套后，在截石位 6 点、肛门与尾骨间皮肤中点处穿刺，沿骶骨曲进针。左手示指在直肠内做引导，进针 5～6cm，即到达直肠后间隙（图 26-8），并以针尖在直肠壁后活动为准，证实针尖未穿透直肠壁、未穿入骶骨前筋膜后，依前法注射，注药 4～5ml。注射完毕压以塔形纱布，胶布固定。

注意事项：严格执行无菌操作，注射完第一步、第二步后要更换手套；正确掌握操作方法，要反复熟悉肛管直肠及周围组织的解剖，注意绝不能将药液误注入肠壁肌层、骶前筋膜和腹腔内，不能穿透肠壁，是防止感染的关键步骤。药液要严格消毒，一般以低浓度、大剂量为好，高浓度易引起坏死、感染和大出血。术后应控制排便 5～7 天，第一次排便排出困难者可行温盐水灌肠。

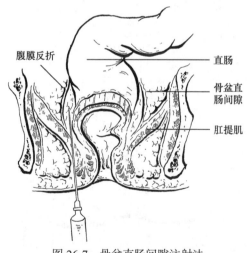

图 26-7　骨盆直肠间隙注射法

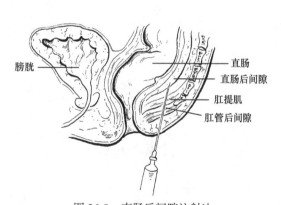

图 26-8　直肠后间隙注射法

（二）手术治疗

国内外治疗直肠脱垂的方法主要以手术为主，且疗效肯定。手术主要目的是纠正脱垂的直肠，恢复正常解剖结构，改善排便功能，避免复发。具体实施方法有紧缩肛门、切除或折叠冗长的结肠、悬吊固定直肠、纠正直肠套叠、消除 Douglas 陷凹、修复盆底等，或者将这些方法组合实施，从简单的单一术式到复杂的组合术式。根据手术入路可分为经腹和经会阴两大类。不同术式各有其优缺点，术者应根据患者的病情及耐受程度、医师惯用的术式，选择合适的入路途径，提高临床疗效。

1. 经会阴手术　可作为惧怕开腹手术及年老体弱患者的首选。经会阴手术优势在于操作简便，避免剖腹，创伤小，出血少，避免排尿、肠梗阻及性功能障碍的风险，并发症少。但术后复发率高。经会阴部手术常见的有肛门环缩术、经肛直肠黏膜缝缩术、经会阴直肠乙状结肠切除术、经会阴直肠黏膜剥除肌层折叠术及经肛门吻合器直肠切除术（STARR 术）等。

（1）肛门环缩术（Thiersch 术）：用一次性输液器细塑管环缩肛门，具有操作简便，可重复性高，且局麻下也可完成等优点。适用于轻度直肠脱垂伴肛门松弛的患者或年老伴有严重合并症无法耐受其他术式的患者。但肛门环缩术无法治愈疾病本身，只是防止其下垂，因此术后复发率高，且易发生感染、狭窄溃疡、脓肿和粪便嵌塞等并发症。目前临床较少应用，仅用于身体衰弱和高风险的患者，或作为直肠脱垂的辅助性姑息治疗的方法，若单独应用疗效差。

操作方法：①取截石位，局麻。②严密消毒后，于前后肛缘外 1.5cm 处，各行 0.5cm 小切口。③用动脉瘤针或大弯血管钳自前切口伸入沿一侧肛周皮下穿行，自后切口穿出，夹住粗塑管一端，退回前切口，将塑料管引入一侧肛周皮下。再从前切口再伸入大弯血管，沿另一侧肛周皮下穿行，自后切口穿出，再夹住粗塑管另一端，引入皮下再退回前切口。④两端塑料管交叉，示指伸入肛内，令助手拉紧两端有勒指感，在交叉处钳夹，在交叉两侧平行塑料管各钳夹一扣，在夹沟内丝线结扎，卸掉交叉处血管钳，在夹沟内结扎，剪断平行接头多余的塑料管，共三条结，再将平行接头移开前切口至一侧皮下，以免刺激和压迫切口而不愈合。重新消毒后，丝线缝合前、后切口，各缝 1 针（图 26-9）。⑤术后 6 个月取出塑料管，如无不良反应或老年人也可不取。

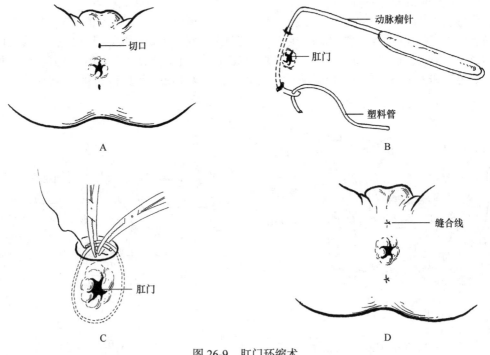

图 26-9　肛门环缩术

A. 前后切口；B. 引入塑料管；C. 结扎塑料管；D. 缝合切口

（2）经肛直肠黏膜缝缩术（Gant-Miwa）：原理是在脱出肛外松弛黏膜上行多点、无规律、不定点结扎，使直肠黏膜短缩，从而整复脱出的肠管。根据脱出肠管的长短大小，结扎区域的数目大多在 30～50 枚，最佳深度为平滑肌的表面。该术式对于年老体弱或合并其他基础疾病，以及不愿接受开腹手术的患者尤为适宜。优点是手术视野好，较肛镜下直肠内操作方便、准确。但相比单独使用 Gant-Miwa 术，通常情况下常与 Thiersch 术联用。通过皮下缝合的肛门缝线，引起周围组织的炎症反应，产生狭窄的纤维环，联合黏膜折叠共同起到创造机械屏障的作用，以防止脱垂。

Gant-Miwa 联合肛门环缩术既消除冗长的肠管，又阻止直肠向下滑脱，具有操作简便、创伤小、住院时间短、术后功能恢复良好、并发症少等优点，且不会因为损伤盆底神经而造成性功能障碍。

操作方法：①取截石位，不需要麻醉、局麻、简化骶麻。②嘱患者咳嗽和努臀增加腹压使肠段尽量脱出，如未脱出可在扩肛下钳夹牵出肛外，用 0.1%苯扎溴铵或新洗灵纱布洗刷消毒。③分别在原发痔相反区（左前、左后、右位）齿状线上 1.5cm 纵行钳夹直肠黏膜，钳下单扎或缝扎，暂不剪线留作牵引（图 26-10）。三个部位横排结扎，同步向脱出远端纵行排列结扎，直至肠腔口部能通过两横指为止（图 26-10）。④在三个结扎链条中间如仍有松弛黏膜，可避开血管补加结扎 2～3点。⑤牵拉缝线在结扎点及其黏膜下注射消痔灵直至凸起发白为止。⑥边剪线边自动回位，肛内填以油纱条包扎固定。

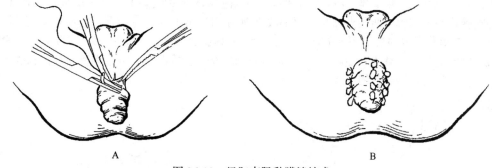

图 26-10　经肛直肠黏膜缝缩术
A. 结扎直肠黏膜；B. 排列结扎完毕

（3）经会阴直肠乙状结肠切除术（Altemeier 术）：是北美治疗直肠脱垂最常用的术式，主要包括直肠全层切除，或切除部分乙状结肠、折叠缝合肛提肌、消除盆底缺损等。但切除过多肠管会引起吻合口张力过大，结扎过多肠系膜会导致缺血，因此适用于脱垂肠管长度＞5cm 的直肠全层脱垂、年老体弱或肠管嵌顿绞窄的患者。但美国学者 Cir-occo 提出该术式对于各年龄段的患者也适用。因为无须游离盆腔，避免了对生殖泌尿神经功能的损伤，尤其适合年轻的男性患者。同时指出直肠脱垂的复发率与操作者的熟练规范程度密切相关。Altemeier 术是急诊处理嵌顿性直肠脱垂的首选术式之一，具有创伤小、并发症少、对性功能影响小、术后疗效好且能安全重复实施等优点，术后复发率低。术后并发症包括排便紧迫感、出血、盆腔脓肿、直肠狭窄、大便失禁及吻合口漏。若嵌顿的肠管出现水肿或淤血坏死，应根据患者病情、肠管情况及手术缝合的效果有针对性地实行临时性造口，以转流粪便，预防吻合口并发症的发生。

操作方法：①折刀位或截石位，全身麻醉或硬膜外阻滞麻醉，老年或体弱者也可用局部麻醉。②常规消毒会阴部皮肤与肠腔，铺巾。用钳将脱垂肠管向下牵拉，尽量拉出全部脱垂肠管。③在齿状线近侧约 1.5～2cm 处环形切开脱垂肠管外层的直肠全层肠壁，结扎出血点。④将脱垂外层向下翻转，在直肠远侧断端每一象限穿入牵引缝线。⑤下牵直肠和乙状结肠。在肠袢前面显露直肠膀胱陷凹或直肠子宫陷凹膜，切开腹膜切入盆腔。将乙状结肠前壁腹膜与直肠远侧断端腹膜连续缝合，闭合凹陷。⑥下牵乙状结肠，找到两侧肛提肌，在肠前面将两侧肛提肌牵拢并间断折叠缝合，消除盆底缺损，以加强盆底。⑦将肛门外多余的肠管从前后正中线处分别纵行向上剪开，至环形切开的外层直肠残端处，在前后正中线将肠壁与直肠断端黏膜全层缝合，作为牵引缝线。⑧结扎切断乙状结肠系膜，在肛门外约 2cm 斜行切断乙状结肠。向两侧剪去脱垂肠壁，切除多余的肠组织。提起牵引缝线，对合肠管断端，边剪边与外层肠管断端全层间断缝合。⑨全层缝合肠管一周结束后，将吻合口轻轻送入肛内，再置入外包凡士林纱布的橡皮管，外覆敷料包扎固定。

（4）经会阴直肠黏膜剥除肌层折叠术（Delorme 术）：通过折叠分离固有肌层，切除脱垂的直肠黏膜，同时缝合直肠和乙状结肠浆肌层，复位到肛提肌上方，起到稳定直肠至正常解剖位置，增强括约肌力量的作用以达到治疗目的。适用于全层脱垂＜4cm 或脱垂仅限于部分肠管的患者。具有操作简单、避免开腹风险、住院时间短、恢复时间快、不影响性功能等优点。对于年老体弱、合并症多、对开腹手术耐受力差的患者尤为适宜。导致 Delorme 术失败的原因包括排粪造影时发现直肠近端脱垂伴骶直分离、大便失禁、慢性腹泻及会阴明显下降（用力排便时＞9cm）。除去这些因素，该术式术后疗效好，患者满意度较高。Tsunoda 认为 Delorme 术有利于改善肛门括约肌和直肠的感觉功能，不涉及神经损伤，可降低术后便秘的发生率，适合便秘伴直肠内套叠的患者。但手术只切除部分脱垂的肠管，没有根本上改变解剖缺陷，术后会阴下降依然存在。因此远期复发率高，术后并发症包括出血、穿孔、尿潴留、排便感觉功能障碍及直肠狭窄等。

操作方法：①截石位，骶管麻醉，小儿可在基础麻醉下鞍区麻醉，如不能配合手术，全麻也可；②消毒后牵出脱垂，直肠黏膜下注射肾上腺素盐水溶液。于齿状线上 1.0～1.5cm 处环形切开黏膜，用电刀或剪将底部黏膜由肌层做袖状分离到脱垂顶端（图 26-11）。③向下翻转袖状黏膜，用 4 号丝线分 6～8 处纵行穿过黏膜下层和肌层，折叠肠壁（图 26-12）。④切除多余袖状黏膜，牵紧各条缝线，使肠壁肌层折叠（图 26-13）。⑤彻底止血，结扎折叠缝线，将近端黏膜与齿状线上黏膜间断缝合，并将折叠肠壁复回盆腔。

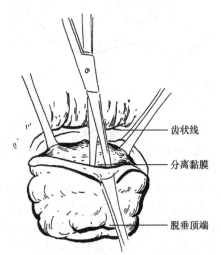

图 26-11　环形切开黏膜并分离到脱垂顶端

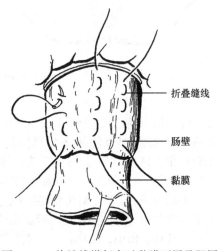

图 26-12　将缝线纵行穿过黏膜下层及肌层

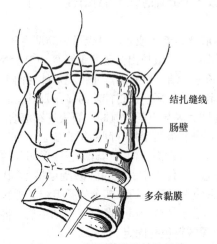

图 26-13　切除黏膜并结扎缝线

（5）经肛门吻合器直肠切除术（STARR 术）：是意大利 Longo 提出的一种替代性微创经肛门手术。原理是选择性切除冗长脱垂的直肠黏膜，重建直肠生理解剖，恢复正常排粪反射。适用轻中度完全性直肠脱垂或直肠黏膜内脱垂的患者。研究表明，对于治疗直肠脱出长度＜5cm 的患者，也具有良好治疗效果。国内外应用 STARR 术治疗直肠脱垂的病例数偏少，尚需积累更多的临床资料。STARR术治疗直肠脱垂目前还处于探索阶段，远期效果有待进一步观察。

2. 经腹手术　目前各种经腹手术的区别在于直肠的游离程度，固定方法和是否有直肠切除。该术式操作视野好，可直观观察盆腔结构，在控制症状方面比经会阴手术更有优势，远期术后复发率低，大大改善直肠功能。适合于重度直肠脱垂（脱出超过 15cm 以上）或使用其他术式失败的患者。但缺点是手术复杂，创伤大，风险高，住院时间长，术后恢复慢，并发症较多，对腹壁强度影响大。术后易产生感染、吻合口漏、死亡等并发症。因此术前要充分评估患者的耐受程度，严格掌握手术指征，定制个体化治疗方案。

（1）直肠悬吊固定术：即悬吊固定脱垂的肠管，抬高闭合 Douglas 陷凹，恢复盆底重建，矫正异常解剖结构。该术式整体疗效较好，复发率低，适用于Ⅲ度完全性直肠脱垂的患者。

操作方法：分为直肠后位悬吊术、直肠后方固定术、直肠前方固定术、腹直肌前鞘带直肠悬吊术等，是指游离直肠后，可选用多种方法将直肠、乙状结肠固定在周围组织上，其中骶前及两侧是重要的固定部位；也可同时将松弛的盆底、肛提肌进行缝合，切除冗长的乙状结肠和直肠；但应注意不要损伤骶前静脉丛及周围神经。

（2）乙状结肠切除术：该术式仅切除冗长的乙状结肠，不做直肠及其侧副韧带的悬吊、折叠和固定，适用于Ⅱ、Ⅲ度完全性直肠脱垂或乙状结肠冗长伴长期便秘的患者。手术的要点是直肠应游离至侧韧带平面，吻合口应在骶骨岬平面下进行，避免复发。过去 Goldbergh 强调将直肠固定在骶骨骨膜上，但 Corman 认为切除乙状结肠已足够，无需加做固定。该术式的优点是乙状结肠切除后可消除原来可能存在的肠道症状如便秘，并减少肠扭转和套叠的机会；省去了其他悬吊和固定的手术操作过程，使手术相对简单；同时可避免将远端直肠缝至骶前筋膜时引起大出血的风险。而且远期复发率相当低，但是缺点可能会引起肛门自制功能减退，术后并发症包括吻合口漏、狭窄、出血及盆腔感染等。

（3）腹腔镜下直肠固定术：腹腔镜下直肠固定术创立以来，因其微创而逐渐被人关注。该术式包括单纯缝合或直肠后置网片的悬吊术，进行或不进行肠管切除术。相比于开腹手术，腹腔镜手术具有创伤小、出血少、疼痛轻、肠功能恢复快、切口感染风险低、住院时间短、美容效果好等优势。同时该术式视野清晰、术后疗效好，并发症发生率低。有报道随访 8～30 个月，腹腔镜下直肠固定术后病死率为 0～3%，复发率为 0～10%，适合所有年龄段的直肠脱垂患者，且对于年老体弱无法耐受开腹手术患者尤为适宜，常见的并发症主要包括便秘、梗阻、直肠狭窄、盆腔感染、术后排尿功能和性功能障碍等，并发症发生率为 0～23.5%。研究表明，腹腔镜下手术安全可行，代表着直肠脱垂外科治疗的最新进展和未来发展方向。但在复发率、改善排便功能方面与开腹手术无统计学差异。而且腹腔镜手术操作时间长、术后效果及并发症的发生率受术者的技术水平影响较大，同时缺乏随机临床对照研究及长期随访资料，因此无法评判该术式长期复发率和对肛门结构功能的影响，尚需进一步研究。

（4）机器人辅助腹腔镜手术：2014 年 Germain 等报道了 77 例机器人辅助腹腔镜直肠悬吊术的临床经验。他们通过对小于 75 岁和 75 岁以上的患者进行比较，发现机器人辅助腹腔镜手术在改善大便失禁、复发和满意度方面没有差别，即使对于老年患者，机器人辅助腹腔镜手术也是安全的。而且机器人相比于腹腔镜手术更加精确，能立体定向视觉，避免性功能障碍的风险，并有一个更加稳定的相机平台。因此机器人辅助腹腔镜手术是可行的，且安全有效，不比传统腹腔镜手术耗时，可有效避免骨盆神经的损害和减少术中出血。但目前没有研究表明机器人辅助与常规腹腔镜手术之间存在重大的差异性，理论上的优点并没有在临床中完全清晰地显现出来。Leung 等在治疗直肠脱垂手术中的 63 名患者的非随机队列中，进行机器人和腹腔镜手术的短期结果的前瞻性比较。结果显示，腹腔镜组与机器人组两者术后短期疗效没有显著性差异。因此机器人手术在科学或医学证据领域没有明确的优势，且昂贵的成本限制了机器人辅助手术的扩大使用。因此，机器人辅助腹腔镜手术仍需要长期临床前瞻性和随机对照研究，比较不同微创方法的术后功能和长期结果。

（曲年文）

思 考 题

直肠脱垂的治疗原则是什么？

第二十七章 直 肠 癌

学习目标

掌握 直肠癌的临床表现、诊断、鉴别诊断和治疗。

熟悉 直肠癌的病因。

了解 直肠癌的病理分类。

案例 27-1

　　患者，男性，67 岁，退休。主因"间断性便血 2 个月"于门诊就诊。

　　患者于 2 个月前无明显诱因下出现便血 1 次，量少，色鲜红，后自行好转，未予重视，半月前再次出现便血，色鲜红，量较前增多，与大便相混，无腹痛、腹胀，无肛门疼痛，无虚弱无力等不适。遂至当地医院行肠镜检查。肠镜检查见直肠距肛缘约 6cm 不规则隆起病变，局部溃疡，占肠腔半周，质脆易出血。发病以来，体重无明显变化，小便正常，大便如上。既往健康，无肝炎、结核病史，无血液病史，无手术、外伤史。

　　体格检查：膝胸位肛门外形完整，无明显异常。直肠指检：距肛缘 6cm 触及肿物下缘，质硬，表面凹凸不平，活动度可，指套退出有染血。

　　辅助检查：肠镜见直肠距肛缘约 6cm 不规则隆起病变，局部溃疡，占肠腔半周，质脆易出血，内镜可通过。

问题：

　　1. 首先考虑何种疾病？

　　2. 应与哪些疾病相鉴别？

　　3. 治疗原则有哪些？

　　直肠癌（rectal cancer，RC）是起源于齿状线至直肠乙状结肠交界间黏膜上皮的恶性肿瘤。根据肿瘤下缘位置可分为低位直肠癌（距肛缘 5cm 以内）、中位直肠癌（距肛缘 5～10cm）和高位直肠癌（距肛缘 10cm 以上）。

　　由于直肠癌筛查计划的普及和对危险因素的防控，直肠癌的整体发病率和死亡率在多数发达国家呈现稳定或下降趋势；然而，2023 年最新癌症流行病学报告显示，我国结直肠癌的发病率和死亡数仍呈上升趋势。我国直肠癌有以下四个流行病学特点：①发病率略高于结肠癌；②男性的发病率和死亡率均高于女性；③不同地域发病率和死亡率不同：不管是死亡率还是发病率，城市地区都高于农村地区，东部地区高于中部和西部地区；④肿瘤位置以中、低位为主，占比达 70%～80%。

一、病因病理及分类

▌（一）病因

　　直肠癌是一种复杂的、高度分子异质性的疾病，其病因尚未明确，主要与环境、生活方式和遗传相关。流行病学研究资料显示，地区或种族不同，直肠癌发病率亦不同。一般认为，直肠癌的发生与以下因素相关。

　　1. 直肠腺瘤　约 85%的直肠癌由腺瘤进展而来。直肠腺瘤历经增生、高级别异型增生到黏膜内癌、浸润性癌，涉及包括癌基因激活、抑癌基因缺失或失活、错配修复基因突变中的单一或多个过程，该过程个体差异较大，短则 3～5 年，长则 8～10 年。绒毛状腺瘤癌变率最高，管状绒毛状腺瘤和管状腺瘤次之。

2. 饮食因素　流行病学研究资料显示，直肠癌的发生与饮食密切相关。目前认为高脂肪、高蛋白及低纤维素饮食可能促进直肠癌的发生。

（1）高脂饮食可能会促使组织发生氧化应激和炎症反应，导致细胞损伤和 DNA 突变；另外高脂饮食还可能导致胆汁酸浓度升高，刺激肠道上皮细胞发生癌变。

（2）高蛋白饮食中含有丰富的氨基酸，摄入过多氨基酸会使体内产生胺、酚等具有毒性的代谢产物，对肠道造成损伤；研究报道，高蛋白饮食还可以引起胰岛素样生长因子浓度升高和 mTORC1 通路的激活，促进直肠癌的发生。

（3）低纤维饮食由于膳食纤维摄入不足，导致有害物质的滞留和毒素积累；同时低纤维饮食还可激活 Wnt 通路，引起肠道上皮细胞癌变。

（4）高脂肪、高蛋白及低纤维素饮食均可造成肠道微生物失调，使有害菌的比例增加，增加癌变风险。

3. 炎症性肠病　持续的炎症刺激会导致肠道上皮组织修复障碍和肿瘤发生，并最终导致结直肠癌发生发展，包括以下几种。

（1）溃疡性直肠炎：为局限于直肠的慢性非特异性炎症病变，幼年起病或病程较长者癌变率明显增加。

（2）血吸虫性直肠炎：因血吸虫卵在直肠黏膜沉积，引起直肠黏膜慢性炎症、溃疡或肉芽肿形成，继而发生癌变。

（3）克罗恩病：少数患者可发生癌变。

4. 遗传性基因突变　家族遗传性相关基因突变引发的直肠癌，占直肠癌的少数（约占 5%），其病因主要包括以下几类。

（1）林奇综合征（Lynch syndrome）：又称遗传性非息肉病性结直肠癌（hereditary non-polyposis colorectal cancer，HNPCC），是一种由错配修复（mismatch repair，MMR）基因突变所致的常染色体显性遗传病，阳性患者结直肠癌发病率高达 80%，且其他部位肿瘤的发病率也高于普通人群。

（2）家族性腺瘤性息肉病（familial adenomatous polyposis，FAP）：属常染色体显性遗传病，由 5 号染色体长臂上的 *APC* 基因突变致病。好发于青年，其典型特征是在结肠和直肠出现超过 100 枚的腺瘤。若不在早期阶段干预和治疗，几乎所有患者最终都会发展成结直肠癌。

（3）MYH 相关性息肉病（MUTYH-associated polyposis，MAP）：也称 MUTYH 相关性息肉病，是一种 *MUTYH* 基因突变所致的常染色体隐性遗传病。好发于中年，临床表现与家族性腺瘤性息肉病类似。研究显示，*MUTYH* 突变携带者与普通人群相比，罹患直肠癌的风险增加约 2.5 倍。

（4）黑斑息肉综合征（Peutz-Jeghers syndrome，PJS）：又称家族性黏膜皮肤色素沉着胃肠道息肉病，是以皮肤黏膜色素沉着、胃肠道多发息肉为主要特点的常染色体显性遗传病，由 *STK11* 基因突变所致，通过组织病理学检查可确诊。PJS 患者是典型的恶性肿瘤高发人群，常见肿瘤发病率高低排序依次为结直肠癌、胃癌、小肠癌、宫颈癌和卵巢癌，分化程度低，预后差。

（二）病理及分类

1. 根据肿瘤大体形态分类　直肠癌分为隆起型、溃疡型、浸润型三类。

（1）隆起型：表现为肿块向肠腔内凸出，该类型常常瘤体较大，呈球形或半球形的菜花状或盘状隆起；肿块质地脆，在表面可形成溃疡，易出血，向周围浸润性小，预后较好。

（2）溃疡型：为最常见的类型，约占 50%。肿瘤向肠壁深层生长并向肠壁外浸润。早期形成边缘隆起、中心凹陷的溃疡，易出血、感染，易穿透肠壁与周围组织粘连、浸润。此型的细胞分化程度较低，发生转移较早。

（3）浸润型：此型少见，肿瘤细胞浸润肠壁和邻近组织，浸润生长使局部肠壁增厚，导致肠腔狭窄而继发肠梗阻等。该类型直肠癌肠壁通常无明显隆起和溃疡，有时活检不易取到肿瘤组织。此型分化程度较低，转移早，预后较差。

2. 按照病理分类　直肠癌分为腺癌（最常见，占比超过 90%）和神经内分泌肿瘤。

（1）腺癌：直肠腺癌主要由柱状细胞、黏液分泌细胞等腺上皮细胞构成，2019 版消化系统肿瘤 WHO 分类中腺癌的亚型包括非特指类型（not otherwise specified，NOS）腺癌和特殊类型腺癌，后者包括黏液腺癌、印戒细胞癌、髓样癌、微乳头状癌、锯齿状腺癌、腺瘤样腺癌、腺鳞癌、未分化癌、伴肉瘤样成分的癌等。非特指类型腺癌最为常见（占 75%~85%），其次为黏液腺癌（占 10%~20%）。

1）结直肠腺癌，非特指类型：癌细胞呈腺管状排列，依据癌分化程度（主要依据腺管形成比例）可分为高分化腺癌、中分化腺癌、低分化腺癌。

2）黏液腺癌：当结直肠腺癌中的细胞外黏液成分 >50% 时，称为黏液腺癌。黏液腺癌患者常伴有预后不良的因素，如年轻组患者，分期更晚、进展更快、区域淋巴结转移率高等。除此之外，黏液腺癌中发生高度微卫星不稳定性（microsatellite instability-high，MSI-H）的比例明显升高。

3）印戒细胞癌：当结直肠腺癌中大于 50% 的成分含有明显的细胞内黏液时，称为印戒细胞癌。典型的印戒细胞癌细胞内黏液挤压并使细胞核移位。此型为少见高侵袭性亚型，其发生率仅为 1%，且更加好发于年轻患者，多见于近端结肠。恶性程度最高，分化程度低，向周围组织及血管、淋巴管的浸润能力强，易发生远处转移。

4）髓样癌：这一亚型的结直肠癌的发生率极低，仅有 0.03%。其形态学特征是恶性上皮细胞呈合体状，细胞核呈空泡状，间质内伴有大量淋巴细胞和中性粒细胞浸润。尽管这一类肿瘤的组织学分型常表现为低分化或未分化形态，但往往边界较清，呈推及性或局部浸润性生长，仅少数病例可伴发淋巴结或远处转移，因此预后通常较好。结直肠髓样癌伴发 MSI-H 的比例较高，最常与 *BRAF* 突变伴随出现。

5）锯齿状腺癌：在形态学上与锯齿状腺瘤较为相似，表现为锯齿状的腺体，肿瘤细胞核浆比较低，部分可含有黏液成分。锯齿状腺癌约占结直肠腺癌的 7.5%。目前认为 CpG 岛甲基化和 *BRAF* 基因突变是锯齿状腺癌的主要发生机制。

6）微乳头状癌：小簇状肿瘤细胞位于间质形成的类似血管的间隙中，部分肿瘤细胞巢呈极向倒转。当结直肠腺癌中的微乳头成分 ≥5% 时即可诊断为微乳头状癌。根据文献报道，这一亚型的发生率介于 5%~20%。微乳头状癌是一种高度侵袭性的亚型，具有很高的淋巴结转移率，并经常发生淋巴管、血管或神经侵犯，因而相较于传统类型的结直肠腺癌预后更差。

7）腺瘤样腺癌：这一亚类曾经被称为"绒毛状腺癌"或"浸润性乳头状腺癌"，其组织学特征是 ≥50% 区域的肿瘤表现为低级别绒毛状腺瘤的形态。这类肿瘤常呈推挤性生长，间质促结缔组织增生反应少见。这一亚型在活检中常被诊断为腺瘤，因活检取材表浅，很难确定有无浸润成分，因此诊断十分困难。腺瘤样腺癌的 *KRAS* 突变率较传统型腺癌高，但其预后通常较好。

8）腺鳞癌：又称腺棘细胞癌，肿瘤由腺癌细胞和鳞癌细胞构成，腺癌部分细胞分化多较好，鳞癌部分细胞分化多较差。

9）伴肉瘤样成分的癌：少数结直肠癌可出现部分区域呈未分化或肉瘤样形态，如含有梭形细胞成分或部分瘤细胞具有横纹肌样特征。免疫组化或分子检测提示部分肿瘤可出现 SWI/SNF 复合体家族成员蛋白的缺失，如出现 SMARCAB1（INI1）蛋白的缺失具有诊断意义。这类肿瘤通常体积较大，临床预后较差。

10）未分化癌：这类肿瘤在形态学、免疫表型及分子生物学等方面除了具有上皮来源肿瘤特征外，缺乏特定分化方向。癌细胞弥漫成片或呈团块状，不形成腺管状结构，细胞排列无规律，癌细胞较小，形态较一致。未分化癌恶性程度高，较早出现淋巴转移和血行转移，预后差。

（2）神经内分泌肿瘤（neuroendocrine tumor，NET）：是具有神经内分泌分化的恶性上皮源性肿瘤，包括分化良好的神经内分泌瘤、分化较差的神经内分泌癌（NEC）、混合性神经内分泌-非神经内分泌肿瘤（MiNEN）。神经内分泌癌又包括小细胞神经内分泌癌和大细胞神经内分泌癌。

预后主要取决于肿瘤的分级与分期。直肠以神经内分泌瘤（尤其是 NET G_1）多见。

直肠癌可在一个肿瘤中出现两种或两种以上的组织类型，且分化程度并非完全一致，这也是结直肠癌的组织学特征之一。

二、临 床 表 现

直肠癌是一种常见的消化道恶性肿瘤。早期直肠癌通常没有症状，往往通过筛查而发现，多数直肠癌患者是在出现症状后才被诊断。直肠癌的典型症状包括便血或黑便、腹痛及其他原因无法解释的缺铁性贫血和（或）排便习惯改变。较少见的主诉症状包括腹部膨隆，和（或）恶心呕吐，这些症状可能提示梗阻。

（一）局部表现

1. 排便习惯改变 这是最常见的症状，发生率约为 74%，可表现为排便性质及频率的变化，如便频、大便变细、便秘、里急后重等。

2. 消化道出血 也是直肠癌的常见表现之一，主要是由肿瘤血管破裂造成的；患者可以出现黑便、血黏液混合物、血块等形式的出血。约 71% 的消化道出血患者往往同时伴有排便习惯改变。不同于结肠癌，直肠癌由于肿瘤距肛门较近，消化道出血往往能较早发现，因此仅 9.6% 的患者会出现缺铁性贫血的症状。

3. 腹痛 也是直肠癌患者较常见表现。约 24.5% 的患者可出现不同程度的腹痛，这种表现可由消化道出血等引起；部分患者腹痛是由肿瘤的扩张而造成的，此类腹痛一般较为剧烈。腹痛往往不单独出现，大多合并其他症状，如大便习惯改变、消化道出血等。单纯的腹痛仅存在于 3.8% 的直肠癌患者中。

4. 腹部肿块 在直肠癌患者中较为少见。腹部肿块主要为实性肿块，一般肿块较大，可以触及。患者常伴有腹部隐痛、腹部压痛等症状。

5. 肿瘤局部侵犯周围脏器引起的表现 肿瘤局部侵犯周围脏器，也可以引起相应的临床表现。

（1）当肿瘤侵犯膀胱、前列腺时可引起以下症状：①尿频或尿急；②尿量增多或减少；③血尿；④尿潴留、腰痛或腰部不适；⑤排尿困难、尿流缓慢或尿流不稳定；⑥膀胱痉挛；⑦全身不适、虚弱、体重下降等症状。

（2）当肿瘤侵犯骶骨神经时，可出现骶骨神经痛。表现为发作性的剧烈疼痛，常伴有轻度到中度的肌肉紧张感，痛感常集中于肛门部位或臀部，可伴有肛门局部肿胀、温热感、瘙痒等。骶骨神经侵犯可伴有尿失禁、肛门直肠张力减弱、肛门括约肌萎缩、肛门外翻等。

> **案例 27-1 解析 1**
> 本例患者 2 个月前出现便血，色鲜红，量少。后再次便血，逐渐加重，与大便相混，形成黏液血便。

（二）晚期转移表现

直肠癌可以通过淋巴播散和血行播散，也可以经浸润和腹膜途径转移。直肠癌最常见的转移部位是区域淋巴结、肝、肺和腹膜。患者可能因其中任何一个区域的体征或症状而就诊。

1. 肝转移 肝脏是直肠癌最容易转移的器官之一，直肠癌肝转移可出现以下症状：

（1）肝大：肝脏体积增大，肝脏肿大可改变腹部轮廓，初期患者可以触及肝脏，晚期患者可以明显感觉到肝脏肿大。

（2）黄疸：肝脏细胞受损，肝内胆红素积累，可出现发黄现象，典型的是眼睑及皮肤黄染。

（3）腹部不适：患者可出现胃肠道不适症状，如腹痛、腹泻、恶心、呕吐等，特别是肝脏肿大时，患者可出现腹胀感。

（4）其他症状：患者可出现消瘦、乏力、贫血等症状。

2. 肺转移　肺也是直肠癌较容易转移的器官之一，直肠癌肺转移可出现以下症状：

（1）胸痛：一些患者出现右侧胸痛，可能伴有消瘦、乏力、咳嗽等症状。

（2）气促：一些患者可能出现气促，伴咳嗽、乏力、体重下降等症状。

（3）呼吸困难：一些患者可能出现呼吸困难，伴有咳嗽、疼痛、乏力、体重下降等症状。

（4）其他：可出现贫血、糖尿病、恶性贫血等症状。

3. 腹膜转移　直肠癌腹膜转移较肝转移、肺转移少见，预后也较差。7%～15%的患者在初始手术时就存在腹腔转移；4%～19%的患者则在根治术后出现腹膜转移。在复发转移的结直肠癌患者中，腹膜转移的发生率更高，为25%～30%。直肠癌腹膜转移早期结节较小，往往缺乏特异性临床表现，可有腹痛、腹胀以及消化不良等，另外，有的直肠癌腹膜转移患者会出现排气和排便习惯改变的情况。晚期由于肿瘤压迫及侵袭等原因，可引起持续性腹痛、肠梗阻和腹水等临床表现。

（三）少见表现

1. 肿瘤局部浸润或包裹性穿孔可引起通向邻近器官的恶性瘘管形成，如膀胱瘘（导致气尿）或者小肠瘘。这种表现在盲肠癌或乙状结肠癌中较为常见；在乙状结肠癌中，这种病变类似于憩室炎。

2. 不明原因发热，以及直肠癌局部穿孔引起的腹腔内、腹膜后、腹壁或肝内脓肿。其他腹外感染可能由结肠中的厌氧微生物（如脆弱拟杆菌）引起，并与直肠癌有关。

三、辅 助 检 查

直肠癌的辅助检查应遵循由简到繁的步骤进行，常见的检查有粪便检查、肿瘤标志物检查、影像学检查、内镜检查及病理活检等。

（一）实验室检查

1. 粪便检查　是直肠癌最常见的检查方法之一，具有无创、成本低且依从率高等优点，因此被广泛应用于直肠癌的诊断。基于粪便的检查是目前我国结直肠癌的推荐初筛手段之一。粪便检查目前主要包括粪便隐血检测和多靶点粪便 DNA（FIT-DNA），粪便隐血检测主要是通过检测粪便标本中的人体血红蛋白，进而提示可能的肠道病变。FIT-DNA 是利用粪便 DNA 检测技术检测粪便中肠道肿瘤脱落细胞中的特异性标志物，该方法明显提高了结直肠癌和进展期腺瘤的检出率；据报道，FIT-DNA 对于直肠癌的检测特异度高达 96.8%，但由于费用较高，临床中未能广泛使用。粪便检查阳性者建议行进一步检查以明确是否存在直肠癌。

2. 肿瘤标志物　直肠癌患者在诊断时、治疗前、评价疗效及随访时可检测外周血癌胚抗原（carcinoembryonic antigen，CEA）、CA199。但认为 CEA 缺乏对早期直肠癌的诊断价值，且仅有45%患者升高。大量的统计资料表明直肠癌患者的血清 CEA 水平与肿瘤分期呈正相关关系，Ⅰ、Ⅱ、Ⅲ、Ⅳ期患者的血清 CEA 阳性率依次分别为 25%、45%、75%和 85%。CEA 主要用于预测直肠癌的预后和监测复发。CA199 的临床意义与 CEA 相似。疑有肝转移建议检测 AFP，若 AFP 明显增高，则应考虑原发性肝癌可能；疑有腹膜、卵巢转移建议检测 CA125。

（二）影像学检查

1. 多螺旋CT检查　CT检查可了解直肠癌局部和远处转移情况，有助于对肿瘤进行初诊分期、随访、治疗的疗效评价，是直肠癌常用的检查方法之一。盆腹部 CT 扫描可用于评估肿瘤局部情况及有无腹腔转移，胸部 CT 有助于评估是否存在肺部转移。研究显示，腹部和盆腔 CT 初步评估直肠癌原发病灶（T）、淋巴结转移（N）分期的特异度分别为 50%和 73%，诊断肿瘤远处转移的灵敏度为 87%。

CT 具体评价内容包括：①原发肿瘤的位置、侵犯范围及浸润深度；②是否伴区域或远处淋巴结转移；③是否伴远处器官转移；④是否有肠梗阻、肠套叠、肠穿孔等并发症或其他可能影响治疗决策的伴随疾病。

2. MRI 检查 推荐将直肠 MRI 检查作为直肠癌的常规检查项目。对局部进展期直肠癌患者，需在新辅助治疗前、后分别行基线及术前 MRI 检查，以评价新辅助治疗的效果。对有 MRI 禁忌证的患者，可行盆腔增强 CT 检查替代。

直肠癌 MRI 表现：肿瘤 T_1WI 表现为等信号或稍低信号，T_2WI 表现为均匀或不均匀等信号或稍高信号，肿瘤内发生坏死时表现为高信号。肿瘤侵袭达肠壁外时，可见局部肠壁表面毛糙，T_1WI 可见不规则的等信号影从肿瘤伸入高信号的直肠系膜中。增强扫描病变强化明显。直肠黏液腺癌 T_1WI 多为低信号或稍低信号，T_2WI 多为混杂高信号，增强扫描呈不均匀强化。直肠癌在 $b=50s/mm^2$ 的 DWI 中呈等信号或稍高信号，且信号随 b 值的增加逐渐增高。

推荐使用直肠 MRI 结构式报告，具体内容包括：①肿瘤大小、位置；②下缘距肛缘（或齿状线）的距离；③肿瘤侵犯肠管周径；④肿瘤侵犯肠壁深度；⑤有无壁外静脉浸润（extramural vascular invasion，EMVI）；⑥直肠系膜筋膜的状态；⑦区域及远处淋巴结的情况。

EMVI 指肿瘤细胞存在于直肠壁固有肌层外由血管内皮细胞、平滑肌细胞或弹力纤维构成的空间内。研究显示，EMVI 与直肠癌的复发、淋巴结转移及远处转移密切相关，且与结直肠癌患者的不良预后有关。在欧洲结直肠多学科综合诊断治疗共识会议上，EMVI 被确定为直肠癌患者的危险度分层指标。目前，3.0T MRI 越来越普遍地应用于直肠癌 EMVI 的评估中，最有影响力的是 Smith 等提出的 MRI 评估 EMVI 评分系统。MRI 显示直肠癌壁外原本粗细均匀的纤细条索状低信号血管管腔不规则异常扩张及其内流空信号为肿瘤组织信号所代替，即可考虑 EMVI。

除直肠 MRI 外，对临床、超声或 CT 不能确诊的肝转移瘤，或肝转移瘤数目影响到治疗决策时，推荐行肝脏 MRI 增强检查以进一步明确，有条件医院可行肝脏特异性对比剂增强扫描。

3. 超声检查

（1）经直肠腔内超声（endorectal ultrasound，ERUS）：直肠癌患者可行 ERUS，明确早期直肠癌分期，对淋巴结转移也有一定诊断价值。相比直肠 MRI，ERUS 在鉴别 $T_1\sim T_2$ 分期中优于 MRI，但在判断是否存在淋巴结转移及直肠系膜筋膜的状态时，劣于 MRI。

（2）腹部超声检查：由于结、直肠癌手术时有 10%～15%同时存在肝转移，所以腹部超声应列为常规检查。

4. 尿路排泄造影检查 不推荐作为常规检查，仅适于肿瘤较大可能侵及泌尿系统的患者。

5. 正电子发射计算机体层显像（positron emission tomography and computed tomography，PET-CT） 不推荐作为常规检查，对常规影像学无法确诊者可使用；当病情复杂、常规检查不能确诊、分期或可疑复发时可作为辅助检查手段。对Ⅳ期患者，治疗目标为无疾病状态（no evidence of disease，NED）时，均需 PET-CT 评估。

（三）内镜检查

内镜检查包括肛门镜、乙状结肠镜和全结肠镜的检查。门诊常规检查时可用肛门镜或乙状结肠镜检查，操作方便，不需要肠道准备。肛门镜适用于病变位置较低的直肠病变。疑似直肠癌患者均推荐全结肠镜检查；全结肠镜可对肿物的位置、大小、形态、局部浸润范围等做出较为准确的判断，对可疑病变必须行病理活检。肠管在检查时可能出现皱缩，内镜所见肿物远侧与肛缘距离可能存在误差，建议结合 CT 或 MRI 明确病灶部位。对病灶较小，术中可能定位困难者，术前可经内镜下注射纳米碳、亚甲蓝等染色剂进行病灶定位。有条件的，可行术中肠镜协助定位。

（四）病理活检

病理活检是诊断直肠癌的金标准，是直肠癌治疗依据。力争在治疗前获得病理诊断。指诊可及的肿瘤，如多次活检未能明确病理性质，可经肛手术获取标本明确病理诊断。活检诊断为浸润性癌的病例进行规范性直肠癌治疗；活检诊断为高级别上皮内瘤变或黏膜内癌的病例，应多次活检，明确有无黏膜下层或更深层的浸润。如条件允许，病理标本建议完善 MMR 蛋白表达或微卫星不稳定性（microsatellite instability, MSI）检测以明确微卫星状态，转移性直肠癌的病检需明确 *RAS*、*BRAF* 等基因状态，以更好地指导治疗。

（五）其他检查

低位直肠癌伴有腹股沟淋巴结肿大时，应行淋巴结活检。癌肿位于直肠前壁的女性患者应做阴道检查及双合诊检查。男性患者有泌尿系统症状时推荐行膀胱镜检查。

四、诊断与分期

综合病史、体格检查、临床表现及辅助检查可对直肠癌进行临床诊断，病理检查是直肠癌诊断的金标准，但由于内镜下活检取材的局限性，部分直肠癌可能经多次活检仍无法明确是否存在黏膜下层的浸润。此时则需综合其他组织学特征及临床病理特点进行综合诊断。若肿瘤位置较低，则可经肛手术获取标本明确病理诊断，以指导保肛决策。直肠癌根据病史、体检、影像学和内镜检查不难做出诊断，其准确率亦可达 95% 以上。但多数病例常有不同程度的延误诊断，其中有患者对消化道出血、大便习惯改变等症状不够重视的原因，亦有医生警惕性不高的原因。

当直肠癌诊断确定后，需对其局部侵犯及远处转移情况进行评估，指导后续的治疗，以避免肿瘤过度治疗或治疗不足，进而提高患者生活质量和预后。

（一）TNM 分期

TNM 分期是美国癌症联合委员会（AJCC）/国际抗癌联盟（UICC）提出的用以统一恶性肿瘤的临床分期。TNM 分期广泛应用于临床，是目前直肠癌最常采用的分期系统，现已更新至第八版（2017 年发布），具体如表 27-1 所示。

表 27-1　AJCC 第八版 TNM 结直肠癌分期系统对应表

T	N	M	分期	T	N	M	分期
T_{is}	N_0	M_0	0	$T_{2\sim3}$	N_{2a}	M_0	ⅢB
T_1	N_0	M_0	Ⅰ	$T_{1\sim2}$	N_{2b}	M_0	ⅢB
T_2	N_0	M_0	Ⅰ	T_{4a}	N_{2a}	M_0	ⅢC
T_3	N_0	M_0	ⅡA	$T_{3\sim4a}$	N_{2b}	M_0	ⅢC
T_{4a}	N_0	M_0	ⅡB	T_{4b}	$N_{1\sim2}$	M_0	ⅢC
T_{4b}	N_0	M_0	ⅡC	任何 T	任何 N	M_{1a}	ⅣA
$T_{1\sim2}$	N_1/N_{1c}	M_0	ⅢA	任何 T	任何 N	M_{1b}	ⅣB
T_1	N_{2a}	M_0	ⅢA	任何 T	任何 N	M_{1c}	ⅣC
$T_{3\sim4a}$	N_1/N_{1c}	M_0	ⅢB				

1. 原发肿瘤（T）

T_x：原发肿瘤无法评估。

T_0：无原发肿瘤证据。

T_{is}：原位癌，黏膜内癌（肿瘤侵犯黏膜固有层但未突破黏膜肌层）。

T_1：肿瘤浸润黏膜下层（肿瘤突破黏膜肌层但未累及固有肌层）。

T_2：肿瘤浸润固有肌层。

T_3：肿瘤浸透固有肌层至肠周组织。

T_{4a}：肿瘤浸透脏层腹膜（包括肿瘤导致的肠穿孔，肿瘤炎症区域侵及浆膜）。

T_{4b}：肿瘤直接侵犯或粘连其他器官或结构。

注：T 分期是根据有活力的肿瘤细胞来决定的，经过新辅助治疗的标本内无细胞的黏液湖不认为是肿瘤残留。T_4 包括肿瘤穿透浆膜并侵犯另段肠管，或无浆膜覆盖处直接侵犯邻近器官或结构（如直肠下段侵犯前列腺等）；肉眼与其他组织结构粘连者 T 分期以镜下浸润最深处为准。

2. 区域淋巴结（N）

N_x：淋巴结转移无法评估。

N_0：无区域淋巴结转移。

N_{1a}：1 个区域淋巴结转移。

N_{1b}：2～3 个区域淋巴结转移。

N_{1c}：肿瘤沉积于浆膜下、肠系膜或非腹膜被覆的结肠周围或直肠周围组织，不伴区域淋巴结转移。

N_{2a}：4～6 个区域淋巴结转移。

N_{2b}：7 个或以上区域淋巴结转移。

注：淋巴结外肿瘤结节指肠周脂肪组织内与原发肿瘤不相连的实性癌结节，镜下可见癌细胞沉积但未见残留淋巴结。无淋巴结转移、有癌结节时为 N_{1c} 分期；有淋巴结转移时，依照阳性淋巴结数目进行 N 分期。未经新辅助治疗的根治术标本检出淋巴结总数原则上不少于 12 枚。

3. 远处转移（M）

M_x：远处转移无法评估。

M_1：有远处转移。

M_{1a}：一个器官或部位转移，无腹膜转移。

M_{1b}：两个或以上器官或部位的转移，无腹膜转移。

M_{1c}：腹膜表面转移，伴或不伴其他器官部位转移。

（二）Dukes 分期

除了 TNM 分期，杜克（Dukes）分期系统也普遍应用于结直肠癌。1932 年，英国的 Dukes 医生提出 Dukes 分期系统，具体如下：A 期癌局限于肠壁；B 期癌已浸润至肠外组织，但无淋巴结转移；C 期有区域淋巴结转移；D 期则出现远处脏器转移。Dukes 分期系统因其简便性得到推广，但其分期较粗略。后续又衍生了 1978 年中国改良 Dukes 分期及改良 Astler-Coller 分期等（表 27-2、表 27-3）。但以上分期仍存在一定不足。相较之下，TNM 分期系统对肿瘤局部侵犯程度、周围淋巴结转移情况及是否合并有远处转移进行了更为详尽的分组，预后判断更为准确，并得到广泛应用。

表 27-2　中国改良 Dukes 分期（1978 年）

分期	标准
A 期	肿瘤局限于肠壁
A_0 期	肿瘤局限于黏膜层或原位
A_1 期	肿瘤侵及黏膜下层
A_2 期	肿瘤侵犯肌层
B 期	肿瘤穿透肠壁，侵入肠周脂肪结缔组织或邻近器官，无淋巴结转移，尚可切除者
C 期	不论肿瘤局部浸润范围如何，已有淋巴结侵犯者
C_1 期	肿瘤附近淋巴结有转移
C_2 期	肠系膜血管根部淋巴结有转移
D 期	远处脏器有转移，如肝、肺、骨骼、脑等；远处淋巴结如锁骨上淋巴结转移；肠系膜血管根部淋巴结伴主动脉旁淋巴结有转移；腹膜腔广泛转移；冰冻盆腔

表 27-3　改良 Astler-Coller 分期（1978 年）

分期	标准
A 期	肿瘤局限于黏膜层
B_1 期	肿瘤侵犯肌层，但未穿出肌层
B_2 期	肿瘤穿透浆膜层，但未侵及周围组织
B_3 期	肿瘤穿透浆膜层，并侵犯周围组织
C_1 期	B_1 期伴有淋巴结转移
C_2 期	B_2 期伴有淋巴结转移
C_3 期	B_3 期伴有淋巴结转移
D 期	远处脏器有转移，如肝、肺、骨骼、脑等；远处淋巴结如锁骨上淋巴结转移；肠系膜血管根部淋巴结伴主动脉旁淋巴结有转移；腹膜腔广泛转移；冰冻盆腔

（三）分子检测

随着分子检测在临床应用中的普及，检测直肠癌关键分子的突变情况也越来越重要，特别是在局部晚期和晚期直肠癌中，具有重要指导价值。例如，对手术标本可行 MMR 或 MSI 检测，可用于林奇综合征筛查、预后分层及指导免疫治疗等。对复发或转移性的直肠癌患者，建议明确 KRAS、NRAS、BRAF 基因状态及 MMR/MSI 情况，以指导肿瘤治疗等。

五、鉴 别 诊 断

直肠癌的症状不明显，且不典型，特别是在早期阶段，容易和其他的疾病混淆，需要经过详细的检查和鉴别诊断。同时，直肠癌需注意与其他类型的直肠肿瘤鉴别。

（一）与直肠癌症状类似的疾病鉴别

1. 痢疾　包括细菌性痢疾及阿米巴痢疾，有研究指出痢疾是直肠癌误诊诊断中占比较大的几个误诊原因之一，主要是由于没有进行必要的检查。痢疾主要表现为发热、腹痛、腹泻、黏液脓血便、里急后重等症状，通过肛门指检、大便涂片或细菌学检查等即可予以排除。此外，痢疾经短期治疗多可改善，若抗菌或抗阿米巴治疗后发热腹痛、里急后重等症状未消失，则应考虑中、下段直肠癌可能，有必要行肠镜或 CT 等检查。

2. 溃疡性结肠炎　其好发部位为结肠和直肠，主要临床表现为亚急性腹泻、黏液脓血便、腹痛、里急后重等，同时也有部分患者合并有发热、消瘦等全身症状。溃结的诊断缺乏"金标准"，主要结合临床表现、实验室检查、影像学检查、内镜和病理结果综合分析诊断。溃疡性结肠炎与结肠癌症状相似，均可表现为便血，部分溃疡性结肠炎可演变为直肠癌，具有较高的癌变率，因此应定期进行筛查，监测肿瘤标志物水平，同时通过肠镜检查和活组织病理检查，明确诊断。

3. 肠结核　是由结核分枝杆菌引起的肠道慢性特异性感染，病变主要位于回盲部，其次为升结肠、空肠、横结肠、降结肠、阑尾、十二指肠和乙状结肠，少见于直肠。单纯累及直肠者极为少见，但症状与直肠癌很相似，需要鉴别。其临床表现为便血、腹痛、腹泻等，一般还会伴有发热、消瘦、贫血等全身症状。此外，有报道指出，部分肠结核患者指诊、肠镜以及 CT 检查结果也与直肠癌类似。对于此类患者，需要常规行结核菌素试验，同时以活组织病理检查为唯一诊断依据。同时，当本病与直肠癌难以鉴别时，可行诊断性抗结核治疗 2～6 周。

4. 血吸虫病直肠肉芽肿　是血吸虫虫卵沉积于直肠而引起的虫卵肉芽肿，目前临床上较为少见。主要临床表现为便血、腹痛、腹泻、便秘、大便习惯改变等症状，同时常伴有食欲缺乏、消瘦、乏力等全身症状。肛门指检可及肿物，有时周围肠壁僵硬。直肠血吸虫病肉芽肿临床表现与直肠癌相似，互相较难鉴别，但是其与直肠癌的发生有较密切的关系，患者在就诊时往往同时存在本病及直肠癌。因此，肠镜检查和活组织病理检查对于本病的诊断和鉴别是十分重要的。

5. 直肠子宫内膜异位症 生长缓慢，但容易蔓延，会像恶性肿瘤一样播散、种植和转移，在临床上常常误诊为直肠癌。临床表现主要有随月经周期变化而变化的肠道肿块、腹泻、便秘、便血等，晚期患者还会出现肠梗阻。除了肠道症状以外，绝大部分患者同时合并有月经异常、性交痛、不育等子宫内膜异位症的常见症状。双合诊及三合诊可触及子宫直肠陷凹处和子宫骶骨韧带处肿块和直肠壁与子宫直肠陷凹粘连。超声、MRI 检查对本病诊断的敏感性和特异性较高，确诊需行肠镜检查和活组织病理检查等。

6. 肛周良性疾病 如痔、肛裂和肛瘘等，这是直肠癌误诊中另一个占比较大的原因。然而这些疾病和直肠癌其实不难鉴别，误诊也是由于没有进行必要的检查。肛周良性疾病主要表现为肛门出血，血色鲜艳且不与大便混合。通常无大便性状改变，直肠指检无明显肿块，指套一般不染血。通过患者体征、肛门指检、肛门镜等即可予以排除，必要时可进行肿瘤标志物和肠镜检查来鉴别。

（二）与直肠肿瘤性疾病的鉴别

1. 与直肠良性肿瘤性疾病鉴别

（1）直肠息肉：大部分患者无任何不适，通常是肠镜检查时发现。少部分直肠息肉患者也可出现大便带血、大便习惯改变、里急后重、黏液便等临床表现，但是一般不会引起腹痛、腹胀等。并且直肠息肉通常也无全身症状。直肠指检时有时可触及质软肿块，指套可有染血。由于部分息肉有癌变的风险或是已经合并有部分癌变，需通过肠镜下活组织病理检查予以鉴别。

（2）直肠平滑肌瘤：通常发生于直肠下段，起源于肠壁固有肌层，少数起源于黏膜肌层及平滑肌，肿块常较大，呈球形，黏膜面完整。因此肛门指检时可以触及黏膜光滑肿块，气钡双重造影时多无黏膜改变，帮助鉴别。

（3）直肠血管瘤：是一种先天性遗传疾病，临床少见。直肠多见海绵状血管瘤，亦可见毛细血管瘤及混合血管瘤等。主要临床表现为反复、无痛性便血，常在 10 岁前即出现便血症状。肛门检查可见圆形或扁平隆起型包块，表面光滑，局部黏膜呈紫红色。部分患者黏膜触之易出血。肠系膜动脉造影可以明确诊断，活组织检查虽然是确诊手段，但易引发大出血，应慎用。

（4）直肠脂肪瘤：较多见，起源于直肠黏膜的脂肪组织，多位于黏膜下层，少数位于浆膜下。多数单发，少数可见多发，偶见弥漫性。早期并无明显症状，当肿块较大时可能出现大便变细、大便次数增多、便血等症状。直肠指检可触及柔软、光滑肿物，CT、MRI 影像学检查可以比较好地对本病进行鉴别。

（5）直肠纤维瘤：多起源于黏膜下层，常见直肠炎症纤维性息肉，距齿状线 10cm 内的直肠还可发生纤维肉瘤。临床表现为便秘、腹泻、黏液便、里急后重等症状。肠镜下活组织病理检查可予以鉴别。

2. 与直肠恶性肿瘤性疾病鉴别

（1）直肠恶性淋巴瘤：主要表现为黏液血便、排便习惯改变、腹泻、里急后重感和肛门坠胀感。其与直肠癌临床表现及病史相似，有时肠镜也不能将两者完全区分开来，确诊常需依赖肠镜下活组织病理检查予以鉴别。此外，增强 CT、MRI 以及经直肠超声也可作为辅助检查方法对鉴别诊断提供一定参考。

（2）直肠神经内分泌肿瘤：起源于直肠黏膜上皮内的嗜银细胞，是一种介于良恶性之间的肿瘤。早期多无明显症状和体征，不易早期诊断。瘤体增大后可出现大便习惯改变、便血、腹痛腹泻、梗阻等症状，与直肠癌不易区分。早期诊断较为困难，肠镜可以帮助诊断，但是确诊还是依赖肠镜下活组织病理检查。

（3）直肠平滑肌肉瘤：主要临床表现为腹痛、消化道出血、腹部包块以及大便不畅、肛门坠胀等，症状缺乏特异性，且与直肠癌接近，较难区别。但直肠平滑肌肉瘤与直肠平滑肌瘤一样，起源于肠壁固有肌层，少数起源于黏膜肌层及平滑肌，因此肛门指检时可以触及黏膜光滑肿块，气钡双重造影时多无黏膜改变，帮助鉴别。然而当黏膜受侵出现溃疡时，光靠指检以及气钡双重造影与直肠癌难以鉴别，需要结合增强 CT、MRI、肠镜活检、经直肠超声造影等帮助鉴别。

（4）直肠间质瘤：间质瘤临床无特异性症状和体征，早期表现为便血、大便习惯改变，肿瘤增大后会出现里急后重、梗阻等。影像学检查手段如 CT、MRI 对间质瘤的诊断具有一定辅助作用，经直肠超声造影对间质瘤与直肠癌的鉴别具有较高的准确率。确诊需依赖肠镜下活组织病理检查。

（5）浸润性或转移性瘤：如胃癌种植转移、盆腔肿瘤浸润直肠等。此类患者体征、影像学表现等与直肠癌极其相似，要注意寻找原发病灶，活组织病理检查是唯一确诊手段。

案例 27-1 解析 2

　　该患者根据肠镜及直肠指检，可做出直肠癌的初步诊断，但需注意与其他直肠良恶性肿瘤的鉴别，特别是直肠腺瘤、直肠间质瘤、直肠内分泌肿瘤等。最终的确诊有待肠镜下活组织病理检查结果。

六、治　　疗

直肠癌的治疗策略包括手术治疗、内科治疗、放疗等多种方法，常根据病变位置、肿瘤分期、组织学类型、患者年龄及合并症等因素进行个体化选择，并经过全面评估后进行综合治疗。在早期直肠癌中，外科手术是主要的治疗手段；而对于进展期或晚期直肠癌，多采用放疗和化疗联合治疗，也可以通过靶向药物抑制肿瘤生长。近年来，基于免疫调节机制的免疫治疗也被应用于直肠癌的治疗中。

多学科团队（multidisciplinary team，MDT）可有效提升直肠癌的诊治水平。以患者为中心，由结直肠外科、肝外科、肿瘤内科、放疗科、放射科及其他相关专业有一定资质的医生组成诊治团队，全面评估患者一般状况、诊断、分期、发展及预后，根据当前国内外治疗规范和指南，制定并实施最适合、最优化的个体诊治方案。

■（一）手术治疗

1. 总体原则　直肠癌的治疗是以手术为主的综合治疗，手术治疗应遵循肿瘤功能外科、损伤效益比及无菌无瘤基本原则，兼顾肿瘤根治和器官保护。根治性手术需行全直肠系膜切除（total mesorectal excision，TME），TME 手术于 20 世纪 80 年代由 Heald 提出，是直肠癌的标准术式，需要完整切除包绕直肠的系膜，包括直肠周围的脂肪、血管、淋巴和神经组织，具体要求如下：①直视下锐性解剖直肠系膜周围盆筋膜壁层和脏层之间的无血管界面，保证切除标本的直肠系膜完整无撕裂；②对于中低位直肠癌，应切除肿瘤远端肠管≥2cm；如远切缘距肿瘤 1～2cm 者，建议术中行快速冷冻切片病理学检查证实切缘阴性；③切除直肠系膜至肛提肌水平或直肠系膜远切缘距离肿瘤≥5cm。保证直肠系膜的完整性是目前公认的降低直肠癌术后局部复发和远期转移最重要的影响因素。

2. 手术平台　随着技术的发展，越来越多的手术技术平台应用于直肠癌的治疗，结合患者情况及所在医院情况，选择合适的手术平台至关重要，目前常用的平台如下：

（1）开腹：开腹手术是直肠癌外科治疗的基石，对于肠梗阻、穿孔、肥胖、粘连严重等患者，开腹手术是安全的选择。

（2）腹腔镜：腹腔镜手术对大部分患者是安全且微创的，是目前最常使用的手术平台，其 2D、3D 等高清设备能为手术医生提供更加清晰的解剖，观察到开腹手术难以观察的位置，特别是在低位直肠癌中，优势显著。但对于心肺功能不佳难以耐受长时间气腹及粘连严重的患者，腹腔镜手术应谨慎选择。

（3）"机器人"："机器人"手术是腹腔镜手术的进阶选择，比腹腔镜平台更精细地显示和仿生机械臂，使其更利于手术医生精准解剖。但现阶段"机器人"平台费用昂贵，其应用局限于各地区中大型医疗中心。

（4）其他：传统的经肛门内镜显微手术（transanal endoscopic microsurgery，TEM）及基于单孔腹腔镜技术的经肛门微创手术（transanal minimally invasive surgery，TAMIS），可用于直肠早期肿瘤局部切除或困难直肠癌根治性手术治疗。

3. 手术方式 手术前选择合适的手术方式及团队至关重要。手术团队应有丰富的盆腔外科经验。如需扩大手术范围，还需泌尿外科、妇科和骨科等手术团队配合。具体式式如下。

（1）局部切除：包括内镜治疗、直视下经肛手术和基于 TEM 或 TAMIS 操作平台的经肛腔镜手术。适应证需同时满足以下条件：T_{is} 和 T_1 期（黏膜下浸润深度<1000μm）的直肠癌；治疗前应排除浸润达到或超过肌层、区域淋巴结转移或远处转移的情况；肿瘤最大径<3cm，侵犯肠周<30%；活动度良好；高、中分化。切除标本需行规范化病理分析。术后病理如有以下情况之一即需追加手术：①基底切缘阳性；②组织学分化差（低分化腺癌、未分化癌、印戒细胞癌、黏液腺癌等）；③黏膜下浸润深度≥1000μm 或 T_2 期肿瘤；④血管，淋巴管侵犯阳性；⑤肿瘤出芽 G_2/G_3。

（2）直肠前切除术（Dixon 术）：可以有效地保留患者肛门，是目前应用最多的直肠癌根治术。Dixon 用于临床 T_2 期以上和（或）淋巴结阳性的进展期直肠癌，预计远切缘 1～2cm 或术中冰冻阴性。手术遵循 TME 原则，完整切除全直肠系膜，保留盆腔自主神经。如术中发现肿瘤超越 TME 平面，需考虑联合脏器切除以达到阴性切缘。如术前存在梗阻、近端肠管水肿、术前放疗或极低位吻合等吻合口漏高危风险时，根据患者情况综合判断，慎行回肠预防性造口。

（3）腹会阴联合切除术（Miles 术）：需切除肛门，并行近端结肠永久性造口，应用于低位且无法保留肛门功能的直肠癌。手术遵循 TME 原则，为保证直肠下段环周切缘阴性，需根据肿瘤位置适当扩大会阴区切除范围。如会阴组织缺损大，可修复重建盆底。

（4）Hartmann 术：经腹切除直肠肿瘤，远端直肠闭合，近端结肠造口，用于梗阻、穿孔等导致近端结肠显著水肿无法安全吻合，不宜行 Dixon 术者，或一般状态差，高龄体弱不耐受 Miles 术者。

（5）改良 Bacon 术：保留肛管和肛门括约肌，将近端结肠经肛脱出。用于无法安全行直肠肛管吻合且不愿行近端肠造口者，需二次手术切除经肛脱出的结肠。

（6）括约肌间切除术（intersphincteric resection，ISR）：用于超低位直肠癌，且内括约肌无肿瘤浸润。根据内括约肌切除范围可分为部分切除、次全切除和完全切除。内括约肌切除后可能影响患者控便功能，不推荐高龄、体弱、术前肛门功能不良的患者接受此类手术。

（7）经自然腔道取标本手术（natural orifice specimen extraction surgery，NOSES）：使用腹腔镜、"机器人"、肛门内镜或软质内镜等设备平台完成腹盆腔内各种常规手术操作（切除与重建），为经人体自然腔道（直肠或阴道）取标本，腹壁无辅助切口的手术。术后腹壁仅存几处戳卡瘢痕，表现出极佳的微创效果。直肠癌 NOSES 是一种高选择性手术，仅限于 T_2、T_3 期，病灶小，有希望经自然腔道取标本者。

（8）经肛全直肠系膜切除术（transanal total mesorectal excision，taTME）：是利用 TAMIS 手术平台经肛切断肿瘤远端直肠，自下而上逆向完成 TME 解剖，适用于中低位直肠癌。该手术技术难度大，远期随访数据尚不充分，需严格掌握适应证。

（9）直肠癌扩大根治术：对于局部晚期的直肠癌患者，为达到肿瘤根治目的，常需要行直肠癌扩大根治术。扩大根治术难度大，做之前应行充分的 MDT 讨论，并配置相应的手术医生团队，具体如下：

1）侧方淋巴结清扫（lateral lymph node dissection，LLND），用于低位直肠癌合并或高度怀疑存在髂内外血管引流区域淋巴结转移者，联合直肠癌切除达到根治目标。该手术技术难度大，发生血管和神经损伤风险大，多数患者需接受术前放化疗。

2）联合脏器和多脏器切除。①联合脏器切除适用于直肠癌侵犯邻近脏器（如膀胱、输尿管、子宫或附件等），且无远处转移者。通过切除邻近脏器实现阴性切缘；②多脏器切除适用于肿瘤转移至远隔脏器（如肝转移、卵巢转移等）者，因根治需求，行两个以上脏器同期手术，实现 R0 切除，手术难度大，需相应专科手术团队配合。

（10）直肠癌急诊手术：主要适用于合并梗阻、大出血或穿孔者。对肠梗阻者应行胃肠减压、纠正水和电解质紊乱及酸碱失衡等适当准备，有可能治愈癌性梗阻患者，首选外科手术治疗。根据术中情况决定术式，包括 Dixon 术、Dixon 术+回肠预防性造口、Hartmann 术、Miles 术等，如肿物不能切除，可在梗阻部位近侧造口，术后行辅助治疗，再评估二期行根治性手术的可能性。还可考虑结肠自膨式金属支架置入或经肛肠梗阻导管减压，从而避免危重患者的急诊手术。对出血者应根据出血量和对生命体征的影响采取急诊手术或介入治疗。对穿孔者应行急诊手术。

（11）遗传性直肠癌：占所有直肠癌的 10% 左右，其切除范围往往比散发性的直肠癌大，创伤大、难度高。具体如下：

1）家族性腺瘤性息肉病如发生癌变，根据癌变部位，行全结直肠切除加回肠储袋肛管吻合术、保留直肠壶腹部的全结肠及部分直肠切除+回肠直肠吻合术、全结直肠切除加回肠-直肠端端吻合术或全结直肠切除加回肠造口术。未发生癌变者可根据病情选择全结直肠切除或肠段切除。

2）Lynch 综合征应在与患者充分沟通基础上，选择全结直肠切除或肠段切除结合肠镜随访。

（二）内科治疗

1. 新辅助治疗　适用于在手术治疗前，使用化疗和（或）放疗，以期提高手术切除率及保肛率的直肠癌患者。新辅助同步放化疗+手术+辅助化疗是目前中低位局部晚期直肠癌的标准治疗策略，应在 MDT 指导下进行。新辅助同步放化疗有助于器官保留，降低局部复发率，甚至获得病理完全缓解（pathologic complete remission，pCR）。pCR 是指在治疗结束后，经病理学检查发现患者体内的肿瘤细胞已完全消失，无残留迹象。通常被认为是一种良好的治疗反应，可能会有更长时间的无复发生存期和较好的预后。直肠癌新辅助治疗的具体原则如下：

（1）$cT_{1\sim2}N_0M_0$ 或有放化疗禁忌者可直接手术，不推荐新辅助治疗。

（2）$cT_{3\sim4}$ 和/或 N+，推荐术前新辅助放化疗后再评估。

（3）$cT_{3\sim4}$ 和/或 N+，不适合放疗者，在 MDT 指导下决定是否直接手术或行新辅助化疗后再评估。

（4）对保肛困难，但保肛意愿强烈者，可考虑增加间隔期联合化疗，包括全程新辅助治疗（total neoadjuvant therapy，TNT）模式。TNT 模式是指治疗前评估为局部晚期直肠癌，或侧方淋巴结转移者，在术前同步放化疗或放疗后，根据肿瘤退缩情况行全身化疗，以增加肿瘤退缩程度，再行手术。

2. 辅助化疗　在手术切除肿瘤后，为了预防或延缓癌细胞复发或转移，使用化疗药物进行治疗。直肠癌的辅助化疗以 5-氟尿嘧啶（5-FU）为基础用药，常用的方案如下所述。

（1）CapeOx 方案：奥沙利铂 $130mg/m^2$，第 1 天静脉滴注；卡培他滨 $1000mg/m^2$，每日 2 次，口服，持续 14 天；每 3 周重复。

（2）mFOLFOX6 方案：奥沙利铂 $85mg/m^2$，第 1 天静脉滴注 2h；亚叶酸钙（LV）$400mg/m^2$，第 1 天静脉滴注 2h；5-FU $400mg/m^2$ 第 1 天静脉推注，然后总量 $2400mg/m^2$，持续静脉输注 46～48h；每 2 周重复。

具体原则如下：

（1）Ⅰ期：不推荐术后辅助化疗，建议观察和随访。

（2）Ⅱ期：根据有无临床高危因素及微卫星状态制定方案。高危因素包括：T_4、组织学分化差（3/4 级，不包括 MSI-H 者）、血管淋巴管浸润、神经侵犯、术前肠梗阻或穿孔、切缘阳性、情况不明或安全距离不足、检出淋巴结不足 12 枚。

1）无高危因素：MSI-H 或错配修复蛋白缺失（deficiency of MMR，dMMR），观察和随访；微卫星稳定（microsatellite stability，MSS）或错配修复蛋白功能正常（proficiency of MMR，pMMR），推荐 5-FU/LV 输注或卡培他滨口服。

2）有高危因素：推荐 CapeOx 或 FOLFOX 方案。

（3）Ⅲ期：推荐含奥沙利铂的两药化疗。不耐受者行 5-FU/LV 输注或卡培他滨口服。

3. 转化治疗 对于部分Ⅳ期直肠癌患者，尤其是转移灶仅限于肝的患者，起初无法切除，通过化疗联合或不联合靶向治疗后充分缓解也有可能手术切除（潜在可切除病灶），这种治疗称为转化治疗，用于和"新辅助化疗"概念相区分，后者指术前化疗，用于开始治疗前病变即明显可切除的患者。转化治疗的目的是追求缓解率。推荐以下方案：CapeOx/FOLFOX/FOLFIRI（伊立替康：180mg/m^2，静脉滴注30~90min；LV：400mg/m^2，静脉滴注2h；5-FU：静脉推注400mg/m^2，然后以2400mg/m^{2}持续静脉滴注46~48h）±贝伐珠单抗、FOLFOX/FOLFIRI±西妥昔单抗（KRAS、NRAS、BRAF野生型）、FOLFOXIRI±贝伐珠单抗（年轻、健康状况好且能耐受者）。转化成功获得原发灶和转移灶R0切除的患者，一般建议术后完成围手术期总共半年的治疗。

4. 姑息化疗 转移性直肠癌患者大多数不能治愈，但对于转移仅限于肝和（或）肺、局部复发或限制性腹腔内病变者，仍存在手术治愈的可能。失去转化治疗机会的患者进入姑息化疗阶段，其目的为尽可能缓解肿瘤导致的临床症状，改善生活质量及延长生存期。对于无症状患者，尽量延缓肿瘤进展比诱导缓解更为重要，达到病情稳定即为最佳疗效。

（1）常用药物：化疗药物包括氟尿嘧啶、伊立替康、奥沙利铂、卡培他滨、曲氟尿苷替匹嘧啶（TAS-102）和雷替曲塞。靶向药物包括西妥昔单抗（用于KRAS、NRAS、BRAF野生型）、贝伐珠单抗、瑞戈非尼和呋喹替尼。

（2）联合使用方案：联合化疗和靶向治疗应当作为转移性直肠癌患者的一、二线治疗。

推荐以下方案：CapeOx/FOLFOX/FOLFIRI±贝伐珠单抗、FOLFOX/FOLFIRI±西妥昔单抗（KRAS、NRAS、BRAF野生型）。对于肿瘤呈侵袭性、预后差的患者，存在BRAF V600E突变、肿瘤负荷大、预后差或需要转化治疗的患者，如一般情况允许，可考虑FOLFOXIRI±贝伐珠单抗的一线治疗。对于KRAS、NRAS、BRAF野生型的直肠癌患者，抗EGFR单抗（西妥昔单抗）联合化疗优于VEGF单抗（贝伐珠单抗）联合化疗。

一线接受奥沙利铂治疗的患者，如二线治疗方案为化疗±贝伐珠单抗时，推荐FOLFIRI或改良的伊立替康+卡培他滨。对于不耐受联合化疗的患者，推荐5-FU/LV或卡培他滨单药±靶向药物。不耐受5-FU/LV的晚期直肠癌患者可考虑雷替曲塞治疗。一线方案为含伊立替康方案，二线方案推荐为奥沙利铂基础方案。如一线化疗联合西妥昔单抗，不推荐二线继续西妥昔单抗治疗。一线联合贝伐珠单抗治疗，二线可考虑更换化疗方案后继续联合贝伐珠单抗治疗。

三线及三线以上治疗患者推荐瑞戈非尼或呋喹替尼或参加临床试验，也可考虑应用TAS-102。

对于dMMR或MSI-H的患者，根据病情及意愿，在MDT指导下可考虑性免疫检查点抑制剂（PD-1±CTLA-4单抗）治疗。

5. 其他治疗 在上述治疗不适用时，可行局部治疗，如介入、瘤体内注射、物理治疗或中医药治疗等。

（三）放疗

直肠癌属于放疗中度敏感肿瘤，放疗作为手术切除的辅助疗法有提高疗效的作用。根据放疗与手术的介入时机，可分为以下几种类型：①新辅助放疗，在手术前进行放疗，以缩小肿瘤体积、提高手术切除率和降低局部复发率；②术中放疗，在手术过程中进行放疗，可以直接影响手术区域，减少对周围正常组织的影响；③辅助放疗，在手术后进行放疗，以杀灭残留的恶性细胞、降低复发率并提高生存率。

直肠癌放疗的适应证如下：

1. Ⅰ期 局部切除术后，有高危因素者，推荐行根治性手术；如因各种原因无法进一步行根治性手术，建议辅助放疗。

2. Ⅱ~Ⅲ期新辅助放化疗 根据肿瘤位置并结合MRI复发危险度分层治疗。推荐行新辅助放疗或新辅助同步放化疗。

3. Ⅱ~Ⅲ期辅助放化疗 未行新辅助放化疗且术后病理为Ⅱ~Ⅲ期者，根据直肠系膜切除质量、环周切缘状态、肿瘤距肛缘距离等术后病检结果，依据复发危险度分层，再决定是否行辅助放化疗。

4. Ⅰ～Ⅲ期根治性放疗 因各种原因不能手术者，建议行根治性长程放疗联合同步化疗。

（四）直肠癌转移的治疗原则

1. 肝转移

（1）可切除的肝转移：手术完全切除原发灶和肝转移灶，是目前治愈直肠癌肝转移的最佳方法。除手术切除外，消融、放疗等也能彻底毁损肝转移灶。应积极联合多种手段，使更多患者有机会达到无疾病证据（no evidence of disease，NED）状态，改善长期生存质量。

（2）潜在可切除的肝转移：原发灶或肝转移灶在初诊时无法根治性切除，经积极治疗可转化为适宜根治性切除的状态。转化治疗后的肝转移切除者，5 年生存率与初始可切除者相近。如经 6 个月转化治疗后原发灶或肝转移仍无法达到根治性切除或 NED 目标时，建议低强度药物维持治疗。

（3）不可切除的肝转移：原发灶有出血、梗阻或穿孔时，先处理原发灶，再全身化疗。有明显局部症状时，可考虑原发灶姑息放疗。规范的姑息性内科治疗。在上述治疗不适用时，可行局部治疗，如介入、瘤体内注射、物理治疗或中医药治疗等。

2. 肺转移 可切除性肺转移，推荐 R0 切除。肺转移灶切除后余肺必须能维持足够的肺功能。其他局部治疗手段包括射频消融、立体定向放疗等。不可切除肺转移应行姑息治疗，在 MDT 指导下决定是否行局部处理。

3. 腹膜转移 腹膜转移无特异性临床表现且预后更差。用腹膜肿瘤转移指数（peritoneal cancer index，PCI）评估转移程度，在 MDT 指导下制定治疗策略。对局限性腹膜转移（PCI＜20）且无远处转移者可行减瘤术（cytoreductive surgery，CRS），要求达到无腹膜残余瘤或残余瘤直径＜2.5mm的减瘤程度。CRS 联合腹腔热灌注化疗（hyperthermic introperitoneal chemotherapy，HIPEC）可延长生存期。对广泛腹膜转移者，全身化疗优于最佳支持治疗。

4. 卵巢转移 对明确卵巢转移者，推荐双侧附件切除，如侵犯子宫则行子宫切除，不推荐预防性切除外观正常的卵巢。有生育意愿者，在治疗前应咨询生殖医学专科。

5. 骨转移 ECT 为诊断骨转移的主要手段。骨转移综合治疗的目标：改善生活质量，延长生存期，预防或延缓骨相关事件（SRE）。双膦酸盐是骨转移的基础用药。骨破坏或骨转移时，应用骨保护药物。局部手术应综合考虑，谨慎实施。骨转移还可行局部放疗。

6. 脑转移 以控制原发灶为主，脑转移灶局部治疗为辅。

案例 27-1 解析 3

临床诊断：直肠癌。

诊断要点：

1. 间断便血 2 个月。

2. 肛诊：距肛缘 6cm 触及肿物下缘，质硬，表面凹凸不平，活动度可，指套退出有染血。

3. 肠镜检查：直肠距肛缘 6cm 见环周型隆起占位，质脆易出血，表面凹凸不平，覆盖污苔。

治疗原则：

1. 早期直肠癌以手术治疗为主。

2. 中期直肠癌的治疗需个体化，根据情况选择直接手术治疗或者新辅助放化疗后手术治疗。

3. 晚期直肠癌以全身治疗为主。

（丁克峰）

思 考 题

直肠癌的局部表现有哪些？

第二十八章 肛管及肛门周围恶性肿瘤

学习目标

掌握 肛管及肛门周围恶性肿瘤的分类、临床表现、诊断、鉴别诊断和治疗。

熟悉 肛管及肛门周围恶性肿瘤的病因。

了解 肛管及肛门周围恶性肿瘤的病理。

案例 28-1

患者，男性，62 岁，退休人员。主因"发现肛周肿物 4 年余"于门诊就诊。

患者于 4 年前无意中发现肛旁一肿物，肿物无疼痛及其他不适。自行将肿物抠破后，给予外用消炎药物治疗（具体药物名称不详）。4 年来肿物反复发作且逐渐增大，近 1 个月来肿物增大迅速，已阻塞肛门，影响正常排便，遂于门诊就诊。发病以来，体重无明显变化，小便正常。既往健康，无肝炎、结核病史，无血液病史，无手术、外伤史。

体格检查：肛旁见一 5cm×10cm 菜花样肿物，表面覆盖白色污秽苔。直肠指检未触及肿物，退出指套无染血，双侧腹股沟未触及肿大淋巴结。

辅助检查：MRI 结果回报示肛门右旁占位，考虑恶性肿瘤可能（图 28-1）。

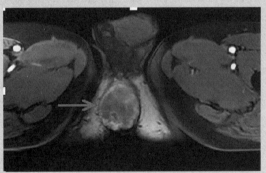

图 28-1　直肠癌 MRI 影像

问题：

1. 首先考虑何种疾病？
2. 应与哪些疾病相鉴别？
3. 治疗原则有哪些？

肛管癌（anal cancer，AC）是指发生在齿状线上方 1.5cm 至肛缘的恶性肿瘤；而肛周癌是指发生在肛缘外，以肛门为中心，直径约为 6cm 的圆形区域内的肿瘤。最常见的类型是与 HPV 相关的鳞状细胞癌和腺癌。尽管发病率较低，但近 50 年来，肛管鳞状细胞癌的发病率显著上升。感染 HIV 的同性恋患者可能更易发病。大多数肛管鳞状细胞癌患者可检测到 HPV RNA。

第一节　鳞状细胞癌

一、病 因 病 理

（一）病因

肛管鳞状细胞癌是恶性上皮性肿瘤，常与慢性 HPV 感染有关。

（二）病理

肛管鳞状细胞癌可以表现为以单一组织分化成分为主,但大多数情况下是由多种具有不同组织学特征的成分混合而成。一种类型是以大的淡染的嗜酸性的细胞和片块或单个细胞的角化为特征,后者常见中心呈嗜酸性坏死的病灶。另外还有介于两者之间的一种类型。可见管状或梭形分化细胞。侵袭边缘各有不同,境界清楚或呈不规则形,淋巴细胞浸润可显著或无。

分期:目前推荐采用 AJCC TNM 分期。

1. 原发肿瘤（T）

T_x：原发肿瘤无法评估。

T_0：无原发肿瘤证据。

T_{is}：原位癌,鲍温病,鳞状上皮高级别上皮内瘤变（HSIL）,肛管上皮内瘤变。

T_1：肿瘤最大直径≤2cm。

T_2：肿瘤最大直径>2cm,≤5cm。

T_3：肿瘤最大直径>5cm。

T_4：肿瘤累及周围器官,如阴道、尿道、膀胱。

2. 区域淋巴结（N）

N_x：淋巴结转移无法评估。

N_0：无区域淋巴结转移。

N_1：有区域淋巴结转移。

N_{1a}：腹股沟淋巴结,直肠系膜淋巴结和（或）髂内淋巴结转移。

N_{1b}：髂外淋巴结转移。

N_{1c}：髂外淋巴结和任何 N_{1a} 淋巴结转移。

3. 远处转移（M）

M_x：远处转移无法评估。

M_0：无远处转移。

M_1：有远处转移。

二、分　类

1. 肛管鳞状细胞癌（anal SCC）　可以表现为单一组织分化为主,但大多数情况是由多种具有不同组织学特征的成分混合而成。

2. 肛缘的鳞状细胞癌　区分肛管与肛缘的鳞状细胞癌可能比较难,该肿瘤确诊时这两部分均已受累。一般而言,肛缘的鳞状细胞癌比肛管的鳞状细胞癌预后要好,尤其对于可能进行手术局部切除的患者。肛缘的鳞状细胞癌以大细胞型常见。

3. 疣状癌（verrucous carcinoma）　也称为巨大尖锐湿疣或布施克-勒文施泰因瘤,似菜花状,比一般的湿疣大,直径可达 12cm。

三、临床表现

肛管鳞状细胞癌常表现为小的溃疡或沟裂,伴有轻微的外部生长和边缘硬化,肛周皮肤不规则增厚伴慢性皮肤炎症。病变部位的颜色与周围组织不同。如果溃疡形成并浸润性生长,病变与下面结构固定并引起出血。晚期,即使黏膜没有溃疡形成,括约肌也可见浸润。

四、辅助检查

1. CT　肛管鳞状细胞癌患者推荐行胸、腹及盆腔增强 CT 检查,排除远处转移。

2. MRI　推荐 MRI 作为肛管鳞状细胞癌的常规检查项目。盆腔 MRI 检查前建议肌内注射山莨菪碱抑制肠道蠕动,扫描范围包括盆腔与双侧腹股沟。对有 MRI 禁忌证者,可行盆腔增强 CT 扫描。

3. 超声检查 肛管内超声检查推荐作为早期肛管鳞状细胞癌的常规检查项目，与盆腔 MRI 联合确定术前分期，判定是否可行局部扩大切除手术。超声检查还可用于临床怀疑肝转移时。对影像学检查不能确诊的肝脏可疑病灶，可行超声引导下穿刺获取病理诊断。

4. PET-CT 不推荐作为常规检查，当病情复杂、常规检查不能确诊或确定分期时，可推荐使用。

5. 病理学检查 病理学活检是诊断肛管鳞状细胞癌的金标准，也是治疗的依据。因活检取材深度限制，活检病理可能无法明确有无黏膜下层浸润，浸润性癌活检可能误诊为高级别上皮内瘤变或黏膜内癌。细针穿刺活检可用于证实肿大淋巴结是否转移。对女性可行宫颈脱落细胞学检查，与宫颈癌鉴别。

五、诊断与鉴别诊断

肛管鳞状细胞癌根据临床症状和体征及组织病理检查多可明确诊断。但早期除与痔疮、肛裂相鉴别外，还应与下列疾病相鉴别。

1. 肛瘘 临床上多见，一般以肛旁脓肿开始，局部疼痛明显，脓肿破溃后形成瘘，疼痛亦随之减轻。肛瘘多数在肛管后正中处，并与齿状线相连，肛管黏膜完整，有时形成硬结或条索状。直肠指检时挤压可见瘘口内流出脓性分泌物，往往在坐浴和抗感染后症状好转。肛瘘用探针检查即可证实，如疑有癌变，则应活检明确诊断。

2. 直肠癌 临床上直肠癌与肛管鳞状细胞癌常难以区分。便血多为暗红色，有腥臭味，伴有大便习惯改变。直肠指检可触到直肠肿块，表面高低不平，质坚硬，不活动，呈菜花状或有溃疡，需行直肠镜、组织学进一步检查，以明确诊断。

六、治　疗

本病的治疗原则是以放化疗为主的整合治疗。

（一）手术治疗（局部切除）

在 20 世纪 80 年代前，手术曾是肛管鳞状细胞癌的主要治疗方式，绝大多数均需施行腹会阴联合切除术（abdominoperineal resection，APR），但自从多学科整合治疗模式（MDT to HIM）被认可后，腹会阴联合切除术不再作为治疗初诊肛管鳞状细胞癌的首选治疗方式，而是作为其他治疗手段都无效后的治疗方式。

局部切除适应证：

较小病灶（<2cm）、主要位于肛缘皮肤、能通过局部切除获得>5mm 的安全切缘并同时保全肛门括约肌功能。

表浅的肛管鳞状细胞癌，局部切除能获得阴性切缘者，局部切除后应满足基底受侵≤3mm 且肿瘤沿肛管纵径侵犯≤7mm，否则应考虑追加放化疗。

中分化以上的 T_1N_0 肛周鳞状细胞癌，局部切除应获得≥1cm 的阴性切缘。

局部切除标本的质量和病理分期对指导术后治疗及预后评估至关重要。

（二）内科治疗

1. 适用人群

（1）局限性肛管鳞状细胞癌（AJCC Ⅰ～Ⅲ期）同步放化疗。

（2）初治手术治疗后的辅助化疗。

（3）局限性肛管鳞状细胞癌放化疗后失败或复发、无法行解救手术者。

（4）转移性肛管鳞状细胞癌（Ⅳ期）。

2. 治疗方案

（1）同步放化疗：适用于局限性肛管鳞状细胞癌，化疗方案首选 5-FU 联合丝裂霉素，其他有效方案还包括 5-FU 或卡培他滨联合顺铂、卡培他滨联合奥沙利铂，不耐受双药方案者，可考虑单药 5-FU 或卡培他滨同步放疗；不推荐放疗前行诱导化疗。

（2）一线姑息化疗：适用于复发或转移性肛管鳞状细胞癌，方案包括双药（铂类联合紫杉醇，铂类联合 5-FU）及三药方案[标准 DCF（多西他赛、顺铂与氟尿嘧啶）或改良 DCF]。

（3）靶向治疗：目前尚无高级别证据，但可尝试化疗联合表皮生长因子受体单抗治疗。

（4）后线治疗：尚无公认有效的二线化疗方案，可考虑帕博利珠单抗和纳武利尤单抗作为复发或转移性肛管鳞状细胞癌的二线治疗方案或参加临床研究。

（三）放射治疗

Ⅰ～ⅢB 期肛管鳞状细胞癌的标准治疗是同步放化疗，同时保留肛门功能，推荐调强放疗（IMRT）。放疗靶区原则上应包括原发肿瘤、肛管、盆腔及腹股沟淋巴结区。一般给予总剂量 45～60Gy。丝裂霉素 C（MMC）联合 5-FU 是目前标准的同步化疗方案，其他还包括 5-FU 联合顺铂。

第二节　基底细胞癌

案例 28-2

患者，男性，62 岁，发现肛旁肿物 2 年就诊。

患者排便时肿物疼痛，便后可以自行缓解，肿物表面黏膜经常破溃，并有点状出血渗出。曾在外院诊断为"痔疮"，给予药物坐浴治疗无效。既往有高血压、乙型肝炎、肝硬化、门静脉高压症、肝性脑病、胃底食管静脉曲张并有破裂出血史、冠心病、心律失常、脑动脉硬化。入院查体：肛门部位置正常，闭合良好，肛缘皮肤无隆起，截石位 3 点位肛旁距肛缘 1cm 见一隆起形肿物，大小约 2.5cm×2.5cm，质韧，活动度可，触痛不明显，表面黏膜破溃，可见少量点状出血，边缘不规则。

问题：

1. 首先考虑何种疾病？
2. 应与哪些疾病相鉴别？
3. 治疗原则有哪些？

基底细胞癌（basal cell carcinoma）又称基底细胞上皮瘤，是皮肤癌中最常见的类型之一，好发于皮肤薄弱、皮脂腺丰富或暴露于阳光的部位。

一、病　因　病　理

（一）病因

基底细胞癌病因学上尚不清楚，没有证据表明基底细胞癌的发生与 HPV 感染相关，可能与紫外线照射有关，发生于肛门部者极为罕见。

（二）病理

基底细胞癌病理组织表现为真皮内有多个大小不等、形态不一或呈条索状排列的肿瘤细胞团，细胞团周围常有特征性的栅栏状排列的单层柱状上皮细胞，上皮细胞团和间质之间常可见裂隙样空隙，空隙内可见黏液积聚，肿瘤细胞由增生的基底细胞样细胞组成，细胞小，细胞质少，边界不清；细胞核大，卵圆形，嗜碱性，部分病例可见核分裂象。

二、临　床　表　现

基底细胞癌常表现为边缘隆起和中心溃疡的硬化区，好发于肛周皮肤，偶尔发生于齿状线以下的鳞状细胞带伴肛门部瘙痒，异物感，有时可出现肛门部疼痛，局部有少量炎性分泌物。

三、诊　　断

本病早期诊断困难。因早期肿块小、表浅，常被误诊为痔、肛裂、肛周湿疹或疣。病理活检方能确诊。

四、鉴别诊断

基底细胞癌与鳞状细胞癌的鉴别非常重要，但通过小的活体组织检查来鉴别可能相当困难。两者均可发生在鳞状细胞带，均可表现为基底细胞、鳞状细胞和膜样结构成分混合存在，以及间质发生炎性浸润。基底细胞癌中可能出现大量不典型的核分裂象。然而，鳞状细胞癌中含有基底细胞区，其周围栅栏状排列不如前者明显，细胞多形性更常见，常出现大的嗜酸性中央坏死区。免疫组化有助于确诊。基底细胞癌 Ber-EP4 阳性而 CK13、CK19、CK22 阴性，CEA、EMA、AE1、UEA1 阴性，鳞状细胞癌的基底样细胞型常有相反的表现。

五、治　　疗

基底细胞癌可通过局部切除得到充分的治疗，罕见转移。较小病灶通过放疗也可完全消失，预后良好。但随着肿瘤的增大和复发，其恶性程度不断增高，最终引起转移而使平均生存期缩短，仅8 个月。

第三节　恶性黑色素瘤

案例 28-3

患者，女性，72 岁，因"便血伴排粪次数增多 7 月余，加重 1 周"入院。

患者诉于 7 月余前无明显诱因出现便血，出血量约 5ml，色鲜红，手纸染血，其后便血每 2～3 日出现 1 次，每次出血量 3～5ml，手纸染血或呈滴血状，粪便干燥时出血量较多，伴排粪次数增多，每日排粪 4～5 次，粪便质软、成形，偶伴肛门坠胀不适，排粪时无明显疼痛。近 1 周来便血量逐渐增多，单次出血量最多时约为 20ml，呈滴血状，色鲜红，排粪时伴肛门疼痛，呈跳痛，排粪后疼痛加重，疼痛持续约 1 小时，其后排粪后疼痛时间逐渐延长，最严重时需卧床休息半日后方可缓解。起病后曾于当地诊所就诊，使用槐角丸、普济痔疮栓治疗后症状缓解不明显。为求进一步诊治，遂来诊。自发病以来，患者精神、食欲可，睡眠较差，大便如前述，小便正常，体重无明显变化。门诊以"直肠占位性病变"收入院。

患者否认高血压、糖尿病、心脏病等慢性病病史，否认肝炎、结核等感染性疾病病史。神清，全身浅表淋巴结未扪及肿大，心肺腹查体未见异常，四肢查体未见异常。专科检查：（膝胸位）肛门外周皮肤正常，无肿物脱出，9 点位至 12 点位齿状线上方距肛门缘约 4cm 处可触及一菜花样肿物，边缘不清，质地中等，无触痛，肛门括约肌松弛，退指指套有少许血染。

入院专科相关检查：

（1）肿瘤标志物（CA153、CA125、CA199、AFP、CEA）各项指标检测值均在正常值参考范围。

（2）全腹部增强 CT 检查结果：直肠下段管壁增厚，病变肠管长径约 4.5cm，局部见轻中度异常强化。双肾内见多发无强化小囊状低密度灶，大者位于左肾，直径约 0.8cm。肝脏、脾脏、胰腺、胆囊形态大小未见异常，腹部肠管未见狭窄及扩张征象，腹膜后未见肿大淋巴结，腹腔未见积液。膀胱、子宫及双侧附件未见异常，盆腔内未见肿大淋巴结，未见积液。

（3）电子结肠镜检查结果：直肠末端齿状线上方至距肛门缘 9cm 处见约 1/3 周紫黑色肿物，表覆黏液苔，质脆易出血。

（4）其他检查：胸部 CT 平扫未见异常；颅脑 CT 平扫+增强未见明显异常。

问题：

1. 首先考虑何种疾病？

2. 应与哪些疾病相鉴别？

3. 治疗原则有哪些？

肛门区是继皮肤和眼球之后最常发生黑色素瘤的部位，占肛门区恶性肿瘤的 1%。患有该病的成人年龄范围广，且白种人最常见。

一、病因病理

（一）病因

肛管恶性黑色素瘤现病因学上尚不清楚，过度紫外线照射皮肤可能导致皮肤恶性黑色素瘤，但对肛管恶性黑色素瘤而言，其无阳光过度照射的过程。一般认为黏膜鳞状上皮基底层的黑色素母细胞恶变可导致肛管恶性黑色素瘤的发生。

（二）病理

肛管恶性黑色素瘤组织学特征与发生在皮肤的黑色素瘤相似。黑色素细胞异常增生，在表皮内或表皮-真皮交界处形成一些细胞巢。这些细胞巢大小不一，并可互相融合。巢内黑色素细胞的大小与形状，以及核的形状存在不同程度的变异。有丝分裂较良性黑色素痣更为常见，肿瘤细胞胞质中有色素颗粒。在侵袭性恶性黑色素瘤中，肿瘤细胞向真皮和皮下组织浸润性生长。免疫组织化学染色：肿瘤细胞 S100 阳性，HMB-45 阳性及 Melan-A 阳性。

病理分级：

根据侵袭深度，将肛管恶性黑色素瘤分为 5 级，分级越高预后越差。

Ⅰ级：瘤细胞局限于基膜以上的表皮内。

Ⅱ级：瘤细胞突破基膜侵犯到真皮乳头层。

Ⅲ级：瘤细胞充满真皮乳头层，并进一步向下侵犯，但未到真皮网状层。

Ⅳ级：瘤细胞已侵犯到真皮网状层。

Ⅴ级：瘤细胞已穿透真皮网状层，侵犯到皮下脂肪层。

二、临床表现

肛管恶性黑色素瘤常见的临床表现为肿块和便血，但也可见里急后重、疼痛和大便习惯改变等症状。肿瘤常位于齿状线以下肛管及肛周皮肤。无蒂型或息肉状隆起。表面光滑，偶见溃疡。病变部位约 1/3 病例见色素沉着。肿瘤周围常见卫星结节。累及直肠下端的无色素性黑色素瘤在大体上与肛直肠癌难区分。

三、诊断

对于可疑皮损可采用 ABCDE 标准进行判断。

A（asymmey）代表不对称，B（borderirregularity）代表边界不规则，C（colorvariegation）代表色彩多样化，D（diameter＞6mm）代表直径大于 6mm，E（elevation、evolving）代表皮损隆起、进展。如果皮损符合 ABCDE 标准高度怀疑恶性黑色素瘤，需取活检进行组织病理学检查进一步确诊。但是有些亚型如结节性黑色素瘤的皮损不能用 ABCDE 标准来判断。

四、鉴别诊断

1. 痔　是良性的病变，不会出现淋巴及远处脏器的转移，肛管恶性黑色素瘤指的是肠腔内的恶性肿瘤，一般会出现淋巴转移，可以通过直肠镜检查、病理组织学检查来进行鉴别诊断。

2. 肛周脓肿　如果患者肛腺感染形成脓肿，表现为肛周包块，触之疼痛，通过肛周彩超或影像学检查，可以鉴别诊断。

五、治　疗

（一）外科治疗原则

1. 原发灶手术治疗　对肛管恶性黑色素瘤，外科治疗仍是目前首选治疗手段。肿瘤的完整切除和获得阴性切缘仍应作为肛管恶性黑色素瘤外科手术治疗的基本原则。临床常用术式主要为腹会阴联合切除术和广泛局部切除，但是目前作为首选术式仍具争议。

由于多数肛管恶性黑色素瘤常发展为全身性疾病，因此对可以完整 R0 切除肿瘤并保证阴性切缘者应首选局部广泛切除。对肿瘤巨大，环周肿瘤或肿瘤侵犯肛门括约肌的患者，局部广泛切除难以实施，可考虑腹会阴联合切除术。

2. 腹股沟淋巴结转移手术治疗　肛管恶性黑色素瘤腹股沟淋巴结转移较常见，但通常不推荐行预防性淋巴结清扫，临床发现有确切转移者，再行双侧腹股沟淋巴结清扫。前哨淋巴结检查可帮助诊断是否有腹股沟淋巴结转移，从而帮助决定是否需要治疗性腹股沟淋巴结清扫。

3. 局部广泛切除术后复发　对局部广泛切除术后复发者，建议经 MDT to HIM 讨论后制定最佳方案。

（二）内科治疗原则

总体原则是以生物治疗、化疗、免疫治疗及靶向治疗为主的整合治疗。建议所有患者治疗前都进行 *BRAF*、*CKIT* 等基因检测，用于指导分型及制定方案。

Ⅰ～Ⅲ期患者术后建议辅助治疗，可用化疗、大剂量干扰素或 PD-1 单抗治疗。化疗方案可选择替莫唑胺+顺铂。有研究证实辅助化疗优于大剂量干扰素，但后者仍可使部分患者获益。PD-1 单抗可选择特瑞普利单抗或帕博利珠单抗。

对不可手术切除的Ⅰ、Ⅱ、Ⅲ期患者以及出现远处转移的Ⅳ期患者，可选择化疗加抗血管生成药物，如达卡巴嗪+恩度、替莫唑胺+恩度、紫杉醇+卡铂±贝伐珠单抗或白蛋白结合型紫杉醇+卡铂±贝伐珠单抗。如 *BRAF V600E* 突变，可选择 *BRAF* 抑制剂如维罗非尼，也可选择 PD-1 单抗±阿西替尼，或"双靶"治疗（*BRAF* 抑制剂+*MEK* 抑制剂），如达拉非尼+曲美替尼；如 *CKIT* 突变，可选择 *CKIT* 抑制剂，如伊马替尼。对 *NRAS*、*NTRK* 等基因突变的患者，也可选择相应的靶向药物。对全身状况不佳者，建议给予最佳支持治疗。

第四节　肛周 Paget 病

案例 28-4

患者，男性，59 岁，因"反复肛缘肿物突起伴便后鲜血 1 年余"入院。患者入院前 1 年无明显诱因出现肛缘肿物突起伴便后鲜血，时为点滴出血，时为手纸染血，便后滴血可自行停止，伴肛门坠胀，无肛门疼痛及肿物脱出，不伴腹痛、腹泻、便秘、里急后重感及黏液血便等。患者于院外药物（具体不详）治疗后症状无明显缓解，为进一步求治来我院就诊，门诊以"肛管肛周肿物"收入住院。患者进食、睡眠、精神可，大便时有干结，小便正常，体重无明显变化。既往体健，无特殊病史。查体：生命体征平稳，心肺腹查体未见异常。专科检查：截石位，视诊：肛门居中，外观无畸形，闭合好，局部未见分泌物，肛缘4～8点位（顺时针）可见菜花样新生物突起。触诊：肛门括约肌功能良好，4～9点位（逆时针）肿物波及肛管，6～9点位（逆时针）肿物波及肛缘，肛管无肿物浸润生长，黏膜质脆，触之易出血，活动度可，指套退出染血。入院后完善相关辅助检查：血常规、肝功能、肾功能、凝血功能、电解质、输血8项、大小便常规、肿瘤标志物、心电图未见异常。胸片示：胸椎侧弯，双肺纹影增多、紊乱，降主动脉迂曲。腹部彩超示：右肾小囊肿，双肾结石（泥沙型），前列腺增生。

问题：

1. 首先考虑何种疾病？需做哪些检查可确诊该疾病？
2. 应与哪些疾病相鉴别？
3. 治疗原则有哪些？

肛周 Paget 病（又名湿疹样癌）是一种少见的上皮内腺癌。乳腺外的 Paget 病好发于高密度大汗腺部。

一、病因病理

（一）病因

肛周 Paget 病组织学起源存有争议，目前有3种假说：①肛周表皮 Paget 细胞由深层癌转移而来；②Paget 细胞发源于肛周表皮；③Paget 细胞可能由一种未知的致癌因子作用于上皮、大汗腺或直肠肠腺而产生。

（二）病理

肛周 Paget 病组织学上，鳞状上皮的基底部或全层被瘤细胞浸润，瘤细胞体积大，胞质丰富，苍白淡染，呈颗粒状或空泡状。核仁较大。少数细胞呈印戒细胞样。黏液染色全部为阳性，显示瘤细胞含酸性黏多糖。CK7 几乎全为阳性，但是 Merkel 细胞和 Toker 细胞 CK7 也可呈阳性。

二、临床表现

肛周 Paget 病主要表现为肛周顽固性瘙痒或烧灼感，局部应用皮质类固醇药物不缓解，出血，肛门或肛门直肠肿块，常被误诊为湿疹或皮炎。局部检查可见肛门部呈现红色或灰红色斑块隆起、片块状、溃疡、苔藓化、黏膜白斑、黏膜白斑样湿疹、皮肤脱屑，偶有疼痛，晚期可发生出血。病变直径平均为 5.1cm。病变可向邻近器官或淋巴结转移，向内侵犯肛管，转移可达肝、骨、脾、脑、膀胱、前列腺、肾上腺等处。

三、诊断

活组织检查是本病唯一确诊方法。由于肛周 Paget 病常累及邻近脏器组织，首先是直肠，其次是尿道和宫颈，因此对直肠、尿道、阴道和宫颈的检查十分必要。

四、鉴别诊断

1. 肛周湿疹 外观与本病相似，但发作呈间歇性，局部应用皮质类固醇可以缓解瘙痒症状，活检找不到 Paget 细胞。

2. 肛周鲍温（Bowen）病 为肛周皮肤内鳞状细胞癌，过碘酸希夫反应（PAS 反应）呈阴性，活检可以鉴别。

3. 肛周基底细胞癌 多发生在肛缘，生长缓慢。显微镜下可见不同程度角化，中心有钙化，细胞核大、胞质少。

4. 表浅真菌感染 股癣蔓延到肛周，皮肤损害类似本病，局部应用皮质类固醇治疗症状不缓解，但抗真菌治疗有效，刮屑行镜检可以找到菌丝或孢子。

五、治　疗

肛周 Paget 病可沿表皮扩散，转移到局部淋巴结乃至全身。放疗及化疗效果都不肯定，只能改善症状或暂缓病情发展。手术切除是目前重要的治疗方法。常用的手术方式为局部广泛切除或根治术（腹会阴联合切除术）。如果病变局限于肛门周围，无远处转移，可行大范围的局部切除术。如果病变广泛浸润，侵及肛管或直肠时，应行腹会阴联合切除术，并切除转移的淋巴结。根治术切除的范围为肛周全部皮肤、肛门括约肌、坐骨直肠窝脂肪、肛提肌及可能转移的淋巴结。术后复发率高并不是因为病变多中心性，而是因为病理检查的部位不够准确。减少术后复发，关键是确定切除的范围，冰冻切片的部位要非常准确，切除的病灶边缘行冰冻切片检查，确保无 Paget 细胞残留。即使行根治术，也难免复发，因此术后应定期复查，以便尽早发现、积极处理复发和转移病灶。

（陈洪生）

思　考　题

肛管黑色素瘤的临床表现有哪些？

第二篇参考文献

安阿玥, 2005. 肛肠病学[M]. 2 版. 北京: 人民卫生出版社: 68-70.

柏春琴, 朱小凤, 李澜, 等, 2018. 270 例肛门部位尖锐湿疣患者的治疗及合并感染 HIV 状况[J]. 中国艾滋病性病, 24(5): 518-519.

陈孝平, 汪建平, 2013. 外科学[M]. 8 版. 北京: 人民卫生出版社: 416-418.

陈孝平, 汪建平, 赵继宗, 2018. 外科学[M]. 9 版. 北京: 人民卫生出版社: 182-183.

程婉秋, 李树锦, 邵小华, 等, 2022. 淋病治疗新进展[J]. 安徽医学, 43(3): 356-359.

董家鸿, 金锡御, 黄志强, 2022. 外科手术学[M]. 4 版. 北京: 人民卫生出版社: 792-804.

冯静, 谢静燕, 2022. 女性会阴下降综合征诊治进展[J]. 现代妇产科进展, 31(11): 872-874.

高晓燕, 高平明, 吴时光, 等, 2016. 先天性肛门闭锁的影响因素分析[J]. 中国当代儿科杂志, 18(6): 541-544.

郭雅涛, 刘敏, 于佳宇, 等, 2022. 光动力单独或联合其他传统方法治疗尖锐湿疣复发因素的探讨[J]. 中国皮肤性病学杂志, 36(1): 71-77.

韩宝, 张燕生, 2011. 中国肛肠病诊疗学[M]. 北京: 人民军医出版社: 106-117.

胡明, 褚珺, 李晨晨, 等, 2021. 经会阴延长及梯形皮瓣转移术治疗女童肛门前移位[J]. 组织工程与重建外科杂志, 17(3): 217-221.

蒋法兴, 王千秋, 2021. 淋病的诊疗[J]. 皮肤科学通报, 38(1): 30-34.

李春雨, 2022. 现代肛肠外科学[M]. 北京: 科学出版社: 162-165.

李春雨, 2023. 临床肛肠外科学[M]. 北京: 人民卫生出版社: 314-315.

李春雨, 汪建平, 2013. 肛肠外科手术技巧[M]. 北京: 人民卫生出版社: 140-162.

李春雨, 汪建平, 2015. 肛肠外科手术学[M]. 北京: 人民卫生出版社: 800-805.

李春雨, 徐国成, 2021. 肛肠病学[M]. 2 版. 北京: 高等教育出版社: 138-140, 146-147.

李春雨, 张有生, 2005. 实用肛门手术学[M]. 沈阳: 辽宁科学技术出版社: 156-166.

李乐之, 路潜, 2017. 外科护理学[M]. 6 版. 北京: 人民卫生出版社: 220-224.

刘宝华, 2015. 直肠狭窄的病因和外科治疗[J]. 临床外科杂志, 24(4): 259-261.

刘凤林, 秦新裕, 2008. 胃肠外科吻合技术发展与应用[J]. 中国实用外科杂志, 28(1): 28-29.

刘妮妮, 李君毅, 潘贺欢, 等, 2023. 吻合器痔上黏膜环切术联合直肠黏膜柱状缝合固定术治疗女性直肠前突的临床研究[J]. 中国临床医生杂志, 51(3): 330-333.

吕逸清, 谢华, 徐伟珏, 等, 2013. 膀胱镜及逆行造影检查在泌尿生殖窦畸形患儿诊治中的应用[J]. 中华临床医师杂志(电子版), 7(18): 8194-8197.

毛国红, 刘惠敏, 曾科, 等, 2017. 消痔灵注射联合 PPH 治疗直肠脱垂疗效研究[J]. 陕西中医, 38(4): 498-499.

倪鑫, 孙宁, 王维林, 2020. 张金哲小儿外科学[M]. 2 版. 北京: 人民卫生出版社: 1229-1252.

裴家好, 郑珊, 2018. 一穴肛畸形的认识与诊治进展[J]. 中华小儿外科杂志, 39(12): 944-948.

任春成, 李非, 陈希琳, 等, 2019. 经肛门内镜微创切除术治疗直肠神经内分泌肿瘤的疗效观察[J]. 结直肠肛门外科, 25(3): 333-336.

施诚仁, 2019. 新生儿外科学[M]. 2 版. 上海: 上海世界图书出版公司: 826-844.

世界中医药学会联合会肛肠病专业委员会, 2023. 痔的围手术期管理专家共识[J]. 中国微创外科杂志, 23(6): 401-408.

谈园, 罗雯, 高飞, 等, 2022. HIV 阳性合并肛门-生殖器 CA 患者 HPV 亚型分析和复发情况研究[J]. 皮肤病与性病, 44(5): 386-388.

铁宝霞, 高峰, 高改琴, 等, 2017. 盆底痉挛综合征的诊治进展[J]. 中国综合临床, 33(7): 656-658.

汪建平, 2014. 中华结直肠肛门外科学[M]. 北京: 人民卫生出版社: 235-237.

王蓓蓓, 2020. 女性出口梗阻型便秘患者的肛门测压特点研究及分析[J]. 中国实用医药, 15(34): 81-82.

王果, 冯杰雄, 2011. 小儿腹部外科学[M]. 2 版. 北京: 人民卫生出版社: 387.

王果, 李振东, 1999. 小儿肛肠外科学[M]. 郑州: 中原农民出版社: 685.

吴肇汉, 秦新裕, 丁强, 2017. 实用外科学(上册)[M]. 北京: 人民卫生出版社: 1010-1014.

徐国成, 李春雨, 2023. 肛肠外科手绘手术图谱[M]. 北京: 人民卫生出版社: 104-142.

徐文绮, 周潜, 朱小宇, 等, 2022. 不同培养基的淋球菌培养性能及药物敏感性检测适用性评估[J]. 中国艾滋病性病, 28(5): 560-564.

徐永鹏, 王锡山, 2016. 经肛门微创手术治疗直肠肿瘤的可行性分析[J]. 中华结直肠疾病电子杂志, 5(1): 33-39.

杨春明, 2014. 实用普通外科手术学[M]. 北京: 人民卫生出版社: 528-530.

赵玉沛, 陈孝平. 外科学[M]. 3 版. 北京: 人民卫生出版社: 642-644.

张东铭, 2000. 盆底与肛门病学[M]. 贵阳: 贵州科技出版社: 472-473.

张海亮, 郝静静, 白延斌, 等, 2020. 经皮穴位电刺激对结直肠肿瘤患者术后肠功能的影响[J]. 现代肿瘤医学, 28(4): 611-614.

张连阳, 姚元章, 黄显凯, 等, 2010. 严重多发伤中漏诊肠道损伤的诊断和治疗[J]. 中华消化外科杂志, 9(2): 151-152.

张文斌, 李翔, 肖俊, 等, 2016. 经肛门痔上黏膜环切术偏心性切除吻合在直肠良性肿瘤伴抑郁的疗效观察[J]. 国际精神病学杂志, 43(2): 319-321.

张学军, 郑捷, 2018. 皮肤性病学[M]. 9 版. 北京: 人民卫生出版社: 217-219.

张有生, 李春雨, 2009. 实用肛肠外科学[M]. 北京: 人民军医出版社: 226-230.

郑荣寿, 张思维, 孙可欣, 等, 2023. 2016 年中国恶性肿瘤流行情况分析[J]. 中华肿瘤杂志, 45(3): 212-220.

中国医师协会肛肠医师分会临床指南工作委员会, 2019. 肛周坏死性筋膜炎临床诊治中国专家共识(2019 年版)[J]. 中华胃肠外科杂志, 22(7): 689-693.

中国医师协会肛肠医师分会临床指南工作委员会, 2021. 肛裂临床诊治中国专家共识(2021 版)[J]. 中华胃肠外科杂志, 24(12): 1041-1047.

周东月, 王春璐, 任艳平, 等, 2019. 黄连多糖通过抑制氧化应激和炎症反应减轻糖尿病大鼠肾损伤的实验研究[J]. 中国比较医学杂志, 29(3): 37-42.

朱元增, 吴刚, 张建成, 等, 2017. 骶神经刺激疗法治疗排粪失禁的 Meta 分析[J]. 中华胃肠外科杂志, 20(12): 1417-1421.

Anne N, Young E J, Willauer P, et al., 2020. Anal cancer[J]. Surgical Clinics of North America, 100(3): 629-634.

Bai X, Mao L L, Chi Z H, et al, 2017. BRAF inhibitors: efficacious and tolerable in BRAF-mutant acral and mucosal melanoma[J]. Neoplasma, 64(4): 626-632.

Barbosa M, Glavind-Kristensen M, Soerensen M M, et al, 2020. Secondary sphincter repair for anal incontinence following obstetric sphincter injury: functional outcome and quality of life at 18 years of follow-up[J]. Colorectal Disease, 22(1): 71-79.

Bharucha A E, Knowles C H, Mack I, et al, 2022. Faecal incontinence in adults[J]. Nature Reviews Disease Primers, 8(1): 53.

Brandler J, Camilleri M, 2020. Pretest and post-test probabilities of diagnoses of rectal evacuation disorders based on symptoms, rectal exam, and basic tests: a systematic review[J]. Clinical Gastroenterology and Hepatology, 18(11): 2479-2490.

Cattani L, Neefs L, Verbakel J Y, et al, 2021. Obstetric risk factors for anorectal dysfunction after delivery: a systematic review and meta-analysis[J]. International Urogynecology Journal, 32(9): 2325-2336.

Chaudhry Z, Tarnay C, 2016. Descending perineum syndrome: a review of the presentation, diagnosis, and management[J]. International Urogynecology Journal, 27(8): 1149-1156.

Cocco E, Scaltriti M, Drilon A, 2018. NTRK fusion-positive cancers and TRK inhibitor therapy[J]. Nature Reviews Clinical Oncology, 15(12): 731-747.

De Bari B, Lestrade L, Franzetti-Pellanda A, et al, 2018. Modern intensity-modulated radiotherapy with image guidance allows low toxicity rates and good local control in chemoradiotherapy for anal cancer patients[J]. Journal of Cancer Research and Clinical Oncology, 144(4): 781-789.

Dummer R, Schadendorf D, Ascierto P A, et al, 2017. Binimetinib versus dacarbazine in patients with advanced NRAS-mutant melanoma (*NEMO*): a multicentre, open-label, randomised, phase 3 trial[J]. The Lancet Oncology, 18(4): 435-445.

Eggermont A M M, Blank C U, Mandala M, et al, 2018. Adjuvant pembrolizumab versus placebo in resected stage Ⅲ melanoma[J]. The New England Journal of Medicine, 378(19): 1789-1801.

Feliu J, Garcia-Carbonero R, Capdevila J, et al, 2020. VITAL phase 2 study: Upfront 5-fluorouracil, mitomycin-C, panitumumab and radiotherapy treatment in nonmetastatic squamous cell carcinomas of the anal canal (GEMCAD 09-02)[J]. Cancer Medicine, 9(3): 1008-1016.

Gangopadhyay A N, Pandey V, 2017. Controversy of single versus staged management of anorectal malformations[J]. The Indian Journal of Pediatrics, 84(8): 636-642.

Gause C D, Krishnaswami S, 2022. Management of anorectal malformations and hirschsprung disease[J]. The Surgical Clinics of North America, 102(5): 695-714.

Glynne-Jones R, Sebag-Montefiore D, Meadows H M, et al, 2017. Best time to assess complete clinical response after chemoradiotherapy in squamous cell carcinoma of the anus (ACT Ⅱ): a post-hoc analysis of randomised controlled phase 3 trial[J]. The Lancet Oncology, 18(3): 347-356.

Hauch A, Ramamoorthy S, Zelhart M, et al, 2020. Refining approaches to surgical repair of rectovaginal fistulas[J]. Annals of Plastic Surgery, 84(5S): S250-S256.

Iglesia C B, Smithling K R, 2017. Pelvic organ prolapse[J]. Am Fam Physician, 96(3): 179-185.

Kalaivani V, Hiremath B V, Indumathi V A, 2013. Necrotising soft tissue infection-risk factors for mortality[J]. Journal of Clinical and Diagnostic Research: JCDR, 7(8): 1662-1665.

Pahwa A K, Khanijow K D, Harvie H S, et al, 2020. Comparison of patient impact and clinical characteristics between urgency and passive fecal incontinence phenotypes[J]. Female Pelvic Medicine & Reconstructive Surgery, 26(9): 570-574.

Pasricha T, Staller K, 2021. Fecal incontinence in the elderly[J]. Clinics in Geriatric Medicine, 37(1): 71-83.

Patcharatrakul T, Rao S S C, 2018. Update on the pathophysiology and management of anorectal disorders[J]. Gut and Liver, 12(4): 375-384.

Rafiei R, Bayat A, Taheri M, et al, 2017. Defecographic findings in patients with severe idiopathic chronic constipation[J]. The Korean Journal of Gastroenterology = Taehan Sohwagi Hakhoe Chi, 70(1): 39-43.

Rao S, Guren M G, Khan K, et al, 2021. Anal cancer: ESMO Clinical Practice Guidelines for diagnosis, treatment and follow-up[J]. Annals of Oncology, 32(9): 1087-1100.

Rosen N G, Hong A R, Soffer S Z, et al, 2002. Rectovaginal fistula: a common diagnostic error with significant consequences in girls with anorectal malformations[J]. Journal of Pediatric Surgery, 37(7): 961-965.

Shyam D C, Rapsang A G, 2013. Fournier's gangrene[J]. The Surgeon, 11(4): 222-232.

Siddika A, Saha S, Siddiqi S, 2017. Evolution of male rectal prolapse surgery and initial experience of robotic rectopexy in men[J]. Journal of Robotic Surgery, 11(3): 311-316.

Stoffel E M, Boland C R, 2015. Genetics and genetic testing in hereditary colorectal cancer[J]. Gastroenterology, 149(5): 1191-1203. e2.

Sugrue J, Lehur P A, Madoff R D, et al, 2017. Long-term experience of magnetic anal sphincter augmentation in patients with fecal incontinence[J]. Diseases of the Colon & Rectum, 60(1): 87-95.

Sun G, de Haas R J, Trzpis M, et al, 2023. A possible physiological mechanism of rectocele formation in women[J]. Abdominal Radiology (New York), 48(4): 1203-1214.

Sung H, Ferlay J, Siegel R L, et al, 2021. Global cancer statistics 2020: GLOBOCAN estimates of incidence and mortality worldwide for 36 cancers in 185 countries[J]. CA: a Cancer Journal for Clinicians, 71(3): 209-249.

Taggar A S, Charas T, Cohen G N, et al, 2018. Placement of an absorbable rectal hydrogel spacer in patients undergoing low-dose-rate brachytherapy with palladium-103[J]. Brachytherapy, 17(2): 251-258.

Trébol J, Carabias-Orgaz A, García-Arranz M, et al, 2018. Stem cell therapy for faecal incontinence: current state and future perspectives[J]. World Journal of Stem Cells, 10(7): 82-105.

Van der Wilt A A, Breukink S O, Sturkenboom R, et al, 2020. The artificial bowel sphincter in the treatment of fecal incontinence, long-term complications[J]. Diseases of the Colon and Rectum, 63(8): 1134-1141.

Van Iersel J J, Paulides T J C, Verheijen P M, et al, 2016. Current status of laparoscopic and robotic ventral mesh rectopexy for external and internal rectal prolapse[J]. World Journal of Gastroenterology, 22(21): 4977-4987.

Vergara-Fernandez O, Arciniega-Hernández J A, Trejo-Avila M, 2020. Long-term outcomes of radiofrequency treatment for fecal incontinence: are the results maintainable?[J]. International Journal of Colorectal Disease, 35(1): 173-176.

Wang X J, Chedid V, Vijayvargiya P, et al, 2020. Clinical features and associations of descending perineum syndrome in 300 adults with constipation in gastroenterology referral practice[J]. Digestive Diseases and Sciences, 65(12): 3688-3695.

第三篇 结肠疾病

第二十九章 先天性巨结肠

学习目标

掌握 先天性巨结肠的临床表现、诊断、鉴别诊断和治疗。

熟悉 先天性巨结肠的病因。

了解 先天性巨结肠的病理。

案例 29-1

患者，女性，19 岁，学生。主因"间断腹胀、便秘 10 年余"于门诊就诊。

患者于 10 余年前无明显诱因出现腹胀，排气、排便后症状稍缓解，并伴有便秘，大便频次为 3～4 天/次，大便为黄色软便，自诉排便时间较长，且时间进行性增加。腹胀症状于受凉后偶有恶心、呕吐、腹泻症状。体格检查：腹部膨隆，全腹无压痛、反跳痛，未扪及明显包块。直肠指检：距肛内 7cm 内未触及肿物，指套退出无血迹。

辅助检查：①结肠 CT 成像：乙状结肠肠腔充气欠佳，清洁度欠佳，各段结肠管壁光滑，盲肠至降结肠明显扩张，最宽处可达 18.1cm，回盲瓣显示欠清；②24h 全胃肠传输试验：24h 胃肠通过时间测定（GITT）排出：0%，48h 全胃肠传输试验：48h GITT 排出：0%，72h 全胃肠传输试验：72hGITT 排出：13%。

问题：

1. 首先考虑何种疾病？

2. 应与哪些疾病相鉴别？

先天性巨结肠（congenital megacolon）又称为先天性无神经节细胞症，是一种先天性肠道疾病，表现为肠道神经节细胞发育异常。患者病变肠道末端无神经节细胞，导致肠道运动功能障碍，常引发便秘、肠梗阻等症状。本病通常在婴幼儿时期就会出现症状，严重者需要手术治疗。先天性巨结肠的发病率约为 1/5000，男性发病率较女性高。好发部位通常为直肠和乙状结肠，但也可累及全结肠。

一、病因病理

（一）病因

先天性巨结肠的病因尚不完全明确，可能的病因包括遗传因素、环境因素和神经发育异常等。

1. 遗传因素 研究表明，先天性巨结肠具有遗传倾向。部分患者可能存在家族史，与多种基因突变相关，突变可能导致内源性神经嵴发育异常，从而引发先天性巨结肠。此外，有些病例可能与染色体异常有关，如唐氏综合征。

2. 环境因素 尽管遗传因素在先天性巨结肠的发生中起到了重要作用，但环境因素同样可导致先天性巨结肠的发生。环境因素常在妊娠期对胎儿发生影响，通过影响胚胎期肠道神经系统的发育，从而导致先天性巨结肠的出现。

3. 神经发育异常 肠道神经系统是一个复杂的神经网络，由神经元、神经纤维和神经胶质细胞组成，负责控制肠道的运动、分泌和血管功能。神经发育异常在先天性巨结肠的病因中起着关键作用。

（二）病理

先天性巨结肠的病理基础在于肠道神经节细胞的发育异常。先天性巨结肠病理特点是肠道某一段缺乏神经节细胞（包括神经元和神经嵴细胞），导致肠道运动功能障碍。这种状况通常发生在肛门至结肠的某一节段，但也可能涉及整个结肠。神经节细胞在肠道内的分布和功能至关重要。正常肠道内有两个主要的神经节层，即黏膜下神经丛和肌间神经丛。黏膜下神经丛主要参与调节肠道分泌和吸收功能，而肌间神经丛则负责肠道的蠕动和张力调节。在先天性巨结肠患者中，由于神经嵴细胞迁移异常，导致这两个神经丛在患者的肠道一段或多节段神经节细胞无法正常形成。由于肠道缺乏神经节细胞，肠道的运动功能受到影响，这导致肠道无法正常传导蠕动波，从而影响食物和排泄物在肠道内的运动。

二、分　类

先天性巨结肠可以按照病变部位、病变范围和组织学类型等进行分类。

1. 病变部位　按照病变部位，先天性巨结肠可分为直肠型、乙状结肠型、左半结肠型、全结肠型。直肠型先天性巨结肠是最常见的类型，约占所有先天性巨结肠病例的 70%～80%。这种类型的病变范围仅限于直肠和直肠肛管连接部，通常以便秘为主要临床表现。乙状结肠型先天性巨结肠病变范围较直肠型更广泛，包括直肠、乙状结肠和降结肠的一部分。

2. 病变范围　根据无神经节细胞的受累范围临床上将先天性巨结肠分为：①短段型：病变位于直肠近、中段交界处以远（占 0.5%）；②常见型：病变累及直肠近端或直肠乙状结肠交界处（占 70%～80%）；③长段型：病变累及乙状结肠中段以近结肠（占 15%～20%）；④全结肠型：病变累及全结肠，包括 50cm 以内的末端回肠（占 5%～10%）；⑤全肠型：病变自十二指肠至直肠，是罕见的先天性巨结肠类型。

3. 组织学类型　基于组织学类型，先天性巨结肠可以分为四种类型：神经节细胞增多症型、肌层纤维异常型、混合型和原始神经外胚层病变型。

三、临床表现

先天性巨结肠的临床表现较为复杂，具有多样性，因病变范围和程度不同而异。常见的临床表现包括便秘、腹泻、腹痛、呕吐、腹胀等。在婴儿期，由于肠道缺乏神经节细胞的调节，便秘是最常见的表现，新生儿出生后 48h 内未排便或排便较少的情况应引起重视。在儿童期，患者可能出现腹泻、腹痛、肠胀气等症状，严重者可导致脱水和营养不良。在成人期，患者可能表现为慢性便秘和腹胀等症状。

短段型先天性巨结肠的病变范围局限于肠道的一小段，通常不超过 2cm。患者通常出现便秘和腹胀等症状。这种类型的病变范围较小，因此症状较轻。患者通常出现便秘和腹胀等症状，可表现为排便困难、排便频率减少等，通常不会引起腹痛或其他消化系统症状。该型先天性巨结肠比较罕见，约占所有病例的 5%～15%。在部分患者中，短段型先天性巨结肠可能是其他类型先天性巨结肠的一部分。

长段型先天性巨结肠的病变范围通常超过 2cm，但不涉及整个结肠。患者通常出现肠梗阻的症状，如腹痛、呕吐、腹胀和便秘等。这种类型的病变范围较大，因此症状较重。该型先天性巨结肠比较常见，在部分患者中，长段型先天性巨结肠可能演变为全结肠型先天性巨结肠。

全结肠型先天性巨结肠涉及整个结肠，包括盲肠和直肠之间的肠段。患者通常出现严重的肠梗阻症状，如腹痛、呕吐、腹胀和严重的便秘。这种类型的病变范围最广泛，因此症状最严重。该型先天性巨结肠比较罕见，约占所有病例的 5%～10%。

急性先天性巨结肠是先天性巨结肠的一种罕见但严重的并发症。它通常发生在全结肠型先天性巨结肠患者中。患者肠道内容物的积聚导致肠道内压力逐渐升高，急性先天性巨结肠的临床特点是病情迅速恶化，患者出现急性腹痛、呕吐、腹胀、肠鸣音减弱或消失等症状，继而导致肠坏死、穿孔和腹膜炎等严重的并发症。急性先天性巨结肠常常需要紧急手术治疗。

四、诊　　断

先天性巨结肠的诊断通常需要结合患者的临床表现、病史、体格检查和辅助检查结果进行综合分析。

1. 临床表现　婴儿和儿童巨结肠多有典型病史及顽固性便秘和逐渐加重的腹胀。在婴幼儿期通过母乳喂养也可维持较好的排便，但是在添加辅食后逐渐表现为严重的顽固性便秘。大多数先天性巨结肠患儿发病初期每周排便少于 2 次，往往 3 天以上才排便，而且排便异常费力，大便排出特别困难，排便持续时间明显延长。如果未加干预，便秘症状逐渐加重，大便排出时间更加延迟，有的 10 天甚至半个月才排便 1 次。成人多表现为小肠结肠炎，最常见的症状包括腹胀、发热和腹泻，此外可能合并呕吐、血便、嗜睡、稀便或便秘等非特异性的临床表现。轻度的先天性巨结肠相关性小肠结肠炎可能仅仅有发热、轻度腹胀和腹泻等类似病毒性胃肠炎的症状，但是如果治疗不及时可能导致病情加重。

2. 体格检查　新生儿期腹胀即可出现，患儿呈蛙形腹，伴有腹壁静脉曲张，有时可见肠型及蠕动波。至幼儿期腹胀更加严重，大量肠内容物及气体滞留于结肠，有时可触及粪石。直肠肛管指诊对于诊断先天性巨结肠至关重要。它不但可以查出有无直肠肛门畸形，同时可了解内括约肌的紧张度、壶腹部空虚程度以及狭窄直肠的部位和长度，当拔出手指后，由于手指的扩张及刺激，常有大量粪便、气体呈"爆炸样"排出，腹胀可立即好转。

3. 生化检查　通常用于评估患者的营养状况和肠道功能。常用的生化学检查包括血常规、电解质、肝功能和营养摄入水平等。

4. 影像学检查　对于先天性巨结肠的诊断和治疗非常重要。常用的影像学检查包括腹部 X 线摄影（图 29-1、图 29-2）、腹部超声检查、腹部 CT 和 MRI 检查等。其中，腹部 X 线摄影和超声检查可以确定结肠扩张的范围和程度，而腹部 CT 和 MRI 可以提供更详细的结构和组织信息。

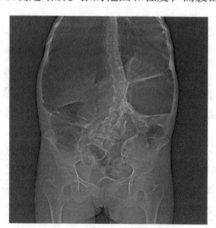

图 29-1　先天性巨结肠立位平片

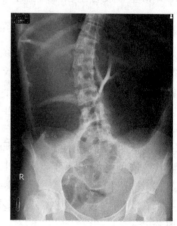

图 29-2　先天性巨结肠肠梗阻

5. 钡灌肠　是最常用的先天性巨结肠的筛查方法之一，可以了解痉挛段的长度和排钡功能。造影显示"锯齿征"以及通过测算直结肠指数（直肠最宽直径/乙状结肠最宽直径，如果<1 为异常）等均可辅助诊断，并可通过移行段显影判断病变肠管范围，其诊断先天性巨结肠敏感度为 70%（64%～76%），特异度为 83%（74%～90%）。

6. 肛门直肠压力测定　直肠内受到压力刺激后产生充盈感，通过反馈机制引起直肠内括约肌松弛、外括约肌和盆底肌收缩，这种反射现象称为直肠肛管抑制反射。是检查先天性巨结肠有效的方法，以了解肛管有无正常松弛反射。

7. 组织学检查　通常需要进行组织活检或手术切除标本的病理学检查，以确定先天性巨结肠的类型和范围。组织学检查通常是确定诊断的最终手段，特别是对于临床表现不明显的患者。

除上述常规的辅助检查外，还可以使用生物反应器、肠道电生理学检查等高级技术进行诊断和治疗。在进行辅助检查时，应结合患者的病史和临床表现，综合分析各项检查结果，以尽可能准确地确定先天性巨结肠的类型和范围，为治疗和预后评估提供参考。

五、鉴 别 诊 断

在诊断先天性巨结肠时，需要排除其他可能引起肠梗阻症状的疾病。

1. 神经性肠道疾病　如功能性便秘、肠易激综合征等。这些疾病常常伴有腹痛、腹胀等症状。可通过影像学检查发现结肠无明显扩张与先天性巨结肠相鉴别。

2. 先天性肛门直肠畸形　这是一种发育异常，主要表现为肛门或直肠的异常形态，如闭锁、狭窄等，伴有排便困难等症状。先天性肛门直肠畸形通常在产后或围产期通过对肛门肉眼观察或直肠镜与先天性巨结肠鉴别。

3. 成人特发性巨结肠　与成人先天性巨结肠临床症状有很多相似之处，均有排粪困难、腹痛腹胀等表现，排粪后可缓解。特发性巨结肠没有明显狭窄的肠段，其扩张的肠段即为病变肠段，该肠段的特点在于肠壁肌间神经节数量减少、变性，乙酰胆碱酯酶活性正常，肠蠕动无力。辅助检查中，主要区别点在于成人先天性巨结肠直肠肛门抑制反射消失。

4. 炎症性肠病　慢性肠道疾病，可以累及全结肠。患者常表现为腹泻、腹痛、消瘦等症状，也可能出现便秘，多呈现局部性炎症和狭窄。电子结肠镜可见结肠呈慢性炎症性改变与巨结肠相鉴别。

5. 嵌顿性肠套叠　是指肠道的一部分套入另一部分，导致肠腔阻塞和血液循环障碍。与先天性巨结肠相比，嵌顿性肠套叠通常表现为间歇性腹痛、腹部肿块、呕吐、便血等症状。在影像学检查中，嵌顿性肠套叠通常表现为肠管的局部扩张和狭窄等特征。

6. 肠道肿瘤　是指发生在肠道内的肿瘤，通常表现为肠腔的阻塞和肠管的扩张。与先天性巨结肠相比，肠道肿瘤通常表现为不规则的肿块或局部肥厚、间歇性腹痛、贫血、消瘦等症状。在影像学检查中，肠道肿瘤通常表现为肠管内的局部肿块或肥厚等特征。通过电子结肠镜活检结果或切除后病理结果可鉴别。

六、治 疗

先天性巨结肠的治疗需要根据患者的病情和病程制定个体化方案。治疗目的是缓解症状、预防并发症、改善营养状况和提高预后。

（一）非手术治疗

1. 营养支持　是治疗先天性巨结肠的重要手段，可以通过口服、经鼻胃管或经静脉途径提供营养支持。根据患者的肠道情况和需要，可以选择不同的营养支持方式，包括肠内营养支持、肠外营养支持和全肠外营养支持等。营养支持可以提高患者的营养状态和免疫功能，促进肠道功能的恢复。

2. 药物治疗　是先天性巨结肠的辅助治疗方法，可以缓解症状和控制并发症。常用的药物包括肠动力药、抗生素、止痛药等。肠动力药可以促进肠道蠕动和排便，缓解便秘和肠道梗阻等症状；抗生素可以预防和治疗感染；止痛药可以缓解疼痛和不适感。

（二）手术治疗

手术治疗是先天性巨结肠的主要治疗方法，手术原则在于切除无神经节细胞肠管等病变肠段并且重建肠道功能。先天性巨结肠常用的手术方式有直肠黏膜剥除直肠鞘内拖出术（Soave 手术）、经肛门拖出型直肠乙状结肠切除术（Swenson 手术）和直肠后结肠拖出术（Duhamel 手术）。近年来，在手术方法上最重要的进展是单纯经肛门手术和腹腔镜辅助手术等微创手术的推出，由于取消了经典术式的经腹路径，避免了开腹术式所带来的并发症，手术的安全性大大提高。

对幼儿时期发病者，宜选用 Swenson、Duhamel、Soave 术。成人巨结肠者可以选用改良 Duhamel、金陵术、低位前切除术或者拖出式低位前切除术。成年巨结肠的外科治疗应遵循手术的基本原则：切除狭窄段、移行段和明显扩张段即能达到手术效果，术中病理检查是该手术极为重要的部分，必须保证远端神经节细胞缺如肠段彻底切除；近端一般要切除扩张增厚的肠段至正常肠段，预期吻合口有张力时，需游离结肠脾曲，少部分患者近端肠管需切除至横结肠甚至升结肠。考虑到很多先天性巨结肠患者存在术前肠道准备不充分及长期营养不良的情况，为减少术后吻合口相关并发症，建议手术同时行预防性末端回肠造口，明确吻合口愈合良好后再行造口还纳。

（三）维持治疗

对于已经接受手术治疗的先天性巨结肠患者，需要进行维持治疗以保持肠道的正常功能。维持治疗包括定期随访、饮食调理、肠道清洁和生物制剂等。

案例 29-1 解析

临床诊断：先天性巨结肠。

诊断要点：

1. 平素腹胀及便秘。

2. 查体见腹膨隆，影像学检查提示盲肠至降结肠明显扩张，胃肠动力试验阳性。

鉴别诊断：①神经性肠道疾病；②先天性肛门直肠畸形；③成人特发性巨结肠；④炎症性肠病；⑤嵌顿性肠套叠；⑥肠道肿瘤。

（吴　斌）

思　考　题

1. 先天性巨结肠的鉴别诊断是什么？

2. 先天性巨结肠的手术原则及常用手术方式是什么？

第三十章 结 肠 闭 锁

学习目标

掌握 结肠闭锁的临床表现与诊断、治疗。

熟悉 结肠闭锁的分型、病理。

了解 结肠闭锁的病因。

案例 30-1

患儿，男，3 天，因"产检发现小肠扩张、肠道闭锁"入院。

患儿孕 7 月时行产前检查，B 超检查发现小肠扩张，考虑肠道闭锁，左肾积水，未处理。患儿出生顺利，生后未见排便，喂水后呕吐，呕吐物为墨绿色液，腹胀明显，无发热，于当地医院行消化道造影检查示"肠胀气并蠕动排空减慢，右侧部分肠管未见造影剂进入"。患儿自发病来，小便无异常，未排大便。无血液病、传染病、遗传病史。

体格检查：腹部饱满，未见肠型及胃肠蠕动波，无腹壁静脉曲张；腹肌软，腹部未触及明显包块，腹部无压痛、反跳痛，移动性浊音（-），肠鸣音活跃，未闻及气过水音。

辅助检查：消化道造影：可见多个伴有液气平面的扩张肠袢，肠排气并蠕动排空减慢，右侧结肠部分肠管未见造影剂进入。

问题：

1. 首先考虑哪种疾病？

2. 应与哪些疾病鉴别？

3. 下一步的治疗原则是什么？

结肠闭锁（colonic atresia）是新生儿肠道阻塞最罕见的原因之一。它占所有胃肠道闭锁的 1.8%～15%。Davenport 等人研究发现，发病率约为 66 000 例新生儿中有 1 例。本病由 Bininger 在 1673 年作首例报道，Gaub 在 1922 年首次采用结肠造口术成功，Potts 在 1947 年首次采用一期吻合术治疗成功。由于本病并非常见，目前尚缺乏系统全面的报道。

一、病 因 病 理

（一）病因

有关肠道闭锁与狭窄的病因学研究最初是由观察小肠类似病变开始的。Tandler 提出十二指肠闭锁是胚胎发育期中肠管管腔空化障碍所致，但后来一些学者质疑此理论。目前 Barnard 和 Louw 提出的胚胎期肠系膜血液供应障碍导致小肠缺血、坏死、闭锁畸形的学说较为普遍接受。先天性结肠闭锁与狭窄同样被认为是由各种原因引起的宫内缺血、坏死，并且吸收修复障碍所致。动物实验表明，胎儿在母体子宫内发生肠套叠、扭转、穿孔、内疝及肠系膜血管羊水栓塞时均可形成肠闭锁与狭窄。大动脉的羊水栓塞不仅可以引起肠系膜缺血而导致结肠闭锁，而且可造成眼及其他内脏器官发育异常。腹裂、脐膨出易伴发结肠和小肠闭锁畸形，一般认为是肠系膜血管受锐利的腹壁缺损边缘压迫后血液循环障碍所致。

（二）病理

闭锁近端肠管明显扩张、肥厚、水肿，缺乏蠕动功能，远端肠管萎缩细小，形似鸡肠。如果回盲瓣完整而闭锁位于结肠肝曲以下，则形成盲袢，在回盲瓣与闭锁之间的盲袢肠管高度扩张，肠壁菲薄,可有缺血、坏死甚至穿孔。一部分肠闭锁与狭窄发生在母体妊娠晚期,约 10%~20%的结肠闭锁患儿生后不久可排出胎便。

二、分　　型

结肠闭锁可分为 3 型。

(1) Ⅰ型:肠腔隔膜闭锁,肠管保持连续性,或隔膜中央有一小孔相通,形成结肠狭窄。

(2) Ⅱ型:肠管盲端闭锁,闭锁的远、近端肠管为盲袋,中间由纤维素带相连接,肠系膜正常。

(3) Ⅲ型:肠管盲端闭锁,系膜分离,闭锁两端呈盲袋,肠系膜呈"V"形缺损。

一般发生在升结肠、横结肠的肠闭锁与狭窄Ⅲ型多于Ⅰ、Ⅱ型,发生在脾曲以下的肠闭锁与狭窄Ⅰ、Ⅱ型多于Ⅲ型。

三、临床表现

单纯结肠闭锁患儿主要表现为低位完全性肠梗阻,于喂奶后出现进行性腹胀、呕吐胆汁或粪便。多数患儿不排胎便或仅排少量胎便,个别可有 1~2 天胎便史。腹部可见肠型、蠕动波或固定肠袢,进而可发生脱水、电解质紊乱,并发吸入性肺炎等。

同时合并空肠或十二指肠闭锁的患儿则主要表现为上消化道梗阻症状,无腹胀或上腹部略膨隆,可有胃型、蠕动波、振水音等。

结肠狭窄症状与狭窄程度有关。重度狭窄的表现与结肠闭锁相同。轻度狭窄的症状出现较晚,一般在出生后数周内逐渐出现低位、不全肠梗阻症状。患儿有间歇性呕吐,呕吐物多为奶汁、胃液,甚至胆汁,进食后症状进行性加重。腹胀,可见肠型、蠕动波,肠鸣音亢进,排便量少,多呈稀糊状或为细条状,排便困难。患儿多有营养不良和贫血,易误诊为先天性巨结肠。

四、诊　　断

结肠闭锁诊断需结合临床症状与腹部平片、消化道造影检查,新生儿呕吐、腹胀、不排胎便时均应摄 X 线腹部正、侧位片。结肠闭锁患儿腹部平片可见多个伴有液气平面的扩张肠袢,在一段高度扩张的肠袢中出现一个较大液平面常是诊断横结肠闭锁的佐证。新生儿平片有时很难区分扩张的是结肠还是小肠,应用造影剂行灌肠造影检查不仅可确定闭锁部位,而且对于区分先天性巨结肠、胎粪性肠梗阻及小肠闭锁等具有重要价值。结肠闭锁时可发现胎儿结肠及结肠充盈不全,在Ⅰ型闭锁有时可发现"风袋征",即造影剂将闭锁隔膜推向近端形成袋状。在结肠狭窄时,可见造影剂从远端小而细的结肠通向近端扩张的结肠,有时很小的狭窄被胎便堵塞,则呈现为结肠闭锁的表现。因部分新生儿肠梗阻如梗阻型胎粪性腹膜炎等行钡灌肠检查有引起肠穿孔的危险,故对新生儿肠梗阻应有选择地进行钡灌肠检查,若临床高度怀疑结肠闭锁,钡灌肠虽非必需但是值得推荐的辅助检查。结肠闭锁常误诊为小肠闭锁,部分结肠闭锁病例也可合并小肠闭锁与肠狭窄等畸形,手术探查可确定具体肠段狭窄位置。

五、治　　疗

结肠闭锁确诊后应立即手术。具体手术方法及术式应根据患儿全身情况、有无并发畸形、闭锁部位和性质而定。术前禁食水,胃肠减压,应用抗生素,维持水、电解质平衡及正常体温是十分必要的。对于单纯结肠闭锁应立即手术以免结肠穿孔。常用术式有两种:一种为先行结肠造瘘,3~6 个月后行结肠-结肠吻合术。另一种为一期肠切除吻合术。两种术式均可采用,但要考虑两个因素:①梗阻部位:以结肠脾曲为界,闭锁发生在脾曲近端者,应切除闭锁部和近端扩张肠管后,一期行结肠-结肠吻合术或回肠-结肠吻合术。闭锁发生在脾曲远端者,应先做结肠造瘘术或 Mikulicz 肠外置造瘘术。②近端结肠扩张程度:如近端结肠高度扩张,直径是远端结肠的 3 倍以上,则应考虑行结肠造瘘术或回肠造瘘术,待扩张肠管回缩后再行结肠吻合术。

降结肠及乙状结肠闭锁不宜行一期吻合术，主要是由于其近端存有较多黏稠胎便及大量细菌，在这种没有肠道准备情况下行一期吻合术有一定危险性。

而无论采用一期肠吻合术还是先行造瘘术再二期肠吻合，均应切除病变处扩张肠管及部分远端肠管。采用隔膜切除术或纵切横缝的办法治疗结肠闭锁与狭窄，往往不能解除梗阻而使症状复发，因为病变处肠管血供及神经功能障碍，肠壁组织纤维化，不切除难以保证吻合后恢复正常功能。

乙状结肠远端闭锁及直肠上段闭锁的患儿应行结肠造瘘术，待 6 个月后行直肠内结肠拖出斜吻合术（Swenson 法）或直肠后结肠拖出侧侧吻合术（Duhamel 法）。在此期间嘱家长每日给患儿扩肛，以保证肛管适应日后吻合的需要。

同时伴有小肠闭锁时，应先行小肠吻合术，在结肠闭锁处行结肠造瘘，待小肠功能恢复正常后再行结肠吻合术。

结肠闭锁伴有腹裂的患儿较难处理，可对闭锁肠管暂不作处理，关闭腹腔待患儿呼吸循环恢复正常后再开腹探查处理肠闭锁。亦可将闭锁肠管留置在腹腔外造瘘，日后行肠吻合。

六、预　后

结肠闭锁与狭窄如能早期诊断和手术，预后较好。Randall 总结芝加哥纪念儿童医院从 1947 年以来治疗的 23 例结肠闭锁患儿，确诊年龄在 8～72 小时，仅 2 例死亡，其中 1 例为多发畸形，另一例死于吻合口漏。如诊断延误或手术方法选择不当，术后死亡率仍可达 30%。佐伯守洋等回顾53 例结肠闭锁治疗结果表明，行一期吻合者存活率为 58%，先行结肠造瘘二期吻合者存活率为70%。

案例 30-1 解析

临床诊断：先天性结肠闭锁。

诊断要点：

1. 产检时超声发现肠道闭锁。

2. 生后未排胎便，进食后呕吐墨绿色液体。

3. 腹部平片及消化道造影可见肠扩张段及结肠狭窄处。

治疗原则：早诊断、早治疗。结肠闭锁一经确诊，应积极术前准备，立即手术治疗。

（姜金波）

思　考　题

结肠闭锁的临床表现有哪些？

第三十一章 结肠扭转

> **案例 31-1**
>
> 患者,男性,83 岁,主因"腹痛腹胀 3 天"于急诊就诊。
>
> 患者于 3 天前无明显诱因出现腹痛腹胀,中下腹部为主,进行性加重,伴有排气排便停止。于当地医院保守治疗后无明显好转。发病以来,体重无明显变化,无发热,小便减少。既往便秘病史 40 年,无肝炎、结核病史,无血液病病史,无手术、外伤史。
>
> 体格检查:腹部膨隆,左中下腹可触及囊性条形包块,脐周压痛,无反跳痛,肠鸣音亢进。
>
> 膝胸位直肠指检:直肠黏膜光滑,未触及明显肿物,指套退出无血迹。
>
> 辅助检查:腹部平片:左中下腹可见充气肠袢。
>
> **问题:**
>
> 1. 首先考虑何种疾病?
> 2. 治疗原则有哪些?

乙状结肠扭转(volvulus of sigmoid colon)是指乙状结肠以其系膜为中轴发生旋转,导致肠管部分或完全梗阻,甚至血运发生障碍的状态。乙状结肠是结肠扭转最常见的发生部位,占 65%~80%,其次为盲肠和横结肠。60 岁以上老年人发生率是年轻人的 20 倍。

一、病因病理

乙状结肠常发生扭转的解剖学基础:①肠管有较大的活动度;②肠系膜较长,但系膜根部较窄,对造成扭转起着支点的作用;③肠腔内常有粪便积存,由于重力作用,体位突然改变或强烈的肠蠕动可诱发扭转。扭转以逆时针方向多见,扭转超过 180°可造成肠梗阻;超过 360°肠壁血运可能受到影响,扭转形成的肠梗阻为闭袢性肠梗阻(图 31-1)。

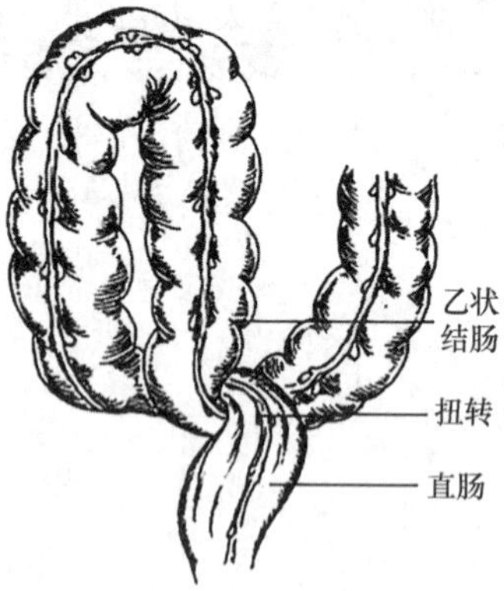

二、分类及临床表现

乙状结肠扭转的主要症状为腹痛和进行性腹胀,临床上分为亚急性(约 80%)和急性(20%)两类。

亚急性乙状结肠扭转多见于老年男性,常有慢性便秘史。部分患者曾有类似发作,并随排便排气而腹痛自行消失的病史。发病大多缓慢,主要表现为中下腹部的持续性隐痛、阵发性加剧和进行性腹胀。查体可见腹部明显膨隆,不对称,有时可触及有压痛的囊性肿块,无显著腹膜刺激征,主要为低位不完全或完全性肠梗阻表现。

急性乙状结肠扭转多见于青年人,起病急骤,剧烈腹痛,呕吐出现早而频繁,腹胀反而较轻,主要为典型的绞窄性低位肠梗阻表现,查体可发现急性腹膜刺激征,腹胀不对称。

图 31-1 乙状结肠扭转 360°

乙状结肠

扭转

直肠

三、诊　　断

1. 病史与临床表现　对于男性老年患者，长期便秘或既往曾有类似腹痛史、低位肠梗阻表现，部分患者触及左中下腹囊性包块，应考虑乙状结肠扭转。

2. 腹部平片　左中下腹充气的巨大乙状结肠肠袢，常可见两个处于不同平面的气-液平面，左、右半结肠可有不同程度积气。

3. 钡灌肠　钡剂在直肠与乙状结肠交界处受阻，尖端呈锥形或喙突状。患者有腹膜刺激征时常提示肠壁可能已出现缺血坏死，应禁行此项检查，以免导致肠壁破裂穿孔。

4. 纤维电子结肠镜　对疑为乙状结肠扭转者可明确诊断，并对肠扭转进行复位，而且可排除诱发乙状结肠扭转的肠道病变。

急性乙状结肠扭转的临床表现常与其他严重急腹症混淆，术前不易区别，常需急诊手术探查。

四、治　　疗

按肠梗阻治疗原则进行处理，包括禁食，胃肠减压，纠正水、电解质平衡失调等，同时应明确是否存在肠绞窄，以便采取不同的措施对扭转的乙状结肠进行处理。

1. 非手术治疗　在发病早期无绞窄性肠梗阻表现时，可试用非手术复位。武汉大学人民医院涂庭山报道乙状结肠扭转 124 例，患者平均年龄为 72 岁。分别采取乙状结肠镜插管、灌肠复位、乙状结肠内镜等非手术疗法成功治疗 66 例，成功率达 53%。

非手术复位方法有以下几种：①温盐水低压灌肠法：该方法对肠套叠的复位成功率较高，但对乙状结肠扭转只有 5%～10% 复位成功率。将 37℃ 的生理盐水与肥皂水混合均匀，灌进直肠和乙状结肠。水进入乙状结肠促使扭转复位，但压力不可过高，以免扭转肠管发生破裂。灌肠水不能进入乙状结肠时，复位不能成功。若 400～500ml 盐水无法灌进结直肠内，即说明乙状结肠可能存在梗阻。由于该方法操作简便，兼有诊断意义，临床上对病情较轻，无休克，扭转肠管无绞窄坏死的情况可作为试验性方法使用。②乙状结肠插管法：取左侧卧位，将乙状结肠镜伸入直肠上方，可看到扭转部位多距肛门缘 15～25cm。如扭转部位的肠黏膜完好，可将直径 7mm，长 40～60cm 涂有润滑剂的肛管，经乙状结肠镜插入直肠，缓慢旋转管端，使之通过扭转处，插入扭转肠袢内。当排出大量气体和稀粪时，表示已经解除肠梗阻，扭转可自行复位。肛管留置于乙状结肠内 2～3 天，每天冲洗肛管以免短期内再发生扭转。该方法复位率可达 80%～90%。③纤维电子结肠镜复位：直视下边充气边缓慢插入纤维电子结肠镜，将镜头插入扭转上方的肠袢内，以盐水冲洗，吸出气体和粪便，使扭转复位，并可检查扭转上下方的肠壁情况。如黏膜完好，可在乙状结肠内放置肛管，固定于肛门周围。此法盲目性小，比较安全，成功率也很高。

无论是乙状结肠插管法或纤维电子结肠镜复位，都应在进入直肠乙状结肠后注意肠黏膜的颜色变化，若黏膜颜色蓝黑，高度淤血水肿甚至溃疡糜烂则提示已有肠坏死，应迅速撤镜改行手术治疗。

由于乙状结肠扭转属闭袢性肠梗阻，且一旦出现绞窄性乙状结肠扭转则死亡率可达 50%～70%，加之非手术复位后的复发率可高达 55%～90%，故多数学者主张对乙状结肠扭转采取手术治疗。

2. 手术治疗　手术适应证：①急性乙状结肠扭转有肠坏死及腹膜炎征象；②肠腔内出现血性肠内容物；③反复发作的乙状结肠扭转；④经非手术复位失败。手术原则：扭转复位加单纯的侧腹膜固定或系膜折叠术等并不能降低术后复发率，目前已很少采用。如患者一般情况尚好，术中可用大量生理盐水加抗生素灌洗全结肠，然后行乙状结肠切除并一期吻合，临床上已证实为一行之有效的方法，可免除造瘘之苦；如术中见有肠坏死，或积粪较多，污染严重，患者一般情况较差，可行坏死肠段切除双腔造瘘术，此法较为安全，若坏死肠段远端的直肠无法拉出造瘘，则行 Hartmann 手术；对复位后患者，由于复发的概率高，若能耐受手术，应在复位后 1～2 周择期行开腹或腹腔镜下乙状结肠切除术。

知识链接：盲肠扭转

Rokitansky 于 1841 年首次报道盲肠扭转。临床上盲肠扭转少见，其发病率仅是乙状结肠扭转的 1/10。

【病因与病理】 在发育过程中盲肠未固定于后腹壁，易与回肠末端一起成为游离肠袢，这种活动盲肠常是盲肠扭转的病理基础，Wolfer 曾在 125 例尸解中发现 11.2% 的活动盲肠足以产生扭转。另外，腹腔内粘连、升结肠狭窄、肿瘤、肠蠕动异常和慢性便秘等因素可促使盲肠扭转的发生。盲肠扭转大多数以回结肠血管为轴，呈顺时针扭转 360° 或更多，这种扭转形成闭袢性肠梗阻，可合并有血运障碍。也有少数是活动盲肠向前向上翻转折叠而产生肠梗阻，但该情况一般不会出现血运障碍。盲肠壁薄径粗，闭袢性肠梗阻时肠壁承受的张力大，常易发生坏死穿孔。

【临床症状与诊断】 发病者多为青年，女性较多见，表现为急性机械性肠梗阻。发作急骤，右下腹绞痛，阵发性加剧。发病初期查体时，可在中腹或上腹部扪及胀气压痛的盲肠，肠鸣音亢进并有高调；后期腹胀明显，重度、不对称的腹胀是盲肠扭转的重要特征。可能出现恶心、呕吐、肛门停止排气排便。X 线腹部平片可显示单个卵圆形胀大肠袢，有气-液平面，肠袢的位置和形状提示有可能为胀大的盲肠，结肠无积气积液，小肠可有不同程度胀气。当上腹部的胀大盲肠严重积气积液时，常易被误认为是胃扩张，遇此情况应在透视下抽吸胃管，若影像无变化即可排除胃扩张。钡灌肠检查见钡剂停留在升结肠处不再下降，呈尖端锥形或喙突状，有时也可有少量钡剂进入扩张的盲肠内，即可诊断，该方法的成功率达 91%，但若疑有盲肠坏死则不宜做此检查。据统计，盲肠扭转坏死时并有腹膜刺激征者仅占 22%，因而不能把腹膜刺激征作为判断是否有盲肠坏死的依据。盲肠扭转的早期诊断与治疗效果密切相关，由于该病较罕见，早期诊断殊为不易，临床上应提高警惕。

【治疗】 首先按肠梗阻治疗原则进行一般处理，包括禁食，胃肠减压，抑酸，抑制胃肠道分泌，纠正水、电解质平衡失调，应用抗生素等。盲肠扭转早期可试用纤维结肠镜复位，但不应期望过高。由于盲肠扭转约 18%~29% 发生坏死，诊断明确后应积极准备手术治疗。手术原则为解除梗阻、切除坏死肠段及防止复发。有以下几种方法：①若开腹后见盲肠无坏死，复位后将盲肠缝合固定在右下侧后腹壁即可。据统计，盲肠固定术后约有 4%~7% 的复发率，因而也有人主张加行盲肠内插管造口，不仅可收到术后肠管减压效果，还可使肠管造口部位的盲肠壁与腹膜形成粘连，防止复发。②若盲肠已坏死，应考虑切除盲肠后一期行回肠-升结肠或回肠-横结肠吻合术，必要时加行回肠造口术，可吸引减压吻合上方回肠，减少吻合处张力和麻痹性肠梗阻，保证吻合口愈合。③若盲肠和结肠坏死并有小肠极度膨胀、病情危重的患者，手术目的是挽救患者生命。可切除坏死和血液循环不良的盲肠和结肠，行双腔造口术。④若复位后只有盲肠小块坏死，其他部分血液循环良好。可局部切除坏死组织，将盲肠切口边缘与腹膜皮肤缝合，行盲肠造口术。

（王 权 佟伟华）

思 考 题

乙状结肠扭转的概念是什么？

第三十二章 结肠梗阻

学习目标

掌握 结肠梗阻的临床表现、诊断和恶性结肠梗阻治疗原则。

熟悉 结肠梗阻的病因和鉴别诊断。

了解 功能性结肠梗阻的病因。

案例 32-1

患者，男性，65 岁。因腹痛、腹胀、肛门停止排气排便 3 天，腹胀加重伴呕吐 1 天入院。

患者 3 天前进食后出现腹部胀痛不适，以脐周为主，肛门停止排气排便。1 天前腹胀明显加重，出现多次呕吐，为胃内容物，无粪臭味。3 天来已停止进食，体重无明显变化，小便量少。既往体健，家族中无类似疾病患者。

体格检查：T 37.0℃，P 101 次/分，R 22 次/分，BP 102/78mmHg。腹部膨隆，未见明显腹壁静脉曲张，可见胃肠型及蠕动波，腹肌稍紧，轻压痛，无明显反跳痛。肠鸣音亢进，气过水声明显。膝胸位肛查：肛门括约肌松紧度正常，直肠内未扪及肿块，退指染暗红色血迹。

辅助检查：WBC 8.9×10⁹/L，中性粒细胞百分比（NEUT%）82%，血红蛋白（Hb）86g/L，CEA 5.6ng/ml。

问题：

1. 诊断及诊断依据是什么？

2. 进一步检查项目是什么？

3. 鉴别诊断与分析如何？

4. 治疗原则有哪些？

结肠梗阻，又称大肠梗阻，是由各种原因导致结肠管腔堵塞、肠腔内容物的正常流动受阻的疾病。根据梗阻发生的时间进程，结肠梗阻可急性发病，表现为腹胀腹痛和停止排气排便；亦可较为慢性地起病，表现为排便习惯进行性改变。结肠梗阻约占所有类型肠梗阻的 25%，结直肠癌、肠扭转和憩室病是结肠梗阻最常见的病因。结肠梗阻仍是近 30%结肠癌的初始症状，表现为梗阻的结直肠癌患者的中位年龄为 73 岁。超过75%的结肠梗阻发生在横结肠部或其远端，此处结肠腔径较窄。结直肠癌最常见的梗阻部位是乙状结肠，脾曲处的肿瘤比肝曲处的肿瘤更易引起梗阻。结肠梗阻仍然是外科急诊的常见疾病，如果出现穿孔或即将穿孔、临床情况不稳定（心动过速、低血压、酸中毒）或症状严重，可能需要尽快手术。

一、病因与分类

结肠梗阻可以分为机械性结肠梗阻和功能性结肠梗阻，前者系外源性或内源性（肠壁或肠腔内）因素挤压所致，后者系肠道生理学异常所致。按照梗阻程度，可分为完全性和不完全性肠梗阻。

■（一）机械性结肠梗阻

机械性结肠梗阻的病因可以分为恶性病因和良性病因。

1. 恶性病因 结直肠肿瘤是结肠梗阻的最常见原因，8%～29%的结直肠癌会出现梗阻，结直肠癌患者急诊中有 80%由梗阻导致。除此之外，邻近器官的肿瘤（如胰腺癌、卵巢癌、淋巴瘤等）可能压迫肠管引起结肠梗阻。

2. 良性病因　结肠梗阻最常见的良性病因包括：

（1）结肠扭转：乙状结肠扭转是结肠梗阻最常见的病因，常见于老年患者。

（2）疝：腹壁疝常累及小肠，但约2.5%的腹壁疝会发生结肠嵌顿，极少数滑疝也会引发肠梗阻。

（3）粘连：既往腹部手术可导致粘连性肠病，小肠粘连性梗阻更常见，但也可发生结肠粘连性梗阻。

（4）狭窄：憩室炎、缺血性结肠炎以及炎症性肠病反复发作可导致结肠狭窄。既往结直肠切除术也可并发狭窄形成，常规结肠镜监测时可能发现吻合口狭窄，通常为轻度且无症状。

（5）粪石、肠套叠和腹膜后纤维化亦可导致临床少见的结肠梗阻。除此之外，阑尾黏液囊肿、尿潴留、胆石性肠梗阻、子宫内膜异位和结核分枝杆菌感染也可导致结肠梗阻症状。粪便嵌塞通常为慢性便秘所致，也可导致结肠梗阻。

（二）功能性结肠梗阻

功能性结肠梗阻又称假性结肠梗阻，是指在没有实际梗阻的情况下结肠膨胀，以急性进行性结肠积气扩张为特征。原发性功能性结肠梗阻是一种肠道运动障碍，确切的发病机制尚不清楚，极少数假性梗阻的病例是由自主神经的恶性浸润引起的。

二、临床表现

结肠梗阻可急性起病，表现为肠腔骤然梗阻所致突发性腹胀和腹痛；亦可亚急性或慢性起病，表现为肠腔进行性狭窄导致排便习惯在一段时间内改变。

结肠梗阻的临床表现具有下列特点：①腹痛，右半结肠梗阻多位于右上腹，左半结肠梗阻多位于左下腹，慢性梗阻腹痛轻微，急性梗阻腹痛严重，但不如肠扭转、肠套叠那样剧烈；②恶心、呕吐，出现较晚，甚至缺如，后期呕吐物呈黄色粪样内容物，有恶臭味；③腹胀，较小肠梗阻明显，两侧腹部突出，有时呈马蹄形；④肛门停止排便及排气，但大部分患者梗阻早期仍可有少量气体排出；⑤体检见腹胀明显，可显马蹄形，叩诊呈鼓音，听诊可闻及气过水声。

三、诊　断

根据典型症状可疑诊为结肠梗阻，但诊断需要影像学检查来鉴别大小肠梗阻，判断是完全性还是不完全性梗阻，明确梗阻位置并确定可能的病因。对于恶性肿瘤患者，影像学检查还可以发现相关的区域性疾病和转移性疾病。对于有肠穿孔表现的患者，可能要在手术室中进行诊断。

1. 影像学检查　腹部X线平片和CT扫描是最实用且最有用的影像学检查。腹部CT扫描对结肠梗阻的敏感性和特异性高（均>90%），可准确鉴别真性结肠梗阻和假性结肠梗阻，并能准确诊断出腔内、内源性和外源性病因。结肠梗阻的CT扫描表现包括过渡点近端结肠扩张（>8cm）而远端结肠塌陷，并可检出结肠或直肠管腔内的肿块。

腹部X线平片可见肠扭转的特征性表现，也可显示气腹。腹部X线平片比CT扫描更普及实惠，但敏感性和特异性也较差。鉴于腹部CT普及且准确性高，故很少需要下消化道检查（如钡灌肠）来确诊机械性大肠梗阻。

2. 内镜检查　对于急性结肠梗阻，通常不需要也不能够以下消化道内镜（乙状结肠镜、结肠镜）作为初始诊断方法。但对于腹部X线平片或CT扫描不能排除大肠梗阻且有慢性症状的患者，结肠镜检查有助于明确病变性质，发现肿瘤可以取活检进行病理诊断。

3. 实验室检查　对于影像学检查提示结肠或直肠恶性肿瘤的患者，检查CEA水平，CEA水平升高可提示恶性肿瘤。

四、鉴别诊断

结肠梗阻的鉴别诊断主要是定位诊断和定性诊断的鉴别。除小肠梗阻外，中毒性巨结肠、麻痹性肠梗阻和奥吉尔维氏综合征等非肿瘤性结肠疾病也可能类似大肠梗阻。虽然这些疾病的临床表现相似，但腹部 CT 可准确区分小肠梗阻和大肠梗阻，以及真性和假性结肠梗阻。

1. 小肠梗阻　与小肠梗阻相比，结肠梗阻的腹痛持续时间更长，且发生的位置更低，位于脐和耻骨结节之间。下腹痛和腹胀是结肠机械性梗阻的特征性表现。既往有腹部手术史，或者疝修补手术史，往往提示小肠梗阻。

2. 中毒性巨结肠　通常表现为全结肠扩张，患者往往有抗生素使用史或炎症性肠病史。此外，这些患者的病情通常相当严重，即使没有结肠穿孔也可能出现脓毒症等全身性表现。除非结肠已穿孔，否则典型病因导致的结肠机械性梗阻通常不会出现中毒或脓毒症的全身性表现。

3. 麻痹性肠梗阻　表现为全肠段扩张，包括小肠。影像学检查无法显示任何明确的过渡点或机械性病因。

4. 奥吉尔维氏综合征　又称为假性结肠梗阻，是指在没有肠腔堵塞或梗阻的情况下结肠膨胀，出现下腹痛和腹胀等结肠梗阻的体征和症状。该症在 1948 年由威廉·亨尼奇·奥吉尔维描述，两名有结肠梗阻症状的患者，钡灌肠检查结果正常，手术探查均没有发现机械性梗阻，但有涉及腹腔神经节区域的恶性肿瘤。因此，假性结肠梗阻的原因被归因于交感神经节的恶性浸润，确切发病机制尚不清楚。继发性假性结肠梗阻更为常见，已证实与精神类药物、阿片制剂、严重代谢性疾病、黏液水肿、糖尿病、尿毒症、甲状腺功能减退、甲状旁腺功能亢进、红斑狼疮、硬皮病、帕金森病和创伤性后腹膜后血肿相关。在病理发生机制中，认为交感神经过度活跃抑制了副交感神经系统。

案例 32-1 解析 1

针对本案例，应明确诊断与鉴别诊断：

诊断：结肠梗阻（结肠肿瘤可能性大）。诊断依据：①具有典型的结肠梗阻的临床表现，即腹痛、腹胀、呕吐、肛门停止排气排便；②体格检查发现结肠梗阻的典型体征，即胃肠型及蠕动波，肠鸣音亢进，气过水声明显，直肠指检指套染血；③CEA 5.6ng/ml，高于正常参考值，常提示有胃肠道恶性肿瘤。

鉴别诊断：①小肠梗阻；②乙状结肠扭转；③中毒性巨结肠。

进一步检查项目：胸腹盆腔 CT 扫描和结肠镜检查。初步诊断考虑恶性结肠梗阻，由于结直肠癌易发生肝肺转移，胸腹盆腔 CT 扫描可以明确常见部位的远处转移状况，以及肿瘤的部位和肠梗阻程度。患者尚无肠穿孔的临床表现，可在不服用泻药的情况下进行结肠镜检查，以确认是否有结肠肿瘤及明确肿瘤部位、取肿瘤组织活检。

五、治　疗

急性结肠梗阻是一种外科急症，占所有因急腹症入院的外科患者的 4% 左右，机械性结肠梗阻一般需要手术治疗。结肠梗阻患者往往不是在最佳条件下接受手术，围手术期的并发症发生率高，恶性梗阻患者急诊手术后死亡率是择期手术的 10 倍，最常见的死因是脓毒症导致多器官功能衰竭。

机械性结肠梗阻的初始支持治疗原则包括：肠道休息、静脉补液以纠正电解质异常，以及针对恶心或呕吐的胃肠减压。围手术期可采用加速康复外科策略。后续治疗取决于梗阻的病因和位置、患者的全身状况。

治疗机械性结肠梗阻的具体手术方式包括：单纯造口以达到粪便转流（初始操作或姑息手术）、结直肠切除术伴或不伴近端转流造口术，以及 Hartmann 术。在技术成熟的医院，以及结肠梗阻不严重妨碍手术操作的情形下，可以选用腹腔镜手术。

1. 恶性结肠梗阻　结直肠癌是结肠梗阻最常见的病因，约占所有病例的 60%。结直肠癌梗阻的治疗策略需要根据原发灶、梗阻程度、是否穿孔及患者全身状况等来决定（图 32-1）。

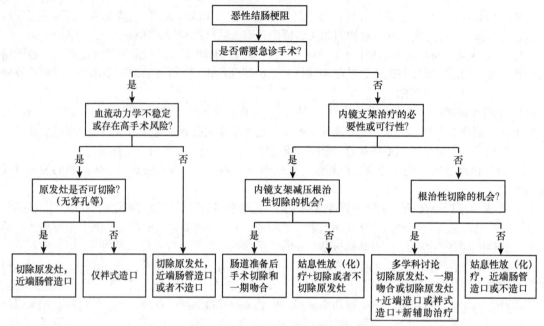

图 32-1　恶性结肠梗阻的治疗流程

急性恶性结肠梗阻患者若出现穿孔或即将穿孔、临床状况不稳定（心动过速、低血压、酸中毒）或症状严重，可能需要立即手术。

对于血流动力学不稳定或手术风险高的患者，如果原发灶体积巨大或解剖位置决定其难以快速切除（如直肠），应行单纯袢式造口术进行转流；如果结肠肿瘤小，例如浸润性肿瘤导致的缩窄性结肠梗阻，在技术上讲原发灶易于切除，则也可行原发灶切除术联合近端转流。穿孔患者的手术风险较高，但仍需行原发灶切除术联合近端转流以进行源头控制。穿孔更常发生在梗阻处，而非扩张的近端结肠，很可能是由局部肿瘤侵犯或炎症反应所致。

对于病情稳定且手术风险为低至中度的患者，可直接切除梗阻病变和近端扩张的肠道，或是联合近端转流。

是否行分期手术取决于以下因素：梗阻位置、近端结肠的情况、患者的全身状况、期望寿命、治疗目标及有无近端肠穿孔。如果判断吻合口漏伴随并发症的风险很高，宜选择分期切除术。

左半结肠恶性肿瘤导致梗阻但无需立即手术的患者，内镜下支架置入术作为一线治疗。内镜下支架置入术可用于拟行根治性切除术患者的术前减压，以降低术后并发症发生率和造口率；亦可用于晚期不可切除疾病患者的姑息治疗。但存在发生结肠穿孔的风险。

无需立即手术但不适合内镜下支架置入术的患者，可通过多学科团队的讨论，进行充分的分期评估，确定总的治疗目标和方案。对于可切除的非转移性疾病患者，可行肿瘤切除术联合或不联合近端转流；或者先进行袢式转流造口术，然后行新辅助放化疗，再行确定性肿瘤切除术。不可切除或转移性疾病患者可采用姑息性（放）化疗，联合或不联合袢式转流造口术。

2. 结肠扭转　是结肠梗阻的第二常见病因，占所有病例的 15%～20%。乙状结肠扭转患者，可采用结肠镜进行初始结肠减压，对于能够耐受手术的患者可行择期切除术。盲肠扭转患者通常需手术治疗，可选择回盲部切除术或右半结肠切除术，联合或不联合近端转流。

3. 憩室病　是结肠梗阻的第三常见病因，占所有病例的 10%。憩室病所致结肠梗阻患者应手术切除受累结肠段，如果不能安全切除，则行近端粪便转流。

案例 32-1 解析 2

　　针对本案例，进一步的 CT 扫描和结肠镜检查确认为乙状结肠癌导致结肠梗阻、无肝肺远处转移，肿瘤距肛缘 35cm，病理为中分化腺癌。经多学科讨论，T 分期为 T_3，结肠系膜内存在 3 个可疑阳性的肿大淋巴结。

　　该患者尚无结肠穿孔，不需要急诊手术，有根治性切除手术的机会，可先进行内镜支架置入术，在肠管减压和肠壁水肿消退后再行肿瘤原发灶切除术，有一期切除乙状结肠肿瘤并吻合的机会。如果患者不接受内镜支架置入术，可以实施手术切除原发灶和降结肠造口。

（刘蔚东）

思 考 题

　　请简述结肠梗阻的典型临床表现。

第三十三章 结肠套叠

学习目标

掌握 结肠套叠的定义、诊断、鉴别诊断和治疗。

熟悉 结肠套叠的临床表现。

了解 结肠套叠的病因。

案例 33-1

患者，男性，45岁，工人。主因"左下腹疼痛 4 月余"于门诊就诊。

患者于 4 月余前无明显诱因出现左下腹疼痛，为持续性隐痛，伴大便干燥，次数减少，解便困难，食欲下降，肛门排气排便通畅，无腹泻、恶心、呕吐等症状，于当地医院就诊，行腹部 CT 平扫提示：直肠及乙状结肠移行区查见"同心圆"征象，并局部肠管增厚，盆腔少量积液。既往健康，无肝炎、结核病史，无血液病史，无手术、外伤史。

体格检查：一般生命体征平稳，全腹部软，未扪及压痛、反跳痛及肌紧张，腹部未扪及确切包块。

辅助检查：入院后行肠镜检查提示：乙状结肠 20cm 肠腔扭曲、固定，进镜 25cm 有阻力，未继续进镜。

问题：

1. 首先考虑何种疾病？
2. 应与哪些疾病相鉴别？
3. 治疗原则有哪些？

结肠套叠（colic-intussusception）是指结肠向相邻或远端的肠管嵌入的情况（也包含末端回肠向远端套入结肠），严重时可导致肠腔梗阻、缺血和穿孔。结肠套叠约占肠套叠的 5%～10%，是一种少见疾病，可发生在任何年龄阶段的人群。儿童及婴幼儿相对高发且有自限性，常可通过保守治疗等处理好转；成人发病率低，但大部分仍需外科干预。

一、病因病理

（一）病因

无论是儿童还是成人临床检查时偶尔可发现一过性的结肠套叠，不伴有临床症状并可自行缓解，这提示可能存在广泛的未被觉察的无症状结肠套叠，也意味着部分人群存在结肠套叠高危因素。儿童和成人的结肠套叠病因有很大区别。

1. 儿童 原因不明的特发性结肠套叠最为常见，可能与肠道蠕动节律紊乱及肠道发育不全有关，随年龄增长发病率逐步降低；细菌或病毒感染后，Meckel 憩室、寄生虫、囊肿、幼儿性息肉、淋巴瘤等病变也可引发，但仅占约 10%。

2. 成人 成人结肠套叠几乎均为继发，最常见为结肠恶性肿瘤，占比约 65%，其次为炎症、息肉、憩室、异物、脂肪瘤、肠粘连。

（二）病理

结肠套叠确切的病理机制不清楚。目前广为接受的理论是：某一段本身带有活动度的结肠，因任何结肠腔内、结肠壁、结肠腔外的病变导致该段结肠绝对或相对增粗并失去蠕动相关延展性，一且落入相邻或远端肠腔内，随着结肠蠕动的推进，其近端肠管收缩变窄，远端肠管松弛扩张，进而导致或加重套叠的形成。

病因无法消除时，已发生的套叠很难自行缓解。由于原发病变及套叠肠管的占位效应，患者可以出现不全性或完全性肠梗阻；由于套叠导致带入系膜的卡压，可能出现肠管的缺血和水肿，甚至引发坏死与穿孔。成人肠套叠多为继发性，通常是由肿瘤、息肉、炎症或手术后肠道粘连等因素导致的。

二、分 类

（一）根据发病原因分类

1. 原发性结肠套叠 指无确切病因发生的肠套叠，多见于婴幼儿，绝大部分为末段回肠套入盲肠，可能与回盲部系膜尚未固定，肠管活动度大有关。

2. 继发性肠套叠 指继发于肠管或肠壁外病理改变所致的肠套叠，多见于年长儿童或成人，发病率低，多需外科治疗。

（二）根据套入和被套肠管部位分类

1. 回肠-结肠型 套入段在回肠或连同盲肠结肠，套出段在升结肠。也称回盲部套叠，婴幼儿高发，多为特发性。

2. 结肠-结肠型 套入段在结肠，套出段在结肠。

3. 乙状结肠-直肠型 套入段在乙状结肠，套出段在直肠，进一步发展可演变为直肠脱垂。

三、临 床 表 现

结肠套叠的典型症状是阵发性腹痛、便血和腹部扪及包块，即肠套叠三联征。但具备典型症状的结肠套叠患者仅占总患者人群的20%左右。大部分患者仅有1～2个典型症状。文献报道的临床表现包括但不限于：腹痛、恶心、呕吐、腹胀、肛门停止排气排便、血便或黑便、腹部肿块、腹泻、全身感染中毒或休克症状。

儿童肠套叠的临床表现通常比成人明显，表现为急性腹痛、呕吐和便血等。成人肠套叠的临床表现则常常不典型，可表现为慢性腹痛、腹泻、体重减轻等。

四、诊 断

结肠套叠的临床表现与其类型、位置、程度和持续时间等因素有关，并且临床表现缺乏特异性，易误诊、漏诊。诊断主要依赖于影像学检查，常用的影像学检查包括CT、超声、X线平片、钡剂造影、MRI等。

1. CT 是诊断肠套叠的首选方法。CT检查可以明确病变部位，可以呈现肠管扩张征、肠壁增厚、靶环征、肾形征、半月征等肠套叠典型表现，有助于诊断，并且还有较高的概率进行病因诊断（图33-1）。

2. 超声检查 在结肠套叠诊断中因为其经济、无放射性、可多次操作的优势，是诊断儿童肠套叠的重要方法。可检出套叠肠段和肠内液体的移动情况，对于术前评估和随访均有重要意义，也适用于孕妇，尤其在社区医疗环境中具有重要价值；但亦有其局限性，其准确率受操作者经验影响较大，亦可受肠内气体干扰影响观察。

3. X线平片及钡剂造影 也是诊断肠套叠的检查

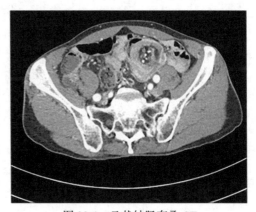

图33-1 乙状结肠套叠CT

方法之一，可显示肠套叠段的形态和位置，典型的表现为肠腔呈鹰嘴或锥形狭窄，但检出率低，近年来随着 CT 的广泛普及，其重要性在逐步降低。

4. MRI 因为成像时间较长，肠道蠕动容易形成伪影，并且经济性欠佳，在结肠套叠中的应用受限，近年来随着相关技术的进步，MRI 在诊断包括结肠套叠在内的胃肠道疾病中得到了越来越广泛的应用。

五、鉴 别 诊 断

结肠套叠的临床表现与其他一些消化系统疾病相似，如急性胃肠炎、阑尾炎、胆囊炎、急性胰腺炎、肠梗阻等，因此需要进行鉴别诊断。

1. 急性胃肠炎 与结肠套叠相比，急性胃肠炎的表现多为腹泻，伴有腹胀、恶心、呕吐等症状，而且通常没有便血和肠鸣音消失等表现。

2. 阑尾炎 阑尾炎的主要症状是转移性右下腹痛，常伴有发热、呕吐等症状，而结肠套叠的疼痛位置不定，可出现于腹部任何位置，且可伴有便血和肠鸣音消失等症状。

3. 胆囊炎 胆囊炎的症状主要为右上腹痛，可伴有恶心、呕吐、发热等症状。

4. 急性胰腺炎 急性胰腺炎的主要症状是腹痛、呕吐和发热，常常伴有血糖升高、血清淀粉酶和脂肪酶等酶学异常。

5. 肠梗阻 肠梗阻的主要症状是腹痛、呕吐和便秘等，常常伴有肠鸣音减弱或消失等表现，而结肠套叠的症状为腹痛、便血和肠鸣音消失等表现，但一些复杂的结肠套叠也可伴有肠梗阻的症状。

六、治 疗

结肠套叠的治疗目的是解除肠套叠、去除病因和预防并发症。

1. 保守治疗 对于婴幼儿结肠套叠患者，常可采用保守治疗，包括透视引导下气体或超声引导液体灌肠、禁食、抗感染、输液等。部分成年人群的结肠套叠也可通过保守治疗方式缓解。

2. 手术治疗 是治疗结肠套叠的主要方法，无论套叠类型如何，当灌肠复位或密切观察不成功时，都需要手术。手术方式的选择应根据患者的具体情况和医生的经验来决定，可选择开放手术或腹腔镜手术。近年来，随着腹腔镜技术的发展，腹腔镜手术已成为结肠套叠手术治疗的主要方法，包括腹腔镜下结肠切除、套叠分离和肠吻合等手术方法。腹腔镜手术具有创伤小、术后恢复快、并发症少等优点，因此越来越多的医生和患者选择腹腔镜手术治疗结肠套叠。

（杨 烈 马 钦）

思 考 题

结肠套叠的定义是什么？

第三十四章 结肠损伤

学习目标

掌握 结肠损伤的组织损伤类型、诊断和治疗原则。

熟悉 结肠损伤的致伤因素分类。

了解 结肠损伤的手术方法和损伤控制外科理念。

案例 34-1

患者，男性，69 岁，主因"车祸伤后腹痛、尿少 2 天"于急诊就诊。

患者 2 天前骑电动车时不慎翻倒导致左侧腰部及髋部受压，后出现腹痛、尿少，1 天前就诊于外院，腹部 CT 提示第 5 椎体横突骨折。今日患者转来，复查 CT 示：腹盆腔内可见游离气体；乙状结肠肠壁不规整，穿孔可能；左腹股沟处团片状稍高密度影及索条影。实验室检查，血常规：WBC 13.23×10^9/L，NEUT 12.30×10^9/L，RBC 3.02×10^{12}/L，Hb 93g/L；肝肾功能：肌酐 453μmol/L；D 二聚体：5.33mg/L（参考值 0~0.55mg/L）；降钙素原（PCT）：74.00ng/mL。既往：高血压 10 年；左侧腹股沟疝 15 年，其他病史无特殊。查体：腹部肌紧张，全腹压痛、反跳痛。肠鸣音弱，2 次/分。

问题：

1. 患者可能有哪些器官的损伤？依据是什么？

2. 需要进行哪些处理？

结肠损伤是常见的腹部创伤，占战时所有损伤的 5%~10%，占平时腹部穿透性损伤的 1/3 左右。近年来，交通事故造成的结肠钝性损伤也呈增多趋势。结肠镜、盆腔手术等医源性损伤和异物也是结肠损伤的常见原因。

结肠损伤的诊治难点在于结肠腔内细菌量大，而肠液刺激性相对弱，损伤可发生在腹膜后。所以结肠损伤常病情隐匿，但可导致严重的感染，第一次世界大战前结肠穿通伤死亡率可达 60%。另外合并伤也常见，如骨盆骨折、泌尿系统损伤等，需要多学科协作处理。

第二次世界大战后，结肠造口的推广降低了结肠损伤的死亡率，目前结肠损伤的死亡率已经降至 5% 以下。随着技术进步，一期完成肠段修补或切除吻合的手术逐渐增多。但是，结肠损伤术后感染率仍可达 20%，所以一期手术的适应证仍有争议，一般需要医生的综合判断。

近年来，损伤控制外科（damage control surgery）原则在包括结肠损伤在内的创伤救治中不断推广。在结肠损伤中，"损伤控制"主要是先行紧急手术控制出血、污染，避免低体温、凝血功能障碍和酸中毒，待全身状况好转再完成消化道修复重建。这对提高重症伤员救治成功率起到了很大作用。

结肠损伤是较常见的腹内脏器损伤，约占平时腹部损伤的 10%~20%，战时比例更大。结肠镜等医源性损伤也较常见。因为结肠内容物细菌量大，结肠损伤原本是死亡率极高的外伤。在 20 世纪，损伤肠襻外置和近端造口技术极大地降低了结肠损伤的死亡率。近年来，越来越多的患者接受了一期恢复消化道连续性的手术，不过具体适应证尚未有共识。

一、病因和分类

一般地，结肠损伤可分为结肠穿透性损伤和结肠非穿透性损伤。根据有无其他部位、器官损伤需要处理，可分为单纯结肠损伤和多发损伤。

按致伤物类别，结肠损伤可分为：①穿刺伤：如刀等尖锐物的损伤，较常见。②火器伤：如弹片的损伤，较常见。③钝性伤：如撞击、坠落、挤压、爆炸冲击等暴力的损伤。④医源性损伤：如结肠镜检查和操作的并发症。内镜黏膜下剥离术（endoscopic submucosal dissection，ESD）等技术穿孔发生率比一般结肠镜明显更高，且可有迟发穿孔。钡灌肠、腹盆部手术也可损伤结肠或结肠的血供。⑤化学损伤：罕见，如高浓度石炭酸灌肠。按致伤能量，结肠损伤可分为：①低能量暴力伤：如刀刺、斗殴的损伤。②高能量暴力伤：如火器伤或其他部位传递来的对冲伤，周围组织可受震荡损伤，清创时应予注意。按受伤地点，结肠损伤可分为重大事故伤、治安事故伤、医源性损伤等。

二、病 理

结肠的组织解剖特点决定了结肠损伤的特点和诊治难点。结肠肠壁比小肠薄；边缘动脉的血供有较多薄弱处；肠腔含大量细菌，损伤穿孔时感染重；肠腔内压力较高、常有积气，肠壁张力高，不利于愈合；升、降结肠为腹膜间位器官，损伤后可有腹膜后感染、血肿。

结肠组织损伤类型可分为：①穿刺性损伤（穿刺伤）：主要是低能低速锐器（如刀）或医源性因素造成，伤道明确，肠壁破损，破口周围组织未受损，存在肠液、粪便污染。②钝挫损伤（挫伤）：主要是打架、事故等中高能量钝性暴力造成，游离的盲肠、横结肠、乙状结肠多见。肠壁、系膜扭转震荡，可有血肿。一般肠壁连续性尚好，但重者肠壁、浆膜、系膜血管撕裂，可造成肠壁迟发坏死、穿孔。③挫裂性损伤（挫裂伤）：主要是高速、高能量的钝性暴力或火器造成。可见肠壁、系膜、邻近组织横断、毁损，伤道周围组织可附带受震荡损伤，清创时需注意。伤情往往复杂，常见复合伤。

三、临 床 表 现

结肠损伤后常见恶心呕吐、腹痛、便血。直肠指检是常规的体格检查。对穿透性损伤要检查伤道的大小、方向，检查伤道有无出口，以辅助判断受损脏器。

不同类型的损伤各有特点。钝性损伤的迟发穿孔可表现为腹痛加重或好转后加重，一般发生在受伤7~10天后。穿透性、医源性损伤或钝性损伤迟发穿孔有腹膜炎表现，但结肠内容物对腹膜刺激性较胃液、小肠液轻，腹膜炎表现可不明显，可先出现脓毒症，容易漏诊。升、降结肠损伤，如腰背刀刺伤，可造成腹膜后感染，起病隐匿而感染扩散很快。此类患者可有侧腹壁、腰部压痛，有时可及皮下气肿。伤情严重者可有失血性或感染性休克。

四、辅 助 检 查

（一）实验室检查

血常规、肝肾功能、C反应蛋白、降钙素原、胰功能、尿常规对伤情评估都有参考意义。其中，白细胞升高可能是应激性的，不一定代表感染。血、尿淀粉酶升高可提示胰腺损伤或胃肠道穿孔，但在正常值范围不能排除胰腺损伤和胃肠道穿孔。

（二）诊断性腹腔穿刺

诊断性腹腔穿刺对腹部器官损伤的阳性率大于90%。结果阴性仍高度怀疑结肠损伤者，可行腹腔灌洗术，诊断准确率更高。

（三）影像学

立位腹平片可发现膈下游离气体，超声可发现腹腔游离液体。X线和超声简单易行，发现穿孔、腹膜炎证据可争取时间准备手术。对伤情更复杂、需详细评估腹内脏器受损情况者，可行增强CT检查，可检出气腹，腹腔积液，腹膜后积气积液、出血等情况。

（四）手术探查

对腹内多发损伤、结肠毁损严重，需要评估伤情全貌者，可行手术探查，根据探查情况决定进一步处理方式。伤者状况允许时可先腹腔镜探查，操作受限时再转剖腹探查。

五、诊　　断

结肠损伤诊断时，应综合分析受伤地点、受伤时间、致伤因素、受损部位，评估症状体征、实验室检查、影像结果，边复苏、边调查、边评估、边处置。要注意结肠损伤的诊断特点和难点，主要是：腹膜炎症状相对轻，腹膜后感染、血肿症状相对隐匿；腹腔或腹膜后感染进展迅速；钝性损伤有迟发穿孔的可能。

六、治　　疗

（一）手术原则

腹部火器伤、有腹膜炎体征者应果断行手术探查。腹膜被穿透但无腹膜炎体征者，如不手术，应行诊断性腹腔穿刺或灌洗，或予严密监护。术前准备的同时应积极复苏。

吻合口漏是结肠术后主要的并发症，其高危因素包括严重结肠毁损伤、多发伤、就诊延迟、严重污染、血流动力学不稳定、大量输血、严重合并症等。因此是否临时转流性造口是一个重要的决策。一般而言，伤情简单、污染轻、无低血压者可以一期完成手术，而有吻合口漏高危因素者是否造口依赖医生对伤者状况、设备和自身能力的综合评估。有多种评估量表可指导伤情评估和术式选择，如贯通性腹部创伤指数（PATI index）、美国创伤外科协会（AAST）器官损伤量表（OIS）。

对不能耐受确定性手术的患者，应按损伤控制原则先处理出血和污染，然后经重症监护综合治疗后再行肠道确定性修复。合并伤常需要多学科协作救治。

（二）手术方式

1. 缝合修补手术　适用于伤情简单，破口环周＜50%，较规则，破口血供好的患者。修剪破口，见新鲜渗血后，双层间断缝合修补破口。应严格掌握此术式适应证，避免并发症和二次手术。

2. 切除吻合手术　存在以下情况之一者应行受损肠段切除吻合手术：破口大（环周＞50%或纵行＞2cm）；系膜损伤、血供障碍；高能致伤物导致周围组织震荡挫伤。术中应紧贴结肠离断系膜，清理失活坏死组织，保护边缘动脉；关闭系膜孔时注意保护血管。血供障碍者手术应切除整个血供障碍区。

3. 近端转流性造口　为了避免吻合口愈合不良造成吻合口漏，常在近端回肠、横结肠、乙状结肠行临时转流性造口。造口还纳通常在至少3个月后进行，否则腹内粘连尚致密，不利于手术。还纳后要注意肠梗阻、吻合口漏等并发症。

4. 肠切除、远端封闭、近端造口术（Hartmann手术）或两断端双腔造口术　对于结肠内容物多，无法吻合，或伤者情况不稳定者可行Hartmann手术，或切除损伤肠段后将两断端提出腹外造口。

5. 损伤肠管外置　即以破损处作为造瘘口，或将认为不可靠的吻合口外置，观察6~14天，若愈合良好再将肠段还纳。因护理麻烦，效果不确切，已少用。

案例34-1解析

患者存在腹膜炎体征，辅助检查提示肠穿孔、泌尿系统损伤及腰椎骨折，急诊行"腹腔镜探查，粘连松解，直肠穿孔远端封闭，近端造口术"。术中见盆腔中等量陈旧血液及少量粪水样液体，予吸除。大网膜覆盖于左下腹，小心分离后，可见上段直肠90%肠管壁横断，粪便流出，近端肠壁发黑，考虑上段直肠离断明确。术后带气管插管返重症医学科，经呼吸、循环支持及输血支持，顺利脱机拔管，3天后转回普通病房。深静脉超声未见血栓形成。骨科、泌尿外科会诊后，患者合并伤稳定，肌酐回落，术后第7天带造口出院。

（吴　斌）

思 考 题

1. 结肠损伤的组织损伤类型有哪些？
2. 结肠损伤术后吻合口漏的高危因素有哪些？

第三十五章 结肠慢传输型便秘

学习目标

掌握 结肠慢传输型便秘的诊断、鉴别诊断和治疗。

熟悉 结肠慢传输型便秘的病因、分类、临床表现。

了解 结肠慢传输型便秘的病理。

案例 35-1

患者，女性，21 岁，因"排便困难 10 年，反复腹痛、腹胀，伴肛门排气排便减少 1 年余"就诊。

患者 2012 年开始出现排便困难，大便干结，2～3 天/次，未予以重视，逐渐进展为 4～6 天/次，大便干结，排便费力，无便意，每次排便 40min 以上，感腹胀，无明显腹痛不适，给予饮食及生活方式调理效果欠佳，2013 年开始服用泻剂（大黄、酚酞、番泻叶、聚乙二醇等），起初效果可，后疗效逐渐变差。2016 年 3 月 13 日出现腹痛腹胀、呕吐、肛门停止排气排便，外院诊断为肠梗阻，于 2016 年 3 月 14 日外院急诊行剖腹探查，术中见"横结肠、降结肠明显扩张，乙状结肠冗长、扭转"，遂给予乙状结肠扭转复位、粪石取出及结肠减压术，术后早期恢复可，恢复进食及排气排便，但术后后期仍存在排便困难、腹胀等症状，3～5 天排便 1 次，继续给予泻药治疗。2017 年 8 月、2018 年 11 月、2021 年 4 月因再次出现腹胀、肛门排气排便减少反复入当地医院，给予补液、胃肠减压、灌肠、抑制消化液分泌等治疗症状好转。2022 年 10 月 2 日再次出现上述症状，给予保守治疗效果欠佳，腹胀逐渐加重肛门停止排气排便，伴乏力、间断低热、心慌、呼吸急促。

查体：T 37.5℃，P 116 次/分，R 35 次/分，BP 92/45mmHg，神志清楚，精神欠佳，消瘦，平车推入病房，贫血貌。专科情况：腹部高度膨隆，可见肠型，腹部正中可见一 10cm 陈旧性手术瘢痕；腹部压痛，未及反跳痛；叩诊鼓音明显；肠鸣音弱。

实验室检查：血常规：WBC 21×10^9/L，NEUT% 91.6%，Hb 81g/L；CRP 183mg/L，血生化：白蛋白 21.5g/L，球蛋白 19.6g/L，总蛋白 43.8g/L，前白蛋白 91mg/L，转铁蛋白 1.2g/L；钠 125mmol/L，钾 3.1mmol/L，PCT 1.78μg/L。

影像学检查：腹部 CT：右半、横结肠高度扩张，最大直径 20cm。

问题：

1. 既往手术方式是否得当？便秘复发的原因是什么？

2. 该患者的便秘类型是什么？如需要明确需要做哪些检查？

3. 围手术期需要做哪些准备？

一、流行病学和危险因素

在美国，便秘的平均患病率约 16%，60～101 岁年龄段的人发病率增加至 33.5%。大多数研究显示便秘发生率在非白种人、女性、社会经济地位较低的人群、家庭教育较差的人群以及老年居住社区里的孤独老年人群中相对较高。研究同样显示便秘与低膳食纤维饮食习惯密切相关。便秘也具有一定的家族易感性，母亲、姐妹、便秘母亲的女儿同时出现便秘的可能性更大。便秘可伴随一些其他疾病，如胸痛、胃食管反流、功能性消化不良等，并且，便秘也造成了精神心理性疾病的发生，如焦虑、抑郁、强迫症、躯体化障碍等。尤其是运动障碍型便秘和慢传输型便秘患者的健康相关性生活质量被严重干扰。

二、病因病理及分类

（一）根据病程分类

根据病程可将便秘分为急性便秘和慢性便秘。急性便秘表现为暂时性的或偶发的，经常与饮食的改变、外出旅游、精神压力或常规生活作息习惯的改变有关。该种类型的便秘可能会自发缓解或需要短期增加膳食纤维、改变饮食习惯、短期泻剂辅助，并不会造成太大影响。然而，也有一些相对严重的因素可造成急性便秘，如阿片样物质治疗、骨科手术等一些较大的住院手术治疗、外伤或者中风等导致瘫痪在床或者粪石性肠梗阻等，这种情况的便秘处理相对较棘手。并且，腹部手术术后肠狭窄或者胃肠道肿瘤也可导致严重的急性便秘情况。而慢性便秘既可以是原发性的，也可以是继发性的。导致继发性便秘的因素有很多，包括解剖学问题（如肛门直肠疾病或结肠疾病）、饮食、药物（尤其是阿片类物质）、代谢性疾病（如糖尿病、甲状腺功能减退）、神经系统疾病（如帕金森病）等。对于继发性便秘出现急性症状或慢性症状，均只有当继发性因素解除后症状方可缓解，此时可能需要一些粪便嵌顿解除手段、撤除可能导致便秘的药物以及纠正结肠的病理性改变等。原发性慢性便秘是一种症状性疾病，现在认为该类型与肛门直肠神经肌肉系统不协调或脑-肠轴功能紊乱导致结肠排便运动障碍具有一定相关性。原发性便秘可分为不同的类型，其中慢传输型便秘（slow transit constipation，STC）表现为结肠平滑肌病变或肠道神经系统病变导致粪便运输时间延长。排便运动异常型便秘主要表现为腹部肌肉和肛门直肠肌肉的不协调运动，最终导致排便困难，该型便秘需要症状学诊断和客观生理学检查的异常结果来确诊。对于便秘主导型肠易激综合征（包括便秘型肠易激综合征、肠易激综合征合并便秘），需要根据罗马诊断标准明确诊断，并且，该类型主要表现为排便次数减少或排便困难伴随腹痛或腹部不适感。

（二）根据结肠传输时间和肛门直肠功能情况分类

在美国胃肠病学协会制定的关于便秘的指南中提到，慢性便秘根据结肠传输时间和肛门直肠盆底情况可将便秘分为正常传输型便秘（normal transit constipation，NTC）、慢传输型便秘（STC）以及盆底功能紊乱或排便障碍型便秘。下面主要介绍慢传输型便秘和便秘型肠易激综合征（盆底功能紊乱型便秘）的病理生理改变。

1. 慢传输型便秘的病理生理改变　关于STC的病因研究方向非常多，包括结肠平滑肌运动、结肠反射系统、神经递质分泌情况、结肠起搏细胞活动状况等。慢传输型便秘患者往往表现为整个结肠运动功能减弱、胃肠反应障碍或者缺失、睡觉-觉醒运动活动减弱或缺失、结肠高振幅推进性收缩异常或者缺失等。另外，研究发现逆行性推进运动的增加和夜间周期性乙状结肠直肠运动增加也会导致结肠粪便推进性运动障碍，最终引起慢传输型便秘。并且，该类型便秘患者的结肠对于药物刺激或者球囊扩张试验的反应敏感性均显著降低，这可能与结肠神经肌肉自主控制功能失调有关，同时，在慢传输型便秘患者的结肠中发现肠道神经系统以及卡哈尔间质细胞（interstitial cell of Cajal，ICC）数量均减少。

2. 便秘型肠易激综合征（irritable bowel syndrome with constipation，IBS-C）的病理生理改变　导致肠易激综合征（irritable bowel syndrome，IBS）的因素有很多，包括遗传因素、心理因素、生物因素、社会因素以及环境因素等。研究发现感染空肠弯曲菌、大肠埃希菌、诺沃克病毒或蓝氏贾第鞭毛虫等患者会出现急性胃肠炎表现，并且超过10%的患者发展为IBS，这种类型也称感染后肠易激综合征。另外，小肠细菌过度生长也会导致出现IBS的症状，而这种情况可能使用利福昔明或其他抗生素即可缓解。对果糖、乳糖、多元醇、果聚糖和低聚半乳糖等不耐受的人群服用这些食物也容易出现IBS的病情。IBS-C患者具有结肠运输时间延长和IBS的表现，体现了自主神经功能障碍，如迷走神经紧张。研究发现当IBS患者出现腹胀或腹痛时，其大脑活动强度也增加。所以，脑-肠轴功能异常在IBS的病理改变中发挥重要作用，尤其是内脏高敏感性的出现。有研究在动物上进行了关于 IBS 的病理生理学研究，他们通过将 IBS 患者的粪菌液移植到无菌鼠肠道内，检测结直肠压力和结肠黏膜相关功能指标，发现 IBS 患者的粪菌液可导致无菌鼠出现 IBS 的症状，该结果提示肠道菌群可能是 IBS 的病因之一。

案例 35-1 解析 1

该患者既往手术史（乙状结肠扭转复位，粪石取出）仅仅解决当前的梗阻症状，而并未对便秘的分型进行诊断，以及根据便秘的类型进行针对性的手术治疗，因此便秘复发是必然。

三、临床表现

本病临床表现为大便次数减少，<3 次/周，少便意或便意消失，粪质坚硬，排便困难，对纤维素、缓泻剂治疗反应差，伴有腹胀腹痛、恶心、食欲减退、烦躁易怒、忧虑、失眠等一系列症状。绝大部分患者有长时间应用导泻药物史，部分用药无效需灌肠才能排便。STC 患者缺乏特异体征，可有腹部膨胀、按压不适、腹部触及腊肠型肿块，直肠指检可触及直肠内质硬粪块。

四、辅助检查

1. 结肠传输试验　有助于临床判断整个结肠的运动功能。不同机构有不同的检测方法，常用的有不透 X 线标志物检测法，要求患者第一天口服含有 24 个不透 X 线标志物的胶囊，5 天后拍摄腹部 X 线片，观察标志物数量。如果超过 20%的标志物仍然存留在结肠内，则说明结肠传输试验结果异常。

2. 钡剂和磁共振排粪造影　排粪造影检查包括钡剂和磁共振两种方法。通过钡剂的排粪造影需要患者检查前在直肠部位注射 150ml 钡剂，然后被要求排出。该项排粪造影检查有助于观察发现解剖异常的存在，如直肠前突、直肠脱垂、肠套叠、会阴下降综合征等，但是大部分患者因为隐私等方面原因并不愿意接受该项检查。因此，排粪造影一般不单独作为检查内容，而是用于辅助检查来判断排便问题。相比钡剂的排粪造影，磁共振的方法不仅可以免于射线照射，而且更加精确、具备可重复性。检查结果也可提示更多信息，如盆腔解剖结构、肌肉、软组织等情况，通过这些辅助信息有助于评估患者直肠黏膜套叠的严重程度等病情，然而，磁共振方法检查费用是钡剂的 4 倍，并且不是所有医院都有该项检查手段。

3. 肛门直肠压力测定　主要是通过压力传感器将压力信号转换为电信号，从而用来了解肛门内外括约肌的功能、直肠壁的感觉功能、直肠肛门反射、排便过程中直肠内压力的改变情况等。以高分辨率以及 3D 技术为特点的新型肛门直肠测压检查方法未来可能有助于区分耻骨直肠肌异常或肛门括约肌功能异常。

4. 球囊逼出试验　该项检查主要通过将 4cm 长、充满 50ml 温水的气球置入患者肛门评估患者肛门直肠功能。置入后，嘱咐患者做排便动作，计时球囊排出时间。正常情况下，球囊排出时间小于 1min。研究显示该项检查对于诊断排便运动异常型便秘的特异性高达 80%～90%，敏感性相对较低，约为 50%。

案例 35-1 解析 2

该患者在既往手术前，仅仅行 CT 检查，而未行便秘分型的针对性检查，如结肠传输试验、球囊逼出试验和排粪造影检查等。

五、诊　断

对于慢性便秘的诊断，主要还是根据患者的症状学指标，详细询问病史，如排便次数、排便不尽感、排便困难程度等，了解患者目前的症状、服用泻剂疗效、饮食调整等。必要时进行相关客观检查项目。

1. 直肠指检 对于评估便秘患者的病情具有十分重要的作用，然而目前这项检查在门诊十分容易被忽略。会阴部的检查有助于发现患者是否合并内痔或外痔，有无脱垂现象、裂缝、瘢痕或肛周皮肤脱落等。另外，直肠指检可排除患者直肠结构异常的存在，如狭窄、痉挛、触痛、肿块或粪石等。而当要求患者做排便动作时，通过直肠指检可以判断患者肛门直肠括约肌的功能是否异常。总之，研究发现，通过直肠指检对于结肠慢传输型便秘的诊断敏感性为75%，特异性为87%。

2. 排便日记 连续 7 天记录自己的排便情况对于便秘的诊断是一项十分重要的信息，日记内容需要包括每天排便次数、布里斯托粪便性状评分（Bristol stool scale，BSS）、排便费力程度、手法辅助排便情况、排便不尽感以及腹痛腹胀程度等。有研究发现排便日记对于便秘患者的症状评估十分有效，尤其是有助于通过粪便性状（软便还是坚硬粪便）以及排便频率判断结肠运输时间和治疗效果。

六、治 疗

（一）非手术治疗

1. 饮食调节 饮食与生活习惯调节是便秘治疗的首选和基础方法。

调节饮食与生活习惯，包括增加水与膳食纤维摄入，是治疗便秘的一线方法。每天增加膳食纤维总量（18～30g）以及增加饮水量（1.5～2.0L）能够增加排粪次数、改善便秘症状、降低患者对泻药的依赖。膳食纤维包括可溶性与不可溶性。有研究表明，增加可溶性膳食纤维成分可以有效改善患者便秘症状，增加排粪次数，缩短每次排粪时间。可溶性膳食纤维对便秘症状的改善存在剂量依赖性，也存在胃肠胀气等不良反应。对于合并盆底功能障碍的慢性便秘患者，术后增加膳食纤维有助于增加疗效、降低复发的风险。膳食纤维对顽固性便秘患者的症状改善作用尽管有限，但值得尝试。日常生活习惯改变如体育锻炼，可降低青少年便秘的发病风险。保持良好的排粪习惯对于预防便秘至关重要。

2. 药物治疗 目前尚无根治性治疗便秘的药物，应该按照不良反应阶梯性、个体化选择使用，尽量避免长期使用刺激性泻剂。

慢性便秘的治疗药物包括各类泻剂、促动力剂和促分泌剂等。润滑性泻剂如石蜡油等可润滑肠壁，协助排粪；容积性泻剂如膳食纤维可吸收水分软化粪便；盐类泻剂与渗透性泻剂可减少肠道吸收水分，促进排粪；这些药物已被证明是治疗慢性便秘有效、安全的药物。刺激性泻剂如大黄、番泻叶等长期使用，可造成结肠黑变病等而加重便秘，可临时性使用。促动力剂如普芦卡必利等可通过兴奋 5-HT$_4$ 受体释放乙酰胆碱，刺激平滑肌收缩和蠕动，加速结肠运动，对慢性便秘患者症状的缓解和生活质量的改善具有良好的作用。促分泌剂利那洛肽（linaclotide）是鸟苷酸环化酶 C 激动剂，可刺激肠液分泌，加快肠道蠕动，增加排粪频率，从而改善便秘症状。该药主要用于治疗 IBS-C 和慢性顽固性便秘。两项前瞻性随机对照研究表明，利那洛肽有助于增加便秘患者自主排粪次数，改善患者的腹部症状及生活质量。另外，鲁比前列酮可激活肠道上皮 2 型氯离子通道，促进肠液分泌，也具有缓解便秘的作用。

（二）手术治疗

1. 结肠慢传输型便秘综合保守治疗失败的患者，可以从手术中获益。

2. 对于非手术治疗失败的顽固性结肠慢传输型便秘，手术是确切有效的治疗方式。但术后腹泻、慢性腹痛等也会影响患者的生活质量，因此必须严格掌握手术指征：①符合罗马Ⅳ功能性便秘诊断标准；②结肠传输试验提示结肠传输时间延迟；③病程一般≥2 年，并经过系统的非手术治疗无效；④排除严重的出口梗阻型便秘及巨结肠症；⑤除外结直肠器质性疾病；⑥严重影响工作生活，患者手术意愿明确；⑦精神与心理评估无手术禁忌。手术相关问题主要涉及结肠切除的范围与肠道重建方式的选择。结肠全切除或次全切除是目前最受认可的切除范围。合并有直肠内脱垂、直肠前突等出口梗阻并伴有明显出口梗阻症状的，需要提前治疗或同期进行相应处理。结肠部分切除术因便秘复发率高，应慎重采用。全结肠切除-回肠直肠吻合术（total colectomy with ileoretal anastomosis，TC-IRA）是目前国际上治疗结肠慢传输型便秘的常用术式。因为切除了患者全部传输减慢的结肠，相对缩短了肠内容物的传输时间，可明显改善结肠慢传输型便秘患者的便秘症状，远期有效率高，便秘复发率低。次全结肠切除也是结肠慢传输型便秘外科治疗的常用术式，国内应用较多。

术式主要包括两大类：①保留回盲瓣的次全结肠切除、盲肠直肠或升结肠直肠吻合术；②保留远端乙状结肠的次全结肠切除、回肠乙状结肠吻合术。两种术式均能有效改善结肠慢传输型便秘患者排粪次数减少的症状，但不同研究报道的结果存在明显差异，总有效率和患者满意率为 39%～100%。前者由于保留了回盲瓣，一定程度上可以减轻术后顽固性腹泻；后者保留部分乙状结肠，对减轻术后腹泻有一定帮助，但两者均有增加术后便秘复发之虞。

案例 35-1 解析 3

治疗要点：

1. 患者存在便秘导致严重梗阻、巨结肠改变，且有中毒性巨结肠临床表现，恢复肠道通畅，解除梗阻是关键，因此置入结肠解压管起到关键作用。

2. 患者长期慢性便秘、不全性梗阻，导致严重营养不良表现，纠正营养不良是围手术期至关重要的治疗。

3. 患者根据病史、临床和影像学表现，明确诊断为结肠慢传输型便秘，因此需要选择合理的手术方式（如 TC-IRA）。

（陈启仪）

思 考 题

慢传输型便秘的辅助检查有哪些？

第三十六章　溃疡性结肠炎

学习目标

掌握　溃疡性结肠炎的分类、临床表现、诊断、鉴别诊断和治疗。

熟悉　溃疡性结肠炎的病因。

了解　溃疡性结肠炎的病理。

案例 36-1

周某，女性，45岁。主因"腹泻腹痛并便血4年，加重2个月"就诊。

患者4年前开始，经常出现腹泻症状，同时伴腹痛，不敢吃冷食、辣食，否则容易发作，一般发作时靠口服肠炎灵或输液控制，1年前查肠镜，发现降结肠有充血水肿，多处溃疡，当时即被诊断为溃疡性结肠炎，近2个月因过度劳累，病情较前加重，腹泻次数增多，并伴有便血，果酱样血便，每次量约 50ml，当地医院予益生菌、止泻止血治疗无好转。为寻找腹泻便血原因，就诊于门诊，门诊以"炎症性肠病"收治入院。患者发病来食欲一般，重度贫血貌，精神状态稍差，体重减轻约3kg，小便正常。既往一般健康状况可，否认肝炎、结核等传染病史，否认高血压、糖尿病史，否认外伤、输血史，否认食物、药物过敏史，预防接种史不详。

问题：

1. 首先考虑何种疾病？

2. 应与哪些疾病相鉴别？

溃疡性结肠炎（ulcerative colitis，UC）是一种局限于结肠黏膜及黏膜下层的炎症疾病。病变多位于乙状结肠和直肠，也可延伸至降结肠，甚至整个结肠。病理过程漫长，常反复发作，是一种慢性非特异性肠道炎症性疾病。表现为间断性腹泻、黏液脓血便、腹痛及里急后重等。本病治愈难度大，复发率高，具有较高的癌变率，与结肠癌的发病密切相关。溃疡性结肠炎发病率与发病地区的经济发展状况密切相关，且随着社会经济的发展呈快速增高趋势。北美和欧洲等发达地区的患病率高于亚洲和中东地区。中国大陆地区溃疡性结肠炎的患病率约为 11.6/10 万。溃疡性结肠炎可在任何年龄发病，最常发生于青壮年期，我国高发年龄为 20～49 岁，性别差异不明显。

一、病 因 病 理

溃疡性结肠炎病因尚未明确，目前认为这是由多因素相互作用所致，主要包括环境、遗传、肠道微生态和免疫等因素。其中肠道黏膜免疫系统失衡所导致的炎症过程在溃疡性结肠炎的发病中起重要作用。

1. 免疫因素　各种因素引起炎症因子分泌增多，导致肠道黏膜持续炎症，屏障功能损伤。该过程在溃疡性结肠炎的发病中起重要作用。

2. 遗传学因素　溃疡性结肠炎发病有家族聚集特性和遗传倾向。

3. 肠道微生态　溃疡性结肠炎的发病与患者肠道内菌群种类、数目紊乱和功能异常有关。抗生素治疗有效验证了这一点。

4. 诱发因素　饮食不洁、肠道感染、气候变化等可增加患病或复发风险，阑尾切除术与溃疡性结肠炎的风险是否有关仍存在争议。溃疡性结肠炎在北欧、北美等地区的患病率比较高，而在亚洲、非洲等地区患病率较低，可能与饮食生活方式、日照强度、土壤类型、气候条件、温度湿度等因素有关。

二、分　类

1. 按发病时间　分为初发型和复发型。

2. 按病变部位　分为左半结肠型和广泛结肠型。

三、临床表现

溃疡性结肠炎的好发部位为直肠和结肠，表现为持续或反复发作的腹泻、黏液脓血便，伴腹痛、里急后重等症状，常伴发不同程度的全身症状，还可有皮肤、黏膜、关节、眼、肝胆等肠外表现。其中黏液脓血便是最常见的症状。病程多在 4～6 周。

1. 腹泻伴黏液脓血便　这是最主要的症状，也是判断疾病是否处于活动期的重要依据。大便次数、便血的程度以及粪便的性质可反映病情轻重，轻者排便 2～3 次/日，很少便血，重者多于10 次/日，可伴有脓血或便血。若累及直肠且情况较重时，可有里急后重的表现。极少数病变发生在直肠或乙状结肠的患者可表现为便秘。

2. 腹痛　疼痛部位多为左下腹或下腹的阵痛，也可表现为全腹痛。常表现为疼痛时有便意，便后疼痛缓解。病情较轻时可无腹痛或腹部稍有不适。当表现为持续性剧烈腹痛时，可能并发中毒性巨结肠或炎症波及腹膜。

3. 其他症状　腹胀、食欲减退、恶心、呕吐等。

4. 全身症状　发热常见于中、重型患者活动期，病情比较严重或发生了并发症则可能高热。营养不良如体弱、消瘦、贫血、低蛋白血症等情况见于重症或病情持续活动的患者。

5. 肠外表现　外周关节炎、结节性红斑、坏疽性脓皮病、虹膜炎、前葡萄膜炎、口腔复发性溃疡、骶髂关节炎、强直性脊柱炎、原发性硬化性胆管炎等。

四、辅助检查

1. 血液检查　血红蛋白降低、白细胞数增加、血沉增快和 CRP 增高是活动期的标志。

2. 粪便检查　肉眼观察常有黏液脓血，显微镜检见红细胞和脓细胞。粪便病原学检查的目的是排除感染性结肠炎，为本病诊断的一个重要步骤，需要反复多次进行，至少 3 次。

3. 结肠镜检查　结肠镜检查并活检是诊断的关键。结肠镜检查遇肠腔狭窄镜端无法通过时，可应用钡灌肠检查、肠道超声检查、CT 结肠成像检查显示结肠镜检查未及部位。

4. 其他检查　X 线钡灌肠、小肠检查、自身抗体检查。

五、诊　断

溃疡性结肠炎缺乏诊断金标准，主要结合临床表现、实验室检查、影像学检查、内镜和组织病理学表现综合分析，在排除感染性和其他非感染性结肠炎的基础上进行诊断。若诊断存在疑问，应6 个月后进行内镜及病理组织学复查。

诊断流程：医生首先会询问病史，包括什么时候开始出现的症状，是否有腹泻、腹痛、黏液脓血便等情况。随后进行体格检查，注意患者一般状况和营养状况，并进行细致的腹部、肛周、会阴检查和直肠指检。然后通过粪便检查、血液检查、结肠镜检查、病理组织学检查等辅助手段来进行诊断。由于溃疡性结肠炎没有特异性改变，因此只有在排除其他可能疾病后，同时具备溃疡性结肠炎的典型表现或者结肠镜下表现才能诊断为此病。

案例 36-1 解析 1

根据患者临床症状及体征高度怀疑溃疡性结肠炎。

六、鉴 别 诊 断

本病鉴别诊断见表 36-1。

表 36-1　溃疡性结肠炎的鉴别诊断

疾病名称	症状	诊断
溃疡性结肠炎	黏液脓血便，常为左下腹疼痛，且有里急后重感，便意疼痛，便后缓解	结肠镜检查是关键
慢性细菌性痢疾	常有急性痢疾病史	粪便可检出痢疾杆菌。抗菌药物治疗效果明显
阿米巴肠炎	有疫区接触史，果酱样便	粪便或者结肠镜取溃疡渗出物检查可找到病原体，阿米巴滋养体或包囊，血清阿米巴抗体阳性。抗阿米巴治疗有效
肠道血吸虫病	有疫水接触史，常有肝脾大	粪便检查见血吸虫卵或孵化毛蚴阳性，活检可发现血吸虫卵
克罗恩病	很少见脓血便，可累及消化道任何部位，多见于末端回肠，常导致下腹疼痛	结肠镜检查进行鉴别
直肠癌	多见于中年以后	直肠指检可触及肿块，活检可鉴别
肠易激综合征	粪便有黏液但无脓血	结肠镜检查无器质性病变

案例 36-1 解析 2
鉴别诊断见上述。

七、治　　疗

本病一般呈慢性病程，为终身复发性疾病，因病程漫长者癌变危险性增加，应积极进行治疗，一般选择药物治疗可获得较好疗效；若出现大出血、肠穿孔、重型患者特别是合并中毒性巨结肠及经内科治疗无效且伴有严重毒血症者，应紧急手术治疗。治疗目标是诱导并维持症状缓解以及黏膜愈合，防治并发症，改善患者生存质量。根据病情严重程度、病变部位选择合适的治疗药物。

（一）一般治疗

患者应注意休息，饮食营养健康。尤其是活动期患者应充分休息，减少精神和体力负担，流质饮食，病情好转后改为富含营养少渣饮食。因牛乳过敏或不耐受而发病的患者应该注意限制乳制品摄入。

（二）药物治疗

由于个体差异大，用药不存在绝对的最好、最快、最有效，除常用非处方药外，应在医生指导下充分结合个人情况选择最合适的药物。

（三）控制炎症反应

1. 氨基水杨酸类制剂　是治疗溃疡性结肠炎的常用药物，主要发挥抗炎作用，适用于轻、中型患者或重型经糖皮质激素已有缓解者的维持治疗。此类药物可有不良反应，如恶心、呕吐、食欲减退、头痛、可逆性男性不育等，这些不良反应与剂量有关，停药后多可缓解。

还有些不良反应属于过敏，如皮疹、粒细胞减少、自身免疫性溶血、再生障碍性贫血等。服用此类药物须定期复查血常规，出现不良反应时立即改用其他药物。

2. 糖皮质激素　对急性发作期有较好的疗效，特别适用于中重型活动期患者，并且对氨基水杨酸制剂效果不佳的轻中型患者可选用该药。此类药物主要通过非特异性抗炎和抑制免疫反应发挥作用。可口服、静脉滴注、灌肠。

3. 免疫抑制剂 主要用于疾病缓解后的维持治疗，对于氨基水杨酸类制剂维持治疗无效或者对糖皮质激素产生依赖的患者可以选择使用此类药物。

4. 对症治疗

（1）及时纠正水、电解质平衡紊乱；严重贫血者可输血，低蛋白血症者应补充血清蛋白。病情严重应禁食，并予完全胃肠外营养治疗。

（2）对腹痛、腹泻的对症治疗，慎重使用抗胆碱能药物或止泻药。重症患者应禁用，因有诱发中毒性巨结肠的危险。

（3）抗生素治疗对一般病例并无指征。对重症有继发感染者，应积极抗菌治疗，静脉给予广谱抗生素。

（四）手术治疗

手术方式一般采用全结肠切除加回肠储袋肛管吻合术。若出现以下情况则选择手术治疗：

溃疡性结肠炎常见的合并症包括出血、穿孔、急性肠梗阻及暴发性结肠炎。药物治疗的进步，如英夫利昔单抗（infliximab）类药物的出现，显著降低了上述合并症的发生率，从而减少了溃疡性结肠炎对急诊手术的需求。但研究显示，仍有 20%～30% 的溃疡性结肠炎患者最终需要手术切除病变肠段。回肠储袋肛管吻合术（ileal pouch-anal anastomosis, IPAA）使溃疡性结肠炎患者保留括约肌功能成为可能，该术式的出现让手术对药物治疗不满意的患者更具吸引力。然而在"生物制剂治疗"的时代，溃疡性结肠炎患者手术治疗的时机仍有争议，尤其是针对急性重度激素抵抗的溃疡性结肠炎患者。消化内科医生认为急性重度激素抵抗的溃疡性结肠炎患者在进行手术前应先试用英夫利昔单抗类药物，但外科医生认为长时间、无效的药物治疗可增加患者手术相关并发症的风险，因而更加倾向于早期手术。

术式的选择如下：

（1）紧急情况下的术式选择：全结肠切除术是伴或者不伴中毒性巨结肠的急性暴发性结肠炎的首选术式。在急诊或者限期手术情况下，通常选择 Hartmann 术式，不切除直肠，行暂时性的回肠造口。然后择期切除直肠行 IPAA 手术。一项纳入了 50 例急性暴发性结肠炎患者的研究显示，先行腹腔镜下结肠次全切除术，后择期行腹腔镜下直肠切除+IPAA 术是可行的、安全的及合理的手术治疗策略。

（2）非紧急情况下的术式选择：约有 5 种手术方式可供有择期手术适应证的溃疡性结肠炎患者选择：①全结肠直肠切除术+永久性回肠造口（Brooke 回肠造口）；②全结肠直肠切除术+Kock 储袋；③全结肠切除+回肠直肠吻合术；④全结肠直肠切除+直肠黏膜切除+IPAA 术；⑤全结肠直肠切除+IPAA 术。这 5 种术式均能显著地改善患者的生活质量、降低癌变的风险，也均有优点和不足之处。术式的选择应根据外科医生的技能、临床情景及患者个体情况而定。患者的年龄、既往肠道或者肛管的手术史、既往经阴道生育史、肛门失禁病史、肥胖程度、职业、肝脏疾病及癌变危险程度等在选择术式时均应充分考虑。

全结肠切除+回肠造口+直肠残端封闭术是急诊手术（比如中毒性巨结肠等）的首选术式。可将直肠暂在原位保留，然后二期行直肠切除+IPAA 术。出现难以控制的大出血时有时需要急诊行全结肠直肠切除术，但是这种情况下也可考虑直接缝扎出血的直肠溃疡或者将 Hartmann 储袋留短一些。由于并发症发生率较高，不建议中毒性结肠炎的患者一期行 IPAA 术。另外，服用免疫抑制剂类药物（包括英夫利昔单抗）的患者也应行三期 IPAA 术。对于伴有难辨梭状芽孢杆菌感染的、药物治疗无效的溃疡性结肠炎者，手术切除是安全、有效的，不需要先服用抗生素清除难辨梭状芽孢杆菌。

全结肠直肠切除术+永久性回肠造口是一种可以将溃疡性结肠炎治愈的术式，应用腹腔镜的手术术后的瘢痕更小甚或无瘢痕。应告知患者，在保留肛门括约肌功能的手术（如 IPAA 术）失败后或者从技术层面、生理角度（如患者肛门括约肌功能欠佳）不适合行保留肛门括约肌功能的手术时，可能需要进行永久性回肠造口。有时，由于术中发现吻合口张力过大或者有克罗恩病的征象需要放弃 IPAA 手术。来自 Mayo Clinic 的一项纳入了 1800 例 IPAA 患者的报道显示，约有 4.1%的患者需要术中决定放弃 IPAA 手术。同时，行保留肛门括约肌功能手术后可能会出现排尿或者性功能障碍，有盆腔手术史的患者可增加上述并发症的发生概率。研究显示，约 1.5%～4%的男性患者术后可出现阳痿或者逆行性射精，约 7%的女性患者术后可出现性交障碍。另外，IPAA 术对女性受孕也有影响。

应用吻合器吻合的 IPAA 术（不进行直肠黏膜切除）较手工吻合的 IPAA 术（进行直肠黏膜切除）在技术上更为简单一些，并且从理论上讲由于前种术式保留了肛管移行区的黏膜，其肛管应有良好的感知能力及控制大便的功能。但此术式会残留一部分病变的直肠黏膜，因此对有癌变或者重度不典型增生或者有严重肠外表现的患者我们不建议行吻合器吻合的 IPAA 术。相反，对一些年老的患者、行直肠黏膜切除后可致吻合口张力较大的患者，建议行应用吻合器吻合的 IPAA 术。

全结肠切除+回肠直肠吻合术在溃疡性结肠炎患者中的适用范围越来越小。全结肠切除+回肠直肠吻合术并未切除所有病变的肠段，患者术后往往仍有症状并且残留的肠段有癌变的风险。因此，即使溃疡性结肠炎患者不适宜行 IPAA 手术，我们也不建议行全结肠切除+回肠直肠吻合术。一项回顾性分析报道了 86 例因溃疡性结肠炎行全结肠切除+回肠直肠吻合术的患者，研究显示有 46 例患者因不典型增生、癌变或者难治性直肠炎最终将直肠切除。研究发现，术后 5 年、10 年、15 年及 20 年后发生直肠黏膜不典型增生的累积概率分别为 7%、9%、20%和 25%；发生直肠癌的累积概率分别为 0%、2%、5%和 14%；而 10 年及 20 年后有功能的回肠直肠吻合保留率仅为 74%和 46%。

针对不适宜 IPAA 术但又拒绝行回肠造口或因疾病原因（如门静脉高压、腹水）不能行回肠造口者，若直肠没有受累，或可考虑行全结肠切除+回肠直肠吻合术。有人认为生育年龄的女性患者可行此手术，以降低 IPAA 术对受孕的损害。不能排除克罗恩病者或者伴有晚期肿瘤者也可考虑此手术。全结肠切除+回肠直肠吻合术后，患者对肛门功能的满意度因患者人群的选择及随访时间的长短而不同。

（3）手术治疗小结：以英夫利昔单抗为代表的药物治疗的进步，显著降低了出血、穿孔、急性肠梗阻及暴发性结肠炎等溃疡性结肠炎相关的并发症，从而减少了溃疡性结肠炎患者对急诊手术的需求。全结肠直肠切除+IPAA 术是药物治疗效果欠佳的溃疡性结肠炎患者的首选术式。

伴有急腹症的急性暴发性结肠炎是急诊行全结肠切除+末端回肠造口术的绝对适应证。一般情况下，仅将结肠切除、保留直肠，如 Hartmann 等术式。

对于不伴有急腹症的急性暴发性结肠炎患者，若用药物治疗后症状仍然恶化，我们也建议急诊行全结肠切除术。

溃疡性结肠炎患者药物治疗效果欠佳时，可建议择期行全结肠直肠切除+IPAA 术。对于伴有严重合并症的年老患者，若其肛门括约肌功能较差，可以考虑行腹腔镜下全结肠直肠切除+末端回肠造口术。

（五）中医治疗

因临床上目前采用的药物治疗方式多有不良反应，现有研究表明，中医可从虚实寒热的角度，用中药方剂对溃疡性结肠炎进行治疗，同时辅以针灸治疗，显著提高了患者的治疗效果，降低了不良反应的发生率，大大改善了患者的生活质量及远期预后。

（六）其他治疗

目前有多种饮食疗法用于治疗溃疡性结肠炎，但缺乏科学依据，还需要进一步研究证实其有效性。包括益生菌、膳食纤维、鱼油和鱼油中提取的二十碳五烯酸、短链脂肪酸灌肠剂、中草药，如芦荟、人参和姜黄素等。其中益生菌和脂肪酸是最有希望用于治疗溃疡性结肠炎的辅助方案，但在采用上述任何一种治疗方案之前都应先咨询医生的意见。

（黄 亮）

思 考 题

溃疡性结肠炎的主要症状是什么？

第三十七章 克罗恩病

学习目标

掌握 克罗恩病的临床表现、诊断、鉴别诊断和治疗。

了解 克罗恩病的病因及病理。

案例 37-1

患者，男性，21 岁，在校学生。主因"反复腹泻腹痛并消瘦 1 年，间断发热 4 个月"于门诊就诊。

患者去年出现腹胀，腹泻，2～3 次/日，糊状便，无黏液脓血便，伴间断性脐周痛，排便后减轻，里急后重感，排便不尽感，严重时排便 4～5 次/分，水样便，在当地予以护胃药物（具体不详）无效，4 个月前开始出现反复发热，每半个月发热一次，最高约 38.5℃，为寻找发热原因，就诊于门诊，门诊以"炎症性肠病"收治入院。患者发病来食欲一般，精神状态稍差，体重减轻约 5kg，小便正常。既往史：1 个月前有肛瘘手术史，肛瘘切口仍有渗脓液。有包皮切除史 1 年。既往一般健康状况可，否认肝炎、结核等传染病史，否认高血压、糖尿病史，否认外伤、输血史，否认食物、药物过敏史，预防接种史不详。

问题：

1. 首先考虑何种疾病？
2. 应与哪些疾病相鉴别诊断？

克罗恩病（Crohn disease，CD）是一种病因不明的消化道慢性炎性肉芽肿性疾病，从口腔至肛门的各段消化道均可受累，多见于回肠末端和邻近结肠。病灶多为肠道溃疡，呈节段性或跳跃性分布，病变累及消化道全层可致肠壁变厚、肠腔狭窄、肠道穿透。

发病率有明显的地域差异和种族差异，以北美、北欧最高，同一地域的白人患病率明显高于黑人、犹太人患病率明显高于非犹太人。我国近十年来，克罗恩病的发病率呈明显上升趋势。克罗恩病可见于任何年龄段，发病高峰为 15～25 岁，40 岁前发病者超过 80%，也可见于儿童或老年，男女发病率没有明显差异。

一、病 因 病 理

克罗恩病的病因尚不完全清楚，目前认为是由多因素相互作用所致，可概括为环境因素作用于遗传易感者，在肠道菌群参与下，启动肠道异常免疫应答，最终引起免疫损伤和炎症过程，可能因为患者免疫调节紊乱和（或）特异抗原的持续刺激，上述免疫炎症反应表现为过度且难以自限。

1. 环境因素 近年来，克罗恩病的发病率持续增高，可能与社会工业化有关。研究表明，吸烟与克罗恩病发病率呈正相关，除此之外，生活方式改变、高脂饮食等因素，亦可能导致本病发作。

2. 遗传因素 研究发现克罗恩病患者一级亲属发病率显著高于普通人群；克罗恩病发病率单卵双胎显著高于双卵双胎。目前研究认为，克罗恩病既是多基因病，也是遗传异质性疾病（即不同人由不同基因引起），具有遗传易感性的患者在一定的环境因素作用下而发病。

3. 感染与菌群因素 近年发现炎症性肠病患者存在肠道菌群失调，认为疾病发生可能是针对自身存在的肠道菌群的异常免疫反应所致。抗生素或益生菌制剂治疗对某些患者有效，间接证实了这一病因。

4. 免疫因素 肠道黏膜免疫反应的异常激活是引起克罗恩病肠道炎症发生、发展和转归的直接原因。近年被广泛接受的学说认为，患者存在"免疫耐受"缺失，所以对正常肠道抗原（食物或微生物）发生异常免疫反应。正常情况下，肠道黏膜固有层也存在低度慢性炎症，克罗恩病患者由于免疫调节障碍，对某些食物及药物产生异常免疫应答反应。

二、分 类

1. 按发病年龄 可分为 A1 型（≤16 岁）、A2 型（17～40 岁）及 A3 型（＞40 岁）。

2. 按病变部位 可分为 L1 型（回末型）、L2 型（结肠型）、L3 型（回结肠型）及 L4 型（上消化道型）。

3. 按疾病行为 可分为 B1 型（非狭窄非穿通型）、B2 型（狭窄型）及 B3 型（穿通型）以及 P 型（伴有肛周病变）。

4. 按疾病活动度 可分为缓解型、轻型、中型、重型。

三、临 床 表 现

克罗恩病的主要症状为腹痛、腹泻、体重下降。大多数患者起病隐匿，进展缓慢，病程多呈慢性，活动期与缓解期交替，迁延不愈，并且有终身复发倾向。少数患者起病较急，可有急腹症表现，易与肠梗阻或急性阑尾炎混淆。

（一）消化系统表现

1. 腹痛 本病最常见的症状，多见于右下腹或脐周，呈间歇性发作，常为痉挛性痛，或伴腹鸣。多在进食后症状加重，排便或肛门排气后则可缓解。

2. 腹泻 本病的常见症状，病程早期间歇性发作，后期可转为持续性。多为糊状便，一般无肉眼脓血。病变累及乙状结肠或直肠、肛门时，可有里急后重症状和黏液脓血便。

（二）全身表现

1. 发热 多数患者表现为间歇性低热或中度热，少数出现弛张高热伴毒血症，少部分患者以发热为主要症状，甚至长期不明原因发热后才出现消化道症状。

2. 营养不良 表现为体重减轻、低蛋白血症、贫血等，儿童期发病还可能导致生长发育迟缓。

（三）伴随症状

克罗恩病可能与免疫系统异常有关，故可累及全身多个系统，伴发一系列肠外表现，包括口腔溃疡、复杂性肛瘘、肛周脓肿、脊柱关节炎、眼炎（虹膜睫状体炎、葡萄膜炎）、皮肤损害（结节性红斑、坏疽性脓皮病）、肝胆疾病（原发性硬化性胆管炎、慢性活动性肝炎）等。

四、辅 助 检 查

1. 病史和查体 医生会进行详细的病史采集和体格检查。

（1）基本情况：医生会了解患者的年龄、职业、是否抽烟酗酒、是否有家族遗传史等。

（2）发病时间：医生需要了解患者发病时间以及发作期长短，以进行基本判断。

（3）自觉症状：患者是否有腹痛腹泻、排黏液脓血便、发热寒战、关节痛、口腔溃疡、肛门部疾病等。

（4）体征：医生会查看有无腹部包块、杵状指（趾）、皮肤损害（结节性红斑、坏疽性脓皮病）等。

2. 实验室检查

（1）血液检查：医生会检查患者是否贫血；检测外周血白细胞、红细胞沉降率、C 反应蛋白、白蛋白等指标。

（2）粪便隐血试验：常为阳性。

3. 影像学检查

（1）X线造影检查：医生会对小肠病变进行胃肠钡餐检查，对结肠病变行钡灌肠检查。X线有很多特征性表现，有助于诊断。

（2）CT检查：对诊断腹腔脓肿有重要价值，小肠和结肠的CT成像可以帮助医生了解病变分布、肠腔的狭窄程度、肠壁增厚和强化等改变，有利于克罗恩病的诊断及鉴别诊断。

（3）MRI检查：小肠和结肠的MRI除可以帮助医生了解病变分布、肠腔的狭窄程度、肠壁增厚和强化等改变外，新技术磁化传递成像还有助于区分病变肠道的炎症与纤维程度，有利于指导克罗恩病的治疗。

（4）超声检查：可以诊断早期腹腔脓肿及发现病变的肠段，操作较其他方式更加方便。

（5）内镜检查：消化道内镜检查加上病理组织活检是诊断克罗恩病的重要依据。

（6）结肠镜检查：可检查全结肠及回肠末段，医生在结肠镜直视下观察病变，可见特征性改变，还可在病变部位取活检，可以较为准确地识别克罗恩病的早期病变特征，并评估其病变范围及严重程度。由于本病可累及肠道全层，医生有时需使用结肠镜与X线相结合的检查方法。

（7）胶囊内镜：是安全、无创的小肠检查手段，医生可以观察传统X线下不能发现的早期微小肠道黏膜病变。但对于进展期特别是可疑有不全肠梗阻患者慎用该检查。

（8）双气囊小肠镜：是有创的检查方法，可进行活检，适用于小肠明显狭窄、不宜行胶囊内镜检查的患者。

五、诊　　断

1. 世界卫生组织（WHO）于1975年制定的诊断标准　①非连续性或区域性肠道病变；②肠壁全层炎症，病变伴有脓肿及狭窄；③病变肠段黏膜呈铺路石样或纵行溃疡；④结节性非干酪样性肉芽肿；⑤裂沟或瘘管形成；⑥肛门病变（难治性溃疡、非典型肛瘘或肛裂等）。

具有上述①、②、③项者为可疑，再加上④、⑤、⑥项之一者可确诊。有①、②、③项中的2项加第④项也可确诊，但须排除溃疡性结肠炎、肠结核、缺血性及放射性肠炎。

2. 病理诊断标准　①节段性肠管病变；②病变处出现肠狭窄、匐行性溃疡、卵石样或息肉样改变的任何一种变化；③肠壁全层炎；④淋巴细胞聚集及淋巴滤泡样结构形成；⑤结节病样肉芽肿；⑥裂隙状溃疡；⑦神经纤维增生或增生性血管炎。

①～④项存在为可疑，加上⑤～⑦项任何一项可确诊，若第⑤项存在，再加①～④项中任何2项也可确诊。

3. 临床诊断标准　①临床症状典型者均应考虑本病的可能；②X线表现有胃肠道的非特异性炎症，有裂隙状溃疡、鹅卵石征、假息肉样改变或多发性狭窄，病变呈多发性、节段性分布等；③内镜下见到跳跃式分布的匐行性溃疡，周围黏膜正常或增生呈鹅卵石样，或病变活检有非干酪样坏死性肉芽肿或大量淋巴细胞聚集。

若同时具有①和②或③，临床上可以诊断克罗恩病。

案例37-1解析1

本例患者结合病史高度怀疑克罗恩病。

六、鉴　别　诊　断

本病鉴别诊断见表37-1。

表 37-1 各种肠道疾病常见受累肠段及累及肠壁层次

疾病名称	常见受累肠段	病变累及肠壁层次
克罗恩病	回盲部和邻近右侧结肠	肠壁全层
溃疡性结肠炎	直肠及乙状结肠	黏膜层及黏膜下层
肠结核	回盲部和邻近右侧结肠	浅表层或深层
小肠恶性淋巴瘤	早期局限于小肠	全层
急性阑尾炎	回盲部	全层

案例 37-1 解析 2

本例患者鉴别诊断如上表。

七、治 疗

克罗恩病目前缺乏有效的根治手段,多采用药物治疗控制疾病活动及维持疾病缓解,防治并发症,阻止发生肠道毁损。克罗恩病维持治疗疗程仍未明确,以激素诱导缓解后多以硫嘌呤类药物等继续长时间维持;应用生物制剂治疗缓解后,可继续用其维持治疗或改用免疫抑制剂维持。生物制剂用药的疗程初步建议在复查内镜发现肠道溃疡完全愈合后,再继续巩固用药 1 年,可考虑停药,但仍建议续以硫嘌呤类药物等继续维持。

(一)一般治疗

必须戒烟;要注意患者的营养状况,建议高营养、低脂饮食,合理补充维生素、叶酸、微量元素等,合理选用肠外营养或肠内营养。

(二)药物治疗

由于个体差异大,用药不存在绝对的最好、最快、最有效,除常用非处方药外,应在医生指导下充分结合个人情况选择最合适的药物。

1. 氨基水杨酸制剂 适用于病情较轻者,也可作为缓解期或术后维持治疗,但疗效不十分稳定。不同剂型的美沙拉嗪可在小肠、回肠、结肠等部位定点释放,故适用于病变在小肠、回肠末端和结肠者。柳氮磺吡啶适用于病变局限在结肠者。

2. 糖皮质激素 为控制本病活动有效的药物,适用于中重度患者及氨基水杨酸制剂无效者。布地奈德副作用较轻,依赖性小,推荐使用。研究表明,糖皮质激素的应用也可增加患者对单克隆抗体类药物的敏感性。应用糖皮质激素的注意事项如下:不可突然停药,疾病控制后应逐渐减量(约2~4 周);不可用于维持治疗(一般用药时间在 3 个月左右),需要应用免疫抑制剂维持治疗;长期激素治疗医生会给予补充钙类和维生素 D,防止激素性骨病的发生。

3. 免疫抑制剂 糖皮质激素减量停用后,医生会同时应用此类药物以维持疾病缓解,如硫唑嘌呤或硫嘌呤、氨甲蝶呤等。

4. 抗菌药物 某些抗菌药物,如甲硝唑、环丙沙星等,可用于控制肛周脓肿或腹腔脓肿等感染,治疗并发症,并有预防术后复发的作用。抗菌药物一般需与其他药物合用,增强疗效。

5. 单克隆抗体类药物 抗肿瘤坏死因子单克隆抗体(如英夫利昔单抗)等新型药物已被证明对控制活动性克罗恩病有效,并有促进肠瘘愈合的作用,对于具有高危因素的克罗恩病患者,如果经济条件允许,常建议此药为首选方案。过敏为该药常见不良反应,感染是其禁忌证。

(三)手术治疗

1. 适应证 克罗恩病患者在合并狭窄穿孔等并发症且内科治疗无效的情况下,通常需要进行外科治疗。

2. 手术方式 以下将依据克罗恩病并发症种类的不同分别作介绍。

（1）克罗恩病狭窄常用手术方式的选择：克罗恩病肠梗阻的病理基础是病变肠壁长期炎症反应纤维化，因此，其手术方式主要有狭窄病变肠管切除术、狭窄成形术、短路手术和肠造口术。短路手术由于克罗恩病有癌变风险，临床上应尽量避免。根据肠梗阻发病部位不同，手术方式选择也不同。

（2）克罗恩病穿透并发肠瘘：克罗恩病是累及消化道全层的慢性炎性疾病，肠瘘是其最为严重的外科并发症。治疗目标是治愈肠瘘与腹腔感染、恢复消化道的连续性、减少术后复发和改善生活质量。药物、营养治疗以及外科引流未能治愈的克罗恩病并发的肠外瘘与肠内瘘，需要考虑手术治疗。并发肠瘘的克罗恩病患者因病程的恶性度，常会经历多次手术。因此在手术中，考虑到疾病复发可能需要再次手术，应尽可能保留正常的肠管，避免大段切除肠管。

因为肠管的透壁性炎症，克罗恩病肠瘘常与狭窄并存，手术切除的方式与狭窄型克罗恩病有较多交叠。克罗恩病患者并发肠内瘘主要分为两大类，一类是肠道-肠道内瘘，另一类是肠道-膀胱内瘘。对于肠道-肠道内瘘而言，相对比较简单的是小肠-小肠内瘘、小肠-结肠内瘘，对于这些内瘘手术，需要在手术中仔细分离，根据瘘口之间距离，分别行肠瘘切除吻合。而相对比较困难的是肠道-十二指肠内瘘，因为十二指肠局部解剖复杂，手术难度往往增加，这更需要在手术前仔细调查，精确设计手术方案，根据十二指肠瘘口大小行局部修补或行十二指肠瘘口空肠吻合，如果吻合不满意，则需要分步手术，先行十二指肠瘘修补或吻合，同时行末端回肠造口，确保十二指肠瘘愈合后，再行末端回肠造口还纳。而对于肠道-膀胱内瘘而言，主要是根据肠道与膀胱间炎症轻重来决定手术方式，如果炎症较轻，术中可以分离，则考虑行确定性手术，行肠瘘切除吻合，膀胱瘘修补；但如果炎症较重，则转流肠造口术为首选，可行瘘口近端肠管造口，远端插管造口方式，肠液或粪便转流后，局部炎症减轻，为后面的进一步手术提供可能。

（3）克罗恩病穿透并发腹腔脓肿：克罗恩病并发腹腔脓肿的治疗仍是临床巨大挑战，没有有效脓肿引流的内科治疗是无效的。克罗恩病并发腹腔脓肿的手术主要是感染源控制措施，因此应遵循适时介入原则，来决定是选择转流还是引流感染源。一般应按以下顺序选择，即经皮脓肿切开引流、经皮脓肿穿刺引流（percutaneous abscess drainage，PAD）、开腹引流和回肠造口。大多数情况下，不主张在引流脓肿的同时进行任何附加手术，如行肠造口和阑尾切除术。

（4）克罗恩病穿孔腹膜炎：克罗恩病合并急性穿孔导致腹膜炎的患者比较少见，多数为慢性穿透性改变。但当确实出现穿孔腹膜炎时，此种情况多在基层医院未经治疗的患者出现，此时患者整体情况多较差，基本原则是立即手术治疗。手术的目的是切除穿孔肠段、清除坏死组织、转流感染源（肠液）、引流残余感染。

（5）克罗恩病肛瘘：克罗恩病肛瘘手术前应评价肛周病变的严重程度、肛门括约肌功能、控便情况、伴随的直肠炎症、瘘管的数目及复杂情况、患者的营养状况及症状对患者生活质量影响的程度。克罗恩病肛瘘手术治疗可参照以下原则：①无症状不治疗；②伴有活动性肠道炎症，采用全身治疗和局部外科引流或进行长期引流；③低位括约肌间瘘或经括约肌瘘，进行瘘管切开术；④复杂肛瘘，采取引流并考虑在适当时期选择挂线治疗、黏膜瓣/皮瓣推移治疗。

选择手术应谨慎，手术治疗术后复发率较高，绝大多数患者术后需用药以预防复发，最常用的预防复发药物为嘌呤类药物。

（黄　亮）

思　考　题

克罗恩病的手术适应证是什么？

第三十八章　放射性肠炎

学习目标

　　掌握　放射性肠炎的临床表现、诊断和治疗。
　　熟悉　放射性肠炎的病因病理。

> **案例 38-1**
>
> 　　患者，女性，45 岁，主因"腹痛腹胀伴恶心呕吐 1 周"就诊。
> 　　患者 1 个多月前，因宫颈癌行联合放化疗治疗，1 周前无明显诱因出现脐周疼痛，阵发性加重，伴有恶心呕吐，排气排便减少。于当地医院保守治疗后无明显好转。发病以来，体重减轻，无发热，小便减少。既往无肝炎、结核病史，无血液病史，无外伤史及过敏史。
> 　　体格检查：腹部平坦，脐周压痛，无反跳痛及肌紧张，肠鸣音减弱。膝胸位直肠指检：直肠黏膜光滑，触痛明显，指套退出可见血性渗出。
> 　　辅助检查：全腹 CT：未见明显异常占位及液气平面，乙状结肠及直肠壁水肿增厚。肠镜：进镜至 40cm，见结肠、直肠黏膜充血水肿，血管网模糊，因肠管水肿严重无法继续进镜。
> 　　**问题：**
> 　　1. 患者最可能的诊断是什么？
> 　　2. 治疗原则有哪些？

　　放射治疗是宫颈癌、子宫癌、卵巢癌、前列腺癌、睾丸癌、膀胱癌和直肠癌的重要治疗措施。在伦琴发现 X 线仅 2 年后，就有人注意到了 X 线对正常肠道的损害作用。Walsh 报道了一位同事在暴露于 X 线时出现肠功能紊乱的情况。该同事脱离 X 线暴露后，症状也随之消失。已有许多研究描述了单个器官或系统放射性损伤的病理学和临床症状学特征。最严重的放射性损伤通常发生在胃肠道，范围涵盖小肠、结肠和直肠。尽管放疗技术在不断进步，人们对正常组织放射后的反应也愈加了解，但放射性损伤始终是一个棘手的问题。许多癌症幸存者仍然承受着放疗导致的并发症甚至死亡风险。

一、病 因 病 理

▶ （一）病因

　　电离辐射通过对生物大分子的能量转移而损伤细胞，相关结构包括 DNA、蛋白质和细胞膜脂质体。特定分子结构对能量的吸收可导致直接损伤。而低分子量复合物在吸收电离辐射能量后会产生具有高度活性的介质——弥散氧自由基，从而产生间接损伤。水是细胞中含量最高的物质，也是产生大量氧自由基并引起相关损伤的主要来源。特定大分子受到照射或与高能量的活性物质相互作用，可导致自身电离而转化为自由基。尽管电离辐射引起细胞损伤的机制主要有上述两种，但最终的结局是一致的。

　　电离辐射对脂质体膜的损伤，部分源于脂质的超氧化过程。该过程改变了膜的流动性并增加了膜的通透性，导致活性生理介质外漏而加重细胞损伤。

▶ （二）病理

　　胃肠道对电离辐射的敏感性仅次于肾脏，胃肠道的放射性损伤也是影响盆腹部放疗耐受性的主要限制因素。尽管小肠比大肠对辐射更敏感，但由于其在腹腔内更加游离，因此较少受到损伤。盆腔放疗后损伤最严重的部位是乙状结肠远端和上段直肠，可能是由于这些部位更靠近照射区域。小肠的严重损伤少见，通常发生在距回盲瓣 6～10cm 的范围。

放射损伤过程可分为 3 个时期：①急性期，主要影响黏膜；②亚急性期，病变主要在黏膜下层；③慢性期，一般累及肠壁全层。急性放射性肠炎是由于破坏了胃肠道黏膜基底层快速分裂的腺细胞。细胞破坏、血管消失和成纤维细胞反应，是亚急性期和慢性期的表现。放射损伤破坏了黏膜上皮的再生能力，导致糜烂或溃疡，而进行性的纤维化和血管病变引起缺血是最重要的因素。

根据分期不同，病理改变有很大的差异，从表现为毛细血管扩张、出血、水肿和炎症细胞浸润的急性期，到动脉内膜炎后纤维化而表现为缺血的慢性期，正常的黏膜下层由缺乏胶原纤维的致密透明样物质取代。

最近的微生物学研究对探讨放射性肠炎的病因机制有所启发。通过文献检索，Nguyen 和同事们试图确定影响疾病过程的因素。他们观察到长期并发症以转化生长因子-β_1（TGF-β_1）过度刺激为特点。他们进一步建议用 γ 干扰素（IFN-γ）抑制 TGF-β_1，这也许为最终能在临床上治疗放射性肠炎患者提供可能。

二、分类及临床表现

辐射诱导的急性反应起始于放疗后数小时，但大多数患者直到接受 3000～4000cGy 剂量的照射才会出现急性放射性损伤的症状。50%～70%接受盆腔放疗的患者会出现急性大肠炎症状，包括腹痛、腹泻、里急后重和直肠出血。在这种情况下，对所有患者进行积极诊断的价值有限。减少每日照射剂量通常可以有效缓解症状，因此很少出现因急性损伤而终止放疗的情况。约 85%的患者在放疗结束后 6～24 个月出现放射性损伤症状。其余 15%则可能在放疗后数年甚至数十年才发生相关并发症。

吸收不良和顽固性腹泻是小肠放射性损伤最严重的临床表现之一。这类症状与肠蠕动增多等多个因素相关。前列腺素可促进小肠平滑肌收缩，前列腺素释放的增加是肠蠕动增多的主要原因。小肠绒毛萎缩后，消化酶的缺失会阻碍碳水化合物的吸收，进而导致渗透性腹泻。肠道细菌过度增殖也会引起吸收不良和继发性腹泻。末端回肠的放射性损伤会引起胆汁盐吸收障碍，进而产生双重作用：一方面，结肠内胆汁盐负荷增加导致肠腔内水钠潴留；另一方面，机体胆汁盐缺乏导致脂肪吸收障碍，从而引起脂肪泻。

直肠损伤是造成大便失禁、便频和便急的主要原因，后者常合并直肠或乙状结肠的严重狭窄。对放射性直肠炎患者进行肛门直肠压力测定显示，直肠容积和顺应性降低，内括约肌生理长度缩短，但收缩压和外括约肌功能正常。部分患者出现直肠括约肌反射异常。与之对应，在组织学上可见平滑肌肥大和肌间神经丛异常，包括神经纤维肥大和肌间神经丛内神经节细胞数量的减少。上述机制与先天性巨结肠十分相似。放疗相关的晚期并发症会导致多种临床问题。患者可能出现肠梗阻、狭窄、瘘管形成、穿孔、出血和吸收不良。由于放疗对肛门括约肌的直接损伤或盆腔神经的迟发损伤，患者还可出现大便失禁症状。此外值得注意的是，初次罹患恶性肿瘤且存活 5 年或以上的患者，有存在放疗区域内继发恶性肿瘤的风险。一般情况下，直肠溃疡和直肠炎症状要比肠管狭窄和瘘管形成更早出现。

放射性小肠损伤通常病情严重，占需要手术干预的放射性损伤的 30%～50%。而在晚期胃肠道并发症患者中，有 28%的患者同时合并尿路损伤，包括输尿管纤维梗阻、膀胱炎和膀胱纤维化改变（膀胱功能障碍和膀胱瘘）。

放射性肠道损伤的晚期并发症在临床上表现为厌食、营养不良、腹部绞痛、肠功能紊乱（腹泻、便秘、便急、便频和失禁）、肛门疼痛、直肠出血、排尿困难、血尿、慢性尿路感染、败血症和休克。由于恶性肿瘤复发的患者也会出现上述症状，因此有时很难将慢性放射性损伤与肿瘤复发相鉴别。

三、诊　　断

小肠的损伤较为隐匿，因为这是胃肠道放射检查中最难识别的部分，同时也是内镜检查难以

触及的区域。小肠检查通常不够精准，肠管广泛的狭窄
也可以没有任何影像学异常。常见的阳性发现包括反映
缺血的"拇指印"征，结节状充盈缺损，以及由组织水
肿和（或）纤维化引起的肠袢分离（图 38-1）。狭窄和
瘘管在常规检查中也能见到，但是通常需要进一步的瘘管
造影才可以精准定位肠瘘。CT 小肠造影发展迅速，有可
能取代其他放射检查方法成为针对小肠最有价值的检查
手段。在传统腹部 X 线检查中，放射性损伤和肿瘤侵犯
可能难以区分。放疗诱发的病损多见于回肠末端，而恶性
肿瘤所致病变中有 58% 发生在十二指肠或空肠。血管造
影也有助于区分这两种病变。放射性损伤的造影特征包括
动脉狭窄、血管减少、管腔迂曲，以及静脉狭窄和肠壁毛

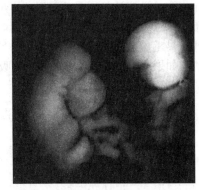

图 38-1　放射性小肠炎的小肠造影表现
可见"拇指印"征，黏膜下层水肿以及肠袢积液

细血管减少。相比之下，为恶性肿瘤供血的动脉往往可见扩张，在毛细血管期可以发现肿瘤内部大
量微小的滋养血管。先进的集成式 PET-CT 检查对区分治疗后改变和肿瘤复发具有重要价值。

　　放射性大肠损伤比小肠损伤更容易诊断。单纯直肠指检即可明确直肠肛门的狭窄范围，双合诊可
发现"冰冻骨盆"。这些检查可能会引起不适甚至剧烈疼痛，应在全麻或局麻状态下进行。直肠镜或
结肠镜检查对明确诊断不可或缺，但因为肠管僵硬固定易于穿孔，操作必须十分谨慎。直肠黏膜的病
变多样，可呈现不同程度的水肿、脆性增加、瘀斑出血和弥漫性渗出。直肠溃疡常见于前壁，基底灰
暗，边缘平坦。有时需进行活检以排查恶性肿瘤，但必须小心操作，避免导致医源性的直肠瘘。

　　Dean 和 Taylor 将放射性直肠炎的病程分为三个阶段。Ⅰ 期表现为血管扩张和黏膜脆性增加。损伤
严重的区域常位于子宫颈水平的直肠前壁，表现为局部增厚伴黏液渗出。与病变对应的临床症状包括
直肠出血、腹泻、里急后重、肛门括约肌激惹和黏液便。Ⅱ 期是黏膜微血管血栓形成而导致的溃疡期。
该期同样呈现为黏膜增厚伴渗出，但局部缺血更为显著。临床表现为更加剧烈的直肠疼痛、更严重的
出血和腹泻症状。Ⅲ 期以缺血性动脉内膜炎、组织坏死或瘘管形成为特征，直肠狭窄也发生在该阶段。
临床上可见黏膜糜烂引起的大量出血，狭窄诱发的腹泻、便急和排空不尽，以及直肠瘘导致的粪性或
脓性破溃。Dean 和 Taylor 认为 Ⅰ 和 Ⅱ 期放射性直肠炎或可采用药物治疗，但 Ⅲ 期通常需要手术干预。

　　DeCosse 等根据临床症状将放射性直肠损伤分为两类。第一类包括直肠炎、直肠溃疡或狭窄。
此类患者的出血、里急后重和直肠疼痛与放射性损伤程度无关。当合并直肠狭窄时，病变常位于溃
疡近端，距肛缘 8～12cm。此类病变过程一般是可逆的。第二类特指直肠阴道瘘。这类损伤不可逆
转且需要外科治疗。

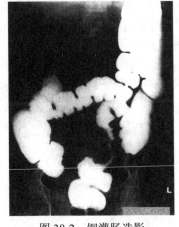

图 38-2　钡灌肠造影
显示放射性大肠炎，可见直乙交界处的
成段狭窄

　　直肠乙状结肠交界以上的放射性结肠损伤可通过软性结肠
镜和钡灌肠造影进行诊断。结肠镜检查可发现损伤部位的黏膜
苍白、干燥和浑浊，周围组织接近正常，但在黏膜下层存在显
著的毛细血管扩张。若合并急性活动性炎症，病变黏膜可呈现
红斑样、颗粒状和质脆的特点。钡灌肠造影显示直乙交界肠管
的缩短和变窄，以及正常曲度的消失。骶前间隙随着直肠壁和
直肠周围组织的增厚而扩大，该特征性变化在放射检查的侧位
和斜位上最为明显。钡灌肠检查还可以显示直肠僵硬和延展性
缺失，以及黏膜萎缩产生的铅管样改变。当疾病处于活动期时，
黏膜可呈现出不规则的颗粒状，与炎症性肠病中的假性息肉状
突起相似。肠管的多段狭窄则与肿瘤复发难以鉴别（图 38-2）。

四、治　　疗

1. 非手术治疗　目前尚无有效的药物治疗方法，但保守治

疗可以帮助控制放射性肠道损伤的许多症状。解痉药、抗胆碱能药、阿片类药物、低渣饮食以及低脂低乳糖饮食均可以改善腹痛和腹泻症状。在放射性小肠炎患者中，20%存在乳糖缺乏症，其机制是小肠绒毛萎缩引起的急性乳糖不耐受。对上述药物治疗无效的患者，应考虑进行吸收不良的系统检查。如果检查发现患者存在胆汁盐吸收异常，应用胆汁盐结合树脂（考来烯胺）常可以有效缓解腹泻症状。考来烯胺耐受性好，但由于会与口服药物相结合，不应与其他药物同时服用。对由于肠道淤积导致小肠细菌过度繁殖的患者，可予以口服抗生素治疗。5-氨基水杨酸（5-ASA）和类固醇也具有一定效果。

对于部分患者，要素饮食可以在保证营养的同时减轻腹泻。其他患者则可能需要接受短期或长期的全肠外营养（TPN）。家庭 TPN 对部分药物和手术治疗均失败的患者具有一定效果。TPN 通常是肠瘘的基础治疗措施，尤其针对营养不良患者，但通过营养支持使得瘘管自愈闭合的情况较为罕见。另外，TPN 也是营养不良患者术前准备的关键步骤。

对于放射性大肠损伤，由于直肠黏膜脆性增加，质硬的粪便即可引起损伤，因此低渣饮食和粪便软化剂或有助益。硫糖铝每日两次灌肠的方案已被证明有效。

2. 手术治疗　一般认为，放射性肠炎，除非有并发症，应尽量避免手术。外科治疗的适应证包括肠梗阻、穿孔、TPN 无效的肠瘘、脓肿、顽固性出血和腹泻。尽管需要手术干预的患者数量不多，但文献报道的并发症发生率高达 65%，相关死亡率高达 45%。因此手术的时机和方式至关重要。此外，放射性肠病在其病程中，可能会有一段长时间的无症状期。Morgenstern 强调在处理这类患者时，应尽可能遵守的原则是：尽量避免手术；改善术前营养状况；用长的小肠管；采用公认的机械+抗生素肠道准备和术后系统应用抗生素；能切除则不用旁路手术；能切除则不行单纯瘘关闭术；尽量少分离粘连；吻合要细致；要不透光标识吻合口；术后晚进食，用延长的胃肠减压管；通过肠造口来减少肠刺激。

放射性损伤导致的肠瘘是最常见的手术指征，如膀胱瘘或阴道瘘，也可以是皮肤外瘘或其他肠道的内瘘。手术前一定要评估全肠道放射损伤的情况和原发疾病复发的可能性。上消化道 X 线检查、钡灌肠检查和全结肠镜检查是必要的。对泌尿系统的了解尤为重要，因为输尿管损伤的概率很高。如有输尿管梗阻，应行膀胱镜和逆行肾盂造影检查。对拟行肠切除手术的患者，术前插入输尿管导管是很有益的。虽然这并不能保证术中不损伤输尿管，但至少能在术中通过触摸来明确其位置。

手术方式的选择取决于损伤的程度、患者的预后和术中探查所见的损伤范围，通常有 5 种手术方式（图 38-3）。第 6 种可供选择的方法是狭窄成形。在手术探查中，仅靠肠浆膜面的改变，往往会低估放射损伤的程度。如果想取得好的效果，就应切除所有受伤的组织，在相对正常处吻合。

总的来说，根据患者病情个性化选择旁路手术或肠切除术可能是最安全的策略。对于那些小肠广泛受累且盆腔粘连严重的病例，应当避免组织分离而选择旁路旷置术。相反，当仅有局部小肠病变，并可切除行回肠结肠吻合时，肠切除术应当优先。在选择肠切除的病例中，术中对肉眼大体正常的结肠进行冰冻病理活检，是识别放射性损伤纤维化、血管闭塞及其他病理特征的有效办法。

狭窄成形术不是放射性肠管狭窄的首选治疗方案。但如果健康肠管剩余较少且狭窄位于较长病变肠管之间，采用肠切除或旁路手术可能导致严重的营养不良或代谢紊乱，狭窄成形术是保留一定

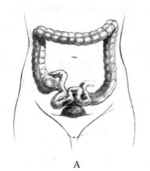

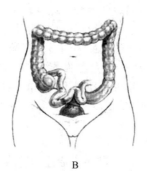

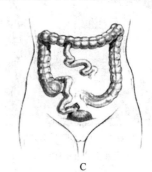

A　　　　　　　　　　　B　　　　　　　　　　　C

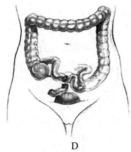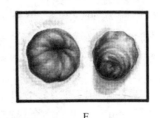

D   E

图 38-3   放射性肠炎肠内瘘的手术方法

A. 闭合内瘘；B. 切除；C. 旁路；D. 旷置；E. 结肠或回肠造口

长度肠管安全有效的方式。虽然存在较高的死亡率和并发症风险，但如果没有恶性肿瘤复发，慢性放射性小肠炎患者的生活预期仍然尚好。与旁路手术相比，肠切除术可能具有更低的再手术率，并能提供更高的 5 年生存率和更好的生活质量。

不论采用何种手术方式，术中肠粘连松解都要极为小心，有研究报道肠粘连松解术后肠瘘和穿孔发生率较高。这多由手术操作引起的缺血或微小破口所致。肠粘连松解术应谨慎开展，并且术者需做好必要时切除受损肠段的准备。

放射性小肠瘘的处理可能十分困难。肿瘤复发或放射性损伤均有可能导致肠瘘形成。建议将小肠瘘的治疗分为三个阶段：①稳定病情；②瘘管定位；③确定性治疗。稳定病情的治疗措施包括液体复苏、补充电解质、控制瘘口流量以及针对慢性消耗性患者的营养支持。小肠瘘通常十分复杂，可采用对比剂检查如全消化道造影和瘘管造影，尽量明确瘘管的范围。即便采用长期 TPN，放射性小肠瘘也难以经保守治疗而愈合。但 TPN 是治疗早期的重要措施，可给予肠道充分休息。尝试切除或部分旷置瘘管通常效果不佳，采用受累肠段外置的方式可能有较好的效果。Smith 等报道，将外置肠段的一端作为黏膜瘘口的策略取得 92% 的成功率（图 38-4），而肠切除术和部分旷置术的成功率仅为 67% 和 69%。目前结肠肛管吻合更倾向于采用"J"型储袋，或可更好地改善术后便急和便频症状（图 38-5）。

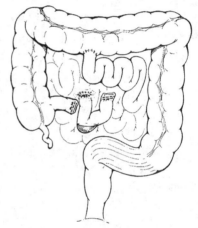

图 38-4   受累肠管旷置术

治疗放射性小肠瘘，取肠管的一段作为黏膜瘘口

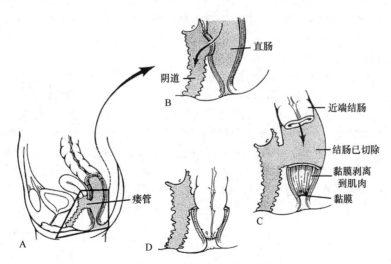

图 38-5   Parks 结肠肛管套袖吻合术

知识链接：放射性大肠损伤的治疗

DeCosse 等根据临床症状将放射性直肠损伤分为两类。第一类包括直肠炎、直肠溃疡或狭窄。此类患者的出血、里急后重和直肠疼痛与放射性损伤程度无关。当合并直肠狭窄时，病变常位于溃疡近端，距肛缘 8～12cm。此类病变过程一般是可逆的。第二类特指直肠阴道瘘。这类损伤不可逆转且需要外科治疗。

解痉药、抗胆碱能药和阿片类药物均可用于治疗放射性大肠损伤。由于直肠黏膜脆性增加，质硬的粪便即可引起损伤，因此低渣饮食和粪便软化剂或有助益。

硫糖铝每日两次灌肠的方案已被证明有效，但尚无证据显示采用 ASA 衍生物口服或灌肠会有任何帮助。

放射性大肠损伤多数无需外科治疗，而且对既往接受照射的结肠进行手术操作有较高的并发症和死亡风险。但是对于合并梗阻、穿孔、瘘管、持续性出血、顽固性疼痛或严重大便失禁的患者，手术是必要的干预措施。

当放射性大肠炎表现为严重便血或保守治疗无效的顽固性疼痛时，转流性结肠造口是合理的治疗选择。造口可改善组织水肿和感染状态，并迅速缓解症状。基于初步的经验来看，在内镜下利用激光凝结异常血管来进行止血的效果尚可，可以单独应用或配合结肠造口治疗。Jao 等回顾 62 例因放射性大肠损伤接受外科治疗的患者资料发现：27 例接受了结肠造口作为初始治疗；在 24 例存活的随访患者中，5 例未接受其他手术，15 例在平均 9.6 个月后回纳造口，有 9 例最终接受肠切除手术。

结肠造口本身也会带来诸多并发症，包括造口周围瘘、造口回缩和坏死等。造口操作时充分游离近侧健康肠管并将结肠提出腹壁外一定高度，可以减少相关并发症的风险。回肠造口简单易行且不改变结肠血供，可为二期行结肠切除和结肠肛管吻合留有余地。

还纳结肠或回肠造口应至少等待 6 个月，而且须确保直肠损伤已愈合。术前应对远端肠管进行放射检查和内镜检查，排除肠管狭窄或瘘口。关闭造口后仍然要警惕病情进展和症状反复。

尽管永久性结肠造口对于病情极端顽固的患者可能是合适的方案，但单纯造口往往不能满意地控制症状，而且许多患者难以接受。这类患者应当考虑行肠切除吻合手术。有临床研究显示，即便存在中等程度的急慢性放射性损伤，结直肠吻合仍然可以实施。但在活动的结直肠炎症条件下进行吻合，风险显然极高。在放射性损伤的病例中，常规的前切除术及低位吻合可导致高达 71% 的并发症发生率。由于放疗技术和个体反应差异，为放疗后的结直肠吻合划定绝对安全的范围不太现实，但以下几条基本的原则仍然应当遵守：①如果大肠接受的辐射剂量低于 4000～4500rad，吻合口相对安全；②如果大肠接受的辐射剂量在 4000～5500rad，行肠吻合后应加做保护性回肠造口；③如果大肠接受的辐射剂量在 5500～6000rad 甚至更高，即便加做保护性回肠造口，吻合口也难以保证安全。

外科治疗是促进放射性直肠阴道瘘愈合的唯一有效措施，但单纯局部修补必然失败。Boronow 提出了 5 个治疗放射性直肠阴道瘘的原则：①应排除肿瘤复发；②必须行粪便转流；③避免急性放射性损伤时期干预；④瘘口修补区域要建立新的血供；⑤瘘口应当闭合。基于这些原则，各类建立新血供的技术得到不断尝试。血供的来源包括股薄肌、内收肌、腹直肌、大网膜和阴唇脂肪垫等。瘘口修补术一般采取切开外阴后经阴道修补，闭合阴道黏膜瘘口，再从反面修补直肠瘘口，并为原瘘口所在的直肠阴道隔建立新的血供。尽管这些修补术式取得一些成功的先例，但 Parks 结肠肛管袖套吻合术也特别适合解决这类问题，应当作为手术的备选方案。

（王 权 佟伟华）

思 考 题

放射性肠炎的晚期并发症有哪些？

第三十九章 肠 息 肉

学习目标

掌握 肠息肉的分类、临床表现、诊断、鉴别诊断和治疗。

熟悉 肠息肉的病理分型。

了解 肠息肉的病因。

案例 39-1

患者，男性，52岁，厨师。主因"反复大便次数增多和黏液便2年，加重2个月"于门诊就诊。

患者于2年前无明显诱因出现大便次数增多，约4～5次/日，同时粪便表面附着白色黏液。无明显便血，无肛门疼痛、肛门坠胀，无肛门肿物脱出。未给予系统治疗，上述症状可自行缓解。但上述症状在无明显诱因情况下反复发作，特别是近2个月来，每日排便6～8次，且黏液量较多。发病以来，体重无明显变化，小便正常，偶有便秘。既往健康，无肝炎、结核病史，无血液病史，无手术、外伤史。

直肠指检（膝胸位）：肛门未见明显异常，直肠所及范围内未触及明显肿块，指套退出无血迹。

辅助检查：结肠镜检查见乙状结肠可见一枚大小约2.0cm×2.0cm带蒂黏膜隆起，色泽暗红，表面光滑。

问题：

1. 首先考虑何种疾病？
2. 应与哪些疾病相鉴别？
3. 治疗原则是什么？

肠息肉（intestinal polyp）是一种形态学诊断，指结直肠黏膜表面的隆起性病变，在没有确定病理性质前统称为息肉。其发生率随年龄增加而上升，男性多见。以结肠和直肠息肉为最多，小肠息肉较少，本章所指息肉均为结直肠息肉。息肉大小形态相差明显，可能有蒂，也可能基底部较广而无蒂。随着人们对自身健康状况重视程度的提高，结直肠息肉的检出率也在提高。由于多数结直肠癌遵循着"正常黏膜—小型管状腺瘤—大腺瘤—癌"的顺序演变发展，因此，结直肠息肉在影响患者生活质量的同时，存在潜在癌变可能甚至危及患者生命。因此，早期治疗结直肠息肉是降低结直肠癌发生率和提高生活质量的有效途径。

一、病 因 病 理

（一）病因

由于息肉是一种未确定病理性质的异常生长组织，因此，不同类型息肉的病因不同。一般来说，肿瘤性息肉的形成与遗传因素和基因突变有密切关系，炎性息肉常由于长期的慢性炎症刺激形成。

1. 遗传因素 在结直肠癌患者中，大概10%的患者具有家族患癌病史。而当家族成员有腺瘤性息肉的时候，其他的家族成员发生结直肠息肉的可能性也明显增加，尤其是家族性息肉病具有明显的家族遗传性。此外，曾经有过其他部位肿瘤病史的患者，结直肠息肉的发生率也明显升高。

2. 慢性炎症刺激　大便长期停留、异物、某些炎性肠道疾病，比如溃疡性结肠炎、克罗恩病等，都可以造成肠黏膜的损伤。长期刺激肠黏膜上皮、细胞产生增加、肠黏膜上皮凋亡减慢，最终可形成肠道息肉状突起。

3. 不良生活及饮食习惯　高蛋白、高脂肪、低纤维素饮食，叶酸摄入不足，吸烟、酗酒、肥胖都可以导致息肉发生率升高。

4. 代谢异常　肥胖、高脂血症、体内的胰岛素水平都会影响肠道息肉的生长。

（二）病理

一般情况下，肠息肉切片病理结果一共有四种，包括炎性息肉、增生性息肉、腺瘤性息肉、错构瘤性息肉。

1. 炎性息肉　通常是由于肠道内的炎症反应刺激，引起肠道内的肉芽肿样息肉。切片显示有间质的充血、水肿，以及伴有大量炎症细胞的浸润，属于良性息肉，如溃疡性结肠炎、克罗恩病、血吸虫病等。

2. 增生性息肉　又称化生性息肉，主要是由于慢性炎症的长期刺激，肠上皮柱状细胞大量增生，息肉表面可有充血发红。属于良性息肉，但也有一定恶变的可能。

3. 腺瘤性息肉　腺瘤性息肉在临床上比较多见，还可以细分为管状腺瘤、管状绒毛状腺瘤和绒毛状腺瘤。管状腺瘤性息肉发生癌变的概率较低，而绒毛管状和绒毛状腺瘤，有可能发展成恶性的息肉。

4. 错构瘤性息肉　肠道错构瘤性息肉，一般是肠道的平滑肌异常增生造成，肠上皮组织表现正常，从而形成畸形状态。错构瘤性息肉较少发生恶变，而且错构瘤性息肉的发生率也较低。

二、分　类

临床上按是否为癌前病变可分为新生物性息肉和非新生物性息肉两类。

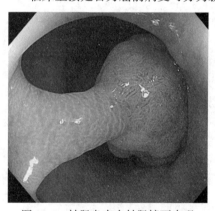

图 39-1　结肠息肉在结肠镜下表现

1. 新生物性息肉　是指大肠腺瘤性息肉，包括管状腺瘤、管状绒毛状腺瘤和绒毛状腺瘤。之所以要将腺瘤性息肉列为新生物性息肉是因为除了组织学上与非新生物性息肉不同之外，更重要的是存在癌变这一特点，因此，腺瘤性息肉为癌前病变。但并非所有的腺瘤性息肉都会癌变，尽管目前对于腺瘤癌变的机制尚未完全阐明，但也不是完全没有规律可循。一般而言，息肉体积大小对癌变有很大影响，息肉体积越大，癌变概率越高。此外，息肉中绒毛状成分的多少对癌变概率大小也有很重要的影响，目前发现，绒毛状腺瘤癌变概率高于管状绒毛状腺瘤高于管状腺瘤。此外，腺瘤存在的时间也与癌变概率相关，因为腺瘤癌变是一个漫长的过程，多数学者认为腺瘤癌变所需时间在 10 年以上（图 39-1）。

2. 非新生物性息肉　根据组织的特点，可分为三类：①错构瘤，包括幼年性息肉和结肠黑斑息肉综合征。前者可发生在任何年龄，但以儿童多见，息肉好发于直肠和乙状结肠，多数发生在下段直肠。病理可表现为正常黏膜或炎性肉芽组织，由大量结缔组织、血管组织、单核和嗜酸性细胞浸润，其中还有许多黏液腺体增生，因此，组织学上这不属于肿瘤性质，而是正常组织的异常组合，因此称为错构瘤。而后者是一种常染色体显性遗传病，表现为多发性胃肠道错构瘤合并皮肤、黏膜的色素斑沉着。②增生性息肉，也称化生性息肉，是一种原因不明的黏膜肥厚增生性病变，表现为黏膜表面的圆形露珠样隆起，常为多发性，以乙状结肠、直肠多见，多见于中老年人。镜下表现为黏膜肥厚、增生，结构基本正常。其特征表现为细胞更新周期稍有不平衡，细胞数略为增多，但细胞分化完全。③炎性息肉，又称假性息肉，是较严重的肠道炎症在恢复过程中形成的一种病理状态。

可表现为球状、柱状、丝状或桥状。镜下可见息肉间质中有炎症细胞浸润或肉芽组织形成。血吸虫相关性息肉和炎症性肠病相关性息肉亦有癌变概率，因此，对于这些炎性息肉应给予高度重视。

> **知识链接**
>
> 　　家族性腺瘤性息肉病（familial adenomatous polyposis，FAP）是一种常染色体显性遗传病，以大肠超过 100 枚腺瘤性息肉为主要临床特点（图 39-2）。癌变率为 100%，若不及时治疗，平均癌变年龄为 39 岁，平均死亡年龄为 42 岁。根据息肉数目和分布特点、发病年龄及基因背景差异，可分为经典型和轻表型 FAP。此外，FAP 患者还可合并肠道外表现，如骨瘤、硬纤维瘤、甲状腺癌、壶腹周围癌、先天性视网膜色素上皮肥大、中枢神经系统恶性肿瘤等。手术切除全大肠是最重要的治疗手段，此外，也应注意肠道外病变的诊治。
>
>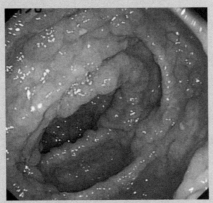
>
> 图 39-2　家族性腺瘤性息肉病患者肠镜下表现为多发性腺瘤性息肉

三、临床表现

多数结直肠息肉并无明显临床表现，而在体检或结肠镜检查中发现。临床症状的有无和轻重取决于息肉的大小、数目及有无癌变。

1. 便血　为最主要的临床表现。为少量便血，肉眼很难发现，只有在粪便隐血检查时发现阳性结果。也有部分息肉表现为间断性便血或大便表面带血，出血量一般不多，偶引起下消化道大出血。当息肉位置较高，长期慢性出血时可导致贫血。

2. 腹部症状　较大的息肉可导致肠套叠、腹痛等表现，体积较大的绒毛状腺瘤可分泌较多黏液，从而导致腹痛、腹部闷胀不适等症状。

3. 肿物脱出　对于位于直肠长蒂或位置近肛门者可有息肉脱出肛门，同时还导致肛门坠胀不适、里急后重、排便不尽等表现。

4. 腺瘤癌变　腺瘤发生癌变可表现为便血、大便次数增多、黏液便等。肠镜下可见息肉形态不规则、质硬、表面糜烂等情况。

> **案例 39-1 解析 1**
>
> 　　本例患者 2 年前无明显诱因出现大便次数增多，约 4~5 次/日，同时粪便表面附着白色黏液。特别是近 2 个月来，每日排便 6~8 次，且黏液量较多。

四、诊　断

诊断必须依靠病史、直肠指检、粪便隐血、结肠镜和影像学检查，并排除结直肠良恶性肿瘤及炎症性肠病等。

1. 直肠指检　重要的意义是除外肛管直肠肿瘤等其他疾病。

2. 粪便隐血试验　结直肠小息肉粪便隐血试验可阴性，如果息肉发生糜烂甚至癌变，粪便隐血试验常为阳性结果。

3. 肠镜检查　方便直观，定位准确，可进行活检明确病理，并排除其他结直肠良恶性肿瘤及炎症性肠病等。

> **案例 39-1 解析 2**
>
> 　　该患者肛门未见明显异常，直肠所及范围内未触及明显肿块，指套退出无血迹，结肠镜提示乙状结肠息肉，可初步做出乙状结肠息肉的诊断，需进一步行病理检查，排除其他病变。

五、鉴 别 诊 断

肠息肉的诊断并不困难，但必须与下列疾病鉴别。

1. 肛乳头肥大　位于齿状线处，大小不等，呈锥形或乳头状，灰白色，无出血，有触痛，久则成乳头状瘤而脱出，质硬，形状不整。

2. 直肠癌　临床上常将直肠癌误诊为痔而延误治疗，应高度重视。便血多为暗红色，有腥臭味，伴有大便习惯改变。直肠指检可触到直肠肿块，表面高低不平，质坚硬，不活动，呈菜花状或有溃疡，需行直肠镜、组织学进一步检查，以明确诊断。

3. 溃疡性结肠炎　以黏液便或脓血便为主，常伴有腹泻、左下腹疼痛。结肠镜检查见直肠黏膜充血、糜烂、溃疡。

4. 恶性黑色素瘤　常在齿状线处生长，多单发，瘤体不大，褐黑色，有的带蒂脱出肛外，必要时做病理检查。

> **案例 39-1 解析 3**
>
> 　　本例患者为中年男性，有大便次数增多、黏液便病史，结肠镜检查提示乙状结肠息肉。虽已明确诊断，但大便次数增多、黏液便原因较多，需与溃疡性结肠炎、肛乳头肥大等相鉴别，特别是需与直肠癌相鉴别，以防误诊、漏诊。

六、治 　 疗

随着人们生活水平的提高，以及对自身健康重视程度的提高，对疾病的治疗手段也有了更高的要求。目前，结直肠息肉的治疗方法很多，以应用微创技术为主要趋势。首选治疗方法仍然是结肠镜治疗。同时基于腹腔镜技术的微创优势，特别是双镜联合策略在治疗复杂息肉上有明显优势。尽管结肠息肉切除方法多种多样，但总体而言，应根据息肉特点、部位、术者技术水平和现有设备选择合适的方法。同时，息肉的切除也遵循着共同的原则，才能保证医疗过程安全有效，患者从中受益。

（一）内镜治疗

治疗方案的预设定，是息肉治疗（尤其是大息肉）顺利完成的关键。对复杂息肉，治疗前要选择好相应切除方法，预备好治疗器械，防止各种手术意外。治疗时镜身保持良好"自由度"，是保证操作意向得以实现的前提，进镜时，严格按照"取直镜身法"，使治疗位置处于无袢状态，利于实施精准治疗。良好的操作视野，使治疗过程变得简单、安全。患者肠道在治疗前认真准备，避免应用产甲烷气体的甘露醇，术前确定好患者体位，利用重力作用使息肉暴露充分，常以病变位于肠腔残存液体对侧为佳。术中为防止肠管遇到外界气体所致肠道痉挛现象，可给予解痉剂，有条件的

机构以 CO_2 气体替代。具体的内镜下治疗方法如下：

1. 冷/热活检钳除法 简单易行，回收病理简单，适用于对微小息肉的切除。热活检在冷活检基础上，通过以高频电流，可以对残余病变进行灼除及对创面进行止血处理，但应注意避免电凝过度对肠壁浆膜层的损伤，甚至出血、穿孔等并发症。操作过程中应夹住息肉头端，适当上提，与肠壁保持适当距离，当息肉蒂部出现发白（富士山征）时，停止电凝，钳除病变。应注意是，切除息肉不宜过大，否则会造成通电时间延长，增加全层损伤的风险。摘除息肉后应禁食，同时卧床休息，以减少出血并发症，注意观察有无活动性出血、呕血、便血，有无腹胀、腹痛及腹膜刺激症状。

2. 息肉圈套术 适用于不同大小隆起型病变的切除。可采用冷或热圈套切除，切除时应在保证完整切除病变同时，保留一定长度的蒂部或与肠壁保持一定距离，收紧圈套后，应抖动圈套器，观察有无周围正常肠黏膜一并套入，防止损伤肠壁。切除中采用凝-切-凝的方式，减少出血风险。部分较大息肉，可采取分块切除方式，降低操作难度，但此法不利于病理评估。

3. 内镜下黏膜切除术（endoscopic mucosal resection，EMR） 主要用来治疗结肠息肉。通过切除病变黏膜来达到治疗目的，属于一种肠镜下的微创治疗方式。主要用于病变小于 2cm 可以考虑采取肠镜下黏膜切除术治疗的结肠息肉，治疗方式安全有效，且创伤小，术后恢复快，目前临床较常用。首先通过注射针注射生理盐水到黏膜下层，使病变黏膜抬举起来，再使用内镜圈套器把抬举的病变黏膜圈套收紧，连接高频电装置，通过高频电将病变黏膜电凝或者电切除掉，创面可以用金属钛夹封闭，之后把病变黏膜送病理科进一步检查；一般情况下，肠镜下黏膜切除术术后需要禁食水 1~2 天，2 天后采取半流质饮食，避免剧烈活动，注意休息，还需定期复查结肠镜。

4. 内镜黏膜下剥离术（endoscopic submucosal dissection，ESD） 是针对肠道癌前病变和早期癌症的一种标准微创治疗手段，具有创伤小、手术取下的病理标本比较完整、治疗比较彻底、复发率较低的特点，可以让更多的早期肠癌能够在内镜下一次性完全切除，免除了开腹手术的痛苦和器官的切除（图 39-3）。主要适用于以下疾病：①早期癌：如确定肿瘤局限在黏膜层和没有淋巴转移的黏膜下层，ESD 切除肿瘤可以达到外科手术同样的治疗效果。②侧方生长型息肉：超过 2cm 的息肉尤其是侧方生长型息肉，使用 ESD 治疗可以一次完整地切除病变。③黏膜下肿瘤：对于部分超声内镜诊断的脂肪瘤、间质瘤和神经内分泌肿瘤等可考虑通过 ESD 完整剥离病变。但要注意，ESD 剥离病变的同时有发生消化道穿孔的可能，因此，不主张勉强剥离。术后患者应常规禁食、水，观察 24~48h，如果患者没有穿孔、出血等情况发生，可进流质饮食。如果在此过程中出现异常，应该延长禁食时间，必要时可放置胃管进行胃肠减压。

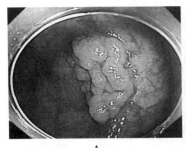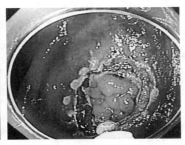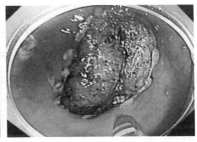

A　　　　　　　　　　B　　　　　　　　　　C

图 39-3　结肠侧方生长型息肉行 ESD 术

（二）手术治疗

手术方式分为传统手术和微创手术两类。常用的术式有：

1. 经肛门直肠息肉切除术 常用于病变距肛缘距离小于 7cm 的巨大息肉。

2. 腹腔镜下肠段切除吻合术 结肠息肉需要通过腹腔镜行肠段切除，大多是由于息肉在内镜下无法切除或者息肉已经发生癌变。对于部分困难息肉，采取结肠镜联合腹腔镜的双镜联合手术策略，定位准确，切除彻底，是治疗结肠息肉有效、安全可行的方法。

案例 39-1 解析 4

　　临床诊断：乙状结肠息肉。

　　诊断要点：

　　1. 大便次数增多伴黏液便。

　　2. 查体未见明显异常。

　　3. 结肠镜检查见乙状结肠可见一枚大小约 2.0cm×2.0cm 带蒂黏膜隆起，色泽暗红，表面光滑。

　　治疗理念：肠息肉一旦确诊，应择期内镜治疗。

　　1. 推荐首选结肠镜下治疗。

　　2. 根据术后病理结果确定后续随访方案及是否需要进一步手术治疗。

（楼　征）

思 考 题

1. 腺瘤性息肉是如何进行病理学分类的？

2. 结肠息肉应与哪些疾病相鉴别？

3. 什么是 EMR？什么是 ESD？

第四十章 结 肠 癌

学习目标

掌握 结肠癌的临床表现、病理分期、诊断、鉴别诊断和治疗原则。

熟悉 结肠癌的解剖、病因和治疗手段。

了解 结肠癌的病理。

案例 40-1

　　患者，女性，61 岁，退休。主因"间断腹痛 1 年余"于门诊就诊。

　　患者自述间断腹部不适伴腹痛 1 年余，无便血、腹泻等症状。2 个月前突发晕倒，至当地医院检查，诊断为贫血，粪便隐血阳性。为进一步诊治，患者于当地医院行肠镜检查，肠镜提示升结肠见菜花样肿物，环管腔生长，肠腔狭窄，内镜无法继续通过。活检病理提示升结肠腺癌。外院检查 CT 提示升结肠占位，符合恶性肿瘤表现，周围脂肪间隙多发强化小淋巴结，考虑转移可能，请结合临床。患者自发病以来，体重无明显变化，小便正常，食欲可，睡眠良好。既往健康，无肝炎、结核病史，无血液病史，无手术、外伤史。既往无肿瘤家族史。

　　体格检查：直肠指检未触及肿块，指套退出无血迹。

　　辅助检查：肠镜提示升结肠见菜花样肿物，环管腔生长，肠腔狭窄，内镜无法继续通过。活检病理提示升结肠腺癌。

　　外院检查 CT 提示升结肠占位，符合恶性肿瘤表现，周围脂肪间隙多发强化小淋巴结，考虑转移可能，请结合临床。

　　问题：

　　1. 首先考虑何种疾病？

　　2. 应与哪些疾病相鉴别？

一、概 述

（一）结肠的解剖

　　结肠主要来源于内胚层肠管，随着胚胎发育分化成前肠、后肠和经卵黄管通向卵黄囊的中肠。中肠形成远端十二指肠、空肠、回肠、盲肠、升结肠和横结肠的近端 2/3。后肠形成横结肠的远端 1/3、降结肠、乙状结肠以及肛门直肠管的上 2/3。由于左半结肠和右半结肠来自不同的胚胎起源，在解剖学上右半结肠由肠系膜上动脉提供血液供应，左半结肠由肠系膜下动脉提供血液供应。在这两个主要供血来源之间，存在 1 个标志性区域，该区域位于脾曲的近端，结肠中动脉左分支的分支血管与左半结肠动脉的分支血管吻合，该区域为胚胎中肠和后肠的分界。结肠的静脉回流主要跟随相应提供血液供应的动脉，肠系膜上静脉和肠系膜下静脉分别回流结肠的右半部分和左半部分的血液。不同胚胎来源可能是左右半结肠发生癌变后的不同表现的解剖学基础。

　　结肠（广义）包括盲肠、升结肠、横结肠、降结肠和乙状结肠。结肠比小肠短而粗，全长约为小肠的 1/4，正常成人全长约 135cm。盲肠最粗，向远端逐渐变小，乙状结肠末端直径只有 2.5cm。结肠肠壁可以分为以下几层。①黏膜：无绒毛和环形皱襞，由内向外分为三层。上皮：为单层柱状上皮，含较多的杯状细胞；固有层：含大量肠腺和较多淋巴组织，肠腺为单管状腺，开口在黏膜表面，细胞组成与上皮相同，无潘氏细胞；黏膜肌层：为内环行和外纵行两层平滑肌。②黏膜下层：

疏松结缔组织，含较大的血管、神经、淋巴管及脂肪细胞，无肠腺。③肌层：为内环行和外纵行两层平滑肌，外纵肌在局部增厚形成结肠带，可见几条结肠带。④外膜：为纤维膜或浆膜。

结肠的解剖特点如下：①结肠带：为肠壁中纵肌纤维形成的 3 条狭窄的纵行带。结肠带在盲肠、升结肠及横结肠较为清楚，从降结肠至乙状结肠逐渐不明显。②结肠袋：由于结肠袋比结肠短 1/6，因而结肠壁缩成了许多囊状袋。③肠脂垂：由肠壁黏膜下的脂肪组织集聚而成。在结肠壁上，尤其是在结肠带附近有多数肠脂垂，在乙状结肠较多并有蒂。肠脂垂的外面为腹膜所包裹。根据上述特点，很容易将结肠与小肠区别开来。

结肠在右髂窝内续于盲肠，在第 3 骶椎平面连接直肠。结肠分为升结肠、横结肠、降结肠和乙状结肠四个部分，大部分固定于腹后壁，结肠的排列酷似英文字母"M"，将小肠包围在内。结肠的直径自其起端 6cm，逐渐递减为乙状结肠末端的 2.5cm，此处为结肠腔最狭窄的部位。①升结肠（ascending colon）：居盲肠与结肠右曲之间，其长度因盲肠位置的高低而异。升结肠后壁借结缔组织贴附于右肾和腰大肌前面，活动度甚小。②横结肠（transverse colon）：起自结肠右曲，向左横行，止于结肠左曲。横结肠由横结肠系膜连于腹后壁，活动度大，横结肠中部可下垂至脐或低于脐平面。结肠右曲（right colic fiexure）又称肝曲，位于肝右曲下方和右肾下端的前方。结肠左曲（left colic fiexure）又称脾曲，其位置较结肠右曲为高，接近脾和胰尾，故结肠左曲的位置较高较深。③降结肠（descending colon）：自结肠左曲起，沿左肾与腰大肌前面下行，至左髂嵴处续于乙状结肠。④乙状结肠（sigmoid colon）：自左髂嵴水平开始，沿左髂窝转入盆腔内，全长呈"乙"字形弯曲，至第 3 骶椎平面续于直肠。乙状结肠借乙状结肠系膜连于骨盆侧壁，活动度较大。

（二）结肠癌的发病特点

结直肠癌是世界范围内最常见的恶性肿瘤之一，其发病率在所有恶性肿瘤中高居第 3 位，死亡率居第 2 位。20 世纪 70 年代以来，我国结肠癌发病率和死亡率随着社会经济的发展，居民人口老龄化的加快以及生活习惯、饮食结构的改变呈逐年上升趋势，并且已经成为危害我国居民健康的重要疾病之一。根据既往的研究，结直肠癌的发病是由饮食、环境与遗传等因素共同作用的结果。

中国流行病谱显示，城市地区男性结肠癌发病率为（9.74～16.71）/10 万，死亡率为（4.13～9.51）/10万；女性发病率为（8.49～13.99）/10 万，死亡率为（3.16～6.89）/10 万。农村地区男性发病率为（3.86～12.66）/10 万，死亡率为（2.04～8.21）/10 万；女性发病率为（4.34～9.98）/10万，死亡率为（0.95～4.68）/10 万。从全球范围看，左半结肠癌的发病率高于右半结肠癌，而且左半结肠癌中男性的发病率较女性高，但右半结肠癌中女性的发病率较男性高。在美国，右半结肠癌的发病率女性高于男性，这种趋势随年龄增长而增加。例如，年龄≥80 岁的女性结直肠癌患者，57%的肿瘤位于右半结肠，而在年龄≤50 岁的男性结直肠癌患者中仅有 26%肿瘤位于右半结肠。年龄≤50 岁的结直肠癌患者中，肿瘤最常见于直肠。

结肠癌是可以被早期诊断的消化系统肿瘤之一，早期发现并早期干预，临床治疗效果以及患者预后较佳。目前我国常见的早期筛查方法主要为粪便隐血筛查、结肠镜筛查、粪便基因学检测以及 CT 检查等几类方法，可以在早期发现及诊断结肠癌。

二、病 因 病 理

（一）饮食因素

高纤维素膳食可显著降低结肠癌的发病率。既往研究表明，长期服用水果蔬菜等高纤维膳食可以显著降低结直肠癌的发病率，这可能与蔬菜和水果中的成分有关。但是纤维摄入量仅在饮食因素中起到一部分的作用。结肠癌的发生和发展与长期摄入高脂肪、高蛋白质饮食高度相关。虽然对于高脂饮食诱发结肠癌的发病机制尚不清楚，但是已经有研究证实过度摄入大量脂肪可使具有促癌作用的胆汁酸，尤其是次级胆汁酸在肠腔内的浓度增高。在次级胆汁酸浓度增高情况下，摄入大量蛋白质，这部分蛋白质可在肠道细菌作用下降解产生致癌物。食物中不同成分间可能在肠道内存在复杂的相互作用，从而导致结肠癌的发生和发展。有证据表明结直肠癌在西方饮食习惯的人群中发病率较高。因而，有研究认为确定某种饮食模式可能比某种食物成分更为重要。

（二）生活习惯

结肠癌的发病可能还与运动、超重以及酒精和烟草过量摄入等生活习惯密切相关。酒精与结肠癌发生的关系目前尚无定论，但有不少报道提示饮酒与直肠癌的发病具有高度相关性。既往研究报道，吸烟史长达 35 年以上者发生结肠癌的危险明显增加。适当的体育活动可减少结肠癌危险性，长期久坐缺乏体育锻炼者发生结直肠癌的可能性比体力活动者高 4 倍，可能与体力活动对结肠动力的影响有关。BMI 值超出平均值 30% 以上的男性，结直肠癌的发病率均较高，腰围较大和腰臀比超出正常范围会增加结直肠癌的患病风险，但现没有确切定论肥胖与患结肠癌危险性之间存在一定的相关性。

（三）相关疾病影响

与正常人群相比，溃疡性结肠炎发生结肠癌的相对危险系数更高，约 2% 的结肠癌患者前期具有溃疡性结肠炎病史，且结肠癌发生的概率与溃疡性结肠炎病程长短呈显著正相关性。溃疡性结肠炎的炎症累及右半结肠者更易发展成为结肠癌。目前尚未能确定克罗恩病与结直肠癌的发病是否存在相关性，但有文献报道认为，若患者诊断出克罗恩病时年龄小于 30 岁，那么日后结直肠癌发病概率显著升高。结肠息肉与结肠癌发病的关系也极为密切。结肠息肉虽然是良性病变，但若没有积极治疗，随着疾病进展，息肉体积不断增大，也可能会导致结肠黏膜上皮细胞出现异型增生。特别是管状结肠腺瘤，这种结肠息肉出现癌变的概率较高，一旦发现需要及时处理。

（四）遗传因素

遗传因素也是结直肠癌的重要患病危险因素之一，结肠癌有家族聚集现象，例如直系亲属中有人患有结直肠癌，那么本人患结直肠癌的危险程度约为对照组的 2 倍，这种现象可能与生活环境相似有关。结肠癌的分子遗传学模型认为，其发展是遗传改变累积所致的多阶段过程。其中 KRAS、C-myc 等癌基因的激活和 APC、MCC 抑癌基因的失活是其早期改变。而 DCC、p53 等基因失活则出现较晚，在散发性结肠癌中这些基因的突变很常见。

三、分类和分期

（一）结肠癌的分类

1. 根据结肠癌的发病部位分类 可分为升结肠癌、降结肠癌、横结肠癌、乙状结肠癌。

2. 根据结肠癌肿瘤的大体形态分类 可以将结肠癌分为肿块型、浸润型及溃疡型。

（1）肿块型：肿块向肠腔内生长，呈半球状或球状隆起，且质地较软。肿块型肿瘤瘤体较大，容易溃烂出血并且继发感染、坏死。肿块型结肠癌常好发于右半结肠，多数分化程度较高，生长缓慢，浸润性小。

（2）浸润型：肿瘤环绕肠壁浸润并沿着肠黏膜下生长，质地较硬。因此较容易引起肠腔狭窄和梗阻。此类结肠癌分化程度较低，恶性程度高，并且发生转移的概率高。

（3）溃疡型：是结肠癌中最常见的类型，多好发于左半结肠。肿瘤向肠壁深层生长，并向肠腔浸润，早期即出现溃疡，边缘隆起，底部深陷，易发生出血和感染。此类型的肿瘤分化程度低，发生转移较早。

3. 根据不同的病理组织学类型分类 结肠癌又可分为腺癌、腺鳞癌、黏液腺癌和未分化癌等。

（1）腺癌：多数结肠癌均为腺癌，其中腺癌又可分为管状腺癌、乳头状腺癌、黏液腺癌和印戒细胞癌，在所有腺癌中，印戒细胞癌的恶性程度较高，预后较差。腺癌细胞排列呈腺管状或者腺泡状。根据其程度可分为 Ⅰ～Ⅳ级，即低度恶性（高分化）、中等恶性（中分化）、高度恶性（低分化）和未分化癌。

（2）腺鳞癌：结肠原发性腺鳞癌是结肠癌的特殊类型之一。腺鳞癌是指在组织学上，在同一肿瘤中，既有腺癌成分又有鳞癌成分，两种不同的肿瘤成分同时并存的癌。鳞癌细胞大小不一，胞质丰富，边界清楚，瘤细胞间有时可见细胞间桥。瘤细胞核仁明显，核分裂象多见。瘤细胞呈镶嵌状排列，形成巢状结构，瘤细胞巢内可见明显的单个细胞角化及角化珠。腺癌成分可形成大小不一、形态不规则的腺管，细胞核大，染色深，可见核分裂象。肿瘤内常可见出血和坏死。

（3）黏液腺癌：癌细胞分泌较多的黏液，黏液可在细胞外间质或者聚集在细胞内将细胞核挤向边缘，细胞内黏液较多者多预后差。

（4）未分化癌：细胞较小，细胞呈圆形或不规则形，排列成不整齐的片状，分化程度低，浸润性强，易发生血管和淋巴管侵犯，预后较差。

（二）结肠癌的 TNM 分期

原发肿瘤（T）：

T_x：原发肿瘤无法评价。

T_0：无原发肿瘤证据。

T_{is}：原位癌，局限于上皮内或侵犯黏膜固有层。

T_1：肿瘤侵犯黏膜下层。

T_2：肿瘤侵犯固有肌层。

T_3：肿瘤穿透固有肌层到达浆膜下层，或侵犯无腹膜覆盖的结直肠旁组织。

T_{4a}：肿瘤穿透脏层腹膜。

T_{4b}：肿瘤直接侵犯或粘连于其他器官或结构。

区域淋巴结（N）：

N_x：区域淋巴结无法评价。

N_0：无区域淋巴结转移。

N_1：有 1～3 枚区域淋巴结转移。

N_{1a}：有 1 枚区域淋巴结转移。

N_{1b}：有 2～3 枚区域淋巴结转移。

N_{1c}：无区域淋巴结转移，但是浆膜下、肠系膜、无腹膜覆盖结肠周围组织内有肿瘤种植（tumor deposit，TD）。

N_2：有 4 枚或 4 枚以上区域淋巴结转移。

N_{2a}：有 4～6 枚区域淋巴结转移。

N_{2b}：有 7 枚及更多区域淋巴结转移。

远处转移（M）：

M_0：无远处转移。

M_1：有远处转移。

M_{1a}：远处转移局限于单个器官（如肝、肺、卵巢、非区域淋巴结），但没有腹膜转移。

M_{1b}：转移至 2 个或者更多部位器官，但无腹膜转移。

M_{1c}：仅转移至腹膜表面或伴有其他部位或器官的转移。

（三）Dukes 分期

目前结肠癌常用的分期为 Dukes 分期，Dukes 分期通常分为 A、B、C、D 四期。

Dukes A 期，是指肿瘤局限于肠壁内，尚未突破浆膜层，未发生转移。

Dukes B 期，是指肿瘤已经穿透肠壁并侵犯到浆膜或浆膜外器官，但是没有发生远处淋巴结转移。

Dukes C 期，伴有局部淋巴结转移，淋巴结转移局限于肿瘤及结肠旁者为 C1 期，转移至系膜者为 C2 期。

Dukes D 期，肿瘤伴有远处脏器或腹腔转移，或肿瘤侵及邻近脏器无法切除者。

cTNM 是临床分期，pTNM 是病理分期；前缀 y 用于接受新辅助（术前）治疗后的肿瘤分期（如 ypTNM），病理学完全缓解的患者分期为 $ypT_0N_{0c}M_0$，可能类似于 0 期或 I 期（表 40-1）。前缀 r 用于经治疗获得一段无瘤间期后复发的患者（rTNM）。

表 40-1 TNM 分期与 Dukes 分期的比较

分期	T	N	M	Dukes
0	T_{is}	N_0	M_0	—
I	T_1	N_0	M_0	A
	T_2	N_0	M_0	A
II A	T_3	N_0	M_0	B
II B	T_{4a}	N_0	M_0	B
II C	T_{4b}	N_0	M_0	B
III A	$T_{1\sim2}$	N_1/N_{1c}	M_0	C
	T_1	N_{2a}	M_0	C
III B	$T_{3\sim4a}$	N_1/N_{1c}	M_0	C
	$T_{2\sim3}$	N_{2a}	M_0	C
	$T_{1\sim2}$	N_{2b}	M_0	C
III C	T_{4a}	N_{2a}	M_0	C
	$T_{3\sim4a}$	N_{2b}	M_0	C
	T_{4b}	$N_{1\sim2}$	M_0	C
IV A	任何 T	任何 N	M_{1a}	—
IV B	任何 T	任何 N	M_{1b}	—
IV C	任何 T	任何 N	M_{1c}	—

对于 I 期和 II 期的结肠癌，肿瘤出芽（tumor budding）为预后不良因素，建议对无淋巴结转移的结直肠癌病例报告肿瘤出芽分级。淋巴结外肿瘤结节（tumor deposit，TD）指肠周脂肪组织内与原发肿瘤不相连的实性癌结节，镜下可见癌细胞沉积但未见残留淋巴结结构。无淋巴结转移、有癌结节时，报告为 pN_{1c} 分期，并须报告癌结节数目；有淋巴结转移时，依照阳性淋巴结数目进行 pN 分期，无须考虑癌结节。

（四）扩散和转移

结肠癌是胃肠道常见的肿瘤，主要转移方式有淋巴转移、种植转移、血行转移。淋巴转移、种植转移一般最先转移到肿瘤周围组织，血行转移最先转移的部位可能是肝脏，其次是肺。

1. 淋巴转移 结肠癌晚期出现转移的顺序并不绝对，淋巴转移是肿瘤常见转移途径。如果出现淋巴转移，通常情况下都是先转移到肿瘤周围组织，如膀胱、阴道、子宫、前列腺等。因此，在进行结肠癌手术治疗时，通常会同时进行周围淋巴结清扫，预防淋巴结转移的情况。

2. 种植转移 是指除淋巴转移、血行转移以外的一种结肠癌转移途径，可导致浆面、黏膜面或其他部位转移瘤的生长，肿瘤细胞可由浆膜破口或直接由黏膜面脱落进入腔道，直接进入到肿瘤周围的脏器以及腹膜内。

3. 血行转移 肿瘤细胞不断进入血液循环，循血流到达另一组织后在其毛细血管内停留，再与毛细血管内皮细胞粘连，穿过血管壁，粘连侵袭基底膜，继续增殖形成转移瘤，结肠癌可能会出现远处转移，如肝脏转移、肺转移等，然后通过肺部转移到患者的骨骼或者大脑等其他部位。

四、临床表现

早期结肠癌通常是没有明显症状的，或仅有排便习惯的改变。而局部进展期结肠癌通常会出现以下的一种或多种症状。

1. 便血　结肠癌生长到一定程度时就会破溃出血，根据出血的程度分为肉眼可见和粪便隐血。一般来说肿瘤距离肛门越远，血液颜色改变越大，而肿瘤距离肛门越近，血液颜色改变越少，看起来就越鲜红，因此直肠癌通常是鲜红血便，结肠癌常表现为黑便。若患者有便秘或肠梗阻，血液在肠管内存留时间较长，血便就可能为紫色或红褐色。

2. 腹痛　直肠癌患者出现腹痛的原因主要有以下两个方面：一是肿瘤阻塞肠道，引起近端肠管水肿扩张造成肠梗阻导致腹痛；二是肿瘤继发炎症反应，炎症刺激使患者出现腹痛和排便次数增加。另外，肿瘤部分的肠蠕动加强（人体自我调节试图将肿瘤这个"异物"排出），也可发生腹痛。

3. 排便习惯改变　由于肿瘤的刺激，出现持续的排便习惯改变，主要表现为排便频率增加，少数患者还会出现假性腹泻。由于肿瘤位于人体排便感受器的位置，瘤体或其伴随的炎症就会刺激人体排便感受器，出现排便不尽感和里急后重感。另外，当肿瘤增大到一定程度时就会出现肠腔狭窄的症状，到后期容易出现便秘、肠梗阻等表现。

4. 腹部包块　结肠癌患者会出现腹部包块，摸上去质地比较硬，形态也不规则，有时候还随肠管移动。部分右半结肠癌患者可在腹部扪及肿大的包块，患者也更容易出现便秘和肠梗阻的相应表现。左半结肠癌由于肿瘤位于肛门较近的部位，患者更容易出现明显的便血等情况。

5. 全身症状　比如由于慢性失血、癌性溃疡溃烂、感染吸收等因素，患者可以出现贫血、消瘦、乏力、低热等全身症状。

在临床表现方面，左半结肠癌的临床症状主要为排便习惯改变、便血、腹痛以及肠梗阻等，贫血消耗症状较少见。确诊时患者临床分期一般较早，大体病理标本多为浸润型或溃疡型，腺癌比例较高，分化程度相对较高，肝肺转移较为多见。右半结肠癌发病隐匿，临床表现以贫血等全身消耗性症状为主，确诊时间偏晚，大体病理标本多为肿块型，黏液成分较多，分化程度多为中低分化，预后较差，淋巴结与腹膜转移较肝脏、肺脏等远处转移多。

晚期的结肠癌会出现更多的临床症状和体征，根据肿瘤的侵袭范围不同而出现相应的体征，如肿瘤压迫髂血管引起下肢回流障碍导致水肿、侵袭膀胱出现尿频、侵袭骶尾骨出现臀部剧烈疼痛等。

五、辅助检查

1. 大便常规+隐血　可作为简单的筛查指标，如果隐血阳性需高度重视，进一步检查了解消化道（胃、小肠、大肠及结肠）情况。

2. 肿瘤标志物检查　针对结肠癌的标志物主要有两个——CEA及CA199，术前这两个标志物升高应注意有无肝、肺的转移，CEA手术前的阳性率约为30%，术后复发时阳性率约为70%。

3. 肠镜检查　对结肠指诊没有发现问题的患者也不能放松警惕，可行肠镜进一步检查以了解指诊不能触及的结肠的情况，如发现结肠肿块，应该内镜下取活检行病理检测（注意行结肠镜或钡灌肠检查前一定要排除有无肠梗阻，如有肠梗阻则禁止服用泻药准备肠道）。

4. 钡灌肠　如不愿意行结肠镜检查可行钡灌肠检查。

5. 胸部CT　排除有无肺部转移。

6. 腹部超声或腹部CT/MRI检查　排除有无肝脏转移。

7. 盆腔CT或MRI　检查了解肿瘤浸润情况及有无盆腔淋巴结转移。

8. 粪便基因检测　粪便DNA/RNA检测，它是一种新型的筛查手段，对整体肠癌的检测敏感性高达84.22%，特异性高达97.85%。可以检测出直径1cm以上进展期腺瘤和结肠癌病灶，及时发现早期结肠癌基因突变。

9. PET-CT　价格昂贵，不推荐常规使用，但对于排除远处转移、病情复杂、常规检查无法明确诊断以及术后肿瘤指标持续性升高而常规影像学不能明确诊断者可作为有效的辅助检查。

六、诊　　断

结肠癌的诊断，需要结合患者的临床症状、体征、肠镜、腹部 CT/MRI 以及病理学等辅助检查结果，这样的话才能够做综合的判定。结肠癌的患者会出现腹痛、腹胀、恶心、呕吐、消瘦、乏力、便血等临床症状，进行肠镜、腹部 CT 等检查，能够清晰地显示出结肠癌病灶所在的部位、大小和周围脏器的关系。当然，病理学检查是结肠癌诊断是金标准。

1. X 线检查　包括全消化道钡餐检查及钡灌肠检查。可观察结肠形态的全貌，有无多发性息肉和多发癌灶，为结肠肿瘤患者的手术治疗提供依据。其病变征象最初可出现肠壁僵硬、黏膜破坏，随之可见恒定的充盈缺损、肠腔狭窄等。气钡双重对比造影检查效果更佳。这是结肠癌的检查方法之一。

2. 内镜检查　凡有便血或大便习惯改变，直肠指检无异常发现者，应常规进行纤维结肠镜检查。不但能够发现结肠各种类型的病变，而且可以采取组织活检，明确诊断，以免漏诊或误诊。

3. 血清肿瘤标志物检查　CEA 和 CA199 对检测诊断结肠癌无特异性，其值升高时常与肿瘤增大有关，结肠肿瘤彻底切除后可恢复到正常值，复发前数周可以升高，因此对估计预后、监察疗效和复发有一定帮助。

4. B 超、CT 或 MRI 检查　均不能直接诊断结肠癌，但对癌肿的部位、大小以及与周围组织的关系，淋巴转移及肝转移的判定有一定价值。主要适用于了解肿瘤对肠管浸润的程度及有无局部淋巴结或远处脏器转移。

5. 粪便检查　粪便中脱落的肿瘤细胞中含有特殊的成分（如发生了突变和甲基化的人类基因）可以作为肿瘤标志物。正常成人每天都会有上皮细胞脱落至肠腔并随粪便排出体外，而结直肠癌肿瘤细胞由于异常增殖，比正常上皮细胞更易脱落。DNA 甲基化是恶性肿瘤中常见的一种表观遗传学改变，可直接导致抑癌基因的转录发生失活，参与恶性肿瘤的发生和发病过程。所以表观遗传学检查更能在早期起到筛查作用。

6. PET-CT　价格昂贵，不推荐常规使用，但对于排除远处转移、病情复杂、常规检查无法明确诊断以及术后肿瘤标志物持续性升高而常规影像学不能明确诊断者可作为有效的辅助检查。

> **案例 40-1 解析 1**
> 根据患者临床症状及辅助检查，本例患者不难诊断为结肠癌。

七、鉴 别 诊 断

1. 痔　痔出血通常颜色较鲜艳，血液在粪便表面，很少混在粪便中，结肠癌出血颜色较暗，出血常与粪便混在一起，可通过肠镜进行鉴别。

2. 炎症性肠病　如溃疡性结肠炎。炎症性肠病可能发生数十年，长期慢性存在；肠癌在短期内，如 1~2 年之内病情可能急剧加重。克罗恩病患者可能长期腹泻。而结肠癌腹泻同样存在规律，但是可能与排便、饮食存在一定的相关性。但是两者结肠镜检查及病理组织学检查表现也不同，可进一步确诊。

3. 结肠良性肿物　病程较长，症状较轻，肠息肉也可以导致与结肠癌相似的临床表现。X 线表现为局部充盈缺损，形态规则，表面光滑，边缘锐利，不伴有肠腔狭窄。但肠息肉一般为良性病变，结肠镜以及病理检查可以辨别。

4. 肠结核　肠道的结核性病变也可出现腹痛、便血等临床表现，通常继发于肺结核，在 CT、MRI 等影像学检查中可出现肠道的肿块阴影。肠结核一般伴有低热、盗汗、体重下降等结核中毒症状，X 线小肠钡剂造影对肠结核的诊断有重要价值，结肠镜以及病理活检可以明确诊断。

5. 结肠的其他类型肿瘤 如淋巴瘤，结肠的淋巴瘤也比较多见，好发于回肠末端和盲肠及升结肠，也可发生于降结肠及直肠。淋巴瘤与结肠癌的病史及临床表现方面相似，但由于黏膜相对比较完整，出血较少见。鉴别诊断主要依靠结肠镜下的活组织检查以明确诊断。

6. 阑尾炎 回盲部癌可因局部疼痛和压痛而误诊为阑尾炎。特别是晚期回盲部癌，局部常发生坏死溃烂和感染，临床表现有体温升高，白细胞计数增高，局部压痛或触及肿块，常诊断为阑尾脓肿，需注意鉴别。鉴别诊断主要依靠结肠镜下的活组织检查以明确诊断。

7. 血吸虫性肉芽肿 少数病例可癌变。结合血吸虫感染病史，粪便中虫卵检查，以及钡灌肠和结肠镜检查及病理活检可以帮助鉴别。

8. 阿米巴肉芽肿 可有肠梗阻症状或查体扪及腹部肿块，与结肠癌相似。本病患者行粪便检查时可找到阿米巴滋养体及包囊，钡灌肠检查常可见巨大的单边缺损或圆形切迹。

总之，病理活检是鉴别诊断的金标准。

案例 40-1 解析 2

本例患者需与上述疾病鉴别。

八、结肠癌的治疗

（一）治疗原则

结肠癌的治疗采用以手术为基础的综合治疗。对于部分早期结肠癌可行内镜下切除，其余非转移性结肠癌应行肠段切除+区域淋巴结清扫，术后根据病理决定是否行辅助化疗。对于转移性结肠癌，应进行多学科联合讨论，制定最合理的治疗方案。

（二）手术治疗

结肠癌手术方式有内镜下切除、根治性切除手术、姑息性手术等，需要根据患者病情分期，选择合适的手术方式。

1. 内镜下切除 如果是早期的结肠癌，可以通过内镜下切除来达到治愈的目的。内镜下切除的手段有两种，分别为 EMR 和 ESD。如果病变范围比较小，通常行 EMR 术。如果病变范围比较大，可以采取黏膜下层的剥离术，也就是 ESD，治疗范围比较广、面积可以比较大，而且治疗深度相对比较深。内镜下切除的手术方式不但疗效好、时间比较短、并发症少、患者的恢复比较快，同时还可以达到远期避免外科手术治疗的效果。

2. 根治性切除手术 根据手术方式可以分为开放性结肠癌根治术或者腹腔镜下结肠癌根治术。传统开放手术存在切口瘢痕影响美观，术后恢复慢，术中出血多，恢复时间长的缺点，优点主要是视野暴露好，可操作空间好。随着腹腔镜手术的技术发展和进步，现在腹腔镜下结肠癌根治术已经逐渐成为结肠癌手术治疗的趋势，腹腔镜微创手术相对于传统开放性手术，手术的创伤小，术后恢复得快，同时没有明显的手术瘢痕。但是，腹腔镜微创手术不一定适用于所有的患者，其具有一定的手术适应证与禁忌证。有以下几种情况的患者不适合进行腹腔镜手术：①有严重的心、肺、肝、肾等主要脏器功能不全，全身情况差不能耐受全麻及不能耐受较长时间 CO_2 气腹患者；②存在腹壁或腹腔内严重感染；③存在难以纠正的严重凝血障碍；④既往有严重的腹部手术，腹腔粘连严重的患者；⑤有腹部广泛淋巴结或腹膜转移患者等中晚期恶性肿瘤患者，肿瘤体积较大，分离困难的患者，或因肥胖肿瘤暴露困难的患者。

根据肿瘤部位可以将常见的根治性切除术分为右半结肠切除术、横结肠切除术、左半结肠切除术等。右半结肠切除术适用于右半结肠癌，横结肠切除术适用于横结肠中部癌，左半结肠切除术适用于结肠脾曲、降结肠和乙状结肠癌。值得注意的是乙状结肠癌，对于乙状结肠癌的患者需要根据其乙状结肠的长度以及肿瘤所在位置,采取切除整个乙状结肠或切除部分乙状结肠和部分降结肠等手术方式。

3. 姑息性手术 适用于无法接受根治切除的患者,如远处脏器转移及肿瘤局部广泛浸润无法根治、广泛腹膜种植等,尽可能切除结肠原发肿瘤。

(三)局部切除术(内镜治疗)

对于腺瘤以及 cT_1N_0 期结直肠癌,可行内镜下切除。

(1)直径为 5～20mm 的带蒂息肉或无梗息肉,可行圈套切除术或者 EMR。

(2)直径>20mm 的黏膜或黏膜下腺瘤可行分步内镜下黏膜切除术(pEMR)或 ESD。

(3)对于 5～20mm 的平坦病变,>10mm 的广蒂病变怀疑为绒毛状腺瘤或广基锯齿状腺瘤/息肉,可疑高级别上皮内瘤变≤20mm,预计可完整切除的可行 EMR 或 ESD。

(4)对于部分 T_1 期(SM1<1mm)结肠癌,≥20mm 的横向扩散肿瘤,结肠息肉伴纤维化,≥25mm 的绒毛状腺瘤可行 ESD。

对于息肉切除术后病理为高级别上皮内瘤变、分期为 $pT_1N_0M_0$ 带蒂或广基息肉伴癌浸润且标本切除完整,切缘阴性,组织学特征良好(包括 1 或 2 级分化,无血管和淋巴管浸润)者可继续观察和随访。

对于术后病理分期为 $pT_1N_0M_0$ 带蒂或广基息肉伴癌浸润具备以下几种因素之一需要行补充手术治疗:标本破碎;切缘未能评估或阳性(距切缘 1mm 内存在肿瘤或电刀切缘可见肿瘤细胞);具有不良预后的组织学特征(包括 3 或 4 级分化,血管或淋巴管浸润)。

综上,对肿瘤所在区域的部分肠壁切除,适应于早期结肠癌,Dukes A 及部分 A1 期,基本要求为:①切除肠壁的全层;②切缘距肿瘤不应<2.0cm。对于息肉样隆起型早期结肠癌可采用高频电凝电切圈套法切除,微小癌可用高频电热活钳术切除;对于平坦、凹陷型病变,可采用 EMR。

(四)根治性切除术

结肠癌根治性手术方式为结肠切除联合区域淋巴结清扫术。肿瘤血管起始部的根部淋巴结及清扫范围外的可疑转移淋巴结也应切除或活检。并且只有完整切除的手术才可以被视作是根治性手术。

(1)对分期为 $cT_{1\sim4}N_{0\sim2}M_0$(Ⅰ～Ⅲ期)且无需要急诊处理的患者,首选行结肠切除术+区域淋巴结清扫术。

(2)对分期为 $cT_{1\sim4}N_{0\sim2}M_0$(Ⅰ～Ⅲ期)伴有肠梗阻或者穿孔的患者,可根据患者情况行手术治疗(具体手术方式包括Ⅰ期切除吻合、Ⅰ期切除吻合+近端保护性造口术、Ⅰ期肿瘤切除+近端造口远端闭合术或者先行造瘘后续行Ⅱ期手术)或支架置入术。

(3)对分期为 $cT_{1\sim4}N_{0\sim2}M_0$(Ⅰ～Ⅲ期)伴有出血的患者,可行结肠切除术+区域淋巴结清扫术。

(五)转移性结肠癌的手术治疗

肝脏是结直肠癌血行转移最主要的靶器官,结直肠癌肝转移(colorectal cancer liver metastasis)是结直肠癌治疗的重点和难点之一。有 15%～25%结直肠癌患者在确诊时即合并有肝转移,而另 15%～25%的患者将在结直肠癌原发灶根治术后发生肝转移,其中绝大多数(80%～90%)的肝转移灶初始无法获得根治性切除。对于可切除的结直肠癌肝转移患者,进行外科手术切除仍是潜在的根治性的治疗方式,肝转移灶能完全切除或可以达到"无疾病证据(no evidence of disease,NED)"状态患者的中位生存期为 35 个月,5 年生存率可达 30%～57%。对于结直肠癌肝转移患者需通过多学科讨论制定最佳的治疗方案,可做原发灶和转移灶的切除,可选择同期切除或分期切除,术中要求保留足够的肝脏体积以及切缘需要达到 R0 切除,化疗±靶向治疗贯穿于整个治疗过程中。

(1)对于无症状且仅存在可切除肝转移的结肠癌患者,可根据患者转移灶的数目、原发淋巴结阳性等情况进行评估。选择采取同期或分期结肠切除术及转移灶切除术或者新辅助化疗联合同期或分期切除/射频等手段治疗转移灶。

（2）对于原发存在出血、梗阻、穿孔等症状且仅存在可切除肝转移的结肠癌患者，也需要根据患者转移灶的数目、原发淋巴结阳性等情况进行评估。选择采取同期或分期结肠切除术及转移灶切除术或者原发灶切除+新辅助化疗+转移灶切除/射频等局部治疗。

（3）对于原发灶出现出血、梗阻、穿孔等症状且转移灶无法切除者，首先切除原发病灶，再进行全身系统治疗。

结肠癌肺转移的发生率仅次于肝转移，由于肺转移数量、位置、大小、原发灶、肺外转移以及基因分型等多种因素均影响其预后与治疗决策，因此需要在多学科讨论的模式下进行综合治疗，手术治疗在结肠癌肺转移中有重要的地位。结肠癌肺转移行转移灶切除的指征：①原发灶必须能根治性切除（R0）；②肺外有不可切除病灶不建议行肺转移病灶切除；③肺切除后必须能维持足够功能；④某些患者可考虑分次切除；⑤肺外有可切除转移病灶，可同期或分期处理。目前，对于肺转移灶切除时机尚无定论，主要有以下几种观点：

1. 即刻手术 可以避免可切除灶进展为不可切除灶，或肿瘤播散。

2. 延迟手术 因肺的多发转移较常见，对单个微小结节可留 3 个月的窗口观察期，可能避免重复性手术。

3. 对于同期可切除肺及肝转移灶的患者，如身体情况允许同时可行肝、肺切除。对于不能耐受同期切除的患者，建议按先肝后肺的顺序。

肿瘤细胞减灭术（cytoreductive surgery，CRS）：结肠癌伴腹膜转移，在有经验的肿瘤中心，根据患者肿瘤负荷、腹水情况、体力评分等因素，在多学科指导下可考虑行全腹膜切除术（前壁腹膜、左右侧壁腹膜、盆底腹膜、膈面腹膜的完整切除，肝圆韧带、镰状韧带、大网膜、小网膜的切除，以及肠表面、肠系膜、脏层腹膜肿瘤的剔除和灼烧）、联合脏器切除（胃、部分小肠、结直肠、部分胰腺、脾脏、胆囊、部分肝脏、子宫、卵巢、肾脏、输尿管等）等。

（六）化学治疗

化学治疗，简称化疗，通过使用化学治疗药物杀灭癌细胞达到治疗目的。化疗是目前治疗癌症最有效的手段之一，与手术、放疗一起并称癌症的三大治疗手段。结肠癌常用化疗药物有奥沙利铂、5-氟尿嘧啶（5-FU）类、伊立替康、雷替曲塞和 TAS-102 等。

（1）奥沙利铂（oxaliplatin）：为第 3 代铂类抗癌药，二氨环己烷的铂类化合物，即以 1,2-二氨环己烷基团代替顺铂的氨基。与其他铂类药作用相同，即均以 DNA 为靶作用部位，铂原子与 DNA 形成交叉联结，拮抗其复制和转录。与 5-FU 联合应用具有协同作用。常见不良反应主要为神经毒性，剂量限制性毒性为剂量相关性、蓄积性和可逆性的外周神经毒性，主要表现为感觉迟钝、感觉异常，遇冷加重，偶见可逆性急性咽喉感觉异常。胃肠道反应，一般多为轻、中度，有恶心、呕吐和腹泻。而腹泻反应较常见，有的腹泻频繁，程度较重。

（2）5-FU 类药物：是一种胸苷酸合成酶抑制药，是尿嘧啶 5 位上的氢被氟取代的衍生物。5-FU在细胞内转变为 5-氟尿嘧啶脱氧核苷酸（5F-dUMP），而抑制脱氧胸苷酸合成酶，阻止脱氧尿苷酸（dUMP）甲基化转变为脱氧胸苷酸（dTMP），从而影响 DNA 的合成。此外，5-FU 在体内可转化为 5-氟尿嘧啶核苷，以伪代谢产物形式掺入 RNA 中干扰蛋白质的合成，故对其他各期细胞也有作用。5-FU 口服吸收不规则，需采用静脉给药。吸收后分布于全身体液，肝和肿瘤组织中浓度较高，主要在肝代谢灭活。另一种常用的 5-FU 类药物为卡培他滨，其本身不具备细胞毒性，但在体内可转化为具有细胞毒性的 5-FU，其结构通过肿瘤相关性血管因子胸苷磷酸化酶在肿瘤所在部位转化而成，从而最大程度地降低了 5-FU 对正常人体细胞的损害。主要不良反应为胃肠道反应，包括食欲不振、恶心、呕吐、口腔炎、胃炎、腹痛及腹泻。严重者有血性腹泻或便血。骨髓抑制可致白细胞及血小板减少。

（3）伊立替康（irinotecan）：为半合成水溶性喜树碱类衍生物。本品及其代谢产物 SN38 为

DNA 拓扑异构酶Ⅰ抑制剂，其与拓扑异构酶Ⅰ及 DNA 形成的复合物能引起 DNA 单链断裂，阻止 DNA 复制及抑制 RNA 合成，为细胞周期 S 期特异性。本品的主要剂量限制性毒性为延迟性腹泻和中性粒细胞减少。

（4）雷替曲塞：为抗代谢类叶酸类似物，特异性地抑制胸苷酸合成酶（thymidylate synthase，TS）。与 5-FU 或氨甲蝶呤相比，雷替曲塞是直接的和特异性的 TS 抑制剂。TS 是胸腺嘧啶脱氧核苷三磷酸盐（TTP）合成过程的关键酶，而 TTP 又是 DNA 合成的必需核苷酸。抑制 TS 可导致 DNA 断裂和细胞凋亡。雷替曲塞经还原叶酸载体摄入细胞被叶酰聚谷氨酸合成酶转化成聚谷氨酸盐形式贮存于细胞中，发挥更强的 TS 抑制作用。雷替曲塞聚谷氨酸盐通过增强 TS 抑制能力、延长抑制时间而提高其抗瘤活性。但其在正常组织中的贮留可能会使毒性增加。在患者无法接受联合化疗时，本药物可单药用于治疗不适合 5-FU/亚叶酸钙的晚期结直肠癌患者。

（5）TAS-102：也称曲氟尿苷替匹嘧啶片，是由三氟尿苷以及盐酸替匹嘧啶两种主要成分组成的化疗药物，其中的主要成分三氟尿苷可抑制肿瘤细胞 DNA 复制，抑制其生长繁殖。盐酸替匹嘧啶可保护三氟尿苷不被机体降解，二者协作杀死肿瘤细胞。TAS-102 是一种新型抗癌药，主要用于既往在使用伊立替康或是奥沙利铂化疗基础上的结直肠癌患者。也适用于血管内皮生长因子（VEGF）、表皮生长因子受体（EGFR）治疗过，或 VEGF、EGFR 治疗失败的转移性结直肠癌患者。

结肠癌常用化疗方案包括 XELOX 方案、FOLFOX 方案以及 FOLFIRI 方案。XELOX 方案是治疗结直肠癌的常用方案。它是奥沙利铂和卡培他滨的组合方案。奥沙利铂在化疗周期的第 1 天给药，卡培他滨从化疗周期的第 1 天到第 14 天连续给药，停顿 1 周。一般从上一次化疗的开始日期开始，会延迟 3 周，也就是下一次化疗的开始时间。化疗期间应定期检查血常规、肝肾功能。

FOLFOX 方案是奥沙利铂、亚叶酸钙和 5-FU 组合的方案，药的剂量都是以体表面积计算，每 14 天为 1 个周期。

FOLFIRI 化疗的具体方案首先是通过静脉滴注伊立替康以及亚叶酸钙 2h 左右，然后再静脉注射 5-FU，在注射 46h 后再采用泵注射 5-FU。每 2 周为 1 个周期。

患者在采用化疗的方案前，一般需要进行详细的身体检查，然后根据情况、病情进展情况进行综合评估。

（七）结肠癌的辅助化疗

1. 结肠癌新辅助化疗 尚未在临床指南中达成一定的共识，临床工作中对于肿块较大，侵犯周围脏器的结肠癌患者会尝试选择使用新辅助化疗，此外，新辅助化疗可以减小术前肿瘤的体积以及降低体内微小转移灶的发生，可以显著提高手术根治性切除率。新辅助化疗的治疗周期一般为 2~3 个月。一般新辅助化疗方案首选奥沙利铂为基础的方案。最新的 FOXTROT 研究证实对可手术切除的结肠癌患者进行为期 6 周的 FOLFOX 新辅助化疗是安全的，并且可以降低分期、提高完全切除率并在治疗后观察 2 年时间更好地提高疾病控制率。

2. 转化治疗 在治疗前推荐检测肿瘤 KRAS、NRAS、BRAF 基因及微卫星状态。对于部分转移性结肠癌患者原发灶无明显症状且具有根治性切除潜力或可切除但肿瘤负荷过大复发风险较高的患者，可进行转化性治疗。依据患者的情况可使用 5-FU 类药物联合奥沙利铂或者伊立替康，也可使用三药联合方案。此外，还可根据结肠的部位和 RAS、RAF 基因状态选择加用靶向药物西妥昔单抗或贝伐珠单抗，增加转化效果。

3. 术后辅助化疗

（1）Ⅰ期结肠癌患者不推荐行辅助化疗。

（2）对于术后病理分期为Ⅱ期且存在高危因素的患者应该进行术后辅助化疗。这部分患者应在术后尽快开始辅助化疗，一般在术后 3 周左右开始，不应迟于术后 2 个月。Ⅱ期结肠癌，应当确认有无以下高危因素：组织学分化差（Ⅲ或Ⅳ级）且为错配修复正常（pMMR）或微卫星稳定（MSS）、

T_4 血管淋巴管浸润、术前肠梗阻/肠穿孔、标本检出淋巴结不足（少于 12 枚）、神经侵犯、切缘阳性或无法判定。无高危因素者（普危），建议随访观察，或者 5-FU 类药物单药化疗。有高危因素者，建议辅助化疗。dMMR 或 MSI-H 的 II 期结肠癌且无高危因素的患者，无须行辅助化疗。

（3）III 期的结肠癌患者，推荐辅助化疗 6 个月。化疗方案推荐选用 XELOX、FOLFOX 方案。如为低危患者（$T_{1\sim3}N_1$）也可考虑 3 个月的 XELOX 方案辅助化疗。

4. 姑息性化疗 对于病期较晚且无法接受根治性手术的患者，可以选择接受姑息性化疗，在治疗前推荐检测肿瘤 KRAS、NRAS、BRAF 基因及微卫星状态。依据患者的全身情况可使用 5-FU 药物单药化疗或者联合奥沙利铂或者伊立替康。还可根据结肠的部位和 RAS、RAF 基因状态选择加用靶向药物西妥昔单抗或贝伐珠单抗。晚期患者若一般状况或器官功能状况很差，推荐最佳支持治疗。

（八）靶向治疗

在结肠癌姑息性化疗或术后辅助化疗中常常需要靶向药物联合治疗以取得较好的效果。所以，伴有转移性结肠癌的患者应该进行 RAS（KRAS 和 NRAS）和 BRAF 突变基因型的检测。用于指导选择适合的靶向药物。在 RAS 和 BRAF 野生型患者中，西妥昔单抗在左半结肠癌患者中疗效优于右半结肠癌患者，而无论 RAS 和 RAF 的基因状态如何，贝伐珠单抗在右半结肠癌患者中的疗效显著优于左半结肠癌患者。伴有任何已知 KRAS 突变（2.3.4 外显子）或 NRAS 突变（2.3.4 外显子）的患者不应该给予西妥昔单抗的治疗。BRAF V600E 突变患者预后不佳，且导致对于西妥昔单抗的反应非常不一样，可能无法从抗表皮生长因子受体（西妥昔单抗）治疗中获益。目前常用的靶向药物如下：

1. 抗血管生成药物 常见药物是贝伐珠单抗、瑞格非尼和呋喹替尼。贝伐珠单抗是全世界第一个被批准用于抑制血管生长的一种可特异性结合 VEGF 的人源化单克隆抗体，它能特异性阻断 VEGF 的生物效应，抑制肿瘤内血管新生，延缓肿瘤生长和转移，美国食品药品监督管理局（FDA）已经批准贝伐珠单抗用于转移性结直肠癌的一、二线治疗，以及转移性乳腺癌晚期、非小细胞肺癌转移性肾细胞癌的一线治疗。除此之外，贝伐珠单抗在肝癌、胃癌、食管癌等其他恶性肿瘤的应用也取得令人鼓舞的结果。

瑞格非尼是抗肿瘤血管生成的靶向药物，主要作用的靶点是 VEGF。瑞格非尼主要用于原发性肝癌、转移性结直肠癌的二线治疗。随着研究的深入，瑞格非尼用于越来越多的恶性肿瘤。

呋喹替尼是首个独立由中国人发明、中国医生研究、中国企业研发的抗癌药。呋喹替尼适用于既往接受过 5-FU 类、奥沙利铂和伊立替康为基础的化疗患者，以及既往接受过或不适合接受抗VEGF 治疗、抗 EGFR 治疗（RAS 野生型）的转移性结直肠癌患者。其是一个喹唑啉类小分子血管生成抑制剂，主要作用靶点是 VEGFR 激酶家族（VEGFR1.2 和 3）。通过抑制血管内皮细胞表面的 VEGFR 磷酸化及下游信号转导，抑制血管内皮细胞的增殖、迁移和管腔形成，从而抑制肿瘤新生血管的形成，最终发挥肿瘤生长抑制效应。

2. 抑制表皮生长因子受体、EGFR 受体的药物 常见药物是西妥昔单抗等，西妥昔单抗可与表达于正常细胞和多种癌细胞表面的 EGFR 受体特异性结合，并竞争性阻断 EGFR 和其他配体，如与转化生长因子-α（TGF-α）的结合。其是针对 EGFR 受体的 IgG1 单克隆抗体，两者特异性结合后，通过对与 EGFR 受体结合的酪氨酸激酶（tyrosine kinase，TK）的抑制作用，阻断细胞内信号转导途径，从而抑制癌细胞的增殖，诱导癌细胞的凋亡，减少基质金属蛋白酶和血管内皮生长因子的产生。需要注意的是 KRAS 基因的突变状态与西妥昔单抗疗效有关，KRAS 基因的突变预示肿瘤对 EGFR 的抗体治疗无效。对于复发转移性结直肠癌患者来讲，KRAS 基因野生型患者可以从西妥昔单抗联合化疗中获益（相对比单纯化疗）；但是，KRAS 基因突变型患者却不能在联合化疗中获益。

3. 针对 KRAS、BRAF 突变的靶向药物 目前针对 KRAS、BRAF 突变的靶向药物在结直肠癌治疗中仍处于探索阶段。*BRAF* 突变型结直肠癌患者预后较差，现有治疗手段在这一突变患者群体中的疗效不尽理想。但对 *BRAF* 基因突变的结直肠癌，临床靶向药物是维罗非尼，但是相关治疗效果仍在探索中。

综上，靶向药物在临床上目前形成了很好的抗肿瘤效果，所以结肠癌的治疗方案还比较多。因为药物选择比较多，结肠癌预后比较好。结肠癌属于实体肿瘤，实体肿瘤的治疗是以手术为主的多种措施综合治疗。治疗措施包括最常见的手术，以及系统性化疗、放疗、靶向治疗、免疫治疗等。靶向治疗的特点、优点是只针对某个基因起作用，而不会对全身有杀伤作用。系统性化疗对全身都有伤害，对正常细胞有伤害，对癌细胞也有伤害，所以很多人会出现毒副作用，而靶向治疗相对毒副作用小很多。

（九）免疫治疗

一般来说，结肠癌患者对免疫治疗不敏感，除了一部分患者由于缺乏 DNA 错配修复蛋白而导致肿瘤发生超突变。这些癌症被称为微卫星高度不稳定（microsatellite instability-high，MSI-H）。它们往往具有较高的突变率和肿瘤抗原负荷的增加，同时伴有密集的免疫细胞浸润。大约 15%的结直肠癌含有这种 MSI-H。约 2.5%的 MSI-H 结直肠癌发生于与林奇综合征（也称为遗传性非息肉性结直肠癌）相关的遗传。大多数（85%）结直肠癌没有微卫星不稳定性，称为微卫星稳定（microsatellite stable，MSS）。既往有研究评估了免疫治疗对微卫星稳定的结直肠癌患者的有效率为 0%，相比之下，对 MSI-H 结直肠癌患者的客观有效率为 52%。

目前有两种程序性死亡受体 1（PD-1）抗体药物被用于无法切除或转移的 MSI-H 结直肠癌患者。一种为纳武利尤单抗（nivolumab），被批准用于经 5-FU、奥沙利铂、伊立替康全身化疗后复发的 MSI-H 结直肠癌患者。另一种为派姆单抗（pembrolizumab），在 MSI-H 实体瘤患者的二期研究中，86 例患者中有 46 例（53%）有客观缓解，18 例（21%）有完全缓解。这两种 PD-1 抗体药物是相似的，一些肿瘤学家更喜欢选择派姆单抗而不是纳武利尤单抗，因为它被全面批准用于 MSI-H 实体瘤。2018 年美国国立综合癌症网络（NCCN）指南中推荐了对于 MSI-H 的晚期结肠癌患者可以接受派姆单抗和纳武利尤单抗治疗。

（十）放射治疗

放射治疗，简称放疗，在结肠癌中应用较为局限，通常对于初始局部不可切除的 T_{4b} 结肠癌，在多学科讨论下决定是否增加局部放疗。立体定向放射治疗（stereotactic radiotherapy，SRT）是肝转移灶可选的根治性治疗手段之一，给予病灶高精度、高剂量照射，是一种无创、耐受性好且有效的治疗手段。

1. 推荐肝转移灶接受 SRT 的指征包括：

（1）肝转移灶数目≤3 枚，最大转移灶直径≤5cm。

（2）原发病灶控制稳定，无肝外转移灶或肝外转移灶小。

（3）预期生存期≥3 个月。

（4）肝脏未接受过放疗，且正常肝组织体积>700ml。

（5）患者一般情况好，血清肝酶水平正常或低于正常值上限的 200%，凝血功能正常，Child-Pugh 分级为 A 或 B。

推荐对于大多数肝转移灶，尤其是直径≤3cm 者，在安全的前提下，生物学有效剂量（BED）≥100Gy。SRT 不适用于与重要器官如小肠、胃、十二指肠、肾脏等紧密相邻的肝转移灶。不推荐在无图像引导技术、无呼吸控制技术的医院和单位开展肝转移灶 SRT。

2. SRT 治疗肺转移的适应证：

（1）肺转移灶数目 1～3 枚，小病灶最多不超过 5 枚；最大直径≤5cm。

（2）肺转移灶分布相对局限，同在一侧肺最优；周围型肺转移灶更适合 SRT。

（3）原发病灶控制稳定，无肺外转移灶或肺外转移灶已控制。

（4）患者一般情况好，肺功能正常。

（5）预期寿命≥6个月。

（十一）其他治疗

无法行根治性手术的结肠癌患者在上述常规治疗不适用的前提下，可以选择局部治疗，如介入治疗、瘤体内注射、腹腔热灌注、物理治疗或者中医中药治疗。

射频消融也是肝转移灶的治疗手段之一，但局部复发率较高。一般要求接受射频消融的转移灶最大直径<3cm，且一次消融最多3枚。对于肝转移切除术中预计残余肝脏体积过小时，也建议对剩余直径<3cm的转移灶联合射频消融治疗。此外，对于转移灶小（最大直径<3cm），远离大血管的肺转移灶，射频消融表现出良好的局部控制率（约90%）。

腹腔热灌注化疗（hyperthermic intraperitoneal preoperative chemotherapy，HIPEC）主要针对治疗结肠癌伴腹膜转移患者。在有经验的肿瘤中心，根据患者肿瘤负荷、腹水情况、体力评分等因素，在多学科指导下可考虑进行，执行联合或不联合瘤体减灭术，选择开放式或闭合式腹腔热灌注化疗。

（十二）支持治疗

支持治疗应该贯穿于患者的治疗全过程，包括以下几个方面：

1. 疼痛管理 完善疼痛评估体系，合理治疗疼痛，推荐按照疼痛三阶梯治疗原则进行，积极预防处理止痛药物的不良反应，同时关注病因治疗。

2. 营养支持 建议常规评估营养状态，给予适当的营养支持，首选肠内营养支持。

3. 精神心理干预 建议有条件的地区由心理专业医师对患者进行有效及时的心理干预。

九、复发性结肠癌的治疗

结肠癌术后局部复发者，推荐进行多学科评估，判定能否有机会再次切除、放疗或消融等局部治疗，以达到无肿瘤证据状态。如仅适于全身系统治疗，则采用上述晚期患者药物治疗原则。

十、结肠癌的筛查

无症状健康人群的结肠癌筛查策略如下。

1. 年龄为50～74岁的个体首次筛查需要进行高危因素问卷调查以及粪便隐血检测。粪便隐血阳性者需要进行结肠镜筛查。具有高危因素的人群需要每年至少进行一次粪便隐血检测，阳性者需要行结肠镜检查。

2. 具有条件的50～74岁人群可直接行结肠镜检查，结肠镜检查未发现肠道肿瘤，则每隔5年行结肠镜检查1次。若发现肠道肿瘤，根据肿瘤大小及病理类型，1～3年后行结肠镜检测。若后续未发现肿瘤复发，则可以延长间隔至3～5年。

3. 具有结直肠癌腺瘤病史、结直肠癌家族史以及炎症性肠病患者被视为患病高风险人群，应该自40岁开始每年行结直肠癌筛查。

十一、随　　访

结肠癌术后需要定期随访，以期能够早期发现复发转移灶并进行及时的干预。

1. 病史和体检及CEA、CA199监测，每3个月1次，共3年，然后每6个月1次，总共5年，5年后每年1次。

2. 胸腹/盆腔CT或MRI，每半年1次，共3年，然后每年1次，共5年。

3. 术后1年内行肠镜检查，如有异常，1年内复查；如未见息肉，3年内复查；然后5年1次，随诊检查出现的结直肠腺瘤均推荐切除。如术前肠镜未完成全结肠检查，建议术后3～6个月行肠镜检查。

4. PET-CT 不是常规推荐的检查项目，对已有或疑有复发及远处转移的患者，可考虑 PET-CT 检查，以排除复发转移。

5. 循环肿瘤 DNA（ct-DNA）的检测在结肠癌随访中目前还在临床研究阶段，研究表明 ct-DNA 有望比肿瘤指标和影像学提前发现肿瘤复发转移，有良好的临床应用前景。

（李心翔）

思 考 题

结肠癌常见鉴别诊断有哪些？

第四十一章 结直肠癌远处转移

学习目标

掌握 结直肠癌远处转移的常见部位、诊断和治疗原则。

熟悉 结直肠癌远处转移的鉴别诊断。

了解 结直肠癌远处转移的生物学特征。

案例 41-1

患者，男性，64 岁。因"直肠癌多发肝转移靶向联合化疗后 2 年余"入院。

患者于 2016 年 8 月 29 日因便血行肠镜提示"距肛门 7cm 处可见环肠腔 1/2 新生物"，活检提示"直肠腺癌"，腹部 CT 示"肝脏多发肿块"，经皮肝穿刺活检提示"转移性中等分化腺癌。免疫组化检测肿瘤细胞呈：CK19（−）；CK20（+）；CK7（−）；MLH1（+）；MSH2（+）；MSH6（+）；PMS2（+）；VILLIN（+）；支持肿瘤来自直肠腺癌"。分子病理提示："*KRAS*、*NRAS*、*BRAF*、*PIK3CA* 基因上述检测位点未检测到突变"。因患者拒绝手术及靶向治疗，遂于 2016 年 9 月 22 日至 2016 年 12 月 7 日期间行盆腔放疗（PTV−GTV=50.8Gy/28F）+4 周期 mFOLFOX6 同步化疗，2016 年 12 月 3 日复查盆腔 MRI 疗效评价病变稳定（SD）。2017 年 9 月 29 日复查 CEA 示"392.64ng/ml↑"，肝脏 MRI 提示"直肠癌多发肝转移，门静脉癌栓可能"。复查肝脏 MRI 提示"直肠癌多发肝转移，门静脉癌栓可能"。拟行西妥昔单抗靶向联合 FOLFIRI 方案化疗，患者家属拒绝。遂行 XELOX 方案化疗 1 周期后复查 CEA736.30ng/ml，肝脏 MRI 示肝脏病灶部分较前增大。遂于 2017 年 11 月 23 日至 2017 年 12 月 28 日期间行 3 次西妥昔单抗靶向治疗联合 FOLFIRI 方案化疗，复查肝脏 MRI 疗效评价 SD。2018 年 3 月 1 日至 2018 年 4 月 9 日期间行 2 周期 mXELIRI 方案化疗+西妥昔单抗靶向治疗。2018 年 5 月 21 日行肝脏经动脉导管化疗栓塞术（TACE）。门诊查肝功能无异常，Child-Pugh 分级为 A 级。现为求进一步治疗来诊，门诊以"直肠癌肝转移"收入院。既往史无特殊。

专科体格检查：全身浅表淋巴结未及肿大，心肺腹无异常。直肠指检（−）。

问题：

1. 目前患者的治疗策略应该考虑哪些因素？
2. 患者结肠癌原发灶是否应该切除？为什么？
3. 患者的肝脏转移灶能否手术切除？若不能切除，还可以考虑哪些治疗方式？

一、概　　述

转移被定义为肿瘤细胞有原发肿瘤部位向远隔脏器的扩散。大约 33% 的结直肠癌患者在首次就诊或术后被证实存在远处转移。转移癌的患者中，其临床表现因转移癌的部位、程度、患者的身体状态以及合并症的差异有很大的不同，可以从单一的转移病灶而无临床表现，很快进展至肠梗阻甚至多脏器转移。术前分期及术后随访做无创检查时（如 CT、MR）常常可以发现转移癌，一经诊断结直肠癌远处转移，应对Ⅳ期结直肠癌患者进行全面评估，在多学科团队讨论后个性化地制定合适的手术和肿瘤学治疗策略。虽然Ⅳ期结直肠癌的治愈率较低，5 年生存率约为 15%，但仍有很多办法能有效地延长患者生存期和改善生存质量。全身化疗、靶向治疗、免疫治疗、内镜治疗缓解肠道梗阻、肠造口手术以及外科切除手术在Ⅳ期结直肠癌患者中起到重要作用。

二、生物学特征

肿瘤侵袭-转移是一个复杂的动态的过程，经常被描绘成连续的 8 个步骤（原位癌形成、局部浸润、血管内渗、循环转运、血管外渗、肿瘤播种、肿瘤休眠、肿瘤重新激活），成功完成全部级联步骤的可能性很小，这一模式提示癌细胞必须通过基因组大量的遗传学和表观遗传学的改变从而获得每一步骤转变的能力。

原始细胞恶变后，肿瘤生长为由多种细胞构成的小肿块，当肿瘤生长直径超过 1mm，肿瘤内部相对乏氧，常通过产生促血管生长因子通过多孔屏障到达基质内的内皮细胞刺激基底膜基质侧的血管生长。"癌症"代表来源于上皮并获得侵袭能力的肿瘤，为获得运动和侵袭的能力，肿瘤细胞必须丢失许多上皮表型，获得间叶细胞的形态和基因转录特性，这一改变称为"上皮间质转化"。侵袭能力的获得造成基底膜的分解，破坏了阻碍肿瘤细胞群扩张的重要屏障。各种基底膜成分的降解，使入侵的肿瘤细胞获得促进其生长和存活必需的因子。一旦处于基质环境，接近血管和淋巴管的肿瘤细胞可以侵入薄壁淋巴管和血管，进入全身循环。血液对于入侵的肿瘤细胞来说是一种恶劣的生存环境，血流形成的剪切力以及循环中的免疫细胞对入侵的肿瘤细胞具有致命的破坏作用，循环的肿瘤细胞需要募集周围的血小板保护它们快速通过湍急的血流进入组织。肿瘤细胞在各种组织的血管中停留、增殖，破坏毛细血管基底膜，侵袭到周围的实质组织，这一过程被称为"外渗"。一旦转移肿瘤细胞到达实质组织，它们开始在新的环境中增殖并形成新的肿瘤团块，这一过程称为"克隆形成"。这也是侵袭转移级联反应中最复杂和最具有挑战性的步骤。新组织环境必须为迁移的肿瘤细胞提供像原发灶中使其祖先细胞旺盛生长的各种细胞因子，否则转移瘤细胞将很难生长。大部分转移瘤细胞会发生死亡，少部分会形成肉眼不可见的微小转移灶而存活一段时间。有一些转移组织中可能存在长期位于生长静止状态的隐匿性微小转移灶，少部分患者在数年后可能出现休眠细胞的激活而发生可威胁生命的转移瘤。

三、分　　类

结直肠癌远处转移最常见的转移部位包括肝转移、肺转移、腹膜转移，而其他部位（如卵巢、骨、脑、肾上腺、脾脏、远处淋巴结等）的远处转移则比较少见。

■（一）结直肠癌肝转移

肝是结直肠癌血行转移最主要的靶器官。15%～25%的患者在确诊时存在肝转移，肝切除术和射频消融术是当前治疗肝转移瘤最有效的办法。大约 10%～20%的结直肠癌肝转移患者在初始治疗时可以通过肝切除术治疗，这些患者 5 年生存率可达到 30%～57%。随着药物治疗的进步，经转化治疗后可切除的肝转移的患者数量正在增长，部分患者经转化治疗后肝转移灶可以达到无疾病证据（no evidence of disease，NED）状态。

■（二）结直肠癌肺转移

肺是仅次于肝的结直肠癌转移的第二常见转移部位，大约 10%的结直肠癌患者最后发展为肺转移。与结直肠癌肝转移和腹膜转移相比，肺转移灶的生长相对较慢，总体预后较好。

■（三）结直肠癌腹膜转移

结直肠癌腹膜转移是指结直肠癌原发灶肿瘤细胞经血管、淋巴管或腹膜直接种植生长。腹膜转移最常见的发生机制为肿瘤细胞的直接种植，一部分是 T_4 期肿瘤侵犯浆膜或结肠穿孔肿瘤细胞脱落腹腔造成，另一部分则是由于肿瘤切除手术术中发生的肿瘤细胞脱落。约有 17%的转移性结直肠癌会存在腹膜播散。相比于无腹膜播散的患者，存在腹膜播散者往往预后较差，中位生存时间仅为 6～9 个月。腹膜转移较容易引起癌性肠梗阻，然而对于腹膜转移的治疗通常是缓解症状，而不是治愈，姑息性手术或者支架置入只有在需要的时候才会被考虑。

（四）结直肠癌卵巢转移

对于Ⅳ期的结直肠癌女性患者，发生卵巢转移的风险明显增加，且接近 90% 的女性患者伴有腹膜转移。结直肠癌卵巢转移的机制目前仍不确定，转移灶可能首先经过腹膜也有可能是通过血行转移、淋巴转移或者直接蔓延的。

（五）结直肠癌其他部位的转移

结直肠癌还可以发生其他部位器官的远处转移（如脑、骨、远处淋巴结、肾上腺、脾脏等），但基本都合并有肝脏、肺脏或者腹膜转移。

四、临 床 表 现

在转移癌的患者中，其临床表现在不同的阶段有不同的表现，可以从单一的转移病灶而无临床表现，迅速进展为多发脏器转移及脏器功能受损的表现。结直肠癌腹膜转移最常见的临床表现为腹水（29.7%）、肠梗阻（19.5%）。骨转移癌可以表现为骨痛的症状，脑转移癌通常表现为中枢神经系统症状，腹股沟淋巴结及锁骨上淋巴结转移可触及淋巴结肿大。大多数其他部位（肝脏、肺脏、卵巢）的转移癌无症状，多于影像学和手术中被证实，较大的转移瘤可以压迫或侵犯邻近的组织器官，导致破裂、出血以及感染等。

五、诊   断

初始分期评估包括全结肠镜检查并组织学活检，原发肿瘤以及肝、肺的影像学检查。推荐对结肠癌患者行全腹+盆腔 CT 扫描（平扫+增强），可兼顾评价肿瘤原发灶部位及转移好发部位肝脏。如果可行，推荐应用内镜超声以及盆腔 MRI 来判断直肠癌的初始 T 分期和 N 分期，推荐应用肝脏 MRI 增强成像扫描、CT 增强扫描或超声造影来判断直肠癌肝转移。推荐应用高分辨率胸部 CT 检查来判断肺转移；对于普通 CT 不能明确的病灶，PET-CT 有助于确定治疗方案。

血清肿瘤标志物检测对结直肠癌转移的判定和监测具有重要的辅助意义，推荐采用 CEA、CA125、CA199 联合监测。CEA 可辅助判断肿瘤的侵袭程度；CA199 可用于辅助判断癌细胞的增殖活性；腹膜间皮细胞受到肿瘤侵犯时可释放 CA125 入血，因此 CA125 有助于判断腹膜的肿瘤负荷程度。

对于血液学检查及影像学检查高度疑似腹膜转移的患者，推荐常规性诊断性腹腔镜检查以评估腹腔内转移灶分布及主要血管神经受累情况，并获得明确的组织学或细胞学证据用于指导临床治疗。腹腔积液或腹腔灌洗液检查游离肿瘤细胞的敏感度较低，但有助于发现肉眼无法识别的微转移，可在诊断性腹腔镜检查的同时进行。肝转移灶、肺转移灶的经皮针刺活检不常规推荐，仅在病情需要时应用。

六、鉴 别 诊 断

（一）结直肠癌肝转移

结直肠癌肝转移需与肝囊肿、局灶再生结节、血管瘤进行鉴别。结直肠癌肝转移的 CT 影像学征象可表现为：平扫肝内可见单发或多发圆形或分叶状肿块，大多表现为低密度；增强扫描肿瘤可强化，境界清楚，中央密度多低于周围部，动脉区及门静脉期肿瘤边缘可显示环形不规则强化；少数肿瘤内部可坏死、液化表现为囊性变，壁较厚或有不规则强化，也可合并钙化而呈高密度灶。

（二）结直肠癌肺转移

结直肠癌肺转移需与肺部其他良恶性结节相鉴别，如原发性肺癌、良性非特异性结节、感染性病变以及免疫性疾病。结直肠癌肺转移灶的直接影像学诊断证据包括：肿块位于双肺外带及下野，大于 5mm，边界清楚，分叶或短毛刺的实性或磨玻璃样结节。若存在以下危险因素，结直肠癌肺转移的可能性会增加，有助于判断胸部 CT 影像无法明确性质的肺结节，主要包括：年龄＞70 岁、双肺多发结节、异时性肺部结节、胸膜增厚或积液、中低位直肠癌、侵犯肠壁外血管的局部进展期结直肠癌、淋巴结分期晚、术前 CEA 增高、原发灶 KRAS 突变、已存在肝转移或其他肺外转移灶。

七、治　疗

进展期结直肠癌患者的治疗是复杂的，应该由多学科团队会诊后决定初始治疗策略。理想的多学科团队应由外科医生、肿瘤科医生、影像科医生、病理科医生、放疗科医生组成。一旦肿瘤病变范围已经确诊，并且证实存在远处转移，应该重点结合以下三点做出临床决策：第一，患者是否可行有创操作，一般情况差或者伴有合并症的患者难以耐受药物治疗和手术治疗。第二，原发肿瘤是否有导致肠梗阻的风险，如果近端结肠无扩张且结肠镜能通过肿瘤，药物治疗通常是安全的。第三，转移部位肿瘤是否可以手术切除，是否有机会治愈肿瘤。

■（一）结直肠癌肝转移的治疗

对于原发灶能取得根治性切除的结直肠癌肝转移患者，首先应该考虑的是肝转移是否可治愈。其次考虑的是如果肿瘤不可切除，在全身化疗或其他药物治疗后是否可行手术或消融治疗。

1. 手术切除　对于局限于肝内的结直肠肝转移瘤，经手术切除可获得最为有效的治疗。目前结直肠癌肝转移切除的手术指征为：①结直肠癌原发灶能取得根治性切除，并且所有肝转移灶均能完全切除。②至少保留两个相邻肝段。③能够保留足够的出、入肝的血流和胆汁通道。④切除术后残留的肝脏能够维持肝功能：剩余的健康的、有功能的肝脏是限制肝切除术实施和影响患者预后一个重要因素；健康的残留肝体积大于总体积的 20%～25%足以维持正常肝功能，而肝硬化则需要较大的残留肝体积（＞40%）。阴性手术切缘的理想宽度仍存在争议，一些研究者报道距离切缘 1cm 及以上可改善生存率，但也有研究者认为只要切缘阴性即可，即便切缘＜1cm 也具有手术指征。一期同步切除原发灶和肝转移瘤的手术并发症发生率和死亡率可能高于二期分阶段手术，故患者的选择应较慎重。不满足一期同步切除条件的患者可以先手术切除结直肠癌原发灶，然后二期分阶段切除肝转移灶，时机可考虑在原发灶切除后 4～6 周进行；若肝转移灶手术前进行系统性治疗，则肝转移灶的切除可延至原发灶切除后 3 个月内进行。对于可根治的复发性结直肠癌确诊时合并肝转移，倾向于二期分阶段切除肝转移灶。部分在结直肠原发灶根治术后发生肝转移，但是不伴有原发灶的复发，称为异时性肝转移。异时性肝转移的诊断需确定肝转移病变的范围和有无肝外转移，从而避免不必要的手术。异时性肝转移若符合肝转移切除指征，应予以手术切除肝转移灶，但也可考虑先行新辅助治疗。

2. 可达到 NED 状态的肿瘤局部毁损治疗　虽然手术切除为肝转移瘤提供了最有可能的治愈效果，但由于种种原因，很多患者并不适合手术切除。新的治疗手段（如射频消融、微波消融和放射治疗）也能使病灶彻底毁损，带来局部、可能治愈的治疗。对于可达到 NED 状态的结直肠癌肝转移可考虑进行新辅助治疗，主要基于以下几方面的原因：①新辅助治疗可以提供"窗口期"以观察有无新出现的无法切除的转移灶，减少不必要的手术；②新辅助治疗可增加 R0 手术切除肝转移瘤的机会；③新辅助治疗可评价化疗方案的敏感性，以指导术后化疗方案的选择；④新辅助治疗的疗效，可作为评估患者预后的指标；⑤新辅助化疗结合辅助化疗，或许可以改善介绍治愈性手术患者的预后。但为减少化疗药物对肝脏手术的不利影响，原则上新辅助化疗应≤6 个周期，一般建议 2～3 个月内完成新辅助化疗并进行手术。

3. 无法达到 NED 状态的结直肠癌肝转移的综合治疗　对于无法达到 NED 状态的结直肠癌肝转移的综合治疗包括系统性化疗、介入治疗、分子靶向药物治疗、免疫检查点抑制剂治疗以及肝脏病灶的局部治疗如射频消融、微波消融、放疗等。部分初诊无法达到 NED 状态的肝转移患者，在转化治疗后可转为适于手术切除状态。对于系统综合治疗始终无法达到 NED 状态的患者，综合治疗的目的在于延长其中位生存期，改善生存质量。

初始化疗对于肝转移灶可转化为潜在 NED 状态的患者至关重要。对于 pMMR/MSS/MSI-L 患者，5-FU/亚叶酸钙（或卡培他滨）联合奥沙利铂和（或）伊立替康的化疗方案为首选化疗方案。化疗联合贝伐珠单抗能进一步提高转化切除率，也可以考虑采用化疗联合西妥昔单抗治疗 RAS 野生型肝转移癌。对于 dMMR/MSI-H 的患者，如果条件允许的话，应首选帕博利珠单抗免疫检查点抑制剂治疗，可明显提高疾病控制率和转化切除率。BRAF V600E 突变的结直肠癌肝转移患者预后大多较差，对化疗联合抗 EGFR 治疗不敏感者，可考虑化疗联合抗 VEGF 单抗治疗。在分子靶向药物无法使用时，可以考虑以 FOLFOXIRI 为代表的三药化疗方案，具有较高的切除转化率。

初始化疗病情进展后，应综合考虑初始化疗方案、肿瘤微卫星稳定状态以及 BRAF V600E 突变状态、HER2 表达状态等因素，制定治疗策略。

对于始终无法达到 NED 状态且无法切除的肝转移灶，应根据肝转移灶位置、治疗目标、并发症、患者一般状态及治疗意愿，在系统性化疗的基础上，在适当的时机选择局部毁损治疗，包括射频消融、微波消融、冷冻治疗等。对于直径≤3cm 的孤立肝转移灶，立体定向放射治疗也能取得较好的局部控制率。

（二）结直肠癌肺转移的治疗

结直肠癌肺转移的治疗策略受肺转移灶的数量、位置、大小、原发灶、肺外转移以及基因分型等多种因素的影响，因此需要在多学科讨论的模式下进行综合治疗。治疗手段包括系统药物治疗、根治性局部治疗（如 R0 切除手术、立体定向放射治疗、消融手术等）和局部姑息性治疗。

参考同时性肝转移的定义，将同时性肺转移定义为"在首次结直肠癌分期检查时发现的肺转移"，而异时性肺转移定义为"在首次分期检查后发现的肺转移"。另外，按照肺转移与其他部位远处转移的先后顺序，肺转移又被分为初发转移和非初发转移。初发转移是指肺脏作为首个远处转移脏器。非初发肺转移则是指在其他转移性疾病的治疗过程中出现的肺转移。按照是否伴有肺外转移，肺转移又可分为单纯性肺转移和非单纯性肺转移，前者不伴有肺外转移，而后者伴有肺外转移。了解这些概念，对于理解肺转移的治疗方案的选择有一定的帮助。

肺转移本身发展较慢，但存在一类患者合并肺内癌性淋巴管炎，这类转移预后极差，应避免任何肿瘤病灶的局部治疗，治疗中应以全身系统药物治疗为主。另外，在诊治过程中，若原发灶或局部复发病灶存在出血、穿孔、梗阻等急症情况，应先处理这些紧急并发症（手段包括手术切除、结肠造口、支架置入等）。

1. 同时性肺转移　首先明确有无肝脏转移，然后判断各转移灶和原发灶是否可根治性切除。同时性肺转移可应用全身系统药物治疗以便了解肿瘤的生物学行为以及治疗反应。在系统治疗后判断转移灶能否达到 NED 状态，决定根治性切除或局部病灶处理。

对于单纯性同时性肺转移，尽管缺少可靠的随机对照研究的证据，但根据大多数回顾性研究的结果，仍然推荐积极对可切除的肺转移病灶行手术切除。若因肿瘤的部位、残存肺功能不足、患者一般情况差等考虑后不适合手术切除，可选择消融术和放射治疗作为替代手段。

对于不可切除的同时性肺转移，应行姑息性治疗，包括全身系统治疗和局部姑息性治疗。全身系统治疗可选用联合化疗或单药±靶向药物治疗；对于＜1cm 的无症状单纯性肺转移，也可考虑定期观察。在一线、二线药物治疗失败后，可考虑选择瑞戈非尼治疗。在较长时间治疗后，转移灶基因状态可能发生改变，有条件的话，应在疾病进展时再次活检以了解肿瘤基因改变情况。原发灶和肺内肺外转移灶无法完全根治性切除时，姑息性局部治疗主要用于改善肺转移灶导致的相关症状，需要慎重考虑。

2. 初发异时性肺转移　异时性肺转移主要包括原发灶切除术后出现的转移，如果肺转移同时伴有局部复发，若局部复发病灶可行根治性治疗（包括 R0 手术切除或根治性局部治疗），则肺转移灶处理原则可参照同时性肺转移；若局部复发病灶不可行根治性治疗，则参考非单纯性肺转移的治疗原则进行处理。对于术前新辅助期间出现的初发异时性肺转移，治疗原则可参照同时性肺转移。

3. 非初发性肺转移　为异时性肺转移，疾病的异质性较大，患者既往已接受过前期药物治疗，既往的疗效可以反映肿瘤的生物学行为，有一定的参考意义，治疗原则可参考异时性肺转移。

4. 非单纯性肺转移　肺转移的预后较其他远处转移类型的预后更好，当肺转移合并其他部位的转移时，通常将其他远处转移病灶作为主要的考量因素。只有在肺转移肿瘤负荷较大、症状明显时，才优先考虑肺转移灶。

（三）结直肠癌腹膜转移的治疗

大多数结直肠癌腹膜转移的治疗目标属于姑息治疗而不是治愈肿瘤。术前对腹膜转移的检查常常是不可靠的，诊断性腹腔镜探查是判断有无腹膜转移最安全有效的办法。肿瘤的转移程度是影响预后的重要因素，腹膜转移肿瘤负荷评估包括腹膜癌指数（peritoneal carcinomatosis index，PCI）和腹膜表面疾病严重程度评分（peritoneal surface disease severity score，PSDSS）。PCI 通过对腹、盆腔 13 个区域的种植灶的大小及分布进行总结，量化了腹膜转移灶的严重程度，PSDSS 则综合考虑了患者临床症状、PCI 评分以及原发灶的组织病理学特征进行评分，评分越高，预后越差。

结直肠癌腹膜转移的预后极差，有报道可以通过肿瘤细胞减灭术（cytoreductive surgery，CRS）联合腹腔热灌注化疗（hyperthermic intraperitoneal chemotherapy，HIPEC）带来生存收益，但目前没有高等级的循证医学证据支持。即使在 CRS+HIPEC 治疗后，系统性全身治疗仍然是晚期结直肠癌最有效的治疗方式，包括系统化疗、靶向治疗、免疫治疗及对症支持治疗。

（四）结直肠癌卵巢转移的治疗

卵巢转移患者的预后较差，反映了转移性病变的存在，但目前仍不推荐行预防性卵巢切除术。卵巢转移对全身化疗敏感性差，对于术中发现的卵巢转移推荐行卵巢切除术。对于术后发生的卵巢转移，对于身体条件好，其他部位无远处转移的患者可以考虑行手术切除；对于合并其他部位转移的患者，需考虑卵巢切除的收益情况。同样，对于卵巢转移的病例，强烈建议系统性全身治疗，改善患者的生存时间和生存质量。

（五）其他部位的转移的治疗

存在结直肠癌骨转移的病例大多数为广泛多发转移，对于这类患者，如何缓解症状、减少病理性骨折和脊髓侵犯的发生是非常重要的。骨转移目前最佳的治疗方式仍为系统性全身治疗，但骨转移的严重并发症非常严重，需要引起重视，包括高钙血症和血栓栓塞等。

结直肠癌脊柱转移、脑转移等其他远隔脏器的转移也多为广泛多发转移的一部分。一旦发生脑转移，中枢神经系统症状很典型，需要应用激素缓解脑水肿以及抗惊厥药物控制癫痫发作。对于脑转移灶的治疗，包括系统性全身治疗联合放疗或手术治疗。

案例 41-1 解析

1. 治疗策略应该考虑的因素：①患者一般状态是否可耐受有创操作；②原发肿瘤有无梗阻的风险；③肝转移灶能否手术切除。

2. 结肠癌原发灶推荐行外科手术切除。经靶向治疗联合化疗，肝转移灶已得到明显控制，直肠原发灶无进展，CEA 水平明显下降。肝脏储备功能正常，肝功能无异常，Child-Pugh 分级为 A 级。患者一般情况可耐受手术，手术切除结肠原发病灶，有利于减少全身肿瘤负荷，为肝转移灶的可治愈性治疗创造机会。

3. 肝转移灶能否行切除手术需要多维度评估肝脏残余体积及残余肝功能，若肝脏残余体积及残余肝功能达标可行肝脏切除手术。对于肝脏多发转移灶，也可以考虑行肝转移灶切除术+肝转移灶局部毁损术。

（曹志新　罗学来）

思 考 题

1. 结直肠癌远处转移最常见的部位是哪里？
2. 结直肠癌肝转移的治疗方式有哪些？

第四十二章　结直肠肛管少见肿瘤

学习目标

掌握　结直肠肛管少见肿瘤的临床表现和诊断。

熟悉　结直肠肛管少见肿瘤的分类和病理特征。

了解　结直肠肛管少见肿瘤的治疗。

第一节　淋巴组织源性肿瘤

> **案例 42-1**
>
> 患者，男性，65 岁，退休工人。主因"自觉右下腹肿块 2 周"于门诊就诊。
>
> 患者于 2 周前无明显诱因下自觉右下腹出现一肿物，质硬，不活动，无痛感。自诉近半年来有低热、乏力、盗汗等症状，未予重视。无便血腹泻，无里急后重、排便不尽感。无腹部胀痛不适，排便无改变。自发病来，患者精神一般，胃纳尚可，睡眠可，大小便无殊，体重无减轻。否认既往疾病史，否认药物史，否认过敏史。否认家族肿瘤史。
>
> 体格检查：神清，精神差。轻度贫血貌，浅表淋巴结未及肿大。肠鸣音正常。全腹软，无压痛、反跳痛和肌紧张。右下腹触及一无痛包块，大小为 6cm×8cm，质硬，活动度差。
>
> 辅助检查：Hb 82g/L，血生化、凝血指标均未见异常。粪便隐血（++）。
>
> **问题：**
>
> 1. 应考虑哪些疾病？
> 2. 为了明确诊断还需要做哪些检查？
> 3. 如常规检查手段无法确诊，应如何处理？

结直肠淋巴瘤（colorectal lymphoma，CL）是除结直肠癌外，发生于结直肠中最常见的侵袭性肿瘤。原发性结直肠淋巴瘤发病率低，仅占所有结直肠恶性肿瘤 1% 以下。但在儿童，B 细胞淋巴瘤是最常见的结直肠原发恶性肿瘤。淋巴瘤好发于盲肠，其次为升结肠和乙状结肠。常见发病年龄 50~70 岁，男女比约为（1.5~2）：1。

一、病因病理

▌（一）病因

CL 的病因及危险因素尚不明确。非霍奇金淋巴瘤（NHL）的已知危险因素通常也是 CL 的危险因素，包括淋巴瘤家族史、既往放疗或化疗、免疫抑制药物、器官移植、病毒感染（如人类免疫缺陷病毒、丙型肝炎病毒、人类 T 细胞白血病病毒 1 等），以及毒物接触。炎症性肠病引起的结肠炎未被证明会增加 CL 的风险；但是，用硫唑嘌呤或巯基嘌呤的免疫抑制与 CL 的风险增加有关。

▌（二）病理

绝大多数的消化道淋巴瘤，包括 CL，都是 NHL。目前只有少数原发性消化道霍奇金淋巴瘤的病例报告。因此，CL 的病理类型也与 NHL 一致。大多数 CL 是 B 细胞来源的，而 T 细胞来源的淋巴瘤可能在东方人群中更常发生。

二、分　类

根据 WHO 的分类，B 细胞淋巴瘤被分为弥漫性大 B 细胞淋巴瘤（DLBCL）、结外边缘区淋巴瘤[黏膜相关淋巴组织（MALT）相关淋巴瘤]、套细胞淋巴瘤（MCL）、伯基特淋巴瘤（BL）和滤泡淋巴瘤（FL）。DLBCL 是 CL 最常见的组织学亚型。DLBCL 由快速增殖的细胞组成，比其他 B 细胞淋巴瘤更具侵袭性。居次席的常见淋巴瘤病理分型为 MALT，MALT 多来源于黏膜免疫相关的 B 细胞，是一种惰性淋巴瘤。该淋巴瘤好发于胃和回盲部，这种现象的发生归因于病变处淋巴组织的分布相对密集。

三、临床表现

CL 的表现是多样的，症状取决于病变的部位。最常见的是腹痛、体重减轻、腹部肿块和血便（或大便隐血），此外还有恶心呕吐、排便习惯改变、肠梗阻/肠穿孔等急腹症症状。在 CL 中，发热等典型淋巴瘤表现并不常见。这可能是由于解剖位置的原因，肠道相关症状首先出现。同时，由于淋巴瘤生长特性决定了病变多发生于肠壁黏膜下淋巴组织内，呈膨胀性生长，很少累及消化道的黏膜层，消化道黏膜保证了其完整性，因此 CL 的患者早期往往并无明显的临床症状，在诊疗过程中易出现漏诊和误诊，难以达到早期诊断的目的，从而错过了临床治疗的最佳时机，导致部分患者在确诊时已进展为终末期。

> **案例 42-1 解析 1**
> 本例老年男性患者出现右下腹肿块，伴消化道隐血，应考虑到结肠恶性肿瘤可能。除最常见的结肠癌外，还应考虑到结肠淋巴瘤可能性。同时患者有发热、盗汗等淋巴瘤全身症状，亦对结肠淋巴瘤的诊断有一定提示作用。

四、诊　断

用于 CL 最常见的成像方式是腹部对比增强计算机断层扫描（CECT）或双对比钡灌肠（DCBE），这两种方式相互补充。腹部 CECT 可提供腔外信息，如肿瘤大小、浸润深度和区域淋巴结受累，而 DCBE 可提供更多关于黏膜变化和肿瘤大体形态的信息。需要注意的是，这两种方式都不能区分结肠癌和淋巴瘤，必须通过结肠镜检查和活检才能确诊。进一步分类需要用免疫组化法进行。近期的研究表明 PET-CT 对诊断结外淋巴瘤也是有价值的。内镜检查的结果是多样的，包括黏膜结节、黏膜凹陷、黏膜溃疡，以及伴或不伴溃疡的肿块。滤泡性淋巴瘤通常没有糜烂或溃疡，在镜下常常可以观察到丘疹性、息肉性或扁平隆起的病变。组织学诊断通常在对内镜或手术切除的组织进行病理检查后获得。考虑到 CL 多发生于肠壁黏膜下淋巴组织内，呈膨胀性生长，很少累及消化道的黏膜层，各部位的生长模式不同，易出现内镜活检取材困难、取材量少、取材较浅等问题，另外需要耗时复杂的免疫组化染色及活检不足，加大诊断的困难性，甚至最终不能确诊。有些学者建议内镜下多次、多部位的深部位取材，可以提高活检率，但是与此同时增加了消化道出血和消化道穿孔的概率。对出现临床症状，临床病程进展较快，影像学结果显示有明显病变而肠镜结果第一次为阴性的，应考虑该病发生的可能性。由于术前明确诊断的困难性，临床上大多数 CL 的最终确诊都是由术中切除的标本或活检组织病理明确的，只有部分患者是通过术前活检病理确诊后再选择进行手术治疗。

需要进行全面的血液学检查，包括外周血涂片、生化检查、胸部 X 线检查、CT 扫描和骨髓活检，以排除系统性受累和对疾病进行分期。临床实践中最广泛使用的分期系统是 Lugano 分类法，其基于 Carbone 等人修改的 Ann Arbor 系统。Ⅰ期是单个结外部位（ⅠE）受累。Ⅱ期是单一结外部位和邻近淋巴结受累（ⅡE）。Ⅲ期是指膈肌两侧多个部位受累，包括结外部位（ⅢE）或脾脏

（ⅢS）。Ⅳ期是骨髓、中枢神经系统受累，或弥漫性内脏受累。

> **案例 42-1 解析 2**
> 　　该患者为明确诊断，还需进行肠镜+活检病理检查，腹部增强 CT 检查。如确诊为结肠淋巴瘤，还需要进行系统性的血液学检查，如外周血涂片、骨髓穿刺等，以明确疾病分期。必要时可进行 PET-CT 检查明确全身病变。

五、鉴　别　诊　断

　　CL 的术前诊断较为困难，通常需与下列疾病鉴别。

　　1. 克罗恩病　均好发于回盲部因此需要鉴别。临床症状通常缺乏鉴别的特异性，影像学表现有时也较易混淆。但两者的好发人群存在差异。鉴别方法有肠镜检查和病理活检，两者在内镜下表现存在较大差异，通常可进行鉴别。

　　2. 结肠癌　发生于右半结肠的癌肿有时与 CL 难以鉴别。临床表现与影像学表现存在较多相似性，因此均不能提供确切的鉴别依据。主要依靠肠镜及活检病理检查或术后标本的病理组织学检查以鉴别。

> **案例 42-1 解析 3**
> 　　本例患者为老年男性，有腹部肿块及消化道出血症状，必须警惕结直肠恶性肿瘤。但各种消化道恶性肿瘤之间临床表现与影像学检查缺乏特异性，常易混淆。确诊必须依靠肠镜+活检病理检查。如仍无法确诊，可考虑手术切除后行病理检查+免疫组化以确诊。

六、治　　疗

　　主要的治疗方式是包括手术和化疗的综合治疗。普遍观点认为，早期肿瘤采用手术治疗，然后进行多药化疗，晚期肿瘤采用多药化疗。然而，自从有了利妥昔单抗，CD20 阳性的 B 细胞淋巴瘤有持续缓解的效果，使得部分患者免除手术。

　　手术切除对 CL 的价值历来存在争议。对手术呈积极态度的学者们认为，手术根治性切除或局限性切除病灶不仅仅能够减轻肿瘤负荷或解决梗阻等症状，还可以预防化疗和（或）放疗相关并发症，另外还可以通过手术明确诊断，确定病理分型、分期以指导下一步治疗方案。但最新的研究则认为，接受手术的ⅠE 期 CL 患者在几年内生存率是提高的，但对ⅡE～Ⅳ期患者，手术无生存获益。目前尚无关于手术+化疗对比单纯化疗两种方案的比较研究。

　　侵袭性强的晚期 CL 的治疗基础是全身化疗。CHOP 化疗方案（环磷酰胺、多柔比星、长春新碱和泼尼松）是所有中高度恶性 B 细胞淋巴瘤的主要治疗手段。在标准的 CHOP 方案中加入利妥昔单抗，使患者的无进展、无事件、无疾病生存期和总生存期均得到改善。因此，目前 B 细胞来源的 CL 的治疗趋势越来越倾向于全身化疗，手术仅作为缓解急诊状况的辅助治疗手段。局部放射治疗主要用于术后有病灶残余、仅行探查手术及未行手术治疗体内有明显病变组织的患者。

> **案例 42-1 解析 4**
> 　　临床诊断：结肠恶性肿瘤（淋巴瘤可能）。
> 　　诊断要点：
> 　　1. 患者有消化道出血、腹部肿块、贫血等临床表现。
> 　　2. 患者存在发热、盗汗、乏力等全身症状。

3. 进一步完善肠镜、活检病理、影像学检查等可进一步定性、定位、分期。

治疗理念：

根据不同分期选择最佳治疗方案。如常规检查不能明确定性诊断，可考虑采取手术切除后获得病理依据。

第二节 上皮源性肿瘤

结直肠罕见上皮源性肿瘤包括鳞癌（SCC）和腺鳞癌（ASC）两种。原发性结直肠 SCC 和 ASC 分别只占结直肠恶性肿瘤的 0.025%～0.25%。由于发病率极低，尚不明确此两类癌肿的流行病学特征。通常认为 SCC 和 ASC 比结直肠腺癌的预后差，因为确诊时患者往往已处于进展期或晚期。

一、病 因 病 理

（一）病因

除结直肠癌已知的致病风险因子外，SCC 和 ASC 有一些特殊的风险因子可能促进其发生，包括炎症性肠病、人乳头瘤病毒（HPV）感染、盆腔放疗、血吸虫感染等。

SCC 和 ASC 的发病机制存在以下假说：腺上皮鳞状化生—异型—癌变假说；未分化细胞增殖—鳞状分化—癌变假说；腺瘤或腺癌细胞分化—鳞癌假说；异位的外胚层细胞巢癌变假说。

（二）病理

SCC 和 ASC 的大体病理表现与腺癌类似，主要以隆起型和溃疡型为主。SCC 镜下呈典型的鳞癌形态，但针对低分化鳞癌尚需结合免疫组织化学染色，如 CK5/6、K903 和 p63 染色。ASC 镜下可观察到两种瘤组织形态，一种呈腺管状，筛孔状，局部可为实性，胞质透亮，部分细胞内可见黏液样物；另一种呈团、巢状分布，胞质宽，红染，细胞核异型，细胞间可见细胞间桥，有时可见角化珠形成及胞内角化珠形成。

二、分 类

结直肠上皮源性恶性肿瘤主要分为腺癌、鳞癌、腺鳞癌、梭形细胞癌和未分化癌等。本节重点介绍鳞癌（SCC）和腺鳞癌（ASC）。

三、临 床 表 现

SCC 和 ASC 无特异性临床表现，基本与腺癌一致，如排便习惯的改变、便血、腹痛、体重减轻、腹部包块、贫血等。有研究表明，SCC 和 ASC 患者可能出现副肿瘤综合征，如高钙血症。

四、诊 断

与腺癌一样，SCC 和 ASC 的诊断依赖于肠镜检查及活检病理。在 SCC 的诊断中，必须符合以下标准：①符合 SCC 的病理特征且无腺样分化；②除外其他组织或器官 SCC 转移或直接侵犯的可能，如原发宫颈 SCC 转移；③除外肛管 SCC 向上扩展至下段直肠的可能；④肿瘤所在肠管无长期持续存在的鳞状细胞上皮衬里的瘘管。ASC 通常含有恶性的腺上皮和鳞状上皮成分，这两种成分彼此密切混合，故亦称混合癌。对于原发结直肠 ASC 在排除其他部位转移或其他部位 SCC 扩散后，方可诊断。

五、鉴 别 诊 断

原发性结直肠 SCC 与 ASC 的鉴别主要为病理鉴别。

1. 原发性结直肠 SCC 因原发位点不同需与肛管原发 SCC 鉴别。免疫组化染色用于鉴别 SCC 原发位点的价值有限。CAM5.2 染色模式差异有助于低位直肠 SCC 与肛管 SCC 的鉴别。

2. 原发性结直肠 ASC 需要与碰撞癌鉴别。碰撞癌主要由腺癌和 SCC 组成,可互相浸润,互相保持独立;两者间以间质或其本身的基底膜分隔开,无互相移行现象,故可鉴别。

六、治 疗

对于结肠 SCC,仍推荐以根治性手术为主,放、化疗作为辅助治疗手段。但对于原发直肠 SCC,放、化疗可获得良好的肿瘤控制和疾病治愈结果,建议将放化疗作为初始治疗,手术作为治疗反应差或肿瘤复发时的挽救性措施。ASC 治疗以手术治疗为主,辅助/新辅助化疗可采用亚叶酸+5-FU+顺铂或 FOLFOX 方案。抗 HPV 感染也是一种可选的辅助治疗手段。

第三节 间叶性肿瘤

结直肠间叶性肿瘤以原发于结直肠的胃肠道间质瘤(gastrointestinal stromal tumor,GIST)最为多见。本节不予赘述,可参见"结直肠间质瘤"一节。其他少见的结直肠间叶性肿瘤发病率低,临床表现与诊治手段基本一致,仅能依靠活检或手术标本病理检查予以明确。本节主要介绍结直肠原发平滑肌肉瘤(leiomyosarcoma,LMS)。LMS 占所有结直肠恶性肿瘤的 0.1%以下,既往曾将 GIST 与 LMS 相互混淆,因此高估了 LMS 的发病率。但随着确诊 GIST 的免疫组化标志物普遍应用,LMS 与 GIST 被认定为两种不同类型的肿瘤。LMS 好发于 50~60 岁,男性多于女性,一般认为其具有较强的侵袭性和远处转移倾向,故预后不佳。

一、病 因 病 理

(一)病因

LMS 起源于黏膜肌层和固有肌层的肌肉纤维。病因及发病机制尚不明确。

(二)病理

LMS 表现为肿瘤组织呈束状、编织状排列,瘤细胞呈梭形,含明显嗜酸性胞质,核深染,异型明显,病理性核分裂象易见,可见凝固性坏死。免疫组化染色示肿瘤细胞 SMA、calponin、h-Caldesmon 及 desmin 均阳性,但 CD117、CD34、DOG1 和 S100 的免疫组化阴性,可以与 GIST 鉴别。

二、分 类

结直肠间叶源性肿瘤主要分为 GIST、LMS、炎性纤维性息肉(inflammatory fibroid polyp,IFP)、腹腔和肠系膜纤维瘤病、胃肠道血管周上皮样细胞肿瘤(perivascular epithelioid cell tumor,PEComa)及腹腔内滤泡树突细胞肉瘤等。本节重点介绍 LMS。

三、临 床 表 现

LMS 无特异性临床表现,常见有排便习惯的改变、便血、腹痛、体重减轻、腹部包块等。单纯凭症状和查体无法诊断 LMS。

四、诊 断

内镜检查是 LMS 的主要诊断手段,但由于部分 LMS 在内镜下缺乏特征性表现,容易导致漏诊。超声内镜对 LMS 的诊断是有利的补充,可探测肿块的大小、来源与浸润深度。CT 和 MRI 等影像检查对 LMS 原发病灶及转移病灶的评估具有一定价值。LMS 的诊断依赖于活检或手术标本病理检查。必须进行相应分子标志物的免疫组化分析才能确诊 LMS。预后因素主要包括年龄、肿瘤大小、肿瘤分级、转移情况等,但尚未建立统一的分期标准。转移主要是通过血行转移,最常累及的器官是肝脏，其次是肺和腹膜。淋巴结转移少见。

五、鉴 别 诊 断

原发性结直肠 LMS 的鉴别主要为病理鉴别（详见病理部分）。

六、治　　疗

根治性手术是 LMS 的主要治疗手段。尽管淋巴结受累在 LMS 中非常少见，但由于其高度侵袭性，有学者建议进行淋巴结清扫。然而，大多数 LMS 确诊时已经出现远处转移，手术往往达不到根治效果。术后复发或远处转移的比例也很高。化疗和放疗对 LMS 效果不佳，因此不推荐术后进行辅助化疗或放疗。对于晚期病例，蒽环类药物可作为一线选择，但其对 LMS 的作用很小。其他联合化疗方案均仅见于个案报道，疗效尚不确切。

第四节　结直肠脂肪瘤

消化道原发脂肪瘤最常累及小肠、胃和食管，结直肠较少累及。但随着结肠镜及各种影像检查技术的推广普及，近年发现的结直肠脂肪瘤逐渐增多，约 0.26%，成为仅次于腺瘤性息肉的结直肠良性肿瘤。各年龄段均可发病，多见于老年人，男女发病率基本一致。以盲肠、升结肠最为多见，其次为降结肠、横结肠、直肠、乙状结肠。结直肠脂肪瘤恶变率很低，通常预后良好。

一、病 因 病 理

（一）病因

结直肠脂肪瘤的病因和发病机制尚不明确，可能存在以下致病因素：①肠源性或全身性脂肪代谢不平衡或蓄积；②腺管周围脂肪浸润；③脂肪组织化生；④炎症刺激导致结直肠肠管结缔组织退行性变等。也发现了一些基因异常的情况，包括 12q13—15 号染色体的突变、13q 的缺失和 6p21—33 的重排。结直肠脂肪瘤也与一些遗传性疾病有关，如多发性遗传性脂肪瘤病、多毛症、加德纳（Gardner）综合征和多发性错构瘤综合征（Cowden 综合征）。

（二）病理

结直肠脂肪瘤大体多呈球形、蛋卵形，表面多覆以完整的薄层纤维包膜，边界清楚，切面为黄色光泽，因含少量纤维结缔组织间隔，瘤体多呈分叶状，油腻，一般无坏死及囊变，瘤体巨大者也可有破溃、囊变或钙化。镜下观肿瘤由多角形空泡状成熟的脂肪细胞构成，无异型性，胞质内大量脂滴将胞核挤至边缘。

二、分　　类

根据结直肠脂肪瘤的生长方式和来源可将其分为四种类型：①黏膜下型（腔内型）：常见，约占 85%，起源于黏膜下层与肌层之间，呈息肉样突向肠腔内，随着瘤体增长，多数形成大小不等的瘤蒂。②浆膜下型：少见，约占 10%，起源于浆膜层与肌层之间，既可呈结节样向肠外生长（腔外型），也可呈分叶状绕肠管生长（环行生长型），由于较少影响肠腔，往往体积较大时才出现临床症状。③肌间型（肠壁间型）：罕见，瘤体位于结直肠壁内，可同时向肠腔内和肠腔外两个方向生长。④混合型：罕见，瘤体不局限于肠壁的某一层，既可突向肠腔内，又可突向肠腔外。

三、临 床 表 现

直径<2cm 的结直肠脂肪瘤一般无症状。随着瘤体增大，可出现腹痛、排便习惯改变、便血、腹部包块、贫血等非特异性症状。体积较大的脂肪瘤引起结肠套叠、肠梗阻是较具有特征性的临床表现，也是该病较为常见的并发症之一。位于盲肠、升结肠的病变更易发生，严重者可继发肠管的

缺血、坏死及穿孔。

四、诊　断

多层螺旋 CT（MSCT）和结肠镜是诊断结直肠脂肪瘤的主要方法。MSCT 在结直肠脂肪瘤定位、定性方面具有独特优势，能清晰显示肠腔内或肠腔外大小不等的类圆形、卵圆形脂肪密度团块影，其中可混有略高密度分隔。继发肠套叠的患者，MSCT 可见"同心圆征"（靶环征）、"慧星尾征"、"杯口征"、"假肾征"（肾形肿块）、"轨道征"（双轨征）等。MRI 对脂肪瘤的定性诊断亦有一定价值。黏膜下型脂肪瘤可在结肠镜检查中发现，表面黏膜完整，黏膜下隆起，可有蒂、亚蒂或无蒂，表面光滑，多呈粉红色，偶见清晰血管。"帐篷征"、"枕头征"和"裸脂肪征"是结肠脂肪瘤的标志性特征。超声内镜联合细针穿刺活检有助于提高结直肠脂肪瘤的诊断率。

五、鉴别诊断

原发性结直肠脂肪瘤需要与以下疾病鉴别。

1. 结直肠腺瘤　结肠镜下两者呈不同形态表现，脂肪瘤为黏膜下隆起，可带蒂，表面光滑完整。腺瘤通常为山丘状无蒂凸起或带蒂突向肠腔，表面欠光滑，加压无形态变化，活检病理可进一步鉴别。

2. 结直肠脂肪肉瘤　临床表现与脂肪瘤相似，但病程发展快，肿瘤浸润肠壁可致肠腔狭窄，也可发生穿孔或肠外转移，常可触及增大的瘤体；结肠镜可见肠黏膜破坏、皱襞中断、肠壁僵硬、肠腔狭窄等。

六、治　疗

通常认为，直径<2cm 的无症状脂肪瘤无需治疗，定期观察随访即可。结直肠脂肪瘤的治疗通常包括手术治疗和内镜治疗两种。手术切除的指征主要包括：直径>4cm 的无蒂脂肪瘤，内镜下切除困难的病灶，定性诊断不明确的病灶，浆膜下或肌壁间型脂肪瘤，并发肠套叠、梗阻的脂肪瘤等。手术通常可选择腹腔镜手术或腹腔镜与内镜联合手术，单纯切除病灶即可，尽可能减少对正常肠管的破坏和损伤。距肛门较近的低位直肠脂肪瘤也可采取经肛门局部切除术。对并发肠套叠的病例，如复位失败或套叠肠管已缺血坏死，则需要根据病变部位选择切除部分肠段。术中疑为脂肪肉瘤或其他恶性肿瘤时，可切取瘤组织送快速冰冻病理检查，以便选择恰当的手术方式。内镜治疗主要用于带蒂脂肪瘤或瘤体<2cm 的病灶。但随着内镜下手术技术的进步，其适应证也进一步扩展。常用的技术包括结肠镜黏膜下剥离术、结肠镜下套扎术、"去顶技术"等。

第五节　神经源性肿瘤

结直肠原发的神经源性肿瘤主要是神经鞘瘤。它是一种罕见的间质性肿瘤，起源于自主神经系统，仅占所有间叶性肿瘤的 2%～6%。多见于 60 岁以上年龄段，男女发病率基本一致。神经鞘瘤在消化系统最常累及胃和小肠，原发于结直肠者罕见。原发性结直肠神经鞘瘤多为良性，很少恶变，一般预后良好，但存在复发转移的风险。

一、病因病理

（一）病因

神经鞘瘤又称施万细胞瘤，起源于肌间神经丛中构成神经髓鞘的施万细胞。其发病机制尚不明确，多数患者伴有神经纤维瘤病，也称范-瑞克林豪森氏病。该疾病是一种常染色体显性遗传病，由 *NF1* 与 *NF2* 基因突变所致。

（二）病理

原发性结直肠神经鞘瘤一般界限分明，大体外观呈分叶状。显微镜下肿瘤的微观形态也可呈现出两种不同的组织学生长模式：即 Antoni A 型与 Antoni B 型。A 型的特点是纺锤形细胞密集生长，紧密排列形成 Verocay 小体；B 型的纺锤形细胞分布更松散，核呈圆形或拉长，有大量的类胶质基质和黄瘤组织细胞。免疫组化检查为结肠神经鞘瘤诊断的金标准，结肠神经鞘免疫组化检查中 CD117（KIT）、DOG1、α-SMA、Actin 及 desmin 为阴性，S100、vimentin 阳性，其中 S100 蛋白阳性具有一定的特异性。一般认为，肿瘤直径＞5cm、免疫组织化学检查中 Ki67 增殖指数≥5%及核分裂象＞5 个/50HPF 等表现，均表明肿瘤具有较强的侵袭性及较大的复发转移风险；若免疫组织化学检查中 Ki67 增殖指数＞10%，则认为肿瘤为恶性。

二、分　类

原发性神经鞘瘤一般被分为五种亚型，即古/原始神经鞘瘤、细胞性神经鞘瘤、黑色素性/色素性神经鞘瘤、丛状神经鞘瘤以及上皮样神经鞘瘤。

三、临床表现

原发性结直肠神经鞘瘤的临床表现缺乏特异性，可出现腹痛、排便习惯改变、便血、腹部包块等，偶见结肠套叠、肠梗阻。亦有部分患者是在肠镜、CT 等检查中偶然发现。

四、诊　断

超声内镜检查是目前原发性结直肠神经鞘瘤的最佳影像学诊断手段之一。但是在鉴别诊断方面作用有限，难以鉴别其与以结肠间质瘤为代表的结肠间叶组织来源肿瘤的差异。CT 对于原发性结直肠神经鞘瘤诊断敏感性及特异性均不高。原发性结直肠神经鞘瘤多位于黏膜下，肠道黏膜表面多完整，术前内镜下组织学活检难以获取真正的肿瘤组织，故其对于明确诊断意义不大。确诊通常依赖于术后病理和免疫组化检查（见病理部分）。

五、鉴别诊断

通常需要与结直肠间质瘤鉴别。两者临床表现类似，CT 等影像学检查无法做出明确的鉴别诊断。两者的好发位置以及超声特征类似，因此超声内镜下难以对二者进行鉴别。最终的鉴别诊断常需要依靠病理免疫组化鉴别，其中 S100 具有特异性。

六、治　疗

原发性结直肠神经鞘瘤的最佳治疗方案是完整手术切除，确保阴性切缘。如果术前已明确病理诊断，则内镜或楔形切除神经鞘瘤亦可施行。没有必要进行淋巴结清扫，亦无需辅助放疗或化疗。

第六节　神经内分泌肿瘤

结直肠原发的神经内分泌肿瘤（neuroendocrine neoplasm，NEN）是原发性上皮肿瘤，显示出神经内分泌分化的形态学和免疫表型特征。结肠和直肠的 NEN 虽然经常被归为一类，但它们的发病率、流行病学特征、组织病理学、生物学行为和治疗模式都有很大不同。近年来 NEN 的发病率快速上升，消化道 NEN 增长最快，尤其是胃和直肠。直肠 NEN 平均发病年龄在 50～60 岁，男性多见。其特点是恶性程度低至中度，预后良好，而且大多数病变可以通过内镜治疗。而结肠 NEN 好发于 70 岁以上老年，女性为主，部位以盲肠最为常见。它通常是侵袭性的、分化程度低的肿瘤，恶性程度较高，预后不佳，手术是首选的治疗方法。

一、病　因　病　理

（一）病因

结直肠 NEN 的病因尚不明确，可能与遗传有关。

（二）病理

大多数直肠 NEN 是分化良好的神经内分泌瘤（neuroendocrine tumor，NET），呈息肉状病变，表现为均匀的、米色的黏膜隆起，多见于齿状线以上 5～10cm。组织学类型多见 L-细胞型（产生 PP/PYY）肿瘤，少见 EC-细胞型（产生 5-羟色胺）肿瘤。L-细胞型 NET 对一般的神经内分泌标志物呈阳性，EC-细胞型 NET 显示出与小肠来源的 NET 重叠的免疫组化特征。直肠神经内分泌癌（neuroendocrine carcinoma，NEC）和混合性神经内分泌-非神经内分泌肿瘤（mixed neuroendocrine-non-neuroendocrine neoplasm，MiNEN）罕见，通常为小细胞型。结肠 NEN 中，NET 占 35%，通常表现为 EC 细胞的特征。NEC 占 45%，常表现为大细胞类型。MiNEN 也最易发生于结肠，表现为不同组织学成分间的融合或碰撞。

二、分　类

根据 WHO 的 2019 年分类方案，将 NEN 分为神经内分泌瘤（NET）、神经内分泌癌（NEC）和混合性神经内分泌-非神经内分泌肿瘤（MiNEN）。其中 NET 又根据核分裂数及 Ki-67 增殖指数分为三类：G1（低级别）、G2（中级别）、G3（高级别）。

三、临　床　表　现

直肠 NEN 多数无症状，常在肠镜检查中意外发现。少数有症状者表现为便血、肛门不适和里急后重等。结肠 NEN 的症状则与病灶部位、分期有关。常见有腹泻、腹痛、体重下降、排便习惯改变和梗阻等。结直肠 NEN 几乎不发生类癌综合征，因为它们大多数是非功能性肿瘤，通常不产生激素。

四、诊　断

结直肠 NEN 暂无特异性的血清学标志物。但是测定血清嗜铬粒蛋白 A（CgA）具有监测疾病疗效和预后的价值。内镜检查是定位诊断的主要手段。直肠 NEN 内镜下特征为宽基底息肉，表面光滑呈黄色或白色，可见扩张血管，少数可出现黏膜糜烂和溃疡。结肠 NEN 多为晚期病变，镜下呈浸润型癌表现。超声内镜在判断病变浸润深度，有无淋巴结转移以及病灶的鉴别诊断中具有重要的补充价值。确诊主要依靠活检或手术标本的组织病理学检查和免疫组化检查。分期通常采用 TNM 分期系统，影像学评估可采用增强 CT、MR 等。CT 检查用于检测区域淋巴结和远处转移的病变，以及评估 NEN 对邻近器官的浸润情况，MR 检查对肝脏、盆腔淋巴结和中枢神经系统的转移方面比 CT 更为敏感和特异。生长抑素受体成像（SRI）和 18 氟代脱氧葡萄糖正电子发射计算机体层显像（^{18}F-FDG PET/CT）也是可选择的影像学评估手段。

五、鉴　别　诊　断

结直肠原发性 NEN 的鉴别诊断主要是病理鉴别（见病理部分）。

六、治　疗

直肠 NEN 的治疗方式取决于病变的大小及是否存在复发转移危险因素。对于<1cm 或 1～2cm 无危险因素的病灶，可采用内镜下治疗（如 EMR、ESD、EFTR 等）。对于 2cm 以上或存在危险因素（如区域淋巴结转移、G2、G3、Ki-67 增殖指数>2%、淋巴和血管浸润以及 HES77 阳性）者，建议手术治疗。对于结肠 NEN 的手术治疗通常参照结肠腺癌的治疗原则，行根治性手术及淋巴结清扫。如肿瘤浸润周围器官，联合脏器切除也可实施。在转移性结肠 NEN 中，原发灶姑息性切除或肿瘤减灭通常也被认为有一定价值。

生长抑素类似物（SSA）通过阻止肿瘤细胞释放神经内分泌激素来缓解神经内分泌症状，是中低级别 NET 的一线治疗药物。哺乳动物雷帕霉素受体（mTOR）抑制剂（如依维莫司）可作为中低级别 NET 的靶向治疗药物。总的来说结直肠 NEN 对化疗不敏感，一般不作为第一选择。但对 NEC 和 G3 类的 NET 可选用含铂类的化疗方案。肽受体介导的放射性核素疗法（PRRT）将 SSA 和放射性核素构建成联合体药物，SSA 与肿瘤表面抗原特异性结合，从而给予肿瘤组织高强度的放射性杀伤。生长抑素受体成像（SRI）确认靶点表达的晚期患者可尝试使用。

（冯　波　蔡正昊）

思　考　题

结直肠淋巴瘤的主要诊断手段有哪些？

第四十三章 结直肠间质瘤

学习目标

掌握 结直肠间质瘤的诊断、鉴别诊断、手术原则和方式。

熟悉 结直肠间质瘤的靶向药物治疗。

了解 结直肠间质瘤的基因检测。

案例 43-1

患者，女性，62岁。因"大便习惯改变半年"于门诊就诊。

患者于半年前无明显诱因出现大便习惯改变，表现为大便次数增多，由1次/日变为2～3次/日，无大便带血，无肛门疼痛，排便困难。于当地医院就诊行直肠指检发现距肛缘3cm直肠包块，大小约为2.5cm×2cm，活动度可，指套无血染。CT检查提示肛管肿物，大小约5.5cm×5cm。发病以来，体重无明显变化，小便正常，偶有便秘。既往健康，无肝炎、结核病史，无血液病史，无手术、外伤史。

体格检查：生命体征平稳。腹部平坦，未见胃肠型及蠕动波。腹部触诊未及肿物，无压痛、反跳痛，无肌紧张；肠鸣音正常。直肠指检：入肛3cm扪及直肠右侧肿物，大小约2.5cm×2cm，质硬，边界清楚，活动，无压痛。

辅助检查：经直肠腔内超声：入肛3cm于直肠右后壁探及一低回声肿物，大小约5cm×5cm，肠壁各层结构消失，与后方组织分界欠清，边缘欠光整。

问题：

1. 首先考虑何种疾病？
2. 应与哪些疾病相鉴别？
3. 治疗原则有哪些？

案例 43-2

患者，男性，58岁。因"反复右下腹痛2年"于门诊就诊。

患者2年前无明显诱因出现右下腹疼痛，呈阵发性，自行缓解，无便血、腹泻，未就诊。1周前在当地医院查肠镜示：升结肠黏膜下隆起性病变。起病以来，患者饮食正常，体重无明显减轻。既往健康，无肝炎、结核病史，无血液病史，无手术、外伤史。

体格检查：生命体征平稳。腹部平坦，未见胃肠型及蠕动波。腹肌软，全腹无明显压痛、反跳痛，未触及肿物，移动性浊音阴性，肠鸣音正常。

辅助检查：全腹增强CT：右下腹见一类圆形肿块，考虑结肠壁来源肿瘤；超声肠镜：升结肠黏膜下隆起性低回声肿物，大小为4.5cm×4cm，边界尚清，可见部分彩色血流，胃肠道间质瘤可能？

问题：

1. 首先考虑何种疾病？
2. 应与哪些疾病相鉴别？
3. 治疗原则有哪些？

结直肠间质瘤归属于胃肠道间质瘤（gastrointestinal stromal tumor，GIST）的范畴，较少见，

直肠 GIST 约占全部 GIST 的 5%，多发生在中低位直肠。原发于结肠的 GIST 更为罕见，约占 1%～2%，最好发于乙状结肠，其次为横结肠，再次为降结肠，升结肠及盲肠发病率最低。结直肠间质瘤大多数发生在成年人，多见于 50～70 岁，男性稍多于女性。手术切除是最主要的治疗方式，与原发于胃的间质瘤相比，结直肠间质瘤预后要更差。

一、病因病理

（一）病因

GIST 的发病与获得性功能基因突变相关，80%～85% 由原癌基因 *KIT* 突变，5%～10% 由 *PDGFRA* 基因突变。约 10%～15% 的 GIST 患者无 *KIT* 和 *PDGFRA* 基因突变，称为野生型 GIST。*KIT* 突变最常见于 11 号外显子（66%～71%），其次是 9 号外显子（10%～13%），罕见位于 13、14、17 号外显子；*PDGFRA* 基因突变最常见于 18 号外显子（5%～6%），少部分位于 12、14 号外显子。野生型 GIST 对一线酪氨酸激酶抑制剂（TKI）药物伊马替尼耐药不敏感，甚至耐药。

（二）病理

结直肠间质瘤可位于黏膜下、肠壁固有肌层或浆膜下，直径为几毫米到几十厘米不等，大多边界清楚，可有假包膜，切面呈灰白色或灰红色，可见编织状，并伴有结节状突起等生长特征。其质地柔韧，病情严重者可出现肿瘤坏死、出血和囊变等病理表现。组织学上，依据瘤细胞的形态可将 GIST 分为 3 大类：梭形细胞型（70%）、上皮样细胞型（20%）及梭形细胞上皮样细胞混合型（10%）。即使为同一亚型，GIST 的形态在个例之间也可有很大的差异。除经典形态外，GIST 还可有一些特殊形态，少数病例还可见多形性细胞，多见于上皮样 GIST。间质可呈硬化性，可伴有钙化，特别是小 GIST，偶可呈黏液样等。

二、分类

根据肿瘤部位可以分为结肠 GIST 和直肠 GIST。直径≤2cm 的 GIST 统称为小 GIST，直径≤1cm 的 GIST 定义为微小 GIST。

三、临床表现

结直肠间质瘤的临床表现与肿瘤的部位、大小及生长方式等有关，早期多无任何临床表现和体征。右半结肠间质瘤多以腹部包块、腹胀、腹痛等症状为主，左半结肠间质瘤多以大便习惯及性状改变、血便为主，乙状结肠、直肠间质瘤多以大便习惯改变为主，便血较为少见。当肿瘤体积较大时，则可能会有肠梗阻的表现。

案例 43-1 解析 1
本例患者早期无任何临床表现和体征，包块长大后出现排便习惯改变，表现为大便次数增多，由 1 次/日变为 2～3 次/日，无大便带血，无肛门疼痛，排便困难。

案例 43-2 解析 1
本例患者早期无明显症状和体征，包块长大后出现腹痛症状，呈阵发性，自行缓解，无便血、腹泻。

四、诊断

GIST 临床诊断多依赖于影像学检查，病理是确诊 GIST 的"金标准"，其中免疫组化是 GIST 诊断和鉴别诊断的主要依据。对于疑难病例的诊断、预测分子靶向药物治疗的疗效及指导临床治疗还需要加做基因检测。对于大多数可完整切除的 GIST，术前不推荐进行常规活检。如果需要进行术前药物治疗，应行活检。

1. 腹部超声　具有便捷无创等优点，但是容易受到胃肠道气体的干扰，且与超声员的操作水平密切相关，因此很难做出准确的诊断。

2. 螺旋 CT　可明确肿瘤位置、肿瘤直径、组织密度、有无淋巴结转移，为 GIST 危险度分级、制定诊治方案、预后评估提供依据。

3. PET-CT　是目前诊断 GIST 和评估分子靶向药物疗效最敏感的方法，在 GIST 的诊断分期、预测恶性潜能、治疗决策、疗效评估及随访监测中有重要价值，尤其是分期及早期疗效评估。

4. 超声内镜（endoscopic ultrasound，EUS）　可反映出黏膜下病变的肿瘤大小、肿瘤壁层的来源、血供、回声以及肿瘤边缘形态等。

5. 活检方式　推荐使用超声内镜引导细针穿刺抽吸术获取病理诊断。

（1）超声内镜引导细针穿刺抽吸术（endoscopic ultrasound-guided fine needle aspiration，EUS-FNA）：由于其造成腔内种植的概率甚小，应作为首选活检方式。但仅限于超声内镜可以达到的消化道管腔范围内，且由于其获得组织较少，诊断难度常较大。

（2）空芯针穿刺活检（core needle biopsy，CNB）：可在超声或 CT 引导下经皮穿刺进行，与手术标本的免疫组化染色表达一致性可达 90% 以上，诊断准确性也达到 90% 以上。但由于存在肿瘤破裂腹腔种植的风险，常应用于转移病灶。

（3）经直肠或阴道引导穿刺活检：对于直肠 GIST 可考虑应用此方式。

6. 病理及免疫学诊断　GIST 的生长方式多样，以肌壁间生长最多见。免疫表型中，CD117 是 GIST 最重要的免疫组织化学检测指标，有良好的敏感性和特异性。CD34、DOG1、S100、SMA 等分子标志物可用于 GIST 的鉴别及辅助诊断。

7. 基因检测　十分重要，有助于疑难病例的诊断及指导分子靶向药物治疗。

> **案例 43-1 解析 2**
> 该患者行彩超引导下经肛门直肠肿物穿刺，见肿瘤距肛缘 3cm，大小约为 2.5cm×2cm，穿刺病理示：增生梭形细胞，细胞密集，核分裂象约为 5 个/50HPF，免疫组织化学染色示：CD34（+），CD117（+），Vim（+），符合 GIST 诊断。

五、鉴别诊断

GIST 与其他间叶源性肿瘤的鉴别主要依靠病理诊断。

1. 平滑肌瘤与平滑肌肉瘤　其免疫组化绝大多数都为 CD117、CD34 阴性。

2. 神经鞘瘤、神经纤维瘤、恶性周围神经鞘瘤　消化道神经源性肿瘤极少见。免疫组化 S100 蛋白、Leu-7 弥漫强阳性，而 CD117、CD34、desmin、SMA 及 actin 均为阴性。

3. 胃肠道自主神经瘤　少见。瘤细胞为梭形或上皮样，免疫表型 CD117、CD34、SMA、desmin 和 S100 均为阴性。

4. 腹腔内纤维瘤病　该瘤通常发生在肠系膜和腹膜后，偶尔可以从肠壁发生。免疫表型尽管 CD117 可为阳性，但表现为胞质阳性、膜阴性。CD34 为阴性。

5. 立性纤维瘤　是一种起源于表达 CD34 抗原的树突状间质细胞肿瘤。尽管 CD34、bcl-2 阳性，但 CD117 为阴性或灶状阳性。

> **案例 43-1 解析 3**
> 本例患者术前通过穿刺活检已明确诊断，需与其他间叶源性肿瘤鉴别，以便于新辅助治疗。

案例 43-2 解析 2

本例患者包块可切除，术前未明确诊断，术后病理确诊，并根据危险度分级以便于进行术后辅助治疗。

六、治　疗

由于恶性程度较高，结直肠 GIST 一经发现均应考虑手术切除。早期诊断和早期完整手术切除配合分子靶向药物是其最佳治疗方法。不能切除的局限性 GIST，或接近可切除但切除风险较大或手术无法保留肛门，应该先通过多学科综合治疗（MDT）的讨论，进行术前分子靶向药物治疗，待肿瘤缩小后再行手术。术后应完善病理学检查和基因检测，指导辅助治疗的实施。

（一）外科手术治疗

手术原则：进行肿瘤的完整切除并防止肿瘤破裂播散是结直肠 GIST 长期生存的最重要保证。但不同于结直肠癌，GIST 很少通过淋巴管转移，跳跃性转移更为罕见，因此不需要进行常规清扫淋巴结，建议采用节段性结直肠切除术保证切缘阴性即可。但如果存在病理性肿大的淋巴结的情况，需考虑 SDH 缺陷型 GIST 的可能，应切除病变淋巴结。

手术方式如下：

1. 开腹手术　目前仍是 GIST 最常用的手术方法。对于结肠 GIST，包括右半结肠切除术、左半结肠切除术、乙状结肠切除术。对于直肠 GIST，包括经腹直肠前切除、腹会阴联合切除、经骶尾经肛切除、经肛门内镜显微手术等。中低位直肠 GIST 推荐首选括约肌保留手术。腹会阴联合切除因需完全牺牲肛门功能，仅适用于经靶向药物治疗后肛门括约肌仍受累的病例。

2. 经肛门　对于位于低位直径较小的直肠 GIST，可考虑截石位下经肛门局部完整切除。

3. 腹腔镜手术　相对于开腹手术，腹腔镜手术有着切口小、视野佳、出血少、疼痛轻等微创优点，但是 GIST 质地较脆且容易破溃出血，一旦发生破裂将大大增加术后复发转移风险，因此对于直径较大或解剖位置复杂的 GIST，应该严格掌握其适应证且操作应谨慎规范。

4. 内镜治疗　由于内镜下不易根治性切除，且有较高的并发症发生率，目前需要谨慎开展。

案例 43-2 解析 2

患者一般状况良好。影像学检查提示升结肠肿物，GIST 可能。经评估可完整切除，MDT 讨论后建议手术切除肿块后明确诊断再行下一步诊治。遂行"腹腔镜下右半结肠切除术"，手术过程顺利。术后病理：（升结肠）GIST，大小为 4.5cm×4cm×4cm，梭形细胞型，核分裂象：6 个/50HPF；改良 NIH 危险度分级：高危。免疫组织化学染色：升结肠肿瘤：CD117（+），CD34（+），DOG1（+），SMA（−），desmin（−），Ki-67 增殖指数（Li：约 2%）。基因检测：*c-KIT* 基因外显子 9 突变。术后患者身体恢复后即给予伊马替尼治疗，400mg/d，至少治疗 3 年，并定期随访。

（二）新辅助化疗

术前的新辅助化疗能够缩小肿瘤体积，降低临床分期，进而缩小手术范围，避免不必要的脏器切除，对于低位直肠间质瘤的患者，新辅助化疗后缩小肿瘤体积，可使直接手术无法保肛患者获得保肛的可能；在术中有破裂出血播散危险的患者，术前的新辅助化疗可以减少术中播散的可能性。对于无法行外科手术处理的原发性结直肠间质瘤和转移复发的间质瘤，可考虑行伊马替尼的新辅助化疗，待肿瘤缩小后实施减瘤手术。

GIST 行新辅助化疗时，需获病理确诊并推荐进行基因检测。在分子靶向药物治疗期间，应定期（每 2～3 个月）评估治疗效果。术前停药 1 周左右，待患者的基本情况达到要求，即可考虑进行手术。

> **案例 43-2 解析 4**
>
> 本例患者经 MDT 会诊，考虑肿瘤靠近肛缘，建议先行术前治疗，待肿瘤缩小后再行手术，提高保肛概率。遂开始服用伊马替尼 400mg/d 治疗，服药期间定期复查，动态观察药物治疗后肿瘤变化，待肿瘤不进一步缩小时，经 MDT 会诊决定行手术治疗。
>
> 患者遂行"经肛门直肠肿物切除术"。术中经肛门探查见肿瘤位于齿状线上 1.5cm 直肠右后壁，大小为 2cm×2cm，质硬，边界清，表面黏膜光滑。予完整切除。术后病理诊断：（直肠）GIST 靶向治疗后（2cm×2cm），核分裂象：9 个/50HPF。基底及切缘阴性。免疫组织化学染色：CD34（+），CD117（+），Vim（+），SMA（−），S100（−），NF（+），HHF35（−）。基因检测：c-KIT 基因外显子 18 同义突变。
>
> 术后身体恢复后继续服用伊马替尼 400mg/d 治疗 6 个月后停药。门诊定期随访，关注肿瘤复发及转移。

（三）GIST 术后辅助治疗

辅助治疗能显著改善无复发生存时间，适应人群是具有中高危复发风险的患者。危险度评估系统较多，鉴于便捷性与操作简单性，中国临床肿瘤学会（Chinese Society of Clinical Oncology，CSCO）胃肠间质瘤专家委员会推荐沿用稍作修改的美国国立卫生研究院（NIH）2008 改良版。不论何种基因类型，推荐伊马替尼辅助治疗的剂量均为 400mg/d。治疗时限：结直肠来源的中危 GIST 危险度高，复发风险相对偏高，建议伊马替尼辅助治疗 3 年，高度复发风险 GIST，辅助治疗时间至少 3 年；发生肿瘤破裂患者，可以考虑延长辅助治疗时间。如果伊马替尼辅助治疗期间出现 GIST 复发或转移，考虑伊马替尼耐药，建议进行后线治疗。

> **案例 43-1 解析 4**
>
> 临床诊断：直肠 GIST。
>
> 诊断要点：
>
> 1. 大便习惯改变半年。
>
> 2. 查体：直肠指检：入肛 3cm 扪及直肠右侧肿物，大小约 2.5cm×2cm。
>
> 3. 辅助检查：经直肠腔内超声：入肛 3cm 于直肠右后壁探及一低回声肿物，大小约 5cm×5cm，肠壁各层结构消失，与后方组织分界欠清，边缘欠光整。
>
> 治疗原则：
>
> 1. 新辅助化疗前一定要病理确诊。
>
> 2. 新辅助化疗可使肿瘤缩小，增加保肛机会。
>
> 3. 若经肛门可达到完整切除，推荐经肛手术，以减少手术创伤。

> **案例 43-2 解析 5**
>
> 临床诊断：升结肠 GIST。
>
> 诊断要点：
>
> 1. 反复右下腹痛 2 年。
>
> 2. 全腹增强 CT：右下腹见一类圆形肿块，考虑结肠壁来源肿瘤；超声肠镜：升结肠黏膜下隆起性低回声肿物。

治疗原则：

1. 明确诊断后，根据危险度分级指导辅助治疗方案。

2. 选择微创手术要避免肿瘤破裂。

（杨　烈　罗文君）

思 考 题

1. 结直肠间质瘤与其他部位的间质瘤有什么区别？

2. 哪些结直肠间质瘤患者需要做术前活检？

第四十四章 肠 造 口

学习目标

掌握 肠造口的分类、手术适应证、肠造口手术原则。

熟悉 肠造口并发症的诊断和处理。

了解 肠造口的护理。

案例 44-1

患者，男性，65 岁，退休工人。主因"间断性便血 3 个月，加重 2 周"于门诊就诊。

患者于 3 个月前无明显诱因出现便血，色暗红，伴黏液，与大便相混。无肛门疼痛、肛门坠胀，无肛门肿物脱出。未给予系统治疗，便血症状可自行缓解。之后上述症状在无明显诱因情况下反复发作，且伴大便次数增多且粪便变形，最近 2 周上述症状进一步加剧，并伴有腹痛、腹胀且排便困难等表现。发病以来，体重无明显变化，小便正常，近期出现便秘。既往健康，无肝炎、结核病史，无血液病史，无手术、外伤史。

体格检查：直肠指检（胸膝位）：肛门外形未见明显异常，距肛缘 5cm 处触及硬性肿物，占肠腔 1/3 周，尚能推动，指套退出见暗红色血迹。

辅助检查：结肠镜检查，插镜至盲肠，阑尾窝存在，回盲瓣唇状，距离肛缘 5cm 处见占肠腔 1/3 周溃疡型肿块，质脆，易出血，取活检 4 块送病理。病理结果提示：直肠腺癌。盆腔 MRI 提示直肠癌 $T_2N_0M_0$。上腹部 CT 和胸部 CT 未见明显异常。

治疗方案：患者完善术前检查后在全麻下行腹腔镜辅助直肠癌经腹前切除术+预防性末端回肠造口术。

问题：

1. 肠造口如何分类？

2. 肠造口的手术适应证有哪些？

3. 术后常见的造口相关并发症有哪些？如何进行诊断和处理？

肠造口（stoma）已有悠久历史。起初肠造口多因病、伤造成，称之为自然性肠造口，早在《圣经》中已提及古代战士腹部被刺伤，有的带着肠瘘幸存下来。16 世纪以后，有人才开始采用肠造口术治疗腹部外伤及肠梗阻，这是腹部肠造口资料的开端。1776 年，法国 Pillore 采取盲肠造口治疗梗阻性直肠癌，宣告了外科造口治疗的正式开始。此后，人们采用不同的造口术式治疗先天性肛门闭锁、结直肠癌、外伤等伤病，并取得良好效果。同时，人们针对造口并发症不断改进造口技术，1887 年，Allingham 在肠腔切开前，先将结肠浆膜层与腹膜及皮肤缝合，以预防造口回缩。1905 年，Patey 提出结肠造口后立即打开肠壁，并将结肠黏膜与皮肤一期缝合以预防造口狭窄及内陷。1952 年，Brooke 首次将回肠外翻并立即行黏膜皮肤缝合，开创了回肠造口的新天地。1958 年，Goligher 报道了腹膜外结肠造口用于预防造口旁疝的发生等。时至今日，肠造口术式与前相比变化不大，但肠造口已在肠道良性疾病、外伤和结直肠肿瘤等方面发挥重要治疗作用。

一、肠造口的分类

肠造口的临床分类方法很多，本部分内容中，将主要按照造口部位、同时结合造口目的及造口方式进行造口分类的阐述。

（一）回肠造口

回肠造口（ileostomy）起源于 19 世纪，但由于当时造口技术不成熟、缺乏合适的造口护理用品导致造口并发症多，因此回肠造口在很长一段时间内并未被广泛应用。直到 1912 年 Brown 改进了回肠造口技术并将其用于治疗溃疡性结肠炎取得满意效果。至 20 世纪 50 年代，对于回肠造口并发症的认识和预防有了进一步的发展。Crile 和 Turnbull 提出，回肠排泄物的腐蚀性是导致回肠发生浆膜炎从而引起造口水肿和狭窄的原因。Brook 提出回肠造口时将黏膜外翻，并与皮肤缝合是降低造口皮肤并发症的有效方法，这就是今天在临床上看到的造口"玫瑰花"。

回肠造口部位一般位于右下腹经腹直肌处。根据造口目的不同，回肠造口可分为永久性和临时性造口。根据两种不同的造口目的，造口方式又可以分为端式造口和袢式造口两种。

1. 回肠端式造口（end ileostomy）　常为永久性造口，主要应用于溃疡性结肠炎和家族性腺瘤性息肉病的外科治疗。由于回肠端式造口缺乏粪便控制能力，且回肠内容物为碱性液体且流量较大，回肠造口术后易发生造口周围皮肤炎，水电解质紊乱发生率也高于结肠造口。Kock 于 1969 年首先报道了一种具有一定控制功能的回肠端式造口。这种可控性回肠造口术是通过制作一个回肠储袋（Kock 储袋）起到暂时储存粪便的功能，并在储袋与造口之间制作一个乳头瓣来加强对肠内容物的控制能力。与传统的回肠端式造口相比，Kock 储袋改善了患者术后的生活质量，但这一造口术式手术并发症发生率较高，如插管困难、出口梗阻、储袋炎等。随着回肠储袋肛管吻合术的出现，目前控制性回肠造口手术已很少使用。

2. 回肠袢式造口（loop ileostomy）　一般以暂时性粪便转流为目的，并在术后一定时间内进行造口还纳手术，一般具有以下三种功能：缓解由于原发或继发性恶性肿瘤或放射治疗导致的急性肠梗阻；保护造口远端吻合口；用于远端肠管有放射性肠炎、穿孔或肠瘘时的肠内容物的转流。结肠袢式造口也可达到上述功能，但相比而言，回肠造口制作更为简便，术后造口护理方便，且肠内容物气味较轻，二期造口还纳较结肠造口更为便利且并发症发生率低。

（二）盲肠造口

1776 年，H.Pillore 医生为一例直肠癌所致的完全性肠梗阻患者施行选择性盲肠造口术（cecostomy），这是首例选择性盲肠造口术，也是外科造口治疗的正式开始。盲肠造口常用于梗阻性结直肠癌、盲肠扭转、中毒性巨结肠和假性结肠梗阻的减压治疗，也有学者报道采用盲肠造口作为直肠癌术后吻合口漏的保护性造口方式。盲肠造口包括盲肠插管造口及经皮肤切开盲肠造口两种。造口可通过 B 超引导、CT 引导、结肠镜引导下经皮穿刺置管完成，也可通过腹腔镜或传统手术完成造口，总体并发症的发生率为 47.5%，主要包括导管移位、局部伤口感染、出血以及腹膜炎等。但近年来盲肠造口临床少用，主要是由于该造口减压效果有时不如结肠造口，且术后容易发生造口狭窄甚至闭塞。但对于部分年老体弱、肿瘤位于升结肠导致梗阻等患者，盲肠造口亦为有效的一种治疗方式。

（三）横结肠造口

横结肠造口（ostomy of transverse colon）多为袢式横结肠造口（loop ostomy of transverse colon）。与末端回肠袢式造口相比，横结肠造口避免了由于回盲瓣导致部分患者肠减压不充分的缺点。与盲肠造口相比，横结肠造口减压更充分，可完全转流粪便。文献报道，横结肠造口减压满意率为 85%～95%，而盲肠造口只有 50%～75%。此外，横结肠袢式造口可以在局麻下完成，手术创伤小，同时可以避免切除术中肠内容物可能造成的腹腔污染。当患者一般情况改善后，可进行充分的肿瘤学评估以利于制定更佳的整体治疗策略。要特别注意的是，当出现弥漫性腹膜炎表现、怀疑肠坏死或穿孔时禁忌进行横结肠袢式造口术而不进行腹腔探查术。

横结肠端式造口（end ostomy of transverse colon）临床较为少用，对于患者一般情况差无法行肠吻合时，可行回肠端式造口或横结肠端式造口或双侧结肠端式造口，又称为双腔造口（double-barrel colostomy）。

（四）乙状结肠造口

随着手术技术的提升，理念的进步以及器械的改进，手术方式发生了不断的变化，Miles 手术逐渐减少而低位保肛率不断增加，伴随而来的是永久性造口比例逐渐下降而预防性造口患者逐渐增多。但乙状结肠造口（ostomy of sigmoid）仍是最古老的造口手术之一，可分为襻式造口和端式造口。

1. 乙状结肠襻式造口（loop ostomy of sigmoid） 是一种常用的暂时性结肠造口手术，其优点是手术操作简单、快速、减压彻底。但乙状结肠造口体积较大，术后不易护理。

2. 乙状结肠端式造口（end ostomy of sigmoid） 又称单腔造口，一般为腹会阴联合切除或 Hartmann 术的一部分。乙状结肠行永久性造口，分为腹膜内造口和腹膜外造口。Goligher 在 1958 年首先报道了腹膜外造口（extraperitoneal colostomy，EPC）。腹膜外造口避免了腹膜内造口（transperitoneal colostomy，TPC）导致的腹壁缺损薄弱点，因此无论开腹手术还是腹腔镜手术，腹膜外造口发生造口旁疝的概率均低于腹膜内造口，且不会增加造口坏死、术区感染等并发症。最近的一项荟萃分析同样证实了腹膜外造口较腹膜内造口有更低的造口旁疝发生率（RR, 0.14；95% CI, 0.04～0.52，$P = 0.003$）。作者所在中心对于接受腹会阴联合切除术的患者常规进行腹膜外造口。

知识链接

隐性襻式肠造口又称为隐性人工肛门或皮下人工肛门，多用于手术探查发现肿瘤很晚，无法手术切除，尽管患者目前排便情况尚可，但预计近期内会发生肠梗阻且必须行肠造口时，在手术结束前将拟造口的肠段自拟定腹壁造口部位拖出并将肠管与腹壁各层缝合固定，最后在肠襻表面间断缝合皮肤。隐性肠造口术可以增加患者无造口的生存时间，提高患者生活质量，而发生梗阻时，可在局麻下切开肠管，避免二次开腹造口手术，减轻患者痛苦。

二、肠造口术适应证

肠造口术适应证常见有以下几种：

1. 直肠癌手术后，由于手术已将肛门切除，这时可用乙状结肠来做造口转流粪便。

2. 肠腔因各种原因导致闭塞，而肠管无法做切除吻合时，只能将肠管近端拉出腹壁做造口。

3. 因胃、食管的各种病变导致不能正常进食，可通过空肠做与腹壁相通的置管的造口，然后通过造口来进行肠内营养。

4. 直肠癌手术后，依然存在一些高危因素，吻合口有不可靠的情况，因此可在回肠末端或横结肠进行预防性襻式造口。

5. 膀胱癌手术时，膀胱被切除，将输尿管接到回肠，并做回肠造口代替膀胱引流尿液。

案例 44-1 解析 1

该患者行低位直肠癌手术，为降低术后吻合口漏发生率及严重程度而行造口，因此，患者接受预防性回肠襻式造口。

三、肠造口常见并发症

肠造口常见并发症主要包括以下几种：

1. 造口坏死 是由于血流受损导致造口缺血坏死，坏死可能导致造口狭窄。危险因素包括：肥胖、低血压、低血容量、肠壁水肿、肠系膜血栓、肠系膜广泛剥离或缝合过紧。肉眼检查可见造口黏膜颜色变为深栗色或黑色。一旦发现造口坏死征象，应立即评估和密切观察，确定缺血和坏死程度，来决定保守治疗或手术治疗。

2. 造口回缩 是指造口口部下降到皮肤水平或以下。造口的高度在康复期后可能会改变，但这通常是由于体重增加或腹壁疝的发展引起的腹部轮廓的改变。造口回缩是由于各种原因引起的肠系膜短，腹壁增厚，过度粘连或瘢痕形成，体重增加，造口初始高度不足，皮肤开口不当，造口坏死以及皮肤黏膜分离。在不同的位置（即坐着、仰卧和站立），对造口水平与周围皮肤的关系进行目测检查。

处理方法：当造口平齐或回缩时，考虑使用凸面底盘和腰带。如果没有达到预测的穿戴时间，并且周围皮肤并发症持续存在，确定是否需要手术干预来调整造口高度。

3. 造口出血 是指造口或造口附近系膜发生的出血，常发生在术后 24h 内，少数是因肠系膜小动脉结扎线脱落或未结扎引起的大量出血。多数是肠造口黏膜与皮肤连接处的小静脉及毛细血管出血引起的少量出血。一般采用压迫止血，若无效，可进行缝扎止血。

4. 造口周围皮肤炎 常常是由于粪便或者肠液腐蚀神经和皮肤所引起，也有的是对造口底板过敏引起的皮炎。患者会表现出造口周边的皮肤红肿、疼痛、有刺痛感，一般根据引起皮炎的原因采取对症治疗方法。

5. 造口旁疝 是指继发于腹壁造口手术后，在肠造口周围的腹壁形成肌肉和筋膜的缺损，造口后造口旁疝的发生率可高达 40%以上，所以造口旁疝也是较为常见的造口并发症之一。对于有症状的造口旁疝，建议患者及时手术，所以有结肠造口的患者，需要重视造口旁疝的发生和治疗。

6. 造口脱垂 是肠造口的远期并发症，它主要是指造口的近端肠管通过造口突出 5cm 以上。不同体位条件下，肠管可发生脱垂或回缩。脱垂会导致肠管水肿、嵌顿，严重的患者会出现肠坏死等。对于造口脱垂的处理，主要包括黏膜处理、造口脱垂复位以及手术治疗。

7. 其他 如造口排泄量过大，特别是回肠造口术后早期，24h 排泄量超过 1000ml 时，应给予补液支持治疗，避免脱水等代谢性并发症的发生。

案例 44-1 解析 2
该患者末端回肠袢式预防性造口术，术后造口血供良好，排泄通畅，未出现明显造口相关并发症。

最后要指出的是，无论何种类型的造口，都将伴随患者数月、数年甚至终身，持续影响患者的生理、心理和社会生活。因此，肠造口的规范化实施以降低造口并发症的发生率及使造口人更便利地生存具有重要意义。肠造口从本质上讲是一个肠管与皮肤的吻合口，如果肠管供血不良，则导致造口坏死；缝合不确切，导致造口皮肤黏膜分离；无瘤技术不规范，导致造口局部肿瘤种植复发。因此，外科医生需建立造口就是吻合口的理念，进行充分的术前计划制订和规范的手术操作，制作一个完美的造口并降低造口并发症的发生率。

（楼　征）

思 考 题

1. 什么是预防性肠造口术？
2. 肠造口常见并发症有哪些？
3. 肠造口手术的基本原则有哪些？

第四十五章 阑尾疾病

第一节 急性阑尾炎

学习目标

掌握 急性阑尾炎的分类、临床表现、诊断、鉴别诊断和治疗。

熟悉 急性阑尾炎的病因。

了解 急性阑尾炎的病理。

案例 45-1

患者，男性，25 岁，学生。主因"转移性右下腹痛 8 小时"于门诊就诊。

患者 8 小时前无明显诱因突然出现腹部疼痛，呈持续性隐痛，脐周为主，无明显阵发性加剧，无腰背部放射，稍觉恶心，无呕吐、发热、寒战、胸闷、憋气、腹胀、腹泻、尿频、尿急、尿痛、血尿，未行诊治。5 小时前疼痛逐渐转移至右下腹，随即来诊。发病以来，神志清楚，饮食、休息欠佳，大、小便未见明显异常。既往体健，无肝炎、结核病史，无手术、外伤史。

体格检查：腹平坦，未见肠型及蠕动波，右下腹麦氏点压痛、反跳痛，无肌紧张，未触及明显包块，墨菲征阴性。肝脾肋缘下未触及，肝区、脾区、肾区无叩击痛，腹部叩诊呈鼓音，无移动性浊音，肠鸣音正常，4 次/分。

辅助检查：血常规：RBC 4.39×10^{12}/L，Hb 126g/L，WBC 11.3×10^9/L，NEUT% 87%，CRP 28.16mg/L。

问题：

1. 根据患者表现及目前检查结果，考虑什么疾病？

2. 为了明确诊断，应该继续完善哪些辅助检查？

3. 应与哪些疾病相鉴别？

4. 患者明确诊断后应采取何种治疗方式？

阑尾（appendix）位于右髂窝部，为一管状器官，远端为盲端，近端开口于盲肠，位于回盲瓣下方 2~3cm 处，外形呈蚯蚓状，长度一般为 6~8cm，直径为 0.5~0.7cm。阑尾起于盲肠根部，附于盲肠后内侧壁，位于三条结肠带的会合点。因此，沿盲肠的三条结肠带向顶端追踪可寻到阑尾基底部。其体表投影约在脐与右髂前上棘连线中外 1/3 交界处，称为麦氏点（McBurney 点）。麦氏点是选择阑尾手术切口的标记点。阑尾的解剖位置可以其基底部为中心，阑尾尖端指向有六种类型：①回肠前位，尖端指向左上；②盆位，尖端指向盆腔；③盲肠后位，在盲肠后方、髂肌前，尖端向上，位于腹膜后，此型阑尾炎的临床体征轻，易误诊，手术显露及切除有一定难度；④盲肠下位，尖端向右下；⑤盲肠外侧位，位于腹腔内，盲肠外侧；⑥回肠后位，在回肠后方（图 45-1）。在发育过程中由于结肠旋转的不同情况，可导致盲肠和阑尾出现多种异位，阑尾可位于右上腹、左下腹等，给诊断和手术带来困扰。

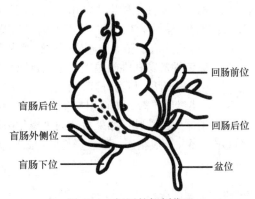

回肠前位

盲肠后位

回肠后位

盲肠外侧位

盲肠下位

盆位

图 45-1 阑尾的解剖位置

阑尾系膜为两层腹膜包绕阑尾形成的一个三角形皱襞，其内含有血管、淋巴管和神经。阑尾动脉系回结肠动脉的分支，是一种无侧支的终末动脉，当血运障碍时，易导致阑尾坏死。阑尾静脉与阑尾动脉伴行，最终回流入门静脉。当阑尾炎症时，菌栓脱落可引起门静脉炎和细菌性肝脓肿。阑尾的淋巴管与系膜内血管伴行，可以引流到达右结肠动脉、十二指肠前和肝曲前的结肠系膜淋巴结及肠系膜上动脉周围淋巴结。阑尾的神经由交感神经纤维经腹腔丛和内脏小神经传入，由于其传入的脊髓节段在第 10、11 胸节，所以当急性阑尾炎发病开始时，常表现为脐周的牵涉痛，属内脏性疼痛。

急性阑尾炎（acute appendicitis）是外科最多见的急腹症。目前，由于外科技术、麻醉、抗生素的应用及护理等方面的进步，绝大多数患者能够早期就医、早期确诊、早期治疗，得到良好的治疗效果。

一、病因病理及分类

（一）病因

阑尾解剖结构为一细长盲管，腔内富含微生物，管壁内有丰富的淋巴组织，容易发生感染。一般认为阑尾炎的发生由以下因素综合造成。

1. 阑尾管腔阻塞 是急性阑尾炎最常见的病因。阑尾管腔阻塞的最常见原因是淋巴滤泡的明显增生，约占 60%，多见于年轻人。肠结石也是阻塞的原因之一，约占 35%。异物、炎性狭窄、食物残渣、蛔虫、肿瘤等则是较少见的病因。阑尾管腔细，开口狭小，系膜短使阑尾蜷曲，这些都是造成阑尾管腔易于阻塞的因素。阑尾管腔阻塞后阑尾黏膜仍继续分泌黏液，腔内压力上升，血运发生障碍，使阑尾炎症加剧。

2. 细菌入侵 由于阑尾管腔阻塞，细菌繁殖，分泌内毒素和外毒素，损伤黏膜上皮并使黏膜形成溃疡，细菌穿过溃疡的黏膜进入阑尾肌层。阑尾壁间压力升高，妨碍动脉血流，造成阑尾缺血，最终造成梗死和坏疽。致病菌多为肠道内的各种革兰氏阴性杆菌和厌氧菌。

3. 其他 阑尾先天畸形，如阑尾过长、过度扭曲、管腔细小、血运不佳等都是急性炎症的病因，胃肠道功能障碍引起内脏神经反射，导致肠管肌肉和血管痉挛，继而黏膜受损，细菌入侵而致急性炎症。

（二）病理及分类

急性阑尾炎的组织学改变主要表现为黏膜充血、水肿、中性粒细胞浸润等急性炎症表现，重者可表现为组织坏死。根据急性阑尾炎的临床过程和病理解剖学变化，可分为四种病理类型。

1. 急性单纯性阑尾炎 属轻型阑尾炎或病变早期。病变多只限于黏膜或黏膜下层。阑尾外观轻度肿胀，表面有少量纤维素性渗出物。镜下见阑尾各层均有水肿和中性粒细胞浸润，黏膜表面有小溃疡和出血点。

2. 急性化脓性阑尾炎 常由单纯性阑尾炎发展而来。阑尾肿胀明显，浆膜高度充血，表面覆以纤维素性（脓性）渗出物。镜下见阑尾黏膜的溃疡面加大并深达肌层和浆膜层，管壁各层有小脓肿形成，腔内亦有积脓。阑尾周围的腹腔内有稀薄脓液，形成局限性腹膜炎。

3. 坏疽性及穿孔性阑尾炎 是一种重型的阑尾炎。阑尾管壁坏死或部分坏死，呈暗紫色或黑色。阑尾腔内积脓，压力升高，阑尾壁血液循环障碍。穿孔部位多在阑尾根部和尖端。穿孔如未被包裹，感染继续扩散，则可引起急性弥漫性腹膜炎。

4. 阑尾周围脓肿 如果急性阑尾炎化脓坏疽或穿孔过程进展较慢，大网膜可移至右下腹部，将阑尾包裹并形成粘连，形成炎性肿块或阑尾周围脓肿（periappendiceal abscess）。

二、临床表现

（一）症状

1. 腹痛 阑尾炎典型表现为转移性右下腹痛。为持续性疼痛，可有阵发性加重，盲肠后位阑尾可向右腰部及右大腿内侧放射。腹痛发作始于上腹，逐渐移向脐部，数小时后转移并局限在右下腹，此过程为腹痛位置转移，而非疼痛弥漫或牵涉性疼痛。70%～80%的患者具有这种典型的转移性腹痛的特点。部分病例发病开始即出现右下腹痛。不同类型的阑尾炎其腹痛类型和程度也有差异，疼痛部位与阑尾解剖位置也有相关性。

2. 胃肠道症状　可伴有厌食、恶心、呕吐等表现，有的病例可能发生腹泻。盆腔位阑尾炎，炎症刺激直肠和膀胱，可以引起里急后重症状。阑尾炎穿孔后感染扩散导致弥漫性腹膜炎时可致麻痹性肠梗阻，表现为腹胀、排气排便减少。

3. 全身症状　早期可伴有乏力。炎症加重时出现心率增快、发热等中毒症状。如发生门静脉炎时可出现寒战、高热和轻度黄疸。当阑尾化脓坏疽穿孔并腹腔广泛感染时，可同时出现血容量不足及败血症表现，甚至合并其他脏器功能障碍。

（二）体征

1. 右下腹压痛　是急性阑尾炎最常见的重要体征。压痛点通常位于麦氏点，可随阑尾位置的变异而改变，但压痛点始终在一个固定的位置上。压痛的程度与病变的程度相关。老年人对压痛的反应较轻。当炎症加重，压痛的范围也随之扩大。当阑尾穿孔时，疼痛和压痛的范围可波及全腹。但此时，仍以阑尾所在位置的压痛最明显。

2. 腹膜刺激征　反跳痛（Blumberg 征），腹肌紧张，肠鸣音减弱或消失等。提示阑尾炎症加重，出现化脓、坏疽或穿孔等病理改变。腹膜炎范围扩大，说明局部腹腔内有渗出或阑尾穿孔。但是，在小儿、老人、孕妇、肥胖和虚弱者或盲肠后位阑尾炎时，腹膜刺激征可不明显。

3. 右下腹肿块　如体检发现右下腹饱满，扪及一压痛性肿块，边界不清，固定，应考虑阑尾周围脓肿的诊断。

4. 诊断性试验　①结肠充气试验（Rovsing 征）：患者仰卧位，用右手压迫左下腹，再用左手挤压近侧结肠，结肠内气体可传至盲肠和阑尾，引起右下腹疼痛者为阳性。②腰大肌试验（Psoas 征）：患者左侧卧位，使右大腿后伸，引起右下腹疼痛者为阳性。说明阑尾位于腰大肌前方，盲肠后位或腹膜后位。③闭孔内肌试验（Obturator 征）：患者仰卧位，使右髋和右大腿屈曲，然后被动向内旋转，引起右下腹疼痛者为阳性。提示阑尾靠近闭孔内肌。④经肛门直肠指检：压痛常在直肠右前方。当形成阑尾周围脓肿或盆腔脓肿时，有时可触及压痛性肿块。

三、辅　助　检　查

1. 实验室检查　主要是血常规检查。大多数急性阑尾炎的白细胞计数和中性粒细胞比例增高。白细胞计数升高到（10～20）×10^9/L，可发生核左移。单纯性阑尾炎或老年患者白细胞可无明显升高。尿检查一般无阳性发现，如尿中出现红细胞，提示炎性阑尾与输尿管或膀胱相靠近，或警惕输尿管结石等疾病。其他如降钙素原、C 反应蛋白等指标可反映感染的严重程度。

2. 影像学检查　①超声检查可发现阑尾肿大，阑尾周围液性暗区，管腔内强回声；②螺旋 CT 扫描可获得与超声相似的效果，尤其有助于阑尾周围脓肿的诊断。

四、诊　　　断

主要依靠病史、临床症状、体征和辅助检查。转移性右下腹痛对诊断急性阑尾炎的价值很大，加上固定性压痛，以及体温、白细胞计数升高的感染表现，临床诊断可以成立。如果再有局部的腹肌紧张，依据则更为充分。对于发病早期，临床表现不明显者，无转移性右下腹痛的阑尾区的压痛是诊断的关键，必要时可借助腹部彩超或 CT 扫描帮助诊断。

五、鉴　别　诊　断

有许多急腹症的症状和体征与急性阑尾炎很相似，并且部分阑尾炎表现不典型，需认真鉴别，包括其他脏器病变引起的急性腹痛，以及一些非外科急腹症，常见的有：

1. 胃十二指肠溃疡穿孔 穿孔溢出的胃内容物可沿升结肠旁沟流至右下腹部，容易误认为是急性阑尾炎的转移性腹痛。多有溃疡病史，表现为突然发作的剧烈腹痛。体征除右下腹压痛外，压痛最明显部位为上腹部，腹壁板状强直等腹膜刺激征也较明显。胸腹部 X 线检查如发现膈下有游离气体，则有助于鉴别诊断。

2. 右侧输尿管结石 多呈突然发生的右下腹阵发性剧烈绞痛，疼痛向会阴部、外生殖器放射。尿中查到红细胞。超声检查、X 线平片及 CT 扫描在输尿管走行部位可呈现结石阴影。

3. 妇产科疾病 在育龄妇女中特别要注意。①异位妊娠破裂：表现为突然下腹痛，常有急性失血症状和腹腔内出血的体征，有停经史及阴道不规则出血史；检查时宫颈举痛、附件肿块、阴道后穹隆穿刺有血等。②卵巢滤泡或黄体囊肿破裂：临床表现与异位妊娠相似，但病情较轻，多发病于排卵期或月经中期以后。③急性输卵管炎和急性盆腔炎：下腹痛逐渐发生，可伴有腰痛；腹部压痛点较低，直肠指检盆腔有对称性压痛；伴发热及白细胞计数升高，常有脓性白带，阴道后穹隆穿刺可获脓液，涂片检查细菌阳性。④卵巢囊肿蒂扭转：有明显而剧烈的腹痛，腹部或盆腔检查中可扪及压痛性的肿块。超声检查均有助于诊断和鉴别诊断。

4. 急性肠系膜淋巴结炎 多见于儿童。往往先有上呼吸道感染史，腹部压痛部位偏内侧，范围不太固定且较广，并可随体位变更。

5. 其他 急性胃肠炎、胆道系统感染性疾病、回盲部肿瘤、克罗恩病、Meckel 憩室炎或穿孔、小儿肠套叠等，亦需进行临床鉴别。

六、治 疗

（一）非手术治疗

非手术治疗适用于：单纯性阑尾炎及急性阑尾炎的早期阶段者；不接受手术治疗，全身情况差或客观条件不允许，或伴存其他严重器质性疾病有手术禁忌者；发病超过 72h 或已形成炎性肿块而不适宜手术者。主要措施包括选择有效的抗生素治疗，应选用抑制厌氧菌及革兰氏阴性杆菌的广谱抗生素，以头孢类抗生素联合甲硝唑应用居多。

（二）手术治疗

绝大多数急性阑尾炎一旦确诊，应早期施行阑尾切除术（appendectomy）。如化脓坏疽或穿孔后再手术，不但操作困难且术后并发症会明显增加。

1. 阑尾切除术 首选腹腔镜手术，适用于无腹腔镜禁忌证的大部分患者。其技术要点如下：

（1）麻醉：一般采用全身麻醉，开腹手术也可采用局部麻醉或硬脊膜外麻醉。

（2）切口选择：腹腔镜手术一般在脐上建立观察孔，于左中/左下腹分别选取穿刺点导入器械。采取头低足高，左侧倾斜位，便于暴露阑尾。

开腹手术一般情况下宜采用右下腹麦氏切口。如诊断不明确或腹膜炎较广泛应采用右下腹经腹直肌探查切口，以便术中进一步探查和清除脓液。

（3）寻找阑尾：当术中发现阑尾形态正常时应着重探查寻找引起腹痛的其他原因。开腹手术部分阑尾就在切口下，容易显露。沿结肠带向盲肠顶端追踪，即能找到阑尾。如仍未找到阑尾，应考虑可能为盲肠后位阑尾，切开盲肠外侧腹膜，将盲肠向内翻即可显露盲肠后方的阑尾。如果阑尾炎症较重且粘连于水肿增厚的盲肠壁，应仔细分离粘连，防止损伤盲肠。

（4）处理阑尾系膜：一般应分次钳夹、切断结扎或缝扎系膜。或者使用超声刀凝断系膜，其根部最好使用结扎夹钳夹，防止术后出血。

（5）处理阑尾根部：结扎夹在根部夹闭阑尾或用丝线结扎，再于结扎线远侧 0.5cm 处切断阑尾，残端用超声刀灼烧或碘酊、乙醇涂擦处理。开腹手术可于盲肠壁上距根部 0.5~1cm 处缝荷包线将阑尾残端埋入。也可做"8"字缝合，将阑尾残端埋入。

2. 特殊情况下阑尾切除术

（1）阑尾尖端粘连固定，不能按常规方法切除阑尾，可先将阑尾于根部结扎切断，残端处理后再分段切断阑尾系膜，最后切除整个阑尾。此为阑尾逆行切除法。

（2）盲肠后位阑尾，宜切开侧腹膜，将盲肠向内翻，显露阑尾，直视下切除。

（3）盲肠水肿不宜用荷包埋入缝合时，宜用"8"字或"U"形缝合，缝在结肠带上，将系膜一并结扎在缝线上。

（4）局部渗出或脓液不多，用纱布多次蘸净，不要用盐水冲洗，以防炎症扩散。如已穿孔，腹膜炎范围大，术中腹腔渗出多，应彻底清除腹腔脓液或冲洗腹腔并放置引流管。

（5）针对阑尾周围脓肿，阑尾脓肿尚未破溃时可以按急性化脓性阑尾炎处理。如阑尾穿孔已被包裹形成阑尾周围脓肿，病情较稳定，宜应用抗生素治疗或同时联合中药治疗促进脓肿吸收消退，也可在超声引导下穿刺抽脓或置管引流。如脓肿扩大，无局限趋势，可手术切开引流，如阑尾显露方便，也应切除阑尾，术后加强支持治疗，合理使用抗生素。

（6）如术中考虑为回盲部肿瘤等原因导致继发性阑尾炎，则需行右半结肠切除术。

3. 阑尾切除术后并发症

（1）出血：阑尾系膜的结扎线松脱，引起系膜血管出血。表现为腹痛、腹胀和失血性休克等症状，术后引流管有大量不凝血液。术中应确切结扎阑尾系膜，系膜肥厚者应分束结扎，结扎线距切断的系膜缘要有一定距离，系膜结扎线及时剪除不要再次牵拉以免松脱。一旦发生出血表现，应立即输血补液，严重时需再次手术止血。

（2）切口感染：是开腹手术最常见的术后并发症。在化脓或穿孔性急性阑尾炎中多见。术中应加强切口保护，冲洗切口、彻底止血、消灭无效腔等措施可预防切口感染。处理原则：可先试行穿刺抽出脓液，或于波动处拆除缝线，排出脓液，放置引流管，定期换药。短期可治愈。

（3）粘连性肠梗阻：与局部炎症重、手术损伤、切口异物、术后长期卧床等多种原因有关。术中彻底处理感染灶，预防性使用防粘连液，术后早期离床活动，早期进食可预防此并发症发生。粘连性肠梗阻病情重者须手术治疗。

（4）阑尾残株炎：阑尾残端保留过长超过 1cm 时，或者肠石残留，术后残株可复发炎症，仍表现为阑尾炎的症状。行钡灌肠造影检查可以明确诊断。症状较重时应再次手术切除阑尾残株。

（5）粪瘘：少见，如术后出现腹痛持续不缓解，伴有发热、心率快等感染表现，查体提示压痛、反跳痛、肌紧张等腹膜刺激征，血常规提示血象居高不下或血象进行性升高，同时引流管流出粪汁样引流液，则需考虑粪瘘。产生术后粪瘘的原因有多种，阑尾残端单纯结扎，其结扎线脱落；原发疾病为结核、癌症等；盲肠组织水肿质地脆弱，术中缝合时裂伤。粪瘘发生时如已局限化，不致发生弥漫性腹膜炎，类似阑尾周围脓肿的临床表现。如为非结核或肿瘤病变等，一般经局部引流、积极抗感染治疗等非手术治疗，粪瘘可闭合自愈，若感染严重、引流不畅，则需再次手术。

（6）门静脉炎及肝脓肿：若术中感染灶处理不彻底，残留感染，则可能导致术后门静脉炎及肝脓肿形成，需积极抗感染治疗，甚至需行脓肿穿刺、置管引流。

（三）内镜治疗

内镜治疗包括内镜下经盲肠阑尾切除术和内镜下逆行阑尾炎治疗术，主要适用于急性单纯性阑尾炎的患者，对于可疑有阑尾坏疽、穿孔的仍建议手术切除治疗。内镜治疗疗效确切，兼顾了经自然腔道取标本手术（NOSES）体表无创的优点，避免了术后发生腹壁切口疝、切口感染等传统阑尾切除术后并发症发生的可能，内镜下逆行阑尾炎治疗术不涉及阑尾切除，保留了潜在的阑尾生理功能。内镜治疗难点在于对血管的处理、出血的控制以及创面的缝合等方面，对腹腔感染的处理有限，在术前准备、是否需要留置腹腔引流、相关手术适应证的选择等方面仍需进行全面论证。目前仅少数医院能够开展内镜治疗手术，治疗急性单纯性阑尾炎的病例数较少，随访时间较短，需要更多研究探索该技术治疗急性阑尾炎的时机及长期疗效。

（王亚旭）

第二节　慢性阑尾炎

学习目标

掌握　慢性阑尾炎的分类、临床表现、诊断、鉴别诊断和治疗。

熟悉　慢性阑尾炎的病因。

了解　慢性阑尾炎的病理。

案例 45-2

患者，男性，25岁，学生。主因"反复右下腹痛2年，再发2天"于门诊就诊。

患者2年前无明显诱因突然出现腹部疼痛，呈持续性隐痛，脐周为主，无明显阵发性加剧，疼痛逐渐转移至右下腹，患者自行口服头孢克肟后腹痛缓解，未就诊。2年来患者相似腹痛发作3次，均自行口服头孢克肟后好转。2天前，患者再次出现右下腹部隐痛，伴恶心，呕吐胃内容物1次，无寒战、发热，无血尿等不适。发病以来，神志清楚，饮食、休息尚可，大、小便未见明显异常，体重未见明显变化。既往体健，无肝炎、结核病史，无手术、外伤史。

体格检查：腹平坦，未见肠型及蠕动波，右下腹麦氏点压痛，无反跳痛，未触及明显包块，墨菲征阴性。肝脾肋缘下未触及，肝区、脾区、肾区无叩击痛，腹部叩诊呈鼓音，移动性浊音阴性，肠鸣音正常，4次/分。

辅助检查：血常规：RBC 5.40×10^{12}/L，Hb 120g/L，WBC 6.3×10^9/L，NEUT% 78%。

问题：

1. 根据患者表现及目前检查结果，考虑什么疾病？

2. 应与哪些疾病相鉴别？

3. 该疾病有哪些治疗方式？

慢性阑尾炎多由急性阑尾炎迁延不愈、反复发作而来，或症状隐匿，未及时就诊导致，慢性阑尾炎常伴急性发作。

一、病　因　病　理

1. 病因　多由急性阑尾炎发作时病灶未能彻底除去、残留感染，病情迁延不愈而致。症状隐匿，体征也多不确切，有时出现阑尾点压痛，可能与阑尾慢性梗阻有关。

2. 病理　慢性阑尾炎管壁呈现不同程度的纤维化及慢性炎症细胞浸润。阑尾表面灰白色，四周可有大量纤维粘连，管腔内存有粪石或其他异物；阑尾系膜也可增厚、缩短和变硬；有时由于阑尾管壁纤维化而致管腔狭窄，甚至闭塞。狭窄和闭塞起自阑尾尖端，并向根部蔓延，如仅根部闭塞，远端管腔内可充盈黏液，形成囊肿。

二、临　床　表　现

有较明确的急性阑尾炎发作史，症状不重或不典型，之后间歇性反复发作。有的仅有隐痛或不适，剧烈活动或饮食不规律诱发急性发作，有的有反复急性发作的病史。体征主要为右下腹局限性压痛，部分在右下腹可扪及阑尾条索。

三、辅　助　检　查

1. 实验室检查　慢性阑尾炎急性发作期血常规可表现为白细胞及中性粒细胞比例升高，慢性期实验室检查可无特征性改变。

2. 影像学检查　B超、CT扫描等检查可无特异性阳性改变。消化道造影检查，如全消化道碘水造影、X线钡灌肠可见阑尾不充盈或充盈不全，阑尾腔不规则，72h后透视复查阑尾腔仍有钡剂残留。

四、诊　　断

慢性阑尾炎诊断较为困难，主要依靠病史，表现为慢性右下腹痛，结合消化道造影检查，在排除其他疾病后考虑诊断。

五、鉴别诊断

主要与部分慢性反复腹痛疾病鉴别，如炎症性肠病、憩室炎、慢性结肠炎、盲肠结核、慢性附件炎及慢性尿路感染等。

六、治　　疗

慢性阑尾炎诊断明确者，因反复发生腹痛影响日常生活，尽管其发生穿孔、坏疽等严重感染的机会罕见，仍以手术切除阑尾为宜。

（王亚旭）

第三节　特殊类型阑尾炎

学习目标

掌握　特殊类型阑尾炎的临床表现、诊断、鉴别诊断和治疗。

案例45-3

患者，男性，76岁。主因"转移性右下腹痛5天，加重3小时"于急诊就诊。

患者于5天前无明显诱因出现脐周腹部疼痛，表现为阵发性隐痛不适，伴有恶心，未呕吐，数小时后疼痛逐渐转移并固定于右下腹，仍为阵发性隐痛。无畏寒、发热，无腹泻、便血，无反酸、嗳气，无中上腹烧灼感，无肛门停止排气排便等不适，患者未予重视。5天来，患者感右下腹疼痛逐渐加重，遂于当地药房购买药物治疗（具体用药不详），治疗后腹痛较前稍有缓解。3小时前，患者无明显诱因突发右下腹痛加重，表现为持续性胀痛，程度重，无法忍受，平卧位可稍缓解。发病以来，体重无明显变化，大小便正常。既往健康，无肝炎、结核病史，无血液病史，无输血史，无手术、外伤史。

体格检查：P 112次/分，BP 142/105mmHg，T 37.4℃，腹部平坦，全腹散在压痛，以右下腹为甚，伴有反跳痛、肌紧张。

辅助检查：当地医院血常规：WBC 12.83×10^9/L，NEUT% 83%。

腹部CT：阑尾肿大伴粪石嵌顿，阑尾周围散在积气、积液。

问题：

1. 首先考虑何种疾病？

2. 应与哪些疾病相鉴别？

3. 治疗原则有哪些？

一般成年人的急性阑尾炎诊断多无困难，早期治疗的效果非常好。但临床诊疗中，如果遇到婴幼儿、老年人、妊娠妇女以及艾滋病患者患有急性阑尾炎时，诊断和治疗均较困难，应当格外重视。

一、新生儿急性阑尾炎

新生儿出生后，阑尾呈漏斗状，不易发生由淋巴滤泡增生或粪石导致的阑尾腔阻塞，故新生儿急性阑尾炎很少见。

从临床表现上看，新生儿的急性阑尾炎通常以厌食、恶心、呕吐、腹泻等非特异性症状为主，发热和白细胞升高均不明显。由于新生儿无法提供病史，给早期诊断增加了难度，治疗往往不及时，穿孔率高达 50%~85%。因此，接诊时应仔细检查右下腹压痛等体征，一旦确诊，及时采取手术治疗，切除病变阑尾。

二、小儿急性阑尾炎

小儿大网膜发育不全，不能起到足够的保护作用。患儿无法清楚地提供病史。故小儿急性阑尾炎常具有以下特点：①病情发展较快且较重，最常见的主诉是全腹疼痛，早期即可出现高热、呕吐等症状；②右下腹体征不典型，但右下腹部局限性压痛和腹肌紧张，是诊断小儿阑尾炎的重要依据；③穿孔发生早，穿孔率较高（15%~50%）。诊断小儿急性阑尾炎需仔细、耐心，取得患儿的配合，并轻柔查体，两侧腹部对比，仔细观察患儿对检查的反应并做出判断。治疗原则是早期手术，围手术期使用广谱抗生素，补液维持水电解质平衡等。

三、妊娠期急性阑尾炎

妊娠期急性阑尾炎较常见。孕中期以后，子宫明显增大，回盲部被增大的子宫推挤，向右上腹移位，故妊娠期阑尾炎常表现为右侧中腹部甚至右上腹疼痛，压痛部位也随之升高。由于腹壁被抬高，炎症往往无法刺激壁层腹膜，腹膜刺激征可不明显，又因大网膜难以包裹病变阑尾，故腹膜炎难以局限。同时，CT 等放射性检查也因妊娠无法常规开展，这些因素给妊娠期急性阑尾炎的诊断增加了难度。

妊娠期阑尾炎引发的腹腔炎症易刺激子宫，引起子宫收缩，强烈的子宫收缩可导致流产或早产，威胁孕妇和胎儿的生命安全。因此，对于妊娠期急性阑尾炎，早期诊断和治疗尤为重要，如诊断存在困难，必要时可考虑行腹部 MRI 检查寻找诊断依据。治疗方面仍以阑尾切除术为主，开腹阑尾切除是最快捷和有效的治疗措施。孕晚期的腹腔感染难以控制，诊断明确后更应及早手术。围手术期需加用黄体酮以减轻宫缩，而且不建议行腹腔镜手术，开腹手术切口选择须偏高一些。为了减少对子宫的刺激，最大程度保障孕妇和胎儿安全，术中操作必须要轻柔，并且非必要不使用腹腔引流管。术后要使用广谱抗生素抗感染治疗，维持内环境稳定，同时加强对患者生命体征监测，对孕晚期患者常规行胎心监测。如患者已到达临产期，此时伴发急性阑尾炎，可考虑行剖宫产手术，同时切除病变阑尾，对于孕妇和胎儿来说都是安全的。

案例 45-3 解析 1

　　本例患者为老年男性，起病急，病程短。以转移性右下腹痛为主要临床表现，数日来疼痛固定于右下腹，符合急性阑尾炎的临床表现。

四、老年人急性阑尾炎

随着社会老龄人口增多，老年人急性阑尾炎的患者数也相应增多。老年人因其对疼痛感觉迟钝、腹肌薄弱、防御功能减退等因素，往往主诉不强烈、体征不明显、临床表现轻而病理改变却重，体温和白细胞升高均不明显，容易延误诊断和治疗。

同时，由于老年人阑尾动脉硬化，发生炎症时易出现阑尾缺血、坏疽和穿孔。加之老年人常伴发心血管病、糖尿病、心肺功能不全等基础疾病，使病情更趋复杂、严重。

案例 45-3 解析 2

　　本例患者 3 小时前突发右下腹痛明显加重，查体：全腹压痛，右下腹明显，伴有反跳痛、肌紧张。腹部 CT：阑尾肿大伴粪石嵌顿，阑尾周围散在积气、积液。考虑该老年患者病程已有 5 天，数小时前突发腹痛加重，查体提示明显腹膜刺激征，CT 见阑尾周围积气、积液，此时应高度怀疑该患者已发生阑尾坏疽、穿孔。

　　因此，对于老年人急性阑尾炎，一经诊断，早期手术的风险要比延迟手术的风险小得多。所以一旦诊断应及时手术，同时要注意处理患者自身基础疾病，保障患者安全。

案例 45-3 解析 3

　　临床诊断：①坏疽穿孔性阑尾炎；②急性弥漫性腹膜炎。

　　诊断要点：

　　1. 老年男性，起病急，病程短。

　　2. 以转移性右下腹痛为主要临床表现，数小时前明显加重。

　　3. 查体：全腹压痛，右下腹明显，伴有反跳痛、肌紧张。

　　4. 辅助检查：血常规：WBC 12.83×10^9/L，NEUT% 83%。腹部 CT：阑尾肿大伴粪石嵌顿，阑尾周围散在积气、积液。

　　鉴别诊断：消化性溃疡穿孔；右侧输尿管结石。

　　治疗原则：

　　1. 急诊行阑尾切除术。

　　2. 围手术期使用广谱抗生素，并维持水电解质平衡。

五、AIDS/HIV 感染患者的阑尾炎

　　其临床症状及体征与免疫功能正常者相似，但不典型。此类患者白细胞不高，常被延误诊断和治疗。B 超或 CT 检查有助于诊断。艾滋病（AIDS）/HIV 感染并非手术禁忌，诊断明确后，及时行阑尾切除术仍然是最主要的治疗方法，否则穿孔率较高。

第四节　阑尾肿瘤

案例 45-4

　　患者，女性，42 岁，职员。因"阑尾黏液瘤术后 2 年余，腹胀 5 个月"就诊。

　　患者于 2 年余前因"进食后呕吐、腹胀 8 个月"于外院就诊，完善相关检查后诊断为回盲部阑尾占位，并行阑尾切除、腹腔黏液瘤部分清除术。术后病理提示为阑尾黏液性肿瘤，恢复可。5 个月前，患者无明显诱因出现腹胀、腹围增大，伴纳差，平卧困难，病程中上述情况逐渐加重，无恶心、呕吐，无发热，无肛门停止排气排便等不适。发病以来，体重无明显变化，大小便正常。既往健康，无肝炎、结核病史，无输血史，除前述外，无其他手术史及外伤史。

　　体格检查：腹部膨隆，腹围 122cm，腹壁可见曲张静脉，全腹无压痛，无反跳痛、肌紧张，振水音阴性，移动性浊音阴性，肠鸣音稍弱，2～3 次/分。

　　辅助检查：当地医院腹部 CT：大网膜呈饼状增厚，腹腔内大量包裹性积液，双侧附件区未见明显肿物。

> **问题：**
> 1. 首先考虑何种疾病？
> 2. 治疗原则有哪些？

阑尾肿瘤不常见，发生率为 0.5%，多在阑尾切除术中或术后阑尾标本病理检查时，或尸体解剖时被诊断。主要包括阑尾类癌、阑尾腺癌和阑尾囊性肿瘤三种，罕见阑尾腺类癌。

一、阑尾类癌

阑尾类癌（appendiceal carcinoid）起源于阑尾的嗜银细胞，是阑尾肿瘤中最常见的一种，占阑尾原发肿瘤的 90%。阑尾是消化道类癌最常见的部位，阑尾类癌占胃肠道类癌的 45%。阑尾类癌的典型肉眼所见为一种小的（1～2cm）、坚硬的、边界清楚的黄褐色肿物，约 75%发生在阑尾远端，少数发生在阑尾根部，伴黏液囊肿形成。其组织学恶性表现常不明显。由于病变多发生在阑尾远端，伴发急性阑尾炎者不常见，几乎总是在阑尾切除术中或术后对阑尾进行常规组织学检查时偶然发现，只有发生在阑尾体部或根部的阑尾类癌，易阻塞阑尾腔，表现为急性阑尾炎，甚至阑尾周围脓肿。如果在术中诊断为阑尾类癌，应仔细检查全段小肠，因为类癌常是多发的；同时还要仔细检查阑尾和右半结肠的系膜淋巴结及肝脏有无转移。如类癌直径小于 2cm，无转移，除了做单纯阑尾切除术外，不需任何其他治疗。如阑尾类癌直径大于 2cm，常表现出恶性肿瘤的生物学特性，易发生肿瘤浸润或伴有淋巴结转移，此时应行右半结肠切除术。

二、阑尾腺癌

阑尾腺癌起源自阑尾黏膜的腺上皮，很少见，分为结肠型和黏液型两种。结肠型，由于其临床表现、肉眼及显微镜下所见与升结肠癌相似，常被称为阑尾的结肠型癌。典型的阑尾腺癌多见于 50 岁以上的患者，病变常发生在阑尾的根部，最常见的临床表现与急性阑尾炎或升结肠癌相似。术前钡灌肠常显示盲肠和回肠末端外肿物。早期很少能在术前明确诊断，常需结合术中病理检查。治疗应施行右半结肠切除术，预后与盲肠癌相近。黏液型腺癌的治疗同结肠型，其预后优于结肠型。

三、阑尾腺类癌

阑尾腺类癌（adenocarcinoid）很罕见，其形态学和临床特征具有腺癌和类癌的特点。病理学显示中等或严重的核异型性。治疗方法主要为手术治疗。

四、阑尾囊性肿瘤

阑尾囊性肿瘤包括阑尾黏液囊肿和假性黏液瘤。阑尾变为囊状结构，或含有黏液的阑尾呈囊状扩张，称为阑尾黏液囊肿（mucocele）。75%～85%实际上是由于阑尾根部管腔梗阻后远端阑尾黏膜分泌的黏液潴留，相当于阑尾积液。待阑尾腔内压力增加到一定程度，黏膜上皮细胞便失去分泌功能，所以阑尾黏液囊肿一般直径不超过 8cm，实质上它不是肿瘤，仅有少数病例为囊性腺癌。无急性感染时，其临床表现类似慢性阑尾炎；若发生急性感染，临床表现同急性阑尾炎，部分因右下腹触及肿块而就医，或者在行腹部 CT 检查时偶然发现。囊壁可有钙化，X 线钡餐检查有时可以显示出回肠末端与盲肠之间的间隙增宽。良性者经阑尾切除可治愈。如囊肿破裂，恶性病例可发生腹腔内播散转移。

假性黏液瘤（pseudomyxoma）是阑尾分泌黏液的细胞在腹腔内种植形成，所以有恶性肿瘤的特点，但不发生淋巴结和肝脏转移。假性黏液瘤局限在阑尾时，临床诊断不易与阑尾黏液囊肿相鉴别。待腹膜有大量种植时，可出现腹胀，但查体无胀气及移动性浊音，可造成粘连性肠梗阻和内瘘。治疗主张尽量切除，常需反复多次手术。肿瘤细胞减灭术（cytoreductive surgery，CRS）联合腹腔热灌注化疗（hyperthermic intraperitoneal chemotherapy，HIPEC）是治疗腹膜假性黏液瘤的常用方法，5年生存率可达50%。

案例45-4解析

临床诊断：①阑尾黏液性肿瘤；②腹腔假性黏液瘤。

诊断要点：

1. 中年女性，起病缓，病程稍长。

2. 既往有阑尾黏液瘤手术史，本次以腹胀、腹围增大为主要临床表现。

3. 查体：腹部膨隆，腹围122cm，全腹无压痛，无反跳痛、肌紧张，移动性浊音阴性。

4. 辅助检查：腹部CT：大网膜呈饼状增厚，腹腔内大量包裹性积液。

治疗原则：

行肿瘤细胞减灭术联合腹腔热灌注化疗，缓解症状，减轻负荷。

（王亚旭）

思 考 题

1. 阑尾解剖位置有哪几种类型？

2. 急性阑尾炎有哪几种病理类型？

第三篇参考文献

柴睿智, 杨小宝, 杨盈赤, 2021. 原发性结直肠神经鞘瘤研究进展[J]. 临床和实验医学杂志, 20(4): 446-448.

陈昌贤, 张丽菊, 姜晓明, 等, 2020. 结直肠神经内分泌肿瘤的治疗进展[J]. 昆明医科大学学报, 41(12): 155-159.

陈天音, 蔡明琰, 陈巍峰, 等, 2018. 内镜下经盲肠阑尾切除术[J]. 中华胃肠外科杂志, 21(8): 940-941.

陈孝平, 汪建平, 赵继宗, 2018. 外科学[M]. 9 版. 北京: 人民卫生出版社: 376-377, 385-386.

陈星兆, 吕志宝, 2022. 先天性肠闭锁的手术治疗现状[J]. 临床小儿外科杂志, 21(5): 490-493.

高成英, 王彩莹, 薛羚, 等, 2021. 原发结直肠腺鳞癌临床病理特征[J]. 诊断病理学杂志, 28(11): 969-971.

郭天安, 谢丽, 赵江, 等, 2018. 中国结直肠癌 1988—2009 年发病率和死亡率趋势分析[J]. 中华胃肠外科杂志, 21(1): 8.

侯英勇, 朱雄增, 2006. 胃肠道间质瘤的鉴别诊断[J]. 中国实用外科杂志, 26(8): 570-572.

黄颖秋, 2014. 胃肠道间质瘤的研究进展[J]. 世界华人消化杂志, 22(12): 1633-1641.

李春雨, 朱兰, 杨关根, 等, 2021.实用盆底外科[M]. 北京: 人民卫生出版社: 283-284.

李春雨, 汪建平, 2013.肛肠外科手术技巧[M]. 北京: 人民卫生出版社: 482-483.

李春雨, 汪建平, 2015.肛肠外科手术学[M]. 北京: 人民卫生出版社: 281-288.

厉英超, 米琛, 李伟之, 等, 2016. 内镜下逆行阑尾炎治疗术治疗急性非复杂性阑尾炎的疗效观察及安全性评估[J]. 中国内镜杂志, 22(3): 11-17.

楼征, 于恩达, 孟荣贵, 等, 2006. 家族性腺瘤性息肉病患者 APC 基因胚系突变的初步研究[J]. 第二军医大学学报, 27(4): 358-361.

楼征, 张卫, 2019. 梗阻性结直肠癌造口方式选择[J]. 中国实用外科杂志, 39(12): 1354-1356.

师英强, 2010. 直肠间质瘤的诊断与治疗[J]. 中国实用外科杂志, 30(4): 315-317.

宋硕, 张全会, 张瑜, 等, 2022. 内镜下逆行阑尾炎治疗术治疗急性阑尾炎疗效的 Meta 分析[J]. 中国内镜杂志, 28(6): 59-71.

所剑, 2016. 日本《大肠癌治疗指南(2014 年版)》解读[J]. 中国实用外科杂志, 36(1): 84-92.

陶凯雄, 曹晖, 2020. 胃肠间质瘤典型病例诊治与解析[M]. 北京: 人民卫生出版社: 49-65, 96-107.

陶凯雄, 张鹏, 2018. 胃肠间质瘤精准诊疗与全程化管理[M]. 武汉: 湖北科学技术出版社: 1-104.

涂庭山, 涂毅, 魏文, 1998 . 124 例老年人乙状结肠扭转的外科治疗[J]. 中华老年医学杂志, (2): 121.

王霞, 尚培中, 蒋童新, 等, 2023. 结直肠脂肪瘤诊断与治疗进展[J]. 河北北方学院学报(自然科学版), 39(2): 61-65.

吴孟超, 吴在德, 2008. 黄家驷外科学[M]. 7 版. 北京: 人民卫生出版社: 1158-1160.

吴肇汉, 秦新裕, 丁强, 2017. 实用外科学[M]. 4 版. 北京: 人民卫生出版社: 600-604.

杨朝纲, 熊斌, 2015. 结直肠间质瘤诊治进展[J]. 实用癌症杂志, 30(10): 1575-1577.

张启瑜, 2017. 钱礼腹部外科学[M]. 2 版. 北京: 人民卫生出版社: 376-377.

张卫, 姚琪远, 楼征, 2019. 肠造口手术治疗学[M]. 上海: 上海科学技术出版社: 107-138.

中华医学会小儿外科学分会肛肠学组、新生儿学组, 2017. 先天性巨结肠的诊断及治疗专家共识[J]. 中华小儿外科杂志, 38(11): 805-815.

David E,Steven D,Janice F, 2021.结直肠肛门外科学(从理论到临床)[M].4 版. 傅传刚, 汪建平, 王锡山, 译. 北京: 中国科学技术出版社: 762-773.

Abelson J S, Yeo H L, Mao J L, et al, 2017. Long-term postprocedural outcomes of palliative emergency stenting vs Stoma in malignant large-bowel obstruction[J]. JAMA Surgery, 152(5): 429-435.

Ahmadi N, Kostadinov D, Sakata S, et al, 2021. Managing recurrent pseudomyxoma peritonei in 430 patients after complete cytoreduction and HIPEC: a dilemma for patients and surgeons[J]. Annals of Surgical Oncology, 28(12):

7809-7820.

Aichouni N, Ziani H, Karich N, et al, 2022. Primary leiomyosarcoma of the sigmoid colon: Case report and review of literature[J]. Radiology Case Reports, 17(1): 35-40.

Bence C M, Densmore J C, 2020. Neonatal and infant appendicitis[J]. Clinics in Perinatology, 47(1): 183-196.

Bohlok A, El Khoury M, Bormans A, et al, 2018. Schwannoma of the colon and rectum: a systematic literature review[J]. World Journal of Surgical Oncology, 16(1): 125.

Cashman M D, Martin D K, Dhillon S, et al, 2016. Irritable bowel syndrome: a clinical review[J]. Current Rheumatology Reviews, 12(1): 13-26.

Christodoulides S, Dimidi E, Fragkos K C, et al, 2016. Systematic review with meta-analysis: effect of fibre supplementation on chronic idiopathic constipation in adults[J]. Alimentary Pharmacology & Therapeutics, 44(2): 103-116.

D'Souza N, Hicks G, Beable R, et al, 2021. Magnetic resonance imaging (MRI) for diagnosis of acute appendicitis[J]. The Cochrane Database of Systematic Reviews, 12(12): CD012028.

Edwards E A, Pigg N, Courtier J, et al, 2017. Intussusception: past, present and future[J]. Pediatric Radiology, 47(9): 1101-1108.

Gay N D, Chen A, Okada C Y, 2018. Colorectal lymphoma: a review[J]. Clin Colon Rectal Surg, 31(5): 309-316.

Group C C W, 2020. The Chicago consensus on peritoneal surface malignancies: management of appendiceal neoplasms[J]. Annals of Surgical Oncology, 27(6): 1753-1760.

Honjo H, Mike M, Kusanagi H, et al, 2015. Adult intussusception: a retrospective review[J]. World Journal of Surgery, 39(1): 134-138.

Hsu J, Sevak S, 2019. Management of malignant large-bowel obstruction[J]. Diseases of the Colon & Rectum, 62(9): 1028-1030.

Huang B, Li H M, Li P, 2021. Adenosquamous carcinoma of the hepatic flexure of colon: a case report[J]. Translational Cancer Research, 10(5): 2496-2502.

Hwang J, Yoon H M, Kim P H, et al, 2023. Current diagnosis and image-guided reduction for intussusception in children[J]. Clinical and Experimental Pediatrics, 66(1): 12-21.

Lettieri P R, Kunac A, Oliver J B, et al, 2022. Sigmoid colectomy for sigmoid Volvulus through a limited left lower quadrant transverse laparotomy incision without laparoscopy[J]. The American Surgeon, 88(9): 2233-2234.

Loria A, Jacobson T, Melucci A D, et al, 2023. Sigmoid volvulus: Evaluating identification strategies and contemporary multicenter outcomes[J]. American Journal of Surgery, 225(1): 191-197.

Morris V K, Kennedy E B, Baxter N N, et al, 2023. Treatment of Metastatic Colorectal Cancer: ASCO Guideline[J]. Journal of Clinical Oncology, 41(3): 678-700.

Morton D, Seymour M, Magill L, et al, 2023. Preoperative chemotherapy for operable colon cancer: mature results of an international randomized controlled trial[J]. Journal of Clinical Oncology, 41(8): 1541-1552.

Pandey M, Swain J, Iyer H M, et al, 2019. Primary lymphoma of the colon: report of two cases and review of literature[J]. World Journal of Surgical Oncology, 17(1): 18.

Pisano M, Zorcolo L, Merli C, et al, 2018. 2017 WSES guidelines on colon and rectal cancer emergencies: obstruction and perforation[J]. World Journal of Emergency Surgery, 13(1): 36.

Rao S S C, Rattanakovit K, Patcharatrakul T, 2016. Diagnosis and management of chronic constipation in adults[J]. Nature Reviews Gastroenterology & Hepatology, 13(5): 295-305.

Reddy R M, Fleshman J W, 2006. Colorectal gastrointestinal stromal tumors: a brief review[J]. Clinics in Colon and Rectal Surgery, 19(2): 69-77.

Roşulescu A, Pechianu N, Hortopan M, et al, 2020. Gastrointestinal stromal tumors of the colon and rectum[J]. Polish Journal of Pathology: Official Journal of the Polish Society of Pathologists, 71(3): 200-206.

Seidenfaden S, Thor Ormarsson O, Lund S H, et al, 2018. Physical activity may decrease the likelihood of children developing constipation[J]. Acta Paediatrica, 107(1): 151-155.

Shen C, Chen H, Yin R, et al, 2015. Clinicopathologic, surgical characteristics and survival outcomes of rectal gastrointestinal stromal tumors[J]. Neoplasma, 62(4): 610-617.

Siegel R L, Miller K D, Fedewa S A, et al, 2017. Colorectal cancer statistics[J]. CA Cancer J Clin, 67: 177-193.

Skendelas J P, Alemany V S, Au V, et al, 2021. Appendiceal adenocarcinoma found by surgery for acute appendicitis is associated with older age[J]. BMC Surgery, 21(1): 228.

Stearns A T, Malcomson L, Punnett G, et al, 2018. Long-term quality of life after cytoreductive surgery and heated intraperitoneal chemotherapy for pseudomyxoma peritonei: a prospective longitudinal study[J]. Annals of Surgical Oncology, 25(4): 965-973.

Sung H, Ferlay J, Siegel R L, et al, 2021. Global cancer statistics 2020: GLOBOCAN estimates of incidence and mortality worldwide for 36 cancers in 185 countries[J]. CA: a Cancer Journal for Clinicians, 71(3): 209-249.

Toshiaki W, Michio I, Yasuhiro S, et al, 2019. Japanese Society for Cancer of the Colon and Rectum(JSCCR) guidelines for the treatment of colorectal cancer[J]. International Journal of Clinical Oncology, 25(1): 1-42.

Van de Moortele M, De Hertogh G, Sagaert X, et al, 2020. Appendiceal cancer: a review of the literature[J]. Acta Gastro-Enterologica Belgica, 83(3): 441-448.

Volante M, Grillo F, Massa F, et al, 2021. Neuroendocrine neoplasms of the appendix, colon and rectum[J]. Pathologica, 113(1): 19-27.

Wang Y, Wang H, Yuan Z L, et al, 2020. A pooled analysis of risk factors of surgically treated leiomyosarcoma of the colon in adults[J]. World Journal of Surgical Oncology, 18(1): 61.

Webster P J, Aldoori J, Burke D A, 2019. Optimal management of malignant left-sided large bowel obstruction: do international guidelines agree?[J]. World Journal of Emergency Surgery: WJES, 14: 23.

Zani A, Eaton S, Morini F, et al, 2017. European Paediatric Surgeons' Association Survey on the management of Hirschsprung disease[J]. Eur J Pediatr Surg, 27(1): 96-101.

第四篇　小儿肛肠疾病

第四十六章　小儿肛裂

学习目标

掌握　小儿肛裂的临床表现、诊断和治疗。

熟悉　小儿肛裂的病因、病理和分类。

了解　小儿肛裂的预防。

案例 46-1

患儿，女性，4 岁 9 个月。因"排便疼痛伴有便血 1 周"于门诊就诊。

患儿平时大便干燥，性状为条状便，1 周前家人发现排便时有鲜红色滴血，排便时有哭闹，给予温水坐浴 1~2 次/天，仍有大便表面带血；患儿每次排便时有惧怕感，排便时间较长。追问病史，1 年前有类似病史，外院给予益生菌+温水坐浴后好转。患病以来一般情况好，精神胃纳佳、睡眠好，小便正常。否认近期呼吸道感染史。

体格检查：神志清，反应好，无贫血貌、无脱水貌，心肺检查无特殊异常，全腹软，肝脾不大，未及腹部包块，四肢活动好，神经系统无异常。肛门位置正常，截石位 7、12 点可见 2 处纵向浅表裂口，长约 0.8cm，表面麻醉后直肠指检可触及颗粒状质硬大便，退指套可见少量染血。

辅助检查：腹部超声未见异常。

问题：

1. 首先考虑何种疾病？
2. 应与哪些疾病相鉴别？
3. 治疗原则有哪些？

肛裂是齿状线以下肛管皮肤破裂形成梭形裂口或溃疡，是一种常见的肛管疾病，好发于青壮年，也是儿童常见问题之一。肛裂常发生于肛门后、前正中，以肛门后部居多，在两侧的较少。初起仅在肛管皮肤上有一小裂口，有时可裂到皮下组织或直至括约肌浅层。裂口呈线形或梭形，早期及时治疗可以痊愈。肛裂常是肛窦炎或肛腺感染的后遗症，由于反复感染或排便时引起损伤，溃疡经久不愈。

一、病　因　病　理

（一）病因

小儿由于直肠末端向下向前与肛管成角，肛管后部承受压力较大；小儿摄入食物与水分不足、高蛋白饮食过多而蔬菜少，因此小儿容易发生便秘，粪块粗硬，排便时过度扩张，将肛门皮肤撕裂，引发肛裂；肛门瘙痒症引起的肛门皮肤发炎，使局部皮肤弹性降低，也是肛裂的另一因素；腹泻及肛门不干净可能加重肛裂复发与不愈的因素；先天性肛门狭窄、肛门成形术后扩张肛门的方法亦可引起肛裂。

（二）病理

发病的初期肛管上皮有浅而短的裂隙，仅在肛管上皮形成一小裂口，呈线状或梭状，边缘整齐有弹性，适当治疗后即可愈合。但肛裂时的疼痛可引起内括约肌反射收缩，使裂口得不到休息。在受到刺激或继发感染时，形成慢性溃疡，创缘水肿、变厚，周围充血，创底肉芽生长不良，创口下端皮肤有炎症改变，前部淋巴液及静脉回流受阻，形成结缔组织。创口上端的肛窦及乳头发炎，乳头肥大，纤维组织逐渐增生，形成陈旧性溃疡，创底可形成瘘管，创缘不齐，质硬，失去弹性。神经暴露于裂隙内，易受刺激引起括约肌痉挛，日久形成瘢痕狭窄，致排便困难。

肛裂病理组织变化可分为 4 个阶段。

1. 初发期　由以上各种因素引起的肛裂，初起肛管皮肤浅表损伤，或呈表浅性溃疡，创口周围组织基本正常。

2. 溃疡形成期　创口有不良肉芽增生。创底见有环状纤维，创缘皮肤增生。

3. 慢性溃疡期　创口陈旧性溃疡，创底可见内括约肌。

4. 慢性溃疡合并其他病理改变期　在慢性溃疡基础上有潜行性肛瘘、慢性肛裂常合并慢性炎症等病理改变。

在小儿上述典型改变较少见，多于慢性溃疡阶段即停止发展。且小儿肛周皮肤和黏膜的弹性较强，肛门括约肌的紧张度较弱，多可治愈。发生感染时，早期即形成哨兵痔，形态很像外痔，但其内容物不是血栓，且内侧存在肛裂。年长儿与成人相似，由于肛提肌大部分附着于肛管两侧，前后较少，在肛管后方正中线的血液循环不良，故肛裂多发生于肛管后方正中。2 岁以下婴儿的骶骨发育尚未成熟，直肠肛管呈直线，粪便对肛管四周均有压力，肛管的各个部位均可发生肛裂。

二、分　类

本病的分类国内外尚未统一，临床常用 3 期分类法。

1. Ⅰ期肛裂　肛管皮肤浅表纵裂，创缘整齐、鲜嫩。触痛明显，创面富于弹性。

2. Ⅱ期肛裂　有反复发作史。创缘有不规则增厚，弹性差。溃疡基底紫红色或有脓性分泌物，周围黏膜充血明显。

3. Ⅲ期肛裂　溃疡边缘发硬，基底紫红有脓性分泌物，上端邻近肛窦处肛乳头肥大，创缘下端有裂痔，或有皮下瘘管形成。

三、临床表现

典型的临床表现为疼痛、便秘与便后滴血。

排便时患儿哭叫不安或自诉疼痛。轻者仅在排便时疼痛数分钟；严重时疼痛可持续数小时。排便时干燥的粪便擦伤神经末梢暴露的裂口，继而撑开肛管使裂口拉大引起排便时疼痛；便后肛门括约肌痉挛加重疼痛。由于存在肛裂使小儿害怕排便，加重了便秘；大便干燥加重排便疼痛，二者互为因果，形成"怕痛—忍便—便干—更痛"的恶性循环。此外，排便时增加肛裂损伤，大便带血，量不多。有时只有血丝附在粪便表面，或便纸上有血迹，也可为排便时出数滴鲜血。腹泻时因粪液刺激及频擦引起局部疼痛，反而加重。

大部分患儿肛诊也会引起剧痛而拒绝检查，为了能发现肛裂，需患儿于截石位或膝胸位，检查时用双手拇指轻轻分开肛门口，即见溃疡面，新发生的肛裂边缘整齐、软、溃疡底浅，无瘢痕组织、色红、易出血。慢性肛裂深而硬，灰白色，不易出血。肛门指检和肛镜检查会引起剧烈疼痛，不用麻醉不可进行器械检查。

肛裂是一种常见的肛管疾病，由于它长期的反复感染，给人们的生活带来影响，如果治疗不及时，可以出现一系列并发症。

1. 溃疡　初起是肛管皮肤纵行裂口，呈线形或梭形，边缘整齐，底浅有弹性，反复感染使裂口久不愈合，边缘增厚、基底硬，逐渐成为较深的慢性溃疡，轻微刺激可引起剧烈疼痛。

2. 前哨痔　裂口下方皮肤由于炎症刺激，使淋巴和小静脉回流受阻，引起水肿和纤维变性，形成大小不等的皮赘，称为前哨痔，也属结缔组织性外痔。

3. 肛窦炎和肛乳头肥大 是裂口上端受炎症反复刺激的结果，乳头肥大显著的可随排便脱出肛门外。

4. 肛缘脓肿和肛瘘 裂口炎症向皮下扩展，加之括约肌痉挛，使溃疡引流不畅，分泌物潜入肛缘皮下，形成脓肿，脓液向裂口处破溃，形成皮下瘘。

5. 栉膜增厚 栉膜区是肛管最狭窄区，是肛门梳硬结和肛管狭窄的好发区。栉膜区下增厚的组织称为栉膜带，肛裂的炎症刺激可使其增厚、失去弹性，妨碍肛裂的愈合，所以，治疗肛裂时应将增厚的栉膜带切断。

四、辅 助 检 查

小儿肛裂可根据病史和仔细的体格检查诊断，一般不需要行辅助检查。辅助检查可为鉴别诊断提供依据，评价是否存在贫血等。

五、诊　　断

肛裂症状有明确特点，只要详细询问病史病程，以及周期性疼痛、出血特点，诊断并不困难。但在诊断时，为了提高诊断的准确性，防止失误，应严格按问诊、触诊、视诊及活体组织病理检查几个方面加以鉴别诊断。急性肛裂肛门部可见分泌物，牵开臀部可见肛裂下端，如用探针轻触裂口的下端，可引起疼痛；慢性肛裂常见有结缔组织外痔。肛管后中线裂口、前哨痔与肥大肛乳头称为肛裂三联征，据此即可确定诊断。

> **案例 46-1 解析 1**
> 本例患儿既往有便血病史，点滴而下，色鲜红。患儿哭闹，查体肛门裂创不难诊断为小儿肛裂。

六、鉴 别 诊 断

1. 肛门皲裂 多伴有肛门湿疹、皮炎、肛门瘙痒症等，由于肛门周围皮肤皮革化后易发生皲裂。裂口多分布于肛门周围皮肤，裂口浅表，呈无规律分布的裂纹，疼痛轻，便血少，无肛乳头肥大、哨兵痔等异物突起。也发生在大便干燥时，排便时疼痛。

2. 克罗恩病肛门溃疡 有克罗恩病史，反复出现腹泻、腹痛、低热等症状，肛管溃疡与肛门瘘管并存。

3. 肛管结核性溃疡 有结核病史，溃疡的形状不规则，边缘不整齐，溃疡底部呈污灰色苔膜，混有脓性分泌物，疼痛轻，无哨兵痔，裂口可在肛门任何部位。

4. 肛门损伤 因肛门检查过于粗暴或大便过于干结或外伤等原因引起肛管损伤，创口新鲜浅表，色鲜红，排便时便血相对较多，疼痛剧烈，裂口可发生于肛门任何部位，多可自愈。有明显外伤史或便秘史。

> **案例 46-1 解析 2**
> 患儿症状应与肛门皲裂、克罗恩病肛门溃疡、肛管结核性溃疡及肛门损伤等疾病鉴别。

七、治　　疗

（一）非手术治疗

对婴幼儿肛裂以保守疗法为主，调整排便及局部治疗。多食蔬菜、水果等，使得粪便软化。

1. 温水坐浴 这种方法可使肛门括约肌松弛，减轻疼痛。

2. 局部用药　在坐浴后用 1%利多卡因甘油或 0.3%地卡因甘油外涂肛裂处或在肛门内挤入痔疮膏止痛。外敷抗生素软膏或者中药生肌玉红膏等，有助于创面愈合。

3. 口服缓泻剂　口服液体石蜡、双醋酚酊、便塞停等缓泻剂使粪便软化而通便。

4. 肛周封闭　可用 0.5%普鲁卡因 5ml 肛周封闭后扩肛，以减轻肛门括约肌痉挛。

5. 中医中药　内服清热通便、养血润肠中药，外用银灰膏或九华膏。

（二）手术治疗

慢性或者急性肛裂经保守疗法无效者均宜采用手术疗法。在麻醉下扩张肛管，解除括约肌痉挛。用力应适度，过轻效果不佳，过大可撕裂肛门。手术方式包括：

1. 肛裂切除术　在肛裂两边近肛门口处各置一把止血钳将裂口牵开，用肛隐窝钩插入肛裂上端肛窦的开口内轻轻牵开，将全部肛裂、肛窦炎附近的肥大肛乳头、前哨痔等一并梭形切除，用细肠线将肛管上皮的创缘缝在底部组织上，止血，敞开创面，覆盖凡士林纱布。

2. 肛裂扩大切除术　适用于慢性陈旧性肛裂。除上述手术步骤外尚需切除肛裂底部及周围瘢痕组织，直视下切断部分内括约肌及纵切肛门外括约肌的皮下部，敞开创面，覆盖凡士林纱布。

减轻排便疼痛和促进创面愈合，应保持排便通畅和避免粪便干燥，温水或高锰酸钾水坐浴，使肛门括约肌松弛。病程久的肛裂可用 10%～20%硝酸银溶液涂灼裂口，然后用生理盐水冲洗，或用 0.5%普鲁卡因封闭，隔日 1 次。经上述治疗无效时，可考虑切除裂隙瘢痕组织，术后保持排便通畅和经常坐浴。

案例 46-1 解析 3

患儿年龄较小，本例应首选保守治疗，保守治疗无效可考虑手术治疗。

（王永兵）

思　考　题

小儿肛裂需要和哪些疾病鉴别？

第四十七章 小儿直肠息肉

学习目标

掌握 小儿直肠息肉的分类、临床表现、诊断、鉴别诊断和治疗。

熟悉 小儿直肠息肉的病理。

了解 小儿直肠息肉的好发原因和预防。

案例 47-1

患儿，男性，6 岁，学龄前儿童。主因"间断性便血 1 个月"于门诊就诊。

患儿于 1 个月前无明显诱因于排便时发现便血，色鲜红，量少，不与大便相混，附着于粪便表面，无肛门疼痛、肛门坠胀，无肛门肿物脱出，未给予系统治疗，便血症状自行缓解。之后遇 4～5 次大便干硬、用力排便后出现便血，便血量较前无明显变化。发病以来，体重无明显变化，小便正常，活动正常。既往健康，按要求接种疫苗，无血液病史，无手术、外伤史。

体格检查：配合欠佳。侧卧位，肛门外形无异常、肛管皮肤无皲裂与溃疡。直肠指检：距肛约 4cm 触及质中等肿物，活动幅度大，不能完全扪及；指套退出无血迹，有少许清稀黏液。

辅助检查：肛门镜（小号）检查可见镜口肠腔内新生物，约 1cm×1cm×1cm，圆球形，表面略呈绒毛状，有黏液附着。

问题：

1. 首先考虑何种疾病？

2. 应与哪些疾病相鉴别？

3. 治疗原则有哪些？

直肠息肉（rectal polyp，RP）是指直肠黏膜突向肠腔生长的隆起型病变。其中发病年龄低于14 岁者，称小儿直肠息肉。值得注意的是直肠息肉是形态学诊断，从名称无法确认其病理类型。小儿直肠息肉在儿科疾病中的占比并不高，有报道称结肠息肉在儿童群体中的发病率仅为 1.1%，而直肠息肉作为广义结肠息肉中的一部分，发病率却缺少相关流行病学依据。小儿直肠息肉是儿童便血最为常见的原因之一；但从肛肠科门诊来看，以便血为主诉就诊的儿童，其发生频率仍低于因便秘所导致的肛管皮肤皲裂或肛裂。

小儿直肠息肉较多见于学龄前儿童，男孩多于女孩。其主要的临床表现为便血，少数患儿伴随黏液便，或因息肉刺激而产生的排便频率增加、排便不尽感；最为典型的症状是息肉随排便脱出于肛门外。较大的带蒂息肉还会增加肠套叠发生机会，继而出现肠套叠相应症状如腹痛、排便困难等。

一、病因病理

（一）病因

结直肠息肉的病因被认为与多种因素有关，包括遗传因素、细胞信号转导通路异常、过敏、低纤维饮食、代谢综合征和便秘等。考虑到儿童与成人的生活习惯和饮食结构等不同，目前主流观点认为小儿直肠息肉的病因包括以下几点：

1. 性别 不同地区的临床研究报道证实小儿直肠息肉更多见于男孩，且在不同年龄组中结果均是如此，包括成人。因此男性性别被认为是包括小儿直肠息肉在内的结直肠息肉发病的独立因素。

2. 雌激素水平 从发病的性别因素出发，许多临床报道和研究认为雌激素是直肠息肉的保护性因素。推测可能与学龄前期是儿童肠道快速发育期，体内多种激素作用下促进肠黏膜过度增生而导致息肉形成；而女孩相较于男孩的雌激素水平高，从而使其发病率较低。

3. 年龄 小儿直肠息肉通常被认为有一定自愈倾向，这可能与其病理类型构成中以幼年性息肉占比最高有关。年龄稍长的儿童，由于息肉脱落，其被发现的病例自然较少。这也是小儿直肠息肉较多见于学龄前儿童的原因。

4. 肠道菌群失调 肠道微生物群与结直肠息肉密切相关，遗传因素在结直肠息肉的发生中发挥重要作用，但多种环境因素如高脂饮食、肥胖、幽门螺杆菌感染等可通过改变肠道微生物群而影响其发病。直肠息肉患儿存在肠道微生态失衡，且不同类型、不同位置的息肉患儿，其肠道微生态结构也存在差异，通过饮食干预、补充益生菌、益生元、合生元及某些药物调节肠道微生态平衡，可能成为防治儿童结直肠息肉的新策略。

另外，过敏体质和慢性腹泻、长期便秘、不健康饮食及低膳食纤维喂养等因素都可诱发小儿直肠息肉的发生。

（二）病理

1. 错构瘤性息肉 是由结直肠上皮组织和间叶组织过度生长引起的息肉。小儿直肠息肉以单发的孤立性幼年性息肉为主，属良性病变，其恶变概率极低；仅有少数个案报道存在恶变可能。

某些遗传性息肉病综合征也可见多发错构瘤性息肉，如 Cronkhite-Canada 综合征是一种罕见的非遗传性疾病，表现为胃肠道多发息肉、腹泻、体重减轻及腹痛、营养不良、脱发、皮肤色素沉着，其息肉为错构瘤性（图 47-1）。

2. 炎性息肉 又称为假性息肉，多由于炎症损伤肠黏膜后上皮细胞过度增生而形成，很少发生在儿童时期，国内资料显示炎性息肉的检出率为 6.6%（图 47-2）。

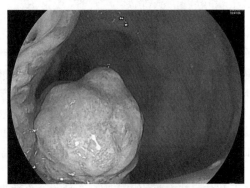

图 47-1 直肠错构瘤性息肉外观

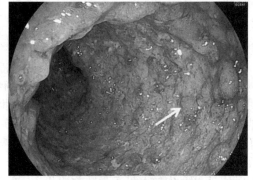

图 47-2 直肠炎性息肉外观

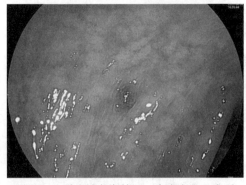

图 47-3 增生性息肉外观：多为广基、扁平

3. 增生性息肉 是由于腺腔底部增殖，随着隐窝逐渐成熟而向上生长，导致腺体过度成熟脱落障碍而形成，又称化生性息肉。很少发生在儿童时期，国内资料显示增生性息肉检出率约为 6.3%（图 47-3）。

4. 腺瘤性息肉 腺瘤是最常见的肿瘤性息肉，其发病率随年龄增长而增高，在儿童期相对少见。形态呈现有蒂、无蒂、扁平或凹陷，可分为管状腺瘤、绒毛状腺瘤和管状绒毛状腺瘤（图 47-4）。

5. 直肠锯齿状病变 儿童罕见。直肠锯齿状病变是隐窝形态上具有锯齿状、波浪状或星状结构的一组异质性病变，包括增生性息肉（hyperplastic polyp，

HP）、传统型锯齿状腺瘤（traditional serrated adenoma，TSA）和广基锯齿状腺瘤/息肉（sessile serrated adenoma/polyp，SSA/P）。其中 HP 为非肿瘤性息肉，而 TSA 与 *KRAS* 基因突变相关结直肠癌有关，并且 SSA/P 为 *BRAF* 基因突变相关结直肠癌的前驱病变。在内镜检查中小的 HP 很难与腺瘤性息肉鉴别，需要取活检后通过病理检查鉴别。锯齿状病变多在中老年人群中发现（图 47-5）。

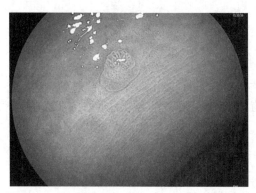

图 47-4　直肠腺瘤性息肉外观：典型者可见腺管

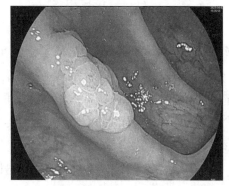

图 47-5　结肠侧向发育肿瘤外观：锯齿样腺瘤

　　总之，小儿直肠息肉的病理类型分布特点与性别、年龄、息肉数量及息肉大小均无关；但因息肉受到肠内容物反复摩擦损伤，炎性刺激的时间相对较长，从而使息肉病理发展变化的可能性亦增加。对于较大的小儿直肠息肉，应该积极处理。

二、分　　类

（一）按数目分类

　　临床上按小儿直肠息肉发生的数目不同，可分为单发性息肉和多发性息肉两类。

　　1. 单发性息肉　临床上较多见，息肉大小不一，多为有蒂息肉，表面附着黏液（图 47-6）。由于缺乏特异性症状和早期临床表现，小儿直肠息肉就诊患者可能远远少于实际情况。单发的幼年性息肉伴随着蒂的延长，多数可于 10 岁前自行脱落而痊愈。

　　2. 多发性息肉　较为少见，但其病理性质较单发息肉复杂。应肠镜下活检，明确病理性质后采取相应治疗。较为常见的症状是排黏液便或黏液血便（图 47-7）。

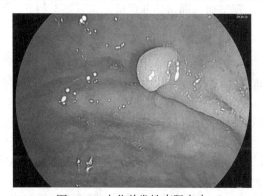

图 47-6　小儿单发性直肠息肉

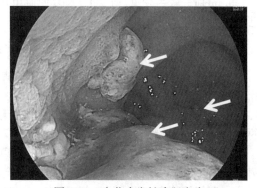

图 47-7　小儿多发性直肠息肉

知识链接

　　小儿直肠息肉如有蒂，伴随着排便时粪团的推挤和牵拉，息肉体可于排便时脱出于肛门外，而被触及或看见。脱出物常呈花生或樱桃状，表面附着黏液，表面脆嫩易出血。

（二）按大小分类

依据息肉直径大小分为：

1. 微小息肉　直径≤5mm。

2. 小息肉　5mm＜直径≤10mm。

3. 大息肉　10mm＜直径≤20mm。

4. 巨大息肉　直径＞20mm。

（三）按肉眼形态学分类

依据息肉形态及与黏膜平面的关系，山田分型将息肉分为如下四型。Ⅰ型：隆起的起势部较平滑而无明确的境界，呈丘状；Ⅱ型：隆起的起势部有明确的境界，呈半球状；Ⅲ型：隆起的起势部稍小，有亚蒂；Ⅳ型：隆起的起势部有明显的蒂部。

（四）按病理分类

依据组织病理结果分为腺瘤性息肉、错构瘤性息肉、炎性息肉、锯齿状息肉。

三、临 床 表 现

小儿直肠息肉患儿的临床表现发生频率由高到低依次为便血、黏液便、排便不适或不尽感、便秘、腹痛、息肉从肛门脱出、贫血、过敏相关性疾病。

1. 便血　无痛性、间歇性便时出血，是小儿直肠息肉最常见的症状。多为大便或手纸上带血，出血量较多者可有滴血，长期出血可导致缺铁性贫血。这可能是因为幼年性息肉间质水肿、炎症细胞浸润，受到肠道内不良炎性刺激后，出现糜烂形成溃疡出血，随粪便排出即出现便血症状。

2. 黏液便　粪便少量黏液附着，或排便时见清稀黏液，甚至染血黏液也是常见表现。这可能是因为幼年性息肉反复出现糜烂形成溃疡出血而发生炎症，炎症刺激肠黏膜，肠液分泌过多，从而出现排黏液便。

3. 排便不适或不尽感　不能配合的患者可能出现排便时哭闹，或反复要求排便。

4. 腹痛　小儿直肠息肉较少见到腹痛；腹痛多见于小儿结肠息肉。但腹痛病因较多，不能确定腹痛是否由小儿结直肠息肉单一因素导致。在小儿直肠息肉发生肠套叠时，可能出现腹痛，并伴随黏液血便和排便困难。

5. 贫血　较为少见。长期、反复便血患儿可能出现贫血。通常患儿病情尚未发展至如此，就已经得到诊治。

四、诊 断

诊断可依靠病史、直肠指检、肛门镜检查、结肠镜检查完成；其中结肠镜检查是诊断的"金标准"。

1. 肛门视诊　观察患儿哭闹或排便时有无新生物肿块脱出肛门外。视诊还应排除因便秘引起的小儿肛裂或皮肤皲裂出血。

2. 直肠指检　多数患儿因无法良好配合以及较细小的肛管口径而很难充分完成。仅有很小比例的息肉可由直肠指检触及。如无法完成指检，不必勉强。

3. 肛门镜检查　用小号肛门镜检查可发现距肛门5～7cm的小儿直肠息肉。但检查能否完成视患者能否配合而定。

4. 小儿肠镜检查　对于反复便血并且粪便不干硬，或伴有黏液便，或外用黏膜保护功能药物如复方角菜酸酯制剂治疗效果不佳的患儿，特别是专科检查未见肛管裂口的患儿，应积极行电子结肠镜检查，以明确是否为小儿直肠息肉所致。

5. 钡灌肠或气钡双重造影　对于不愿接受肠镜检查，又高度怀疑有直肠息肉的患儿，可考虑行钡灌肠辅助诊断。出现充盈缺损者应进一步肠镜检查确诊，故本检查实际应用价值有限。对于考虑有肠套叠者，气钡双重造影因其同时具有治疗价值，可考虑施行。

> **案例 47-1 解析**
> 　　该患儿肛门镜下可清晰见到直肠息肉。

五、鉴 别 诊 断

小儿直肠息肉需与下列疾病鉴别。

1. 小儿肛裂　便鲜血，或手纸染血，便时哭闹，便后肛门疼痛，抗拒排便。多伴有便秘，肛前或肛后部位常有裂口，甚至可见前哨痔。

2. 内痔　儿童较少见，以少量便血为主，多伴有便秘。

3. 直肠血管畸形或血管瘤　少见，出血量常较大，鲜血，反复发生。部分血管畸形患者通过肠镜无法发现异常。

4. 直肠脱垂　儿童便时见同心圆形直肠黏膜脱出肛门外，可呈圆柱状，有环形沟，表面光滑、柔软。

六、治　　疗

小儿直肠息肉有自愈可能。如症状发生时间短，可短暂密切观察。但仍建议积极治疗，去除息肉。本章介绍手术治疗和内镜下治疗。

（一）手术治疗

对于距离肛门较近，甚至排便时息肉可脱出于肛门外者，可直接手术摘除息肉。常用的术式有：

1. 直肠息肉摘除术　常用于有蒂直肠息肉。

操作方法：行有效麻醉，肛门镜下拖出息肉并于近肠壁的蒂处用止血钳夹住，结扎后摘除息肉即可。

2. 息肉切除术　适用于亚蒂息肉。

操作方法：有效麻醉后，蚊式弯钳距息肉缘约 0.3cm 钳夹肠壁黏膜后，钳下“8”字缝扎、去除息肉。注意钳夹时避免过深，以免伤及肠肌层。无蒂息肉适用于肠镜下治疗。

（二）内镜下治疗

使用结肠镜进行诊断和治疗是规范诊治儿童结直肠息肉的重要措施和主流治疗方式。目前儿童结直肠息肉内镜治疗主要包括冷（热）活检钳除法、冷（热）圈套器切除法、内镜下黏膜切除术（EMR）、高频电刀切除法、内镜黏膜下剥离术（ESD）以及氩离子凝固术（argon plasma coagulation，APC），适合对不同形态特征的结直肠息肉进行处理。尽管这些治疗措施降低了结直肠息肉对儿童健康影响的风险，但在诊治过程中仍需要积极避免并发症的发生。

（徐　月）

思 考 题

1. 小儿直肠息肉的病理类型有哪些？
2. 小儿直肠息肉最主流的治疗方式是什么？

第四十八章 小儿肛周脓肿

学习目标

掌握 小儿肛周脓肿的分类、临床表现、诊断、鉴别诊断和治疗。

熟悉 小儿肛周脓肿的病因。

了解 小儿肛周脓肿的病理。

案例 48-1

患儿，男性，2 岁。主因"肛周红肿 1 周，加重 1 天"于门诊就诊。

家属代诉患儿于 1 周前无明显诱因出现肛门周围红肿，触则哭闹不止，表面无破溃流脓，近期大便质稀，每日 2～3 次，无便血，无发热恶寒，小便正常。于当地医院就诊，诊断为"肛周脓肿"，予以局部红霉素软膏涂抹后，红肿症状缓解。1 天前家属发现患儿肛周红肿加重，表面凸起如绿豆大小，皮肤无破溃，时有哭闹，入夜发热达 39.0℃，纳食欠佳。发病以来，体重无明显变化。既往健康，否认肝炎、结核病史，否认手术、外伤史，否认食物、药物过敏史，否认相关新生儿疾病史。

体格检查：肛门外形规整，无皮肤黏膜缺损，膝胸位 3 点位距肛门缘约 2cm 处见一大小约 1.5cm×1cm 的肿块，色红、光滑、无破溃。肛门指检：膝胸位 3 点位距肛缘约 2cm 处可扪及一大小约 1cm×1.5cm 的肿块，质硬，触肿块中心有波动感，触之患儿哭闹；肛门内指检患儿啼哭拒检。

辅助检查：血常规示 WBC $11.50×10^9$/L，心电图、生化检查、凝血全套、传染病全套、粪便常规及隐血、尿常规、胸部平片等均未见明显异常。

问题：

1. 首先考虑何种疾病？
2. 应与哪些疾病相鉴别？
3. 成人与儿童患该病有何异同？
4. 治疗原则有哪些？

小儿肛管直肠周围脓肿（infantile perianal abscess）是指小儿直肠肛管周围软组织或周围间隙内发生的急性化脓性感染并进一步形成脓肿，简称小儿肛周脓肿。肛周脓肿主要在青壮年多见，0～3 岁的小儿群体也常有发生，占肛周脓肿患者的 0.5%～4.3%，其中绝大多数发生在 3 个月以内的婴幼儿，男孩远多于女孩。小儿肛周脓肿根据发生部位不同分为肛提肌以下的低位脓肿和肛提肌以上的高位脓肿两类。

一、病 因 病 理

（一）病因

本病的病因尚未完全明确，目前主要认为由肛腺感染引起，其中大肠杆菌、金黄色葡萄球菌感染多见，与以下多种因素有关。

1. 小儿肛周组织易损伤 小儿肛周皮肤及直肠黏膜局部防御能力薄弱是引起肛周脓肿的主要因素，小儿肛周皮肤和直肠黏膜娇嫩，极易被干燥粪块刮伤或粗糙尿布擦伤、尿便浸渍而引起肛周感染。随着小儿年龄的增长，局部防御能力增强，肛周感染发生率显著下降。

2. 小儿雄激素水平一过性升高　婴幼儿一过性高水平的雄激素导致肛门腺腺体增生，黏液分泌旺盛，如果黏液排出不畅，则会导致肛门腺开口堵塞而发生肛隐窝感染，感染可以通过肛门腺逐渐蔓延至肛门周围形成脓肿。随着婴幼儿年龄增大，体内雄激素水平生理性下降接近正常时，分泌旺盛的肛腺亦随之萎缩、消失，肛周脓肿或肛瘘发生率随之降低。

3. 肛隐窝结构异常　部分肛周脓肿的患儿存在先天 Morgagni 肛隐窝异常，较深的肛隐窝（3～10mm）结构更易导致粪便碎屑陷入并且存留，进而引发肛隐窝炎，最终导致小儿肛周脓肿的发生。

4. 肠道免疫功能不完善　新生儿抗感染的免疫机制尚未发育健全，直肠黏膜尚无浆细胞，白细胞吞噬能力及免疫球蛋白的生成均较弱。而且，婴幼儿直肠肛管局部分泌型的 IgA 和 IgM 含量少，导致局部免疫力低下，易引发感染。半岁后婴幼儿血清中 IgA 等部分免疫蛋白的含量逐渐接近成人，肠道免疫功能开始完善，能有效降低肛周脓肿和肛瘘的发生。

5. 其他原因　小儿长期腹泻、大便不成形、便秘等致使粪便易于潴留，易对直肠肛管及肛周皮肤侵蚀、阻塞腺管致肛周感染，继而形成脓肿。

（二）病理

小儿肛管直肠周围脓肿常起源于肛门腺窝及肛门腺炎症。开始为肛门直肠周围组织反应性蜂窝织炎，之后炎症局限形成脓肿。脓肿多在肛门附近的皮下及直肠黏膜下，如不及时治疗，可蔓延至直肠周围组织，如会阴、阴囊、前庭、大阴唇和阴道，形成各种直肠瘘（图 48-1）。

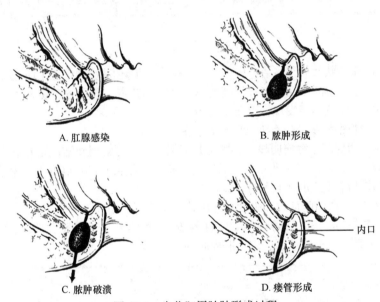

A. 肛腺感染　　　　　B. 脓肿形成

C. 脓肿破溃　　　　　D. 瘘管形成

内口

图 48-1　小儿肛周脓肿形成过程

二、分　　类

肛周脓肿根据发生部位的不同分为肛提肌以下的肛门周围皮下脓肿和坐骨直肠间隙脓肿，肛提肌以上的骨盆直肠间隙脓肿及直肠后间隙脓肿，以及少见的高位肌间脓肿［肛管括约肌间脓肿、高位直肠肌间脓肿、直肠壁内脓肿（黏膜下脓肿）］。

1. 肛门周围皮下脓肿　最为常见。小儿多发于肛门左右两侧皮下间隙，脓肿范围一般不大。

2. 坐骨直肠间隙脓肿　比较常见。多数是腺源性感染经外括约肌向外扩散到坐骨肛管间隙而形成。由于坐骨肛管间隙较大，形成的脓肿亦较大较深。

3. 骨盆直肠间隙脓肿　较为少见。多由直肠肌间脓肿或坐骨肛管间隙脓肿向上穿破肛提肌进入骨盆直肠间隙引起，也可由直肠炎、直肠溃疡、克罗恩病、直肠外伤所引起。穿刺抽脓可诊断此病，超声、CT 及 MRI 等影像检查可明确诊断。

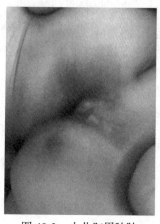

图 48-2　小儿肛周脓肿

4. 肛管括约肌间脓肿、直肠后间隙脓肿、高位直肠肌间脓肿、直肠壁内脓肿（黏膜下脓肿） 均由于位置较深，导致局部症状不明显，肛管超声、CT 及 MRI 检查对这些一般检查不能明确诊断的病例有重要的诊断和鉴别诊断意义。

三、临床表现

婴幼儿患者出现无明显诱因的哭闹不止，仰卧位或排便时哭闹更重，体温升高可达 38～39℃。肛门检查发现肛门局部出现红、肿、热、痛等炎症改变。红肿部位初始较硬，随后中央变软，脓肿形成时可有波动感，破溃后有脓液排出。可伴有拒乳、食欲减退、精神不振。炎症位于肛门前方时可有排尿障碍。患儿能够诉说肛门周围疼痛，走路或排便时加重，不愿取坐位或仅用一侧臀部坐，喜卧于健侧、屈腿以减轻疼痛（图 48-2）。

案例 48-1 解析 1

本例患者肛门周围红肿，触则哭闹不止，表面无破溃流脓，近期大便质稀，每日 2～3 次，病变部位表面凸起如绿豆大小，皮肤无破溃，时有哭闹，入夜发热达 39.0℃，纳食欠佳。

四、诊　　断

根据上述的临床症状及体征，结合病史、肛门视诊、直肠指检、小儿肛门镜检查多可明确诊断为小儿肛周脓肿。若有诊断不明确者可行高频彩色多普勒超声、肛周 CT 或 MRI 检查，明确脓肿部位及脓腔大小。应注意早期发现，以便及时治疗。

1. 肛门视诊 观察病变部位有无红肿、破溃等。

2. 直肠指检 病变部位触痛明显，触则患儿啼哭，开始可触到硬结，脓肿形成可有波动感。

3. 肛门镜检查 1 岁以下小儿一般不做肛门镜检查，年长儿可在麻醉下手术治疗前进行此检查，减轻患儿疼痛、降低患儿对手术的恐惧心理。

4. 血常规+CRP 白细胞计数和中性粒细胞计数比例明显增高。

5. 高频彩色多普勒超声、肛周 CT 或 MRI 检查 影像学检查明确脓肿部位、深度、范围及与肛管直肠之间的关系，可准确诊断、定位肛周脓肿。

案例 48-1 解析 2

该患者肛门外形规整，无皮肤黏膜缺损，膝胸位 3 点位距肛缘约 2cm 处见一大小约 1.5cm×1cm 的肿块，色红、光滑、质硬，触肿块中心有波动感，触之患儿哭闹；肛门内指检患儿啼哭拒检，可初步做出小儿肛周脓肿的诊断。

五、鉴 别 诊 断

小儿肛周脓肿应与下列疾病相鉴别：

1. 肛周结核性脓肿 多发生在肛提肌以下的间隙中，常与全身其他部位原发结核并存，身体虚弱，发病缓慢，疼痛轻微；局部症状轻，脓液稀薄，混有坏死组织。

2. 骶髂骨结核性脓肿 病程长，病史清楚，有全身症状，X 线摄片有骨质变化，与肛门和直肠无病理联系。

3. 汗腺炎性脓肿 发生在肛门周围皮下。一般无明显全身症状，脓肿浅在、分散且在皮下相互通连。脓液黏稠呈白色，有臭味。

4. 肛门皮肤毛囊炎和疖肿 与肛窦无病理联系，病变在肛门周围皮下，浅在，肿胀中心与毛囊开口是一致的，其中有脓栓，多数自行破溃。

5. 肛门旁皮脂腺囊肿 肿物呈圆形、表面光滑，病程缓慢。皮脂腺囊肿与肛窦无关，肿物有完整囊壁，内容物呈面泥样，无感染则局部无明显炎症，无全身症状。

6. 骶前囊肿、畸胎瘤 发生部位在直肠后壁，脓腔不明显，脓腔壁硬，触之腔内有分叶感和异物感，无明显压痛。全身症状轻，局部非急性感染期症状也不明显。通过 X 线检查可发现骶骨与直肠之间有肿块，其中多有不均匀的钙化阴影。

7. 梅毒性脓肿 多发生在皮下或坐骨直肠间隙，局部症状轻，脓液稀薄而污秽有臭味。血液检查，梅毒反应阳性。此种脓肿极少见，但亦不可忽视。

8. 平滑肌瘤 儿童罕见，平滑肌瘤肿物呈圆形，表面光滑、质实坚硬，与肛窦无关。全身无症状。病理检查即可鉴别排除。

9. 血栓性外痔 感染化脓发生在肛缘，无明显全身症状，脓液中混有黑色凝血块，剥开或送病检即可鉴别。

六、治　疗

目前，小儿肛周脓肿治疗的研究还不够深入，治疗方案尚存在争议。随着年龄增长，幼儿生理功能和结构逐渐健全，绝大多数小儿肛周脓肿可以自愈，故美国《尼尔逊儿科学》主张该病无需治疗或仅需非手术保守治疗，而部分国内外学者担心肛周脓肿会进一步发展为肛瘘而主张早期手术。应根据具体病情选择合理治疗方法。

（一）非手术治疗

1. 没有上述易感因素的婴儿基本无需治疗，本病通常可以自愈。即使有瘘形成，也主张观察与保守治疗，因为这种瘘在 2 岁前通常可以自行痊愈。

2. 有易感因素的年长儿，如果仅轻度不适，无发热或其他全身性疾病体征，进行局部清洁和使用抗生素便可以控制。免疫功能低下的患儿外科手术干预甚至可能造成一个更大的、难以愈合的伤口。

3. 伴有严重的全身症状的患儿需要积极干预，并同时处理易感因素，可酌情使用广谱抗生素。

（二）手术治疗

目前手术术式主要包括脓肿切开引流术、脓肿切开挂线术等，但要注意非肛瘘性脓肿切勿盲目寻找内口，以免造成假性瘘管或内口而不愈。

1. 脓肿切开引流术 脓肿形成期，局部有明显波动或穿刺有脓时，行脓肿切开引流，做放射状切口，大小与脓肿一致，放置引流条并保持引流通畅。

2. 脓肿切开挂线术 有瘘管形成的肛周脓肿，于脓肿波动最明显处放射状切开，排净脓液后，将切口作为外口穿入连接橡皮筋的探针，自瘘管内口或最薄弱处穿出，结扎并收紧橡皮筋，注意松紧适宜。

案例 48-1 解析 3

临床诊断：小儿肛周脓肿。

诊断要点：

1. 无明显诱因的哭闹不止，仰卧位或排便时哭闹更重，体温升高可达 38～39℃，可伴有拒乳、食欲减退、精神不振。

2. 查体见肛门局部出现红、肿、热、痛炎症改变。开始较硬，随后中央变软，颜色暗红，出现波动，破溃后有脓液排出。

3. 影像学检查见肛管直肠周围脓肿样影像学回示，含准确部位、深度、范围及与肛管直肠之间关系描述。

治疗理念：根据具体病情选择合理治疗方法。

1. 没有易感因素的婴儿基本无需治疗。

2. 以非手术治疗为主。

3. 若需手术治疗，推荐脓肿切开引流术、脓肿切开挂线术。

（江　滨　陆雅斐）

思 考 题

1. 小儿肛周脓肿有哪些临床表现？
2. 小儿肛周脓肿应与哪些疾病相鉴别？

第四十九章 小儿肛瘘

学习目标

掌握 小儿肛瘘的临床表现、诊断、鉴别诊断和治疗。

熟悉 小儿肛瘘的辅助检查手段。

了解 小儿肛瘘的病因和病理。

案例 49-1

患儿，男性，4岁。主因"肛周皮肤破溃流脓反复发作1年"于门诊就诊。

患儿1年前无明显诱因出现肛门周围红肿，疼痛，排便时哭闹，无发热，至当地医院就诊，考虑为肛周脓肿，予以金黄膏外用，口服抗生素，具体药物不详。用药2天后，皮肤破溃流少许脓液，疼痛减轻。后1年内出现2次肛门潮湿、疼痛、流脓。既往体健，无肝炎、结核等传染病史，无手术、外伤、输血史。

专科检查： 查肛门截石位6点位距肛门2cm处有一瘘口，挤压时有脓液溢出，并可触及硬条状物通向肛内，轻度压痛。直肠指检未及肿物。

问题：

1. 首先考虑何种疾病？

2. 应与哪些疾病相鉴别？

3. 治疗原则有哪些？

肛瘘（anal fistula）是指肛周皮肤与肛管或直肠相通的一种异常管道，绝大多数是肛周脓肿破溃或切开引流后形成，也可以说肛瘘和肛周脓肿是一种疾病的两个不同阶段，肛周脓肿破溃或切开引流后不能自行愈合而反复发作的原因，也就是肛瘘形成的原因。肛瘘是肛肠科最常见的疾病之一，也是小儿常见的疾病之一。据国内外文献报道，小儿肛周脓肿及肛瘘患者占总发病例数的 0.5%~4.3%，超过 3/4 的肛瘘患儿在 1 岁以内即出现肛周脓肿或肛瘘的始发症状，出生后 6 个月以内发病者占小儿肛瘘的 2/3，且男性患儿占据绝大部分（＞92.4%）。小儿肛瘘发病部位多在肛门两侧，即截石位的肛周 3、9 点位，瘘管多较浅而直行，复杂而瘘深的瘘管较少，有部分患儿未治可自愈，待成人后可再发。

一、病 因 病 理

关于婴幼儿患肛瘘的病因，目前尚不完全清楚，可能与下列因素有关。

1. 局部解剖结构特殊性 小儿骶骨发育不完全，骶骨弯曲尚未形成，直肠因失于支撑呈垂位；加上小儿两侧坐骨结节距离较近，盆底肌肉、肛门内括约肌紧张度较弱，导致排便时粪便容易直接压迫肛管齿状线处，肛窦黏膜因摩擦反复受损，致使细菌入侵，肛腺感染，进而发展为肛瘘。

2. 肛门部先天发育异常 小儿肛门部异常发育，如隐窝过深或过浅、肛隐窝壁增厚、数个肛隐窝融合等，使得粪便易于留存而发生肛隐窝感染。肛隐窝感染若引流不畅，极易通过肛腺管逆行诱发肛腺炎，进而向肛管直肠周围扩散，发展为肛瘘。

3. 激素水平异常 肛腺分泌黏液，经肛腺管排出至肛隐窝处，其分泌能力受体内雄性激素水平影响。研究表明，新生儿，尤其是男性新生儿，受母体高雄激素环境的影响，肛腺分泌异常活跃，分泌物排出不畅则阻塞肛腺管，加之小儿肛门直肠黏膜局部免疫能力较薄弱，患肛周脓肿即肛瘘风险增加。

4. 其他因素　小儿肛管短、肛门腺发达、肛门括约肌松弛，且皮肤黏膜防御能力较弱。若粗糙厕纸或尿布等外物刺激肛周皮肤，可导致肛门局部外伤或皮肤炎症，致使毛囊、汗腺、皮脂腺感染，形成肛周皮下脓肿与肛窦相通而形成肛瘘。小儿易发生胃肠功能失调，排便次数、质地的异常增加了肛隐窝及黏膜损伤的风险，进而致使肛瘘发生。此外，新生儿免疫功能不全，如生理性缺乏免疫球蛋白 G（IgG）、免疫球蛋白 A（IgA）等，亦增加了感染风险。

肛周脓肿自行破溃或切开引流后，由于内口的存在而反复感染，以及瘘管的存在而不能自行愈合，故形成肛瘘。

二、分　　类

小儿肛瘘的内口多发生于齿状线前后部或左右两侧，其瘘管走向皮下、肌间，因而小儿肛瘘多为低位肛瘘。其中，低位单纯性肛瘘仅有一条管道，通过内外括约肌间或外括约肌浅层，一个内口居于齿状线肛隐窝处；低位复杂性肛瘘管道有两个以上，瘘管通过内外括约肌间或外括约肌浅层，内口一个或几个，居肛隐窝处。

三、临　床　表　现

患儿多数有肛周脓肿的病史，表现为肛周皮肤出现半球状或块状硬结，且硬结周围有红肿，伴皮温升高，肿物可触及波动感，破溃之后，可有黄色脓液或白色分泌物从破溃口溢出。因破溃部位长时间无法自行愈合，则形成肛瘘，可见肛周溃口或溃口处凹陷明显，部分患儿肛瘘触诊时可及坚硬纤维化条索状管道通向肛内。硬结多为一处先发，后期可蔓延至 2～3 处。溃口形成后距离肛缘长度一般不超过 3cm，大部分瘘管属于浅表呈直线状的简单类型，高位复杂性肛瘘比较少见。

> **案例 49-1 解析 1**
>
> 本例患儿 1 年前出现肛门边红肿，疼痛，排便时哭闹，无发热，考虑为肛周脓肿。经金黄膏外用，抗生素口服治疗 2 天后，皮肤溃破流少许脓液，疼痛减轻，后 1 年内出现 2 次肛门潮湿、疼痛、流脓。

肛门镜检查可在直视下看到齿状线区充血肿胀、颜色暗红，或见红肿的肛隐窝及突起结节，挤压瘘管壁可见脓液自内口向肠腔溢出；如瘘管注入染色剂，可看到内口着色区。直肠指检常可于齿状线附近扪及瘘管的内口，其内口大小不一，直径多为 0.5～1mm；若在瘘口处行触诊，往往可触及一较硬的条索状物，此为肛旁瘘的瘘管。由于小儿以直肠瘘为多见，若把左手示指插入肛门直肠内，用右手持探针经外口探入，可在直肠内触及插入的探针，探针进入直肠处即为瘘管的内口。应注意，检查时切勿用力过猛，以免造成假道。

> **案例 49-1 解析 2**
>
> 该患儿检查可见肛门截石位 6 点位距肛门 2cm 处有一瘘口，挤压时有脓液溢出，并可触及硬条状物通向肛内，轻度压痛。直肠指检未及肿物。

四、辅　助　检　查

B 超检查对肛瘘的诊断有重要的意义，通过 B 超检查可以发现瘘管的走行以及内口的位置，对于肛外触诊、肛内指诊及探针检查等难以明确的肛瘘患儿，尤其是复杂性肛瘘者，可采用超声检查，或者 MRI 等辅助检查，以明确内口位置、瘘管走行方向、其与肛门括约肌的关系及有无残余脓腔等，有利于指导治疗。

五、诊　　断

小儿肛瘘多见低位，诊断简单，指诊结合临床表现即可确诊。若无法确定内口位置，多因肛瘘静止期内口或瘘管暂时堵塞，可使用 B 超或 MRI 检查。明确内口位置是肛瘘治疗的关键。

> **案例 49-1 解析 3**
> 　　该患儿根据 1 年前肛周脓肿病史，后皮肤破溃、肛门潮湿、疼痛、流脓反复发作，破溃未自行愈合；结合肛门部视诊见肛周截石位 6 点位距肛门 2cm 处有一瘘口，触诊挤压时有脓液溢出，并可触及硬条状物通向肛内，轻度压痛，可初步做出肛瘘的诊断。可进一步行肛门镜、探针及染色检查、肛周超声、MRI 检查，以明确内口位置、瘘管走行方向、其与肛门括约肌的关系及有无残余脓腔等，并排除结直肠肿瘤等其他病变。

六、鉴 别 诊 断

小儿肛瘘的诊断并不困难，但需与下列疾病鉴别。

1. 肛门部脓皮病　是链球菌和葡萄球菌感染引起的化脓性皮肤病，多发于儿童。常因为细小的抓伤、裂伤或昆虫叮咬而感染，多见于炎热、潮湿的夏天。表现为皮肤红斑或肿块，后发展为脓疱，脓排出后结痂，伴瘙痒，痊愈不留瘢痕，如搔抓患处可向其他部位迅速播散，不局限于肛门附近皮肤，肛管内无内口。

2. 肛门部化脓性汗腺炎　是皮肤及皮下组织的慢性炎症性疾病，常可在肛周皮下形成瘘管及外口，流脓，并不断向四周蔓延。检查时可见肛周皮下多处瘘管及外口，皮色褐而硬，肛管内无内口。

3. 肛门部疖、痈　是发于肌肤浅表部位或皮肉之间的急性化脓性疾病，可见局部皮肤红肿、疼痛，后红肿消退或化脓破溃，不与肛管直肠相通。

> **案例 49-1 解析 4**
> 　　本例患儿有明确的肛周脓肿病史，反复发作的肛门潮湿、疼痛、流脓，肛门周围皮肤瘘口，挤压见脓液溢出，并可触及硬条状物通向肛内，临床提示小儿肛瘘诊断。但肛门部皮肤红肿、疼痛、流脓仍可见于其他小儿易患疾病，应一一予以鉴别，以防误诊、漏诊。其中，借助检查手段明确肛周皮肤化脓性病变是否与肛管或直肠相通是鉴别诊断的重要之处。

七、治　　疗

由于小儿处于特殊的生长发育阶段，小儿肛瘘的治疗与成人肛瘘存在诸多差异。

大部分患儿肛瘘管道较为短浅，排脓后症状可很快减轻，随着年龄增长，小儿免疫功能开始建立，部分患儿可自愈。因此，一般不主张手术治疗。对此，应对症处理，每日清洁肛门并坐浴，适当使用抗生素及外用药膏，消炎消肿，控制和减少继发感染再次形成脓肿。对于经保守治疗效果较差，治疗后仍反复发作、病情复杂、全身症状重或病情危急的患儿可考虑行手术治疗。

手术主要包括肛瘘切开或切除术和肛瘘挂线术。肛瘘切除术是将感染的肛腺及相关坏死组织包括窦道、内外口彻底清除后并引流的治疗方式。肛瘘挂线术是利用结扎线的机械作用，一方面以其紧缚所产生的压力或收缩力，缓慢勒开管道，给断端以生长并和周围组织产生炎症粘连机会，从而防止肛管直肠环突然断裂回缩而引起肛门失禁的发生；另一方面结扎线又起到引流作用。挂线术操作简单，引流充分，有效防止伤口桥形愈合，对患儿机体损伤小，疼痛轻，家属易于接受，在临床治疗小儿肛瘘得到广泛应用。

准确处理内口、去除感染源头，保持切口引流通畅是手术治疗的主要目的，也是肛瘘痊愈的两大重要因素。切除术和挂线术并无优劣之分，只是适应证不同，但对位置较高或具有多发内口的复杂性肛瘘，挂线术的适应面更宽广。目前对于肛瘘患儿手术时机、术式的选择争议较大，仍需临床医师根据患儿具体情况加以考量。

案例 49-1 解析 5

临床诊断：小儿肛瘘。

诊断要点：

1. 肛周脓肿病史。

2. 肛门部皮肤破溃、流脓、疼痛，反复难愈。

3. 查体见肛门截石位 6 点位距肛门 2cm 处有一瘘口，挤压时有脓液溢出，并可触及硬条状物通向肛内，轻度压痛。直肠指检未及肿物。

治疗原则：以非手术治疗为主，若疗效不佳、病情复杂，结合患儿具体情况考虑手术治疗。

1. 以非手术治疗为主。

2. 每日清洁肛门并坐浴，适当使用抗生素及外用药膏。

3. 若需手术治疗，结合病情使用肛瘘切开术或挂线术。

（刘仍海）

思 考 题

1. 小儿肛瘘临床表现有哪些特点？应与何种疾病相鉴别？

2. 小儿肛瘘的非手术治疗有哪些？

第五十章 小儿直肠脱垂

学习目标

掌握 小儿直肠脱垂的分类、临床表现、诊断、鉴别诊断和治疗。

了解 小儿直肠脱垂的病因及病理

> **案例 50-1**
>
> 患儿，男性，8岁。主因"排便后肿块脱出1年"于门诊就诊。
>
> 患儿1年前无明显诱因出现便后肛内有物脱出，脱出物站立时可自行回纳，无疼痛，无便血，大便正常。曾至当地医院就诊，考虑为脱肛，予以中药外洗治疗，未见好转。现脱出物逐渐增大，时有黏液流出，伴有肛门潮湿、瘙痒，遂来就诊。既往体健，无肝炎、结核等传染病史，无手术、外伤、输血史。
>
> 专科检查：患儿蹲位嘱行排便动作时，可见直肠黏膜脱垂，约3cm，呈环状，站立时能自行回纳。指诊：肛门较松弛，未触及肿物。
>
> **问题：**
>
> 1. 首先考虑何种疾病？
> 2. 应与哪些疾病相鉴别？
> 3. 治疗原则有哪些？

直肠脱垂（rectal prolapse）简称脱肛，是指肛管、直肠甚至乙状结肠部分或全部向下移位并脱出肛外的一种疾病。直肠黏膜下移或直肠壁部分下移，称直肠黏膜脱垂或不完全性脱垂；直肠全层甚至乙状结肠脱出肛外称完全性脱垂。小儿直肠脱垂（pediatric rectal prolapse）以不完全性直肠黏膜脱垂为多见，好发于3岁以下的儿童，少数患儿可至10岁。由于本病病因复杂，属肛肠科难治性疾病。目前小儿直肠脱垂的发病率在逐年下降，临床中发现该病是一种自限性疾病，多数患儿通过保守治疗后可以痊愈。

一、病 因 病 理

▶（一）病因

关于小儿直肠脱垂的病因，目前尚未完全明确，大多是先天性因素引起，如先天解剖发育不良，也可能是后天性因素导致，如小儿营养不良、腹压增加等。

1. 先天性因素 婴幼儿骶骨弯曲发育不全，骶曲曲度过直，肛直角尚未形成，负压垂直作用于直肠，或盆底肌肉组织薄弱，直肠周围组织发育欠佳，直肠承担支持作用。当腹腔内向下的压力增加时，直肠没有骶骨支撑，加之周围组织固定不牢，容易向下移位脱出从而发生直肠脱垂。

2. 后天性因素 小儿患有慢性消耗性疾病或吸收障碍，导致营养不良，体质虚弱，容易引起骨盆肌肉和肛门括约肌的衰退和无力，失去对肛管和直肠的支撑、固定作用。若伴随腹泻、便秘、咳嗽、易哭闹等因素导致腹压长期增高，则会推动直肠向下移位，甚至自肛门口脱出而发生直肠脱垂。

▶（二）病理

目前对直肠脱垂的发生有两种学说。一是肠套叠学说，正常时直肠上端固定于骶骨岬附近，若腹压增加或盆底松弛，固定部位也松弛，使与直肠交界处的乙状结肠发生套叠，套叠部位不断下移，最终使直肠向肛门脱出。二是滑动疝学说，认为直肠脱垂是由于腹腔压力增高和盆底组织松弛，子宫直肠陷凹或膀胱直肠陷凹处的直肠前壁被迫向下推移，将直肠前壁压入直肠壶腹，最后经肛门脱出形成盆底疝。

二、分　类

临床中根据脱出肛门外的组织成分和部位，将直肠脱垂分为不完全性脱垂和完全性脱垂，其中直肠黏膜下移或直肠壁部分下移，称不完全性脱垂或直肠黏膜脱垂，直肠全层脱出称完全性脱垂。此分类标准更符合成人直肠脱垂的分型。

针对小儿直肠脱垂，临床中将其分为三型。Ⅰ型为排便或腹压增加时直肠黏膜脱出，是由直肠下部黏膜与肌层附着松弛所致，脱出长度 3～4cm，色淡红，触之柔软无弹性，便后可自行回纳，是小儿特有的类型。Ⅱ型为直肠全层脱出，脱出物长 5～10cm，呈圆锥形，表面有环状多个黏膜皱襞，色淡红或暗红，触之较厚有弹性，肛门松弛，便后有时需用手托回。Ⅲ型临床少见，表现为肛管、直肠全层或部分乙状结肠脱出，呈圆柱形，触之很厚，肛门极松弛，直肠黏膜可有糜烂出血，分泌物较多。

三、临床表现

小儿直肠脱垂初期表现为排便时有淡红色肿块自肛门脱出，便后可自行回纳。肿物反复脱出，体积增大，便后需用手托回肛门内，常伴有排便不尽和肛门下坠感。特别是体弱小儿，肿块可在哭闹、咳嗽、排尿甚至站立时脱出，且不易回纳，部分伴下腹部及腰部胀痛，或有尿频、便秘等症状。随着脱垂加重，可引起不同程度的肛门失禁，常有黏液流出，致使肛周皮肤潮湿、瘙痒，黏膜反复脱出亦可发生水肿、糜烂、破溃、出血等，甚至有绞窄坏死的危险。

案例 50-1 解析 1

本例患儿既往有便后肛内有物脱出的病史，脱出物站立时可自行回纳，无疼痛，无便血，大便正常，脱出物逐渐增大，时有黏液流出，伴有肛门潮湿、瘙痒。

四、诊　断

本病以肛门部肿物脱出为主要临床表现，反复脱出日久者，可出现肛门坠胀、大便不尽、黏液血便等症状。小儿有便时肛内肿块脱出的病史，尤其是在蹲位下用力屏气，可见肛门外有与肛管皮肤相连的直肠黏膜脱出；直肠指检可见肛门口扩大，感知肛管括约肌松弛，触摸到折叠的黏膜，即可确诊为小儿直肠脱垂。

小儿直肠脱垂有时很难让人发现，但是会让患儿表现出便秘、坠胀或黏液血便等症状，这时需要做以下检查明确诊断，以免耽误治疗。

1. 视诊　嘱小儿下蹲后用力屏气或咳嗽，使腹部的压力增加，观察有无直肠脱出的现象。

2. 指诊　通过直肠指检判断肛门括约肌的功能状态是否正常，直肠壶腹部是否可触摸到折叠的黏膜。

3. 内镜检查　观察肠道内的具体情况，特别是明确直肠脱垂的程度，也是确诊直肠脱垂的主要方式。

4. 消化道造影或 MRI　观察肠道功能状况，评估肠周围组织与器官功能，对于治疗方案的确定具有一定指导意义。

五、鉴别诊断

小儿直肠脱垂应结合临床表现和辅助检查与下列疾病相鉴别。

1. 内痔　内痔脱出后，各痔核之间一般存在正常的黏膜凹陷，痔黏膜充血，色鲜红，指诊肛门括约肌收缩有力。直肠黏膜脱垂可见表面光亮平滑，指诊肛门括约肌松弛，有明显的放射状纵行沟纹和直肠环圈。

2. 直肠息肉　为直肠黏膜壁上的新生物，低位或带蒂息肉便时可脱出肛外，呈圆形或椭圆形的肿物，还纳后仍能在直肠内触及可上下移动的肿物，肛门镜检查可协助诊断。

3. 肠套叠　严重肠套叠的套入部分有时也能从肛门翻出类似直肠脱垂。肠套叠肠管脱出者，在脱出部与肛门之间有间隙，直肠脱垂可触及直肠肛管与脱垂肠管间的黏膜反折，依据病史及体征不难鉴别。

> **案例 50-1 解析 2**
> 本例患儿有明确的直肠脱垂病史，反复发作，脱出物逐渐增大，时有黏液流出，伴有肛门潮湿、瘙痒，临床提示小儿直肠脱垂。虽已明确诊断，但肛内脱出物性质不明，需与内痔、直肠息肉等相鉴别，以防误诊、漏诊。

六、治　疗

小儿直肠脱垂是一种自限性疾病，应以保守治疗为主，其目的重在减轻、消除症状。首先应纠正造成腹压增加的因素，如便秘、腹泻、咳嗽等，消除诱发因素后部分小儿直肠脱垂可自愈。若直肠脱垂明显，保守治疗效果不佳，则结合患儿具体情况行手术治疗。

（一）保守治疗

1. 中药内治法

（1）脾虚气陷证：便时肛内肿物脱出，轻重不一，色淡红，伴有肛门坠胀，大便不尽，神疲乏力，食欲不振，舌淡，苔薄白，脉细弱。

治宜补气升提，收敛固涩。

方用补中益气汤加减。脱垂较重者，可重用升麻、柴胡、黄芪。

（2）湿热下注证：肛内肿物脱出，色紫暗或深红，甚则表面溃破、糜烂，肛门坠痛，肛内指诊有灼热感；舌红，苔黄腻，脉弦数。

治宜清热利湿，消肿止痛。

方用萆薢渗湿汤加减。出血多者加地榆、槐花、侧柏炭。

2. 中药熏洗法　可直接作用于小儿肛门脱垂部位，治疗时无不适感，易于患儿接受。临床常以枯矾、五倍子、苦参、没药等组方煎水熏洗，以发挥收敛固涩、清热燥湿、活血化瘀、消肿止痛等作用。

3. 中药外敷法　可分为患部敷药和脐敷药。患部敷药是将药物直接作用于患部，而脐部较薄弱亦有利于药物的渗透和吸收。外敷药物常以五倍子、煅龙牡、枯矾、黄芪等组方，以达到收敛固涩补气升提的效果。

4. 针灸疗法　直肠脱垂具有一定效果，结合艾灸或电针可进一步增强肛门括约肌功能，改善肛门局部症状。临床中常取百会、气海、承山、大肠俞、长强等穴，肾虚者配关元、肾俞；脾虚者配足三里、脾俞。

5. 推拿疗法　可加强小儿肛门括约肌收缩功能，缓解直肠脱垂相关症状。治疗时患儿取仰卧位，两手轻柔按摩腹部，再用中指尖按压肛门周围，以向上缩提肛门。

6. 注射疗法　将硬化剂注射到直肠黏膜下层或直肠周围间隙，通过药物产生无菌性炎症，局部组织纤维化，使分离的直肠黏膜与肌层或直肠周围组织粘连固定而达到治疗效果。黏膜下注射法适用于Ⅰ、Ⅱ型直肠脱垂，以Ⅰ型直肠脱垂效果最好，直肠周围注射法适用于Ⅱ、Ⅲ型直肠脱垂。

注射疗法具有不破坏直肠组织解剖结构、直肠功能损伤小、操作简单、费用低廉、可重复使用等优点，但也存在不可忽视的缺点，如黏膜水肿、局部组织感染、坏死穿孔、广泛粘连硬化、肛门狭窄等。

（二）手术治疗

小儿完全性直肠脱垂的手术方式较多，其目的是消除其先天性解剖发育缺陷，无论经腹还是经会阴入路，基本手术原理包括紧缩肛门，抬高及修复盆底，切除或折叠冗长的直肠、乙状结肠，悬吊及固定直肠等。手术方式有肛门环缩术、直肠脱垂黏膜切除术、直肠悬吊固定术、直肠后方折叠术、直肠后填塞术、直肠乙状结肠切除术、腹腔镜直肠单纯固定术等，临床中应根据患儿具体情况进行行术式的选择。

案例 50-1 解析 3

临床诊断：小儿直肠脱垂。

诊断要点：

1. 肛内有物脱出病史。

2. 脱出物逐渐增大，反复发作，时有黏液流出，伴有肛门潮湿、瘙痒。

3. 查体见患儿蹲位行排便动作时直肠黏膜脱垂，约 3cm，呈环状，站立时能自行回纳，指诊：肛门较松弛，未触及肿物。

治疗原则：以保守治疗为主，若疗效不佳，则考虑手术治疗。

1. 去除造成腹压增加的因素。

2. 以保守治疗为主，重在减轻、消除患儿症状。

3. 若需手术治疗，结合病情可联合注射疗法。

（刘仍海）

思 考 题

1. 小儿直肠脱垂应与临床中哪些疾病相鉴别？

2. 小儿直肠脱垂应如何预防与调护？

第五十一章 骶尾部脊膜膨出

学习目标

掌握 骶尾部脊膜膨出的临床表现、诊断和治疗。

熟悉 骶尾部脊膜膨出的病理和分类。

了解 骶尾部脊膜膨出的病因。

案例 51-1

患儿，男婴，3 个月。因"出生后发现骶尾部包块"于门诊就诊收住入院。

患儿系 G2P2，足月顺产，产时无窒息，出生后母乳喂养，按时添加辅食，生长发育与同龄儿相仿，排便排尿正常。

体格检查：生命体征正常，体重 6.5kg，身高 62cm，一般情况好，营养良好。骶尾部可触及质软包块，四肢肌力正常。

辅助检查：腰椎 MR 平扫各序列扫描见 L_1～L_3 椎体水平脊髓和脊髓向背侧膨出，L_1 水平脊髓后方见少许条状 T_1WI 高信号，T_2WI 高信号，脊髓信号未见明显异常；约 L_3 椎板不连续，腰椎生理弯曲存在，各腰椎椎体信号未见明显异常。椎间盘形态、信号未见明显异常。脊髓低位，圆锥似位于 L_3 水平。诊断：腰段脂肪脊髓脊膜膨出，约 L_3 椎板不连续；脊髓栓系。

问题：

1. 首先考虑何种疾病？
2. 发病机制是什么？
3. 如何治疗？

脊髓脊膜膨出是由于胚胎期神经轴中胚叶发育缺陷、神经管闭合不全形成脊柱裂所致。常伴有局部脂肪异常增生及合并脊髓圆锥下移，终丝粗大、短缩，尤以骶尾部脊膜膨出发生率高，所以此类患儿出生时多已合并脊髓栓系的症状，其临床症状有不同程度的双下肢无力和大小便功能障碍，如不及时治疗或手术方式不当会严重影响患儿的生活质量。全球发病率约 0.05%～0.1%，我国为高发区，发病率大约为 0.1%～1.0%。

一、病因病理

脊膜膨出为胚胎时期神经管闭合发生障碍，引起脊柱、椎管闭合不全，使硬脊膜及蛛网膜从裂隙处膨出形成囊性肿物，囊内充满脑脊液，表面有皮肤遮盖，有时中央很薄，膨出的囊腔内有脊髓或神经根存在。囊腔通过椎板缺损处形成较细的颈，有时此颈被粘连封闭。表现为患者背部正中一圆形或椭圆形膨出物，基底较宽，表面有疏密不一的长毛和（或）异常色素沉着。该症多发生在脊椎背侧中线部位，以腰骶段最常见，发生于骶尾部的称骶尾部脊膜膨出，少数发生在颈段或胸段。骶尾部的脊髓脊膜膨出者有松弛性大小便失禁，足内翻、下垂或有高弓足畸形。腰部脊髓脊膜膨出者可表现双下肢瘫痪、神经性膀胱、便秘，下腹部可触及结肠内粪块堵塞或胀大的膀胱（图 51-1）。

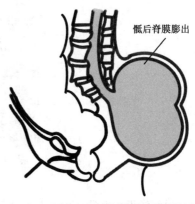

骶后脊膜膨出

图 51-1　向体表突起的骶尾部脊膜膨出

二、分　类

1. 按椎管内有无内容物膨出　临床上将小儿先天性脊柱裂按椎管内有无内容物膨出，分为 2 种类型：显性脊柱裂与隐性脊柱裂。隐性脊柱裂常见，不伴有脊髓向外膨出；显性脊柱裂相对少见，包括脊膜膨出和脊髓脊膜膨出。

2. 按组织学形态　病理学则根据组织学形态分以下 4 大类：①隐性脊柱裂：是一种轻微病变，

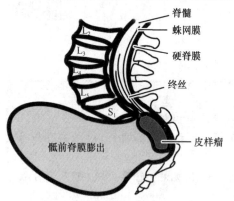

多在 $C_5 \sim S_1$ 平面，局部脊椎后弓的单纯发育不全，骨质有缺损，无脊膜或神经组织向外膨出，通常无临床症状，常通过病变区域皮肤微凹、窦道、过度色素沉着斑、血管瘤或脂肪瘤来提示诊断。②脊膜膨出：神经管闭合完全，脊髓位置正常，囊外被皮肤，硬脊膜附着于棘突缺损边缘，囊壁由纤维胶原组织构成，内含脊膜上皮细胞，可形成不规则裂隙排列、围成腺泡状或长带状结构，但不形成硬膜和蛛网膜，囊壁内还可见紊乱增生的纤细神经、平滑肌束和血管。③脊髓脊膜膨出：常被覆与透明膜厚度相似的皮肤，膨出的囊腔内含神经胶质组织。④开放性脊髓脊膜膨出：亦称脊髓外翻，好发于腰段及胸腰段，表面见裸露脊髓，可形成圆形或卵圆形溃疡（图 51-2）。

图 51-2　向骶前突起的骶尾部脊膜膨出

三、临床表现

骶尾部脊膜膨出患儿出生后即发现骶尾部有囊性肿物，一般多向背侧隆起，偶有向前侧隆起则不易被发现。囊性肿物周边大部分或全部有正常皮肤覆盖，中央有菲薄的膜性组织或肉芽面（图 51-3）。触之肿物有紧张感或囊性感，囊内液体（脑脊液）部分可以还纳入椎管内。绝大部分婴儿哭闹时肿物有冲击感，触之有痛觉，透光试验多为阳性。挤压膨出之肿物时，前囟门可触到冲击感，肿物基底部可触及骨缺损，绝大多数在正中，也有少数偏左。脊膜膨出大多数为单个，多个者极少见。大小不等，小者直径约 1～2cm，成人指头或鸡蛋黄大小，大者可达新生儿头大小。肿块所在部位可有毛发增多、色素沉着，局部皮肤有红色斑痣样血管瘤或者畸形。皮肤大多正常，有正常的皮下组织。脊膜膨出合并脂肪瘤后皮下组织增厚，呈分叶状，质软，局部深筋膜及肌肉缺如。向脊膜膨出的边缘推移，在脊膜膨出的基底部边缘可触及骨质缺损，囊肿质软，波动感不明显，囊肿一旦破裂后因脑脊液泄漏而萎缩。

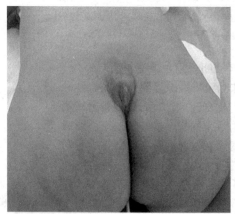

图 51-3　向体表突起的骶尾部脊膜膨出
图片来自上海儿童医学中心

脊髓脊膜膨出常有不同程度的下半身神经症状，如下肢瘫痪及大小便失禁。骶尾部脊膜膨出，常有马尾神经症状，如肛门括约肌松弛，因膀胱饱满压迫耻骨上部而出现滴尿的尿潴留，便秘者常有粪块或粪石，两下肢感觉及运动障碍，出现发冷、青紫和水肿，容易发生溃疡，有时常有下垂内翻足及高弓足等畸形。

四、辅 助 检 查

超声对于胎儿时期的骶尾部脊膜膨出的诊断有重要意义，可发现胎儿骶尾部有液性暗区向背侧或腹侧膨出，囊壁薄而光滑。X线脊柱正侧位片，可显示脊椎异常的部位、范围、椎板裂隙的间距。CT检查可发现骶尾部骨性椎弓的先天性不连续，轻度的脊柱裂椎板中线有透亮裂隙，重度的脊柱裂椎板可垂直向下呈"八"字分开，椎弓根间距增宽，棘突消失。

MRI能够明确鉴别出单纯脊膜膨出、脊髓脊膜膨出以及有无脊髓栓系综合征，从而指导临床及时修改手术或麻醉方案，避免损伤脊髓或马尾神经丛，为制定手术方案提供可靠依据。因此，MRI是现如今诊断脊膜膨出的最佳影像学检查方法，应作为脊膜膨出术前的常规检查。神经电生理检测：有运动和感觉障碍的患儿可做神经电生理检测，以判定脊髓损伤的程度，胫后神经诱发电位可判断脊髓栓系综合征患儿神经功能损害程度及病变部位。胫后神经、腓总神经传导速度检测可评价外周神经功能，对判断病情、估计预后具有重要意义。肛门直肠测压及膀胱尿道测压，对判定患儿大小便失禁的程度和术后恢复情况可提供客观指标。椎管内造影，对椎管内有明显的占位性病变可明确诊断，并对其定位和确定病变的范围很有价值。

五、诊 　 断

骶尾部脊膜膨出是临床少见病例，临床医生在临床碰到相关病例时，要有骶尾部脊膜膨出的医学印象，根据临床症状、体征及辅助检查，一般诊断并不困难。若没有相关医学知识储备，可引起临床误诊误治。超声、CT、MR对于诊断骶尾部脊膜膨出有很好的指导价值，若影像学支持骶尾部脊膜膨出的诊断，应同时注意检查患儿有无合并症，包括神经系统检查。

六、鉴 别 诊 断

1. 未成熟畸胎瘤　脊髓脊膜膨出病变中可见明显的神经胶质成分，浅表的神经胶质成分常有室管膜分化现象，可被误认为是原始神经管结构而诊断为未成熟畸胎瘤。

2. 神经胶质异位　如果只是认为神经胶质成分是病变的唯一成分，忽略了内衬脊膜细胞的裂隙样结构，则可能将病变误诊为神经胶质异位。

3. 错构瘤　由于在整个病灶中，除了部分脊髓脊膜膨出病例中可见奇异形细胞和多核细胞外，血管、神经束、神经胶质、平滑肌束等成分都是分化成熟而排列无序，因此可能误诊为错构瘤。

4. 多形性脂肪瘤及高分化脂肪肉瘤　部分脊髓脊膜膨出病例中可见奇异形细胞和多核细胞，其形态特征与多形性脂肪瘤和高分化脂肪肉瘤中的小花样核细胞极为相似，加上病灶中也常见脂肪组织和大量的胶原纤维，极易误诊。

七、治 　 疗

骶尾部脊膜膨出的治疗原则是早期手术，只要患儿出生后无危及生命的严重畸形及儿科疾病均可以在新生儿期手术。若脊膜已经有破溃而无明显感染者应施行急诊手术；对局部有感染者可应用抗生素控制，待炎症消退后以手术治疗。治疗方法是行脊膜（脊髓）膨出切除修补术，同时做椎管内减压、神经松解和终丝切断，以促进神经功能的恢复。

治疗原则：手术是治疗脊髓脊膜膨出的主要方法，但对于手术时机的选择，既往文献报道不一。有学者认为最好在1~1.5岁后手术，理由是：①年龄较大时，膨出囊基底部皮肤较厚，较少发生术后伤口愈合不良的并发症；②年龄较大时排便有规律，术后大小便污染伤口的机会减少；③在此期间可以观察脑积水、神经功能障碍等的发生发展情况；④年龄较大时对手术的耐受力较好。

　　而也有学者认为应尽早实施手术，病程越短效果越好，理由包括：①早期脊柱裂孔小，突出物不大，手术操作简便、时间短、创伤小；②早期手术阻止了病情发展，避免由于脊柱比脊髓生长相对迅速而造成脊髓栓系综合征；③早期脊髓、马尾神经的膨出比例较低，膨出神经与囊壁的粘连轻，有利于手术分离；④脊髓脊膜膨出患儿下肢活动障碍，缺乏有效锻炼，椎旁肌肉、筋膜发育不良致使脊髓脊膜膨出症状加重，而早期手术后患儿能正常活动，有利于组织修复和减少术后复发。

（王永兵）

思　考　题

　　骶尾部脊膜膨出的辅助检查有哪些？

第四篇参考文献

陈孝平, 汪建平, 赵继宗, 2018. 外科学[M]. 9 版. 北京: 人民卫生出版社: 399-401.

刘玲, 武强, 张丽丽, 等, 2018. 儿童脊髓脊膜膨出 115 例病理学特征[J]. 脑与神经疾病杂志, 26(8): 485-490.

马昕, 钟雪梅, 2022. 儿童结直肠息肉的临床特征[J]. 中国实用儿科杂志, 37(12): 886-889.

茆康卫, 练敏, 刘志峰, 等, 2018. 儿童结直肠息肉 670 例临床分析[J]. 临床儿科杂志, 36(10): 738-740.

戚伶俐, 庞晓丽, 焦许果, 等, 2022. 儿童结直肠息肉病理特征及术后随访[J]. 中国实用儿科杂志, 37(12): 906-911.

施诚仁, 金先庆, 李仲智, 2009. 小儿外科学[M]. 4 版. 北京: 人民卫生出版社: 335-337.

王春赛尔, 李景南, 2016. 结直肠息肉发病危险因素的研究进展[J]. 临床内科杂志, 33(11): 788-790.

王晓玉, 李旭, 尹传高, 2022. MRI 在诊断胎儿脊髓发育异常中的价值[J]. 临床放射学杂志, 41(7): 1375-1379.

王洋, 金忠芹, 武庆斌, 2017. 儿童结肠息肉临床诊治分析[J]. 临床儿科杂志, 35(11): 860-863.

杨宗亮, 彭天书, 鲁海燕, 等, 2021. 小儿肛周脓肿及肛瘘根治性手术的实践与思考[J]. 湖南中医药大学学报, 41(3): 412-415.

Michael R B K, Norman S W, 2013. 结直肠与肛门外科学[M]. 郑伟, 李荣, 主译. 北京: 北京大学出版社: 811-814.

Thomson M, Tringali A, Dumonceau J M, et al, 2017. Paediatric gastrointestinal endoscopy: European Society for Paediatric Gastroenterology Hepatology and Nutrition and European Society of Gastrointestinal Endoscopy guidelines[J]. Journal of Pediatric Gastroenterology and Nutrition, 64(1): 133-153.

第五篇 肛肠其他疾病

第五十二章 下消化道出血

学习目标

掌握 下消化道出血的临床表现、诊断和治疗。

熟悉 下消化道出血的分类、鉴别诊断。

了解 下消化道出血的常见病因。

案例 52-1

患者，女性，65岁，退休。主因"黑便半年，加重1月余"于门诊就诊。

病史：半年前无明显诱因出现大便颜色发黑，量少，每日约1~2次，无明显排便时肛周疼痛，呈渐进性加重，偶尔伴有腹部疼痛、腹胀、腹泻等不适，不伴恶心、呕吐、发热等症状，未予注意，1个月前感该症状明显加重，黑便量较前增加，伴有腹部疼痛、腹胀加重。自发病以来，食纳夜休尚可，小便正常，体重减轻约3kg。既往健康，无肝炎、结核病史，无血液病史，无手术、外伤史，2周前行胃镜检查示轻度萎缩性胃炎。

体格检查：轻度贫血貌，心肺查体未见明显异常，右上腹压痛阳性，不伴反跳痛，未触及明显肿块，余腹部查体未见明显异常。直肠指检：膝胸位，肛门外形正常，无红肿及渗出，直肠黏膜正常，探查过程无明显疼痛，未触及明显新生物，指套退出无血迹。

辅助检查：血常规：Hg 78g/L；粪常规：隐血（＋）；肿瘤标志物：CEA 47.5ng/ml。

问题：

1. 首先考虑何种疾病？
2. 如何进行进一步诊断，需行哪些辅助检查明确诊断？
3. 需要与哪些疾病相鉴别？
4. 治疗原则有哪些？

下消化道出血（lower gastrointestinal bleeding，LGIB）指屈氏韧带以远的肠道出血。主要包括小肠（空肠、回肠）出血和结直肠（结肠、直肠和肛门）出血，临床表现根据出血的部位、严重程度及病因不同而异。当出血量小且为慢性出血时，表现为缺铁性贫血、大便隐血阳性等症状；当出血量大或急性出血时，则表现为柏油样便或鲜血便，即血液直接通过直肠排出。虽然对下消化道出血的研究尚不如上消化道出血深入，但是下消化道出血在临床上也较为常见，占全部消化道出血的20%~30%，小肠出血的临床表现、诊治手段和病情转归与结直肠出血也有所不同。

一、病 因 病 理

▮（一）病因

下消化道出血可因消化道本身的炎症、机械性损伤、血管病变、肿瘤、使用有消化道出血风险的药物等因素引起，也可因邻近器官的病变和全身性疾病累及消化道所致。主要原因可分为以下几类：

1. 小肠疾病 常见病因：40岁以下人群常见病因为急性出血性坏死性肠炎、肠结核、克罗恩病、Meckel 憩室或溃疡、肿瘤、息肉综合征、血管瘤、Dieulafoy 病；而40岁以上人群的常见病因包括血管畸形、Dieulafoy 病、应激性溃疡、非甾体类药物相关性溃疡、肿瘤、小肠憩室、缺血性肠病等。

少见病因：过敏性紫癜、小肠血管畸形和（或）合并门静脉高压、遗传性息肉综合征、肠道寄生虫感染、淀粉样变性、血管肠瘘和卡波西肉瘤等。

2. 结肠疾病　常见病因：肿瘤、感染（细菌性、结核性、真菌性、病毒性、寄生虫）、溃疡性病变、结肠憩室、缺血性结肠炎、药物相关性出血（非甾体抗炎药、阿司匹林或其他抗血小板药物、抗凝药物等）、外科操作或内镜操作后出血等。

少见病因：结肠血管畸形、Dieulafoy 病、放射性肠炎、孤立性直肠溃疡、直肠静脉曲张及物理化学损伤等。另外，某些全身疾病如血液系统疾病、肝肾功能不全、结缔组织病等疾病也可引发结直肠出血。

3. 直肠疾病　溃疡性直肠炎、肿瘤、类癌、息肉、邻近恶性肿瘤或脓肿侵入直肠、感染（细菌性、结核性、真菌性、病毒性、寄生虫）、缺血性肠病等。

4. 肛管疾病　痔、肛裂、肛瘘等。

5. 全身性疾病　某些全身疾病，如肝肾功能障碍、凝血机制障碍、血液系统恶性肿瘤、结缔组织病等也可引起下消化道出血。

（二）病理

下消化道出血的病理表现主要包括以下几个方面：

1. 黏膜充血　下消化道黏膜充血呈暗红色或紫红色，有时可呈片状或团块状，易于见到。

2. 黏膜破损、糜烂、溃疡等病变　病变程度不同，轻者仅为糜烂而无溃疡，重者可出现深达肌层的溃疡。

3. 出血　表现为黏液积血、暗红色血便、鲜红色血便等，出血量和持续时间因病变部位、病情严重程度而异。

4. 病变部位的形态学改变　包括肠壁厚度增加或变薄、肠道腔狭窄或扩张等改变，以及病变部位如息肉、肿瘤、炎症包块等的形态学特征。

5. 炎症细胞浸润　炎症反应引起的白细胞、淋巴细胞等浸润表现出不同程度的炎症反应，也可有组织增生等表现。

总之，下消化道出血的病理表现与原发病变密切相关，不同的病因所引起的病理改变和临床表现也不同。对于下消化道出血患者，需要结合临床症状、病史、实验室检查等综合分析，确诊原因，进行个体化的治疗。

二、分　类

根据出血的部位下消化道出血可分为小肠出血和结直肠出血。

（一）小肠出血

小肠出血定义为屈氏韧带起始部至回盲瓣之间的空肠及回肠出血。小肠出血曾经称为不明原因消化道出血（obscure gastrointestinal bleeding，OGIB），指的是常规内镜检查包括胃镜和结肠镜不能明确原因的持续性或反复发作的消化道出血。小肠出血包括显性出血及隐性出血，显性出血可以通过检查手段明确出血部位，症状表现为便血及黑便；隐性出血表现为反复发作的缺铁性贫血及大便隐血试验阳性。由于小肠出血症状通常较隐匿，缺乏特异性，且小肠具有长度较长、排列复杂、腹腔内活动度较大等解剖学特点，通过胃镜及结肠镜检查难以全面探及，导致小肠出血的诊断仍十分困难，漏诊、误诊率较高。

（二）结直肠出血

结直肠出血是指回盲瓣以远至肛门之间的出血，症状表现为突然出现的便血，鲜红色或者暗红色血从直肠排出，右半结肠出血时表现为黑便。出血量较大时可能伴有周围循环衰竭，如头晕、面色苍白、血压下降、心率增快等。在少数情况下，15%的急性下消化道出血患者发现出血来源是急性上消化道出血。这段出血较小肠出血更易诊断，也是临床常见的疾病之一，随着内镜技术以及影像学技术的发展，临床上结直肠出血的诊断和治疗有了很大的进步。大部分的急性下消化道出血会自行停止，但是部分患者特别是老年患者及有并发症的患者中，出血临床症状较重，且常常伴有死亡率的增加。

三、临床表现

（一）小肠出血的临床表现

根据出血的部位、速度、出血量及相关病因，可表现为便血、黑便、缺铁性贫血、粪便隐血试验阳性，若出血量过大，会有全身循环衰竭表现如头晕、乏力、面色苍白、心悸及晕厥等。憩室引起的出血可表现为便血、肠鸣音亢进、腹部胀气、面色苍白等。肿瘤及小肠钩虫病引起的出血多表现为慢性缺铁性贫血，大便隐血试验阳性；恶性肿瘤相关出血可同时伴有消瘦、腹部包块及肠梗阻等表现。息肉或者肠套叠引起的出血多表现为腹痛及血便；血管病变引起的出血与憩室出血不同，往往是静脉出血，所以不那么活跃，经常是隐匿的，并经常表现为慢性出血，多以无痛性、间歇性血便及黑便为主。炎性病变多为慢性少量出血或者间歇性大出血，常伴有发热、腹痛或腹泻，其中克罗恩病可同时伴有腹部包块及瘘管形成。

（二）结直肠出血的临床表现

典型临床表现为突然发作的便血，即暗红色或鲜红色血液通过直肠排出，出血量较大时可以伴有头晕、黑矇、面色苍白、心率增快、血压下降等周围循环衰竭征象。少数情况下，右半结肠出血时表现为黑便。痔疮、肛裂等肛门疾病引起的出血在临床上也十分常见，诊断急性下消化道出血（结直肠）时需除外肛门疾病引起的出血。结肠恶性肿瘤患者常有乏力、消瘦、大便习惯改变等表现，缺血性结肠炎患者在便血前多有突发的痉挛性腹痛，药物相关的结直肠出血患者多有明确的用药史。

四、辅助检查

（一）实验室检查

1. 血常规　红细胞及血红蛋白水平可以反映出血及贫血的程度，白细胞及中性粒细胞水平可以反映是否伴有炎症感染，血小板水平可以反映是否伴有凝血异常等。

2. 粪便常规　可以反映是否伴有隐性出血，表现为大便隐血试验阳性等。

3. 凝血检测　反映是否伴有凝血功能障碍等。

4. 肿瘤标志物检测　一定程度上反映是否伴有肠道肿瘤，如血清 CEA 水平增加等。

5. 其他检测　结核菌素试验及结核 T 细胞检测排除肠结核感染；肥达试验排除伤寒感染；怀疑全身性疾病应进行相关的检测。

（二）内镜检查

1. 肠镜检查　可用于下消化道出血的诊断和治疗，也是末端回肠病变及结直肠病变首选检查方法。对于年龄超过 45 岁的下消化道出血者，首先建议行肠镜检查，排除结直肠良恶性肿瘤及炎症性肠病等。

2. 胃镜检查　排除上消化道出血，特别是血流动力学不稳定（心动过速和低血压）的情况下便血可能代表活跃的上消化道出血事件，因此在这些患者中考虑胃镜检查予以排除。

3. 胶囊内镜　为小肠疾病的常用及主要检查技术，对于胃镜及结直肠镜检查阴性的下消化道出血患者需怀疑是否为小肠出血，胶囊内镜是对小肠出血患者的常用及主要检查方法。诊断率与出血状况密切相关，持续出血及显性出血诊断率高，目前研究认为对可疑小肠出血的诊断率为38%～83%，重复检查可以提高诊断率。但是对于消化道梗阻、怀疑小肠瘘及狭窄、小肠憩室或畸形等引起的消化道出血或者出血量大的情况下不建议行胶囊内镜检查。胶囊内镜存在以下不足：传输图像有限可能造成出血病灶遗漏；出血量较多或有血凝块时视野不清，易漏诊；对出血病灶的定位诊断不如小肠镜精确，获取的图像质量亦不如小肠镜，且不能进行组织活检，检查时间长，内镜在肠道内移动无法控制。

4. 小肠镜检查 包括双气囊小肠镜（DBE）和单气囊小肠镜（SBE），是小肠疾病的主要检查手段之一，可经口和（或）经肛途径检查，能直接观察小肠腔内的病变，同时可进行组织活检和内镜下治疗。此外，小肠镜检对显性小肠出血的诊断阳性率高于隐性出血，但同时也存在一些缺点，比如检查时间较长、患者耐受较差、技术要求高、有一定并发症危险（如肠出血及穿孔）、无法检测小肠浆膜面生长的肿瘤、即使经口和经肛两次小肠镜检查仍有部分患者不能完成对全小肠的检查而出现漏诊。

（三）影像学检查

1. CT检查 当常规评估不能确定活动性胃肠道出血来源时，使用腹部和盆腔的CT扫描以及增强CT扫描，排除结直肠良恶性肿瘤出血。同时CT检查有助于发现结肠占位性病变以及肠壁增厚水肿等炎症性改变，并能提示可能的出血部位。

2. 全消化道钡餐造影 此检查对肿瘤、憩室、炎性病变、肠腔狭窄及扩张等诊断价值较高，同时价格低廉，并发症少，技术要求相对简单。但是对于较平坦的病变容易漏诊，又是无法确定病变的性质。

3. 小肠造影

（1）CT小肠造影（computed tomography enterography，CTE）：集合小肠造影和CT检查的优点，能够显示肠腔内外病变。对于肿瘤导致的小肠出血，增强CTE能清晰显示瘤灶的大小、形态、侵犯范围以及血液供应情况。

（2）CT血管造影（computed tomography angiography，CTA）：对急性小肠出血的诊断价值较高，适用于活动性出血（出血速率≥0.3ml/min）患者。

（3）磁共振小肠造影（magnetic resonance imaging enterography，MRE）：应用于小肠出血诊断的研究目前较少，可观察肠壁的增厚及强化，肠管狭窄及扩张等，可有助于小肠克罗恩病的早期诊断。

4. 选择性肠系膜动脉数字减影血管造影（digital substraction angiography，DSA） 为有创检查，可对小肠出血进行定性及定位，如血管发育不良、血管瘤、动静脉畸形及丰富血供的肿瘤等疾病。造影剂外溢是出血的直接征象，异常血管是小肠出血的间接征象。诊断的同时也可以直接对出血病灶进行栓塞或者注药等治疗。缺点为有创操作，存在并发症的可能（包括肾功能衰竭及缺血性肠病等），对于造影剂过敏、严重凝血功能障碍、严重高血压及心功能不全者应慎用，同时有辐射暴露风险。

5. 发射计算机断层显像（ECT） 用于出血病变的初筛和大致定位，利用^{99m}Tc标记的红细胞进行扫描，适用于出血量介于0.1～0.5ml/min的慢性反复性出血，如怀疑憩室出血及小肠出血的微量慢性出血患者，不适于大出血患者。

五、诊 断

下消化道出血诊断必须依靠病史、体格检查、实验室检查、内镜检查、影像学检查等。而出血量较大的上消化道出血可能也伴有暗红色大便，遇此情况需仔细鉴别，必要时行胃镜检查排除上消化道出血。

下消化道出血病情的严重程度与失血量、失血速度呈正相关。查体时如发现患者有休克症状往往提示失血量较大，病情严重。出现下列因素时往往提示病情较为严重，可能需要高级抢救手段或医学支持：持续性出血；年龄大于 60 周岁；血流动力学不稳定；基础合并症较多；血肌酐升高或严重贫血等。

（一）病史

便血患者就诊后应详细采集病史，包括现病史、既往病史及药物使用情况。如典型的结肠出血临床表现常为突然发作的便血或黑便，出血量较大时可以伴有头晕、面色苍白、心率增快、血压下降等周围循环衰竭征象。现病史采集包括便血的颜色、数量、频率和持续时间等，有无伴随症状，如恶心、呕血、腹胀、腹痛、腹泻、排便习惯改变、体重减轻、头晕、心悸等；既往史采集包括有无消化道出血病史、腹部或血管手术、消化性溃疡疾病、炎症性肠病或腹部盆腔放疗以及近期是否进行消化道手术、内镜下治疗、直肠灌肠等局部治疗，有无慢性肝病、肾病及呼吸循环系统疾病等合并症，用药史等。另外，便血的原因也可能来自上消化道，痔、肛裂等肛门疾病引起的出血在临床上也非常常见，诊断急性下消化道出血（结直肠）时需除外肛门疾病引起的出血。结肠恶性肿瘤常有乏力、消瘦、大便习惯改变等表现，药物相关（如非甾体抗炎药、抗血小板及抗凝药物）的结直肠出血患者多有明确的用药史，缺血性结肠炎患者在便血前多有突发的痉挛性腹痛等，这些因素在临床病史采集中需加以注意。

（二）体格检查

评估患者的生命体征和精神状态，检查皮肤黏膜是否有皮疹、紫癜、毛细血管扩张、淋巴结是否肿大，进行心、肺、腹部查体等全身体格检查，以及详细的直肠指检。直肠指诊可以帮助判断直肠及肛门的病变出血，还可以帮助明确便血的颜色及性状。

（三）实验室检查

检查血常规、便常规、肝肾功能、凝血功能和肿瘤标志物等。

进一步诊断根据出血部位的不同步骤有所不同。

1. 小肠出血的诊断　对于怀疑小肠出血的患者，需要完善患者的病史以及进行详细的体格检查：包括患者的生命体征及全身体格检查，此外还包括小肠出血的辅助检查：包括全消化道钡餐造影、CT 或磁共振小肠造影、胶囊内镜、CT 血管造影或小肠镜的检查等（图 52-1）。

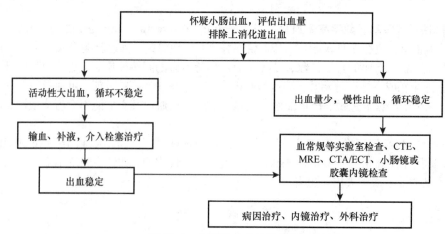

图 52-1　小肠出血的诊治流程

CTA. CT 血管造影；ECT. 发射型计算机断层扫描仪；CTE. CT 小肠成像；MRE. 磁共振小肠成像

2. 结肠出血的诊断　结肠出血是消化科常见的临床危重症之一，影像学检查是诊断结肠出血的重要手段，常用的影像学检查手段包括腹部增强 CT 或腹部 CT 血管重建。CT 检查有助于发现结肠占位性病变以及肠壁增厚水肿等炎症性改变，并能提示可能的出血部位。磁共振诊断消化道空腔脏器疾病的价值有限，临床上也较少采用。此外，结肠镜检查是明确结直肠出血原因和部位的最重要的方式，部分出血可以内镜直视下进行止血治疗，同时可以对可疑部位取活检。结肠镜检查中除完成结肠的检查外，需要尽可能深地插入回肠末端，以除外来自小肠的出血。结直肠出血的诊治流程见图 52-2。

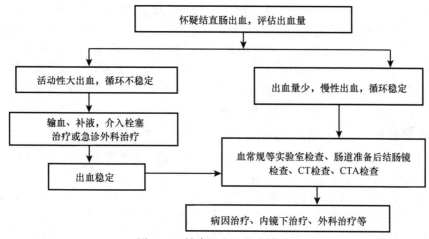

图 52-2　结直肠出血的诊治流程

六、鉴 别 诊 断

下消化道出血原因有多种，诊断并不困难，但必须与下列疾病鉴别。

1. 憩室出血　憩室是结肠壁薄弱点处的黏膜突起，穿透性血管在此处穿透肌肉层。由于穿支血管暴露在外，易受慢性创伤，导致糜烂和出血，通常表现为无痛性便血。出血风险随年龄增长、便秘、低纤维饮食和非甾体抗炎药使用而增加，约 75% 的憩室发生在乙状结肠和降结肠，因此需行结肠镜检查，以明确诊断。

2. 痔疮　主要临床表现为无痛性便血和肿物脱出，合并外痔者可出现肛缘突起和肛门疼痛，可通过肛门视诊、直肠指检、肛门镜检查予以确诊。

3. 结直肠息肉　一般表现为排便习惯改变，便血或伴黏液血便，近于肛门的息肉可随大便排出肛门外，部分患者可出现腹部隐痛不适。结肠镜下显示息肉多带蒂，粉红色，呈球形或乳头状，质软，可活动。

4. 炎症性肠病　以黏液便或脓血便为主，常伴有腹泻、腹痛。结肠镜检查见肠黏膜充血、水肿、糜烂、溃疡。

5. 结直肠肿瘤　便血多为暗红色，有腥臭味，伴有大便习惯改变，腹部触诊有时可见实性包块，直肠指检可触到直肠肿块，表面高低不平，质坚硬，不活动，呈菜花状或有溃疡，需行结直肠镜、组织学检查进一步检查，以明确诊断。

6. 血管畸形　以出血为主，多表现为少量鲜血便、暗红色血便或粪便隐血试验阳性，反复间歇性出血可伴不同程度的贫血，出血多数可以自行停止，有一定自限性。

7. 药物性出血　口服抗凝剂、抗血小板药物和非甾体抗炎药是药物性出血的常见诱因，结合病史及凝血功能检查有助于判断。

8. 其他原因的结肠炎　包括缺血性结肠炎、感染性、辐射相关结肠炎，主要症状包括腹痛、腹泻、呕吐、恶心等症状。可通过感染指标检测、辐射相关病史采集及内镜检查等手段予以排除。

七、治　疗

下消化道出血的治疗需要根据病因、病情和患者的身体状况进行综合评估，选择合适的治疗方案。

（一）下消化道出血患者出血量估计和风险评估

在未能明确出血的原因时，应先准确评估患者的生命体征，严密观察血压、脉搏、呼吸及末梢循环灌注情况，准确记录黑便或便血次数、数量，定期复查血红蛋白、红细胞数、血细胞比容、血尿素氮、电解质和肝功能等。通常出血量＜500ml 为轻度出血，心率无明显变化；出血量为 500～1500ml 者开始出现直立性低血压，心率＞100 次/分，血红蛋白通常在 70～100g/L；而出血量＞1500ml 的患者，通常有休克表现，伴明显的血流动力学不稳定。此时应采取抗休克等支持疗法，嘱患者绝对卧床休息，补充血容量，纠正凝血功能异常，使血红蛋白不低于 100g/L、脉搏每分钟在 100 次以下。同时尽快查清出血的部位和病因。

（二）一般内科治疗

一般内科治疗是尚未明确出血的部位和病因时下消化道出血的首要治疗方法，主要包括药物止血治疗、纠正凝血功能异常和血容量的补充。

1. 药物止血治疗　氨甲环酸和氨甲苯酸等可全身应用的系统性止血药物是在出血早期可以使用的药物，可促进纤维蛋白凝块的形成，从而达到止血的效果。凝血酶或其类似物能促进出血部位的血小板聚集形成白色栓子（血小板血栓），从而产生止血效应。生长抑素（奥曲肽）可以通过抑制胃肠道运动和分泌，减少出血量。同时降低胃肠道的压力，从而减少出血的风险。此外，生长抑素还能减少黏膜的血流量，以保护胃肠道黏膜，减少应激性溃疡的发生。

2. 纠正凝血功能异常　凝血因子替代剂主要包括新鲜冰冻血浆、凝血酶原复合物等，可以补充凝血因子，促进血液凝固，用于有明显凝血障碍（凝血酶原时间/国际标准化比值＞1.5）的患者。对于严重血小板减少（＜50×10^9/L）者，可考虑输注血小板治疗。

3. 补充血容量　应遵循先快后慢，先晶体后胶体的原则。晶体液可优先选取平衡盐液，胶体则选择如白蛋白、羟乙基淀粉等。待血压回升后根据中心静脉压和每小时尿量动态调整。输成分血则是最直接的扩充血容量的方法。一般采用洗涤红细胞或血浆等成分，以提高血容量和红细胞数量。

（三）内镜检查及治疗

及时的内镜检查和治疗对于下消化道出血的患者非常重要。通过内镜检查可以明确病变部位，而内镜下止血是下消化道出血的一种有效治疗方法，具有成功率高、安全性好等优点。

1. 内镜检查　是下消化道出血的重要评估手段。但存在严重便血的患者，是否行急诊结肠镜检查目前仍存在争议。有研究显示，与择期（36～60h）肠镜检查相比，急诊肠镜检查（12h内）并不能改善下消化道出血患者的临床结局或降低医疗费用。故临床处置时应根据具体情况灵活决策。

2. 内镜治疗　是下消化道出血的重要治疗方法之一，主要包括电凝、钳夹、局部注射止血剂等方法。电凝是将电流传递到出血部位，通过高温烧灼，使血管收缩，达到止血的目的。钳夹是利用物理手段在内镜下夹闭出血血管。注射止血剂则是将止血药物注射到出血部位，从而减少出血量。内镜治疗的前提是患者血流动力学稳定，同时内镜检查已明确活动性出血位置（图52-3）。

最后，内镜检查或治疗均需要对患者的病情和病因综合评估后进行选择。同时应注意应用内镜过程中的相关并发症，以提高治疗成功率并降低治疗风险。

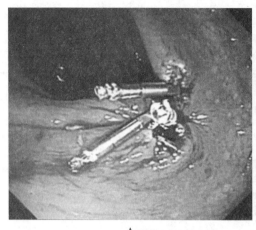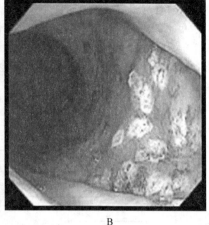

A   B

图 52-3　下消化道出血内镜治疗

A. 内镜下钳夹止血；B. 内镜下电凝止血

（四）手术治疗

手术治疗是下消化道出血的最后手段，主要适用于出血量大、内镜治疗无效或病情危急的患者。主要方法包括切除部分肠道、修补肠道缺损、结扎或栓塞出血血管等。其主要优点是可以直接控制出血源，快速止血，避免出现严重的失血性休克和死亡。

1. 切除病变部位　是一种常用的手术方法，适用于肠道肿瘤、息肉等病变造成的出血。手术时需要切除病变部位，然后进行肠道吻合。血管结扎则适用于出血量较小的患者。手术时需要找到出血的血管进行结扎。手术治疗可以显著降低下消化道出血的复发率和死亡率，是一种安全有效的治疗方法。

2. 介入手术　是另一种常用的治疗方法，要适用于外科手术无法行之有效的情况下。介入手术主要包括动脉栓塞、球囊结扎、支架置入等方法。其中，动脉栓塞是一种较为常见的介入手术治疗方法，其原理是通过导管或微创技术将栓子送至出血动脉处，将该部位供血阻断，达到止血目的。介入手术治疗需要特殊的设备和技术，治疗过程需要密切监测患者的生命体征（图 52-4）。

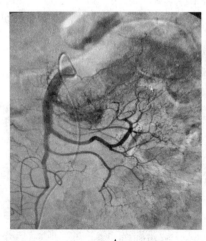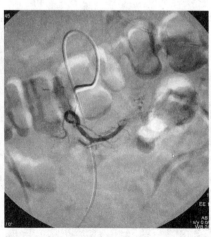

A   B

图 52-4　下消化道出血介入治疗

A. 肠系膜上动脉造影发现，肠系膜上动脉分支动脉空肠支有明显出血；B. 用微导管超选到出血动脉进行栓塞。栓塞后造影出血征象消失

　　手术治疗在下消化道出血的治疗中具有重要的作用。但是在选择手术治疗时，需要综合考虑患者的病情、手术风险和预后等因素，进行个体化的治疗决策。

　　手术治疗的成功率和安全性与医生的经验和技术密切相关。在手术前，需要对患者进行全面的评估和准备，包括病史采集、体格检查、实验室检查和影像学检查等。在手术过程中，需要注意手术技巧和安全，避免损伤肠壁和出现并发症。在手术后，需要对患者进行观察和护理，及时处理并发症和出血情况（图 52-5）。

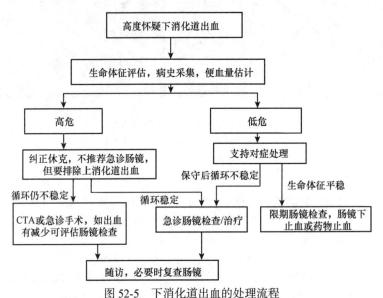

图 52-5　下消化道出血的处理流程

案例 52-1 解析

　　该患者进一步行辅助检查：

　　行腹部 CT 检查：肝区结肠管壁增厚，增强扫描有强化表现，周围少许渗出，考虑结肠癌可能（图 52-6）。

　　行结肠镜：进镜至肝曲可见一巨大隆起溃疡性病变，表现充血水肿，活检 5 块组织，质脆易出血。活检病理：中分化腺癌 2 级（图 52-7）。

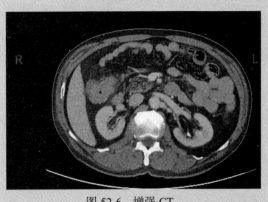

图 52-6　增强 CT

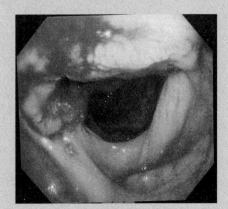

图 52-7　内镜检查

（党诚学）

思 考 题

1. 下消化道出血的概念是什么？
2. 下消化道出血是如何分类的？
3. 下消化道出血如何诊断，应与哪些疾病相鉴别？
4. 下消化道出血的治疗原则是什么？

第五十三章　结肠黑变病

学习目标

掌握　结肠黑变病的临床表现、诊断、鉴别诊断和治疗。

熟悉　结肠黑变病的病因。

了解　结肠黑变病的病理。

案例 53-1

患者，女性，53 岁，教师。因"反复便秘 5 年，腹痛、腹泻半个月"于门诊就诊。

患者 5 年前无明显诱因出现便秘，大便干结，约 5～7 天大便 1 次，口服番泻叶、上清丸、香丹清等药物治疗后症状好转，但停药即复发，长期服药。半年来自觉肥胖，口服导泻中药肠清茶 5 个月，半个月前患者自感头晕、乏力，并出现反复腹痛，为下腹阵发性隐痛，可自行缓解，伴腹泻，非水样便，严重时每日约 3～5 次，偶伴腹胀、呕吐，呕吐物量少，为胃内容物，无黑便，无黏液血便。既往健康，无肝炎、结核病史，无血液病史，无手术、外伤史，体重无明显改变。

体格检查：腹部平坦，下腹部轻压痛，无反跳痛及肌紧张，未扪及腹部包块，移动性浊音阴性，肠鸣音弱，约 1～3 次/分，直肠指检（一）。

辅助检查：电子肠镜：结肠黏膜色素沉着，呈网纹状改变，未见糜烂溃疡出血及新生物，取部分黏膜活检。病理检查回示：（结肠黏膜）慢性炎症，固有层内散在分布一些胞质内含有棕色色素的组织细胞。

问题：

1. 首先考虑何种疾病？
2. 应与哪些疾病相鉴别？
3. 治疗原则有哪些？

结肠黑变病（melanosis coli，MC）是指结肠黏膜固有层巨噬细胞内含有脂褐素样物质的一种黏膜色素沉着性病变，是一种非炎症性的、良性、可逆性疾病，因肠镜下可见结肠黏膜呈棕褐色或黑色，故而得名。

随着便秘发病率的增加和电子肠镜的广泛应用，人群中的检出率逐渐上升。主要症状有便秘、腹痛、腹胀等，严重时可能出现电解质紊乱，而且该病患者中大肠腺瘤性息肉和结直肠癌的发生率较高。其病因及发病机制多认为与长期服用蒽醌类泻药有关。

一、病因病理

◢ **（一）病因**

结肠黑变病可能与生活水平提高、高脂高蛋白饮食、纤维素摄入少、便秘、大量滥用泻剂、长期服用减肥药等有关。常见病因有：

1. 泻药　当前国内外各大研究显示，结肠黑变病和长时间便秘、服用泻药相关，泻药通常为蒽醌类泻药居多，包括番泻叶、大黄、波希鼠李皮等。其他泻药，包括二苯甲烷类泻药、芦荟等，也可能引起结肠黑变病。

2. 便秘　结肠黑变病和便秘之间存在紧密联系，部分没有服用泻药的患者也出现了结肠黑变病，且这部分患者经治疗排便通畅后，结肠黑变病可以有明显的好转。

3. 结肠上皮细胞凋亡　有研究表明，结肠黑变病的病因可能是多种刺激因素导致结肠上皮损伤后，凋亡的细胞被巨噬细胞吞噬、消化，其残留物变成脂褐素样物质，导致肠黏膜呈棕褐色或黑色，且凋亡上皮细胞的数量和结肠黑变病严重程度成正比。但也有研究者不认同这一看法。

4. 其他病因　少数慢性炎症性肠病如溃疡性结肠炎也可能会引起结肠黑变病。

（二）病理

内镜下可见黏膜有不同程度的色素沉着，轻者类似豹皮，重者呈黑褐色，血管纹理不清楚。色素沉着可发生在大肠的某一段或全结肠。回盲瓣以上的小肠黏膜及肛管齿状线以下的皮肤无色素沉着。

病理切片可见黏膜固有层内有大量密集或散在分布的巨噬细胞，细胞体积增大，严重者胞质内充满脂褐素颗粒，细胞核被遮盖不易看见。这些色素颗粒黑色素染色（Fontana 银染色）呈阳性，铁反应阴性。在巨噬细胞周围的结缔组织中也有大量脂褐素沉积，可能是巨噬细胞崩解所致。在肠壁神经丛的无髓神经纤维附近也可见到含有脂褐素颗粒的巨噬细胞碎片或弥散的色素颗粒。此种现象多见于肠黏膜呈Ⅲ度色素沉着者。部分患者巨噬细胞内的色素颗粒呈散在分布，此种现象多见于大肠黏膜呈Ⅰ度表现的结肠黑变病患者。严重的结肠黑变病患者，在肠系膜淋巴中也可看到含有色素颗粒的巨噬细胞及色素颗粒。

二、分　　类

根据结肠黏膜黑色素沉着的程度，将结肠黑变病分为 3 度。

Ⅰ度　结肠黏膜呈浅黑褐色，类似豹皮，可见不对称的乳白色斑点，黏膜血管纹理隐约可见，病变多累及直肠或盲肠，或局限在结肠某一段黏膜，受累结肠黏膜与无色素沉着的肠黏膜分界多不清楚。

Ⅱ度　结肠黏膜呈暗黑褐色，在暗黑褐色黏膜间有线条状的乳白色黏膜，多见于左半结肠或某一段结肠黏膜，黏膜血管多不易看到，病变肠段与正常肠段分界较清楚。

Ⅲ度　结肠黏膜呈深黑褐色，在深黑褐色黏膜间有细小的乳白色线条状或斑点状黏膜，血管纹理消失，无法看到黏膜血管，病变累及全结肠。

三、临　床　表　现

结肠黑变病发病早期患者不会出现明显的临床症状、体征，但随着病情加重，症状体征逐渐显露，部分患者甚至会出现电解质紊乱等严重并发症。

1. 症状　该病没有特异性症状，主要表现为腹胀、便秘、排便困难等，少数患者会出现腹痛、肛门坠胀、便血、腹泻等类似炎症性肠病的症状。

2. 体征　该病没有特异性体征，部分患者查体时可发现腹痛、腹部包块甚至直肠指检时退指有暗红色血染。

四、辅　助　检　查

1. 结肠镜　是诊断结肠黑变病的首选，如检查时发现典型的结肠黏膜黑色素沉着表现，表面光滑呈条纹状或豹皮状改变、黏膜血管纹理不清等即可诊断。

2. 胶囊内镜　多用于小肠病变的检查，但也有报道称在使用胶囊内镜检查时发现结肠黑变病。

3. CT 检查　多无特殊发现，部分患者可见结直肠内大便淤积。

结肠传输试验：该检查是了解结肠传输功能的一种动力学检查方法，患者于检查前 1 天上午 8 点口服含 20 粒标志物的胶囊 1 枚，此后每隔 24h 拍腹部平片 1 张至第 5 天为止。诊断标准是以 3 天后大肠仍存留 4 粒（20%）以上标志物为结肠传输试验异常。

4. 病理活组织检查　患者结肠色素沉着区域黏膜固有层内发现大量含色素颗粒的巨噬细胞、

黑色素染色阳性、普鲁士蓝反应阴性，且黏膜上皮细胞形态正常时，即可诊断。

对习惯性便秘、腹泻、便血和长期服用泻剂的患者，应定期进行肠镜检查，警惕结肠黑变病、息肉以及结直肠恶性肿瘤。

五、诊　　断

结肠黑变病的诊断一般需要结合病史、肠镜检查以及病理活检确诊。肠镜检查会发现大肠黏膜呈弥漫性花斑状或鱼鳞状棕褐色或黑色色素沉着，致使整个肠腔变暗，黏膜的整体外观呈"虎皮纹或豹皮纹样"改变。病变可累及全结肠，且有由远及近逐渐加深之趋势，故常以盲肠升结肠明显，也可局限于某一结肠。活检病变黏膜行病理检查可见黏膜固有层内有大量密集或散在分布的、胞质内含有色素颗粒的巨噬细胞，即可确诊。

六、鉴 别 诊 断

1. 棕色肠道综合征　脂肪泻和维生素 E 缺乏患者常出现棕色肠道综合征，是脂褐色素沉积于肠道平滑肌细胞核周围，使小肠和结肠外观呈棕褐色，但肠黏膜无色素沉着。

2. 缺血性结肠炎及肠黏膜下片状出血　此两种病变多较局限，并且病变黏膜呈紫红色。

七、治　　疗

结肠黑变病是一种可逆性疾病，患者发病后如果能够及时采取有效治疗，症状有望改善。

1. 泻药的合理使用　防止泻剂的大量滥用是治疗黑变病的有效方法，患者应停用刺激性泻药，如蒽醌类泻药，包括番泻叶、大黄、芦荟等。可用容积性泻药、高渗性泻药、润滑性泻药或膨胀性泻药代替。

2. 对因治疗　治疗便秘，尤其是习惯性便秘的治疗，最主要的治疗方案是生活习惯的调整、药物治疗和手术治疗。首先是生活方式的调整，患者可以多吃蔬菜、水果等富含纤维素类食物，多喝水、多锻炼，养成定时排便的习惯等。其次是药物治疗，即泻药的使用，参考上一条，合理用药，避免使用刺激性泻药。最后，如果上述方法无效、症状严重并影响患者生活质量时，可选择手术治疗。

3. 外科手术治疗　针对慢传输型便秘可选择结肠全切或次全切除术、结肠旷置术或末端回肠造口术等。对于排便障碍性便秘而言，可针对引发排粪困难的原因进行手术治疗，如直肠前突、直肠内套叠、耻骨直肠肌综合征等，手术方式有直肠前突修补、PPH、TST、经腹直肠悬吊术、直肠内套叠固定术、耻骨直肠肌部分切除等。

结肠黑变病的治疗需要多种方式共同进行：合理使用泻药、调整生活习惯、使用防止结肠上皮细胞凋亡的活性剂如自由基清除剂等、定期随访肠镜以排除合并症（息肉、肿瘤等），如果保守治疗无效，可选择手术治疗。

（王亚旭）

思　考　题

1. 临床中确诊结肠黑变病需要满足哪几点？
2. 简述结肠黑变病的治疗。

第五十四章　结肠憩室病

学习目标

掌握　结肠憩室病的诊断和治疗原则。

熟悉　结肠憩室病的鉴别诊断。

了解　结肠憩室病的常见发病部位。

案例 54-1

患者，女性，61 岁。因"间断右侧腹痛 2 年，加重 5 天"入院。

患者于 2 年前开始出现间断腹痛，以右中下腹为主，发作时自行口服左氧氟沙星可以缓解，5 天前开始出现腹痛加重，伴有发热，体温最高 38.2℃，发病以来无恶心、呕吐、腹泻及便秘等，遂来诊。患者曾于 1 年前行肠镜检查提示"回盲部及升结肠可见多发憩室，其余肠管未见异常"。门诊以"腹痛待查"收入院。入院后行血常规检查示 WBC $15×10^9$/L，NEUT% 89.2%，Hb 89g/L；降钙素原 3.2 ng/ml；C 反应蛋白 158 mg/L；血生化检测无异常；尿常规无异常。腹部增强 CT 示升结肠多发憩室并周围脓肿形成可能，大小约 5cm×5cm。既往史无特殊。

专科查体：腹软，右侧腹部压痛（＋），反跳痛弱（＋），未触及明显包块，肠鸣音正常。

问题：

1. 目前患者的诊断是什么？

2. 该疾病应该与哪些疾病相鉴别？

3. 下一步的治疗措施应该如何制定？

结肠憩室（colonic diverticulum）是由于结肠黏膜和黏膜下层通过肠肌层的薄弱点疝出导致的。结肠憩室在欧美国家很常见，在 55 岁以上人群中患病率高达 40%～50%，明显高于亚洲国家。我国结肠憩室的患病率约为 0.2%～1.9%，60 岁以上患病率明显提高，但仍≤5%。不过我国结肠憩室病的发病率呈逐年上升趋势。

从发病部位上看，结肠憩室病也存在种族上的差异。欧美白人多发生于左半结肠及乙状结肠，而中国、日本等亚洲国家则以右半结肠多见。美国的数据表明，结肠憩室病发生于左半结肠及乙状结肠的比例为 70% 左右，而中国的一些报道结肠憩室病发生于右半结肠的比例多于 60%。

结肠憩室合并感染时称为结肠憩室炎（colonic diverticulitis），一般都伴有一定的临床症状。报道显示约有 10%～25% 的结肠憩室病患者会发生憩室炎。憩室炎的常见症状为腹痛，多伴随发热，若伴有肠道狭窄导致梗阻则可有恶心、呕吐症状，有的乙状结肠憩室炎的患者还可有排尿困难或尿频，可能与膀胱受到炎症刺激有关。

一、病因病理

结肠憩室的发生与年龄、低纤维饮食及结肠动力紊乱有一定联系。研究表明，膳食中红肉含量高、纤维含量低、未进行高强度体力活动、年龄、高体重指数（≥25kg/m^2）和吸烟（每年≥40 包）是憩室炎的致病独立危险因素。

肠道动力异常和肠壁结构改变是结肠憩室发生最重要的两方面因素。但是结肠憩室炎的具体发病机制尚不清楚，一般认为是由憩室部位的微穿孔和细菌感染所引起。

二、临 床 表 现

结肠憩室一般没有特殊的临床症状，往往是在结肠镜检查时才被发现。憩室的大小不等，较小的几毫米，较大时可以达到几厘米。

而伴随有感染的时候，通常表现为腹部不适如腹痛、腹胀和排便习惯的改变（腹泻或便秘），大部分患者伴有发热。部分因感染较重会出现结肠穿孔导致的腹膜炎或者腹腔脓肿等严重并发症。少部分患者会伴有消化道出血的情况。而发生在乙状结肠的结肠憩室感染，有时候会因肠腔狭窄而导致肠梗阻的症状。也有患者因为穿孔、脓肿而引起其他脏器的刺激症状，如膀胱的刺激症状导致排尿次数的增多等。

案例 54-1 解析 1

该患者的主要临床表现是右中下腹痛，伴有发热，而且既往有反复间断发作病史，因此应该怀疑有结肠憩室炎的可能。

三、辅 助 检 查

根据结肠憩室病的主要临床表现以及参考 2019 版《日本结肠憩室出血和结肠憩室炎治疗指南》和 2022 版的世界急诊外科学会（WSES）的《老年急性左侧结肠憩室炎的诊治指南》，需要对怀疑结肠憩室炎的患者做如下辅助检查。

（一）实验室检查

结肠憩室炎的主要实验室检查表现为血白细胞计数增多，C 反应蛋白水平升高，血沉加快等。由于结肠憩室炎的症状和很多疾病比如阑尾炎、尿路感染、女性生殖系统感染、结肠恶性肿瘤、炎症性肠病等相似，仅仅通过体格检查和实验室检查不足以进行鉴别诊断，同时为明确有无脓肿、穿孔和腹膜炎等并发症，需要进行影像学检查。

（二）影像学检查

（1）结肠憩室炎应该在无禁忌的情况下首选腹腔增强 CT 检查，增强 CT 具有高度的敏感性和特异性，且假阳性率低，可以明确有无伴随蜂窝织炎、脓肿、邻近器官的损伤等并发症，还可同阑尾炎、泌尿系结石、恶性肿瘤等相鉴别。

（2）肾功能不全以及妊娠期患者可选择超声替代增强 CT 检查，超声可以协助诊断非复杂性的憩室炎，在鉴别异位妊娠、卵巢脓肿等疾病上也有其独特优势。

（3）MR 检查在肠壁增厚和憩室炎并发症的显像上更清晰，在诊断结肠憩室炎方面也具有一定优势，然而与 CT 相比，MR 耗时长且更容易受到肠管运动的干扰。

（4）结肠钡灌双重 X 线造影检查可以动态观察憩室形态。单纯憩室壁比较光滑；合并急性感染的憩室边界欠规整，憩室口狭窄，存在激惹征象；合并脓肿或炎症性肿块时，可表现为腔内或腔外肿块压迫表现；存在瘘管时表现为肠腔外走行破棉线状钡影；慢性憩室炎反复发作，局部出现严重粘连及纤维化，表现出肠壁僵硬、结肠袋边缘欠光滑。

结肠憩室炎在急性期行结肠镜检查可能会加重炎症或造成穿孔，因此在憩室炎缓解后建议进行结肠镜检查以排除结肠憩室炎以外的病变（图 54-1），也是鉴别其他疾病如炎症性肠病和肿瘤的最重要检查。

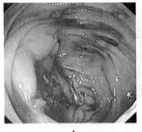 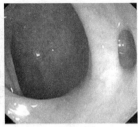 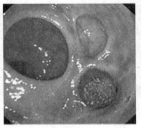 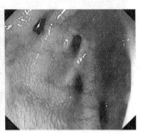

A　　　　　　　　　B　　　　　　　　　C　　　　　　　　　D

图 54-1　结肠憩室的内镜表现

A. 回盲部多发憩室；B. 乙状结肠单发憩室；C. 吻合口周围憩室及粪便填塞；D. 乙状结肠憩室出血

> **案例 54-1 解析 2**
>
> 　　该患者既往行肠镜检查示升结肠多发憩室，本次发作加重症状也是右中下腹痛，伴发热，查体局部压痛明显，应该怀疑此次发作是结肠憩室炎的可能。
>
> 　　CT 增强检查是必要的诊断和鉴别诊断的依据。

四、诊　　断

　　结肠憩室病的诊断主要基于患者的临床表现来进行，如果怀疑有结肠憩室炎的表现，如腹痛、发热等，则应该进一步检查，包括实验室检查如血常规、C 反应蛋白、降钙素原和血沉等，但更重要的是腹部 CT 增强扫描。结肠憩室炎在超声上表现为肠壁厚度＞4mm、肠管不可压缩性和肠蠕动消失。

> **案例 54-1 解析 3**
>
> 　　该患者既往行肠镜检查示升结肠多发憩室。
>
> 　　CT 增强检查示升结肠多发憩室并周围脓肿形成可能，大小约 5cm×5cm。加上血常规白细胞增高及发热和腹痛症状，诊断应该是结肠憩室炎伴脓肿形成。

五、鉴 别 诊 断

　　1. 肠易激综合征　腹部疼痛不固定，不伴有发热症状，腹泻、便秘或者交替出现。

　　2. 急性胃肠炎　具有典型的全腹疼痛的表现，一般无反跳痛，常伴有严重腹泻。

　　3. 肠梗阻　虽然有的结肠憩室炎患者因为肠腔狭窄会有肠梗阻症状，但是绝大多数没有此表现。肠梗阻的典型表现是腹痛、腹胀、停止排气排便，部分患者会有呕吐。

　　4. 炎症性肠病　溃疡性结肠炎和克罗恩病是最常见的炎症性肠病。溃疡性结肠炎的主要临床表现是腹泻伴随黏膜脓血便和腹部疼痛，轻者每日排便 3 次左右，重者甚至排便 10 次左右，粪便为糊状伴随有黏膜脓血便。克罗恩病的主要临床表现为腹痛、腹泻、瘘管形成和肠梗阻，可伴有发热、贫血、营养障碍及关节、皮肤、眼、口腔黏膜、肝脏等肠外损害，并且可反复发作，迁延不愈。

　　5. 阑尾炎　主要表现为转移性右下腹痛，同回盲部的憩室炎从体征上很难鉴别，腹部增强 CT 是鉴别的主要手段。

　　6. 缺血性结肠炎　患者多在 50 岁以上，半数患者有高血压、动脉硬化、冠心病、糖尿病等，男性略多于女性，以急性腹痛、腹泻和便血为其临床特点。

7. 结肠恶性肿瘤　肿瘤标志物如 CEA 等一般会升高，肠镜检查加病理检查可以很好地鉴别。主要临床表现是大便性状的改变，有的患者因为肠腔阻塞会出现肠梗阻的症状，但是一般不伴有发热，除非有肿瘤穿孔。

8. 泌尿系结石或感染　结石引起的腹痛比较剧烈，CT 或者彩超可以很好地鉴别。

9. 妇产科疾病　输卵管脓肿、盆腔炎以及卵巢蒂扭转等需要与结肠憩室炎相鉴别。通过彩超检查以及妇科检查可以比较容易鉴别。

六、治　　疗

无症状的结肠憩室不需要治疗，主要是改善生活习惯，如增加膳食纤维的摄入，保持大便通畅等。多数研究都主张非复杂性憩室炎行内科治疗。对于反复发作、内科治疗无效或并发穿孔、梗阻和大量出血者，可考虑手术治疗。

（一）结肠憩室炎穿孔分级评分

对于有无结肠憩室穿孔的判断尤为重要。2013 年的 WSES 指南提出基于 CT 检查的分级评分方法（表 54-1）。

表 54-1　基于 CT 检查的分级评分方法

分级	CT 影像学结果	分级	CT 影像学结果
ⅠA	可见蜂窝织炎，无脓肿	Ⅲ	化脓性腹膜炎（结肠未穿孔）
ⅠB	可见蜂窝织炎，脓肿≤4cm	Ⅳ	穿孔性腹膜炎（结肠穿孔）
Ⅱ	可见蜂窝织炎，脓肿>4cm		

（二）结肠憩室炎的内科治疗

对于没有形成脓肿和穿孔的单纯性憩室炎的治疗包括：限制饮食、肠道休息及抗生素治疗。单纯性憩室炎是否能从抗生素治疗中获益目前存在争议。虽然日本的治疗指南认为在临床诊疗过程中应该使用抗生素，但需要进一步研究证据来支持。一些特殊人群如免疫功能低下的患者使用抗生素是十分必要的，因为这些人群并发脓肿或穿孔的概率明显升高。对于没有脓肿或穿孔的结肠憩室炎孕妇，考虑到抗生素对胎儿的潜在影响，建议与产科医生讨论后再决定是否使用抗生素治疗。

对于脓肿形成但未发生穿孔、表现为局限性腹膜炎的结肠憩室患者，禁食水及抗生素治疗仍作为一线治疗方案被推荐。日本的治疗指南认为脓肿直径<3cm 者通过抗生素治疗即可；对于脓肿直径≥5cm 者仅使用抗生素治疗效果有限，建议行脓肿穿刺引流；而脓肿直径为 3～5cm 的，需要根据病情和引流的可行性进行个体化治疗。WSES 指南建议将脓肿穿刺引流的直径设定为>4cm。

（三）结肠憩室炎的外科治疗

日本指南推荐的外科治疗的指征有：①抗生素治疗和脓肿引流无效或者无法引流的大脓肿；②Hinchey Ⅲ～Ⅳ级憩室炎；③无法控制的败血症；④复杂性憩室炎伴邻近脏器（如膀胱、子宫、阴道、肾脏和皮肤等）瘘管形成；⑤合并肠道狭窄；⑥不能除外癌时。

常用的手术方法有结肠部分切除术和腹腔脓肿切开引流术等。与右半结肠相比，左半结肠及乙状结肠更易因憩室炎造成狭窄，且狭窄难以自行缓解，建议在炎性反应消退后择期手术治疗此类肠道狭窄的患者，可降低其发生穿孔及死亡的风险并降低行永久性结肠造口的可能。

对于复发性的憩室炎，日本指南认为复发后均不一定要行择期结肠切除术，而应首选保守治疗。但在一些特殊情况下比如免疫功能低下的患者可考虑择期手术。因为免疫功能低下或接受免疫抑制治疗、慢性肾功能衰竭等患者在憩室炎急性复发时穿孔的风险增加 5 倍以上，这些患者可能会从憩室炎发作保守治疗后的早期选择性切除中获益（图 54-2）。

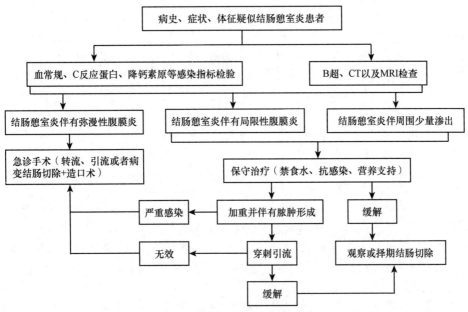

图 54-2　结肠憩室炎诊疗流程

案例 54-1 解析 4

1. 该患者的诊断　结肠憩室炎伴周围脓肿形成。

2. 诊断要点

（1）固定的腹痛；查体右中下腹固定压痛（+），反跳痛弱（+）。

（2）发热。

（3）白细胞及 C 反应蛋白和降钙素原等感染指标上升。

（4）既往肠镜提示升结肠多发憩室。

（5）增强 CT 提示升结肠憩室炎伴周围脓肿形成。

3. 治疗　手术治疗，可以采用腹腔镜下右半结肠切除术。

（曹志新　徐向上）

思 考 题

1. 结肠憩室病的主要临床表现是什么？

2. 结肠憩室炎的手术治疗指征是什么？

第五十五章 骶尾部藏毛窦

学习目标

　　掌握 藏毛窦的概念、临床表现、诊断、鉴别诊断及治疗。

　　了解 藏毛窦的病因及病理。

案例 55-1

　　患者，男性，17岁，学生。主因"骶尾部反复红肿疼痛10月余"于门诊就诊。

　　患者10月余前无明显诱因出现骶尾部红肿疼痛不适，伴有少量脓液渗出，局部稍有压痛，无畏寒发热、恶心呕吐及腹痛腹泻等症状。遂至当地医院就诊，诊断为"藏毛窦急性发作"，予以抗生素治疗后症状明显好转。近半年劳累或者饮食辛辣后易反复发作。既往健康，无肝炎、结核病史，无血液病史，无手术、外伤史。

　　体格检查：骶尾部触及一约黄豆大小粉红色肿物，周围见两处小脓点，稍有渗出，触痛弱阳性。周围肤温、皮色正常。未触及明显管道通向肛管，肛门指检未触及明显异常。

　　辅助检查：骶尾部 MR：藏毛窦合并感染可能，请结合临床。

问题：

　　1. 首先应该考虑什么疾病？

　　2. 应与哪些疾病相鉴别？

　　3. 选用何种治疗方式？

　　骶尾部藏毛窦（coccygeal pilonidal sinus）是一种和臀沟毛发密切相关的骶尾部慢性感染性疾病，常反复感染破溃形成慢性窦道。

　　骶尾部藏毛窦在临床上较为少见，好发于20～40岁的青年男性，男女比例约为（2～4）：1，欧美国家发病率为26/10万，我国目前还没有关于该疾病的流行病学调查。Mayo 于1830年首次阐述了这一疾病，1880年 Hodges 正式称之为藏毛窦。第二次世界大战期间，英国、美国等国军人发病率明显高于一般人，并且患者均有长期乘坐吉普车的经历，所以又称之为"吉普车病"。

一、病因病理

（一）病因

　　本病的病因尚未完全明确，主要分为先天性学说和后天获得学说两种，目前大多数学者支持后天获得学说。

　　1. 先天性学说 本病是因为骶管残留或骶骨尾缝发育畸形导致骶尾部软组织内出现包含物引起藏毛性窦道的发生。窦道内的毛发是内陷的上皮存在毛囊的原因。

　　2. 后天获得学说 本病是因为骶尾部的活动摩擦或者损伤导致毛发尖端刺入邻近皮肤及软组织，而毛发的根部仍然存在毛囊内。刺入毛发的皮肤及软组织逐渐上皮化形成刺入性窦道；当毛发由原来的毛囊脱落后，刺入性窦道产生的引力将其吸入形成吸入性窦道成为异物，极易发生感染而形成藏毛性窦道。

（二）病理

　　病理是骶尾部藏毛窦诊断的"金标准"。其病理形态学表现具有特征性，镜下可见皮肤全层组织，表皮为复层鳞状上皮，部分表皮增生、上皮脚延长，真皮及皮下脂肪组织伴大量急、慢性炎症细胞浸润，局部微脓肿形成，泡沫状组织细胞及异物巨细胞反应，炎性肉芽组织增生伴窦道形成，窦道周围可有一根或多根毛干碎段、角化物或鳞状上皮残留，局灶瘢痕组织形成并包绕真皮组织（图 55-1）。病程长者存在恶变的风险。

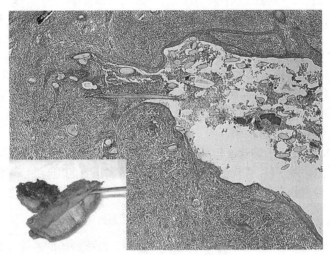

图 55-1　藏毛窦的病理

二、分　　类

藏毛窦有急性、慢性之分，急性期疼痛感较为剧烈，常伴局部的红肿；而慢性期疼痛感则较弱，局部无明显红肿现象。

三、临床表现

藏毛窦感染急性发作表现为红、肿、热、痛等特点，严重者可发生脓肿和蜂窝织炎。多自行破溃或者经外科引流后炎症逐渐消退，少数引流口可以完全闭合，但多会反复发作或经常破溃溢脓而形成窦道或瘘管。大多数患者窦道内可见毛发，但不是临床唯一标准（图 55-2A）。

慢性期在骶尾部中线皮肤处可见不规则小孔，直径约 0.1～1cm，周围皮肤红肿变硬，常有瘢痕，有的可见毛发。探针可探入 3～4cm，更甚者可探及 10cm，挤压时可排出稀薄味臭的液体（图55-2B）。

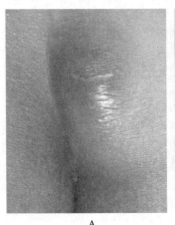
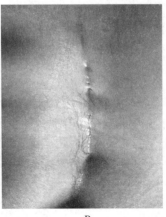

图 55-2　藏毛窦
A. 急性期；B. 慢性期

四、诊 断

诊断必须依靠病史询问，体格检查以及超声、CT 或 MRI 等辅助检查。青年男性，尤其是体胖多毛者出现骶尾部反复发作的急慢性脓肿或者反复溢出分泌物的窦道，同时伴有与周围皮肤不相连的毛发从窦口中"穿出"，应考虑为本病。

1. 超声检查 超声因为价格低廉、操作方便且无辐射故常用于骶尾部藏毛窦的检查。超声检查一般可见发病部位的皮下组织不均质管状低回声包块，边界欠清晰，形态不规则，无包膜，常提示有液性暗区，大多数患者存在线性强回声，考虑为毛发碎片。通过超声检查，可清晰显示窦道范围及走行方向，弥补探针探查可能遗漏窦道的风险。

2. CT 检查 CT 可以很好地对病变组织与骶尾骨之间的关系做出判断，且不受肠腔内的气体影响。多层螺旋 CT 等可运用后期处理重建技术，能更清晰显示骶尾部藏毛窦内部病灶深度及与周围组织关系。

3. MRI 检查 MRI 显示窦道管壁较厚，呈 T_2WI 高信号，T_1WI 稍低信号；管腔 T_2WI 高信号，T_1WI 或稍高信号；周围可见斑片状软组织水肿，增强扫描窦道管腔内容物无强化，管壁明显强化，横断面呈环状。MRI 检查具有很好的软组织分辨率，可清晰对骶尾部藏毛性窦道及周边组织成像。

五、鉴 别 诊 断

本病应与肛瘘，肛周脓肿，肛周结核，化脓性汗腺炎，骶前畸胎瘤或囊性肿物破溃感染，以及疖、痈等疾病相鉴别。

1. 肛瘘 临床上是指发生在肛管直肠与肛门周围的皮肤相通的管道，其内口在齿状线周围，外口在肛门周围皮肤上，其内可触及条索状管道，而藏毛窦多发生在骶尾部臀间裂软组织内，且不与肛管、直肠相通。

2. 肛周脓肿 肛周腺体感染后向肛管及周围组织间隙蔓延而形成的化脓性疾病称为肛周脓肿，常伴有红肿热痛，局部可有波动感。而急性发作的骶尾部藏毛窦病灶内常有毛发或毛发碎片存在，且病灶与肛门不通。

3. 肛周结核 肛周原发性结核脓肿较少，常继发于肺结核，需详细询问病史。发病时可形成肛周结核性脓肿，可抽吸脓液行抗酸染色与骶尾部藏毛窦相鉴别。

4. 化脓性汗腺炎 化脓性汗腺炎范围广，呈弥漫性或结节状，皮肤有许多窦道溃口，且有脓液。同时化脓性汗腺炎病变在皮肤及皮下组织。

5. 骶前畸胎瘤或囊性肿物破溃感染 该类疾病破溃的窦道口较大，其中充满肉芽组织，窦道深且走行不规则。囊性肿物如果是皮样囊肿，可能有毛发存在，但数量多且通常与皮脂混成一团，影像学检查可见骶骨前有占位性病变。

6. 疖、痈 疖为细菌感染引起的毛囊及周围组织的炎症，病变局限，无全身症状，常于数天自愈。痈为数个发炎的毛囊合并成为的一个炎性团块。臀部的疖、痈一般不会形成窦道，此为鉴别要点。

案例 55-1 解析

本例患者为青少年男性，骶尾部反复红肿疼痛流脓不适，骶尾部 MR 提示藏毛窦，目前诊断明确。但此部位的反复肿痛流脓原因较多，比如复杂性肛瘘、疖、痈，或者骶前畸胎瘤或囊性肿物破溃感染均会引起骶尾部的肿痛流脓症状，所以临床需结合辅助检查，以防漏诊或误诊。

六、治 疗

目前国内外治疗骶尾部藏毛窦的方法很多，但仍存在很大的差异，主要分为非手术治疗和手术治疗两种。

1. 脱毛法 毛发嵌入是藏毛窦发生的主要原因，同时也是复发的危险因素之一。所以脱毛法不仅可以作为预防本病发生的有效措施，也常常与手术方法联合应用于本病的治疗中。常用的脱毛法包括剃毛和激光脱毛两种。

剃毛是藏毛窦非手术治疗中最简便的方法，由于该技术安全且并发症少，常推荐为手术治疗后的辅助治疗。

激光脱毛是一种更具优势的脱毛方法，应用激光破坏臀间裂处毛囊使毛发完全脱落，从而降低毛发刺入骶尾部皮肤的概率。

2. 苯酚注射疗法 苯酚是一种腐蚀性物质，向窦道内注射可以破坏窦道壁上皮，诱导炎症反应和瘢痕形成，使之逐渐愈合。

操作方法：常规局麻下患者取折刀位，刮除窦道口周围毛发，并用胶状物保护窦道口周围正常组织。然后向窦内注射浓度为80%的苯酚溶液，保留1min后吸净，需重复注射多次治疗，直至创面愈合。

3. 纤维蛋白胶治疗 纤维蛋白胶是用人类纤维蛋白原及其复合物制成的，通过刺激成纤维细胞增殖及促进胶原纤维的大量形成以加速创口愈合。

操作方法：用刮勺彻底清除窦腔内感染组织、异物及窦道壁处的肉芽组织，然后通过窦道外口向窦道内注入纤维蛋白胶以达到黏堵窦道、促进术区愈合的目的。

1. 切开引流术 急性期脓肿发作时，需要及时进行切开引流术。该手术方式优势在于操作简单，手术时间短，引流通畅，但复发率相对较高。有一项临床研究比较了藏毛窦急性脓肿期切开引流伴或不伴脓腔搔刮术，结果表明实施脓腔搔刮术可以明显提高治愈率，并且降低术后复发率。

操作方法：①沿后正中线臀中缝肿块最高处做纵行切口，放出脓液，双氧水以及生理盐水依次冲洗伤口；②沿切口注入亚甲蓝使脓腔壁染色；③艾力钳配合刮匙搔刮脓腔壁，彻底清除脓腔壁染色组织；④切除两侧多余组织，使伤口引流通畅。

2. 藏毛窦切除一期缝合

（1）中线缝合：此术式的优势在于操作简单，对部分患者疗效明显。但不足之处在于术后伤口容易裂开，复发率较高。众多研究表明，偏中线缝合的愈合时间更短，伤口并发症发生率更低。故现在临床上治疗藏毛窦多选择偏中线缝合术式。

操作方法：在骶部包块下方外口注射亚甲蓝，自上而下长圆切口切开皮肤，用电刀完整切除蓝染组织，底部达骶筋膜层，下方至尾骨尖，然后冲洗伤口，用丝线于中线处全层垂直褥式缝合，加压包扎。

（2）偏中线缝合：该技术是目前临床治疗藏毛窦主流的手术方式，主要包括各种皮瓣转移技术，如Limberg皮瓣技术、Karydakis皮瓣技术、Bascom臀沟抬高术、"Z"形皮瓣技术、"V-Y"皮瓣技术以及各种皮瓣的改良术式。皮瓣转移技术的目的是切除病灶，并提供健康组织用于覆盖和修补由广泛病灶切除带来的组织缺损。利用各种皮瓣转移技术，通过软组织的重建改变臀沟轮廓被认为是一种降低术后复发率的策略。

1）Limberg皮瓣技术：由苏联学者Limberg于1946年提出，该技术可切除所有感染至不同深度的皮肤及藏毛窦，同时通过皮瓣旋转闭合创面从而压扁臀沟，现被广泛应用于复发性藏毛窦的外科治疗。该术式的优势在于疗效确切，疼痛较轻，并发症发生率和复发率低。劣势在于此术式损伤较大，手术方式复杂不易掌握，如果皮瓣设计不合理，术后容易导致切口裂开及皮瓣坏死，临床疗效根据术者而异。

　　Limberg 皮瓣技术可配合封闭式负压引流术。行 Limberg 皮瓣成形术,缝合伤口后,采用真空负压封闭引流,依据创面大小裁剪适宜形状的敷料,腔隙内及创面均需覆盖,再用透明贴膜进行密封,接负压装置。真空负压封闭引流在 Limberg 皮瓣技术中应用可减轻患者术后疼痛,并促进创面愈合。

　　皮瓣设计:在菱形区域右侧角做水平菱形边等长切口,以所做水平切口远点做一夹角为 60º 等菱形边斜切口。

　　操作方法:①菱形标记需要切除的藏毛窦病变和转移皮瓣;②完整切除包括窦道在内的所有受累组织及中线小凹,深达骶骨筋膜;③游离合适的菱形皮瓣,转移覆盖至缺损处;④皮瓣下放置引流管,偏中线缝合(图 55-3)。

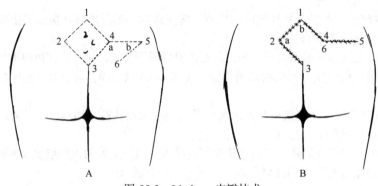

图 55-3　Limberg 皮瓣技术

　　2)Karydakis 皮瓣技术:1973 年 Karydakis 提出了一种新的皮瓣转移技术,称为 Karydakis 皮瓣成形术。它是基于中线切除病变组织,游离筋膜皮瓣进行软组织覆盖,并固定到骶尾筋膜,偏侧缝合以降低中线部位的复发。

　　操作方法:①在臀沟中线旁至少 1cm 处做一个椭圆形切口;②切除病灶皮肤、组织及脂肪至骶前筋膜,充分游离靠近中线侧皮瓣;③将皮瓣拉至对侧、偏中线缝合(图 55-4)。

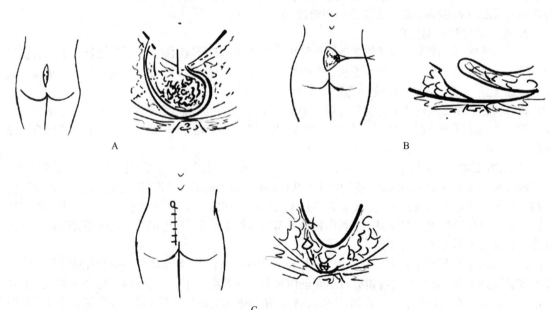

图 55-4　Karydakis 皮瓣技术

3）Bascom 臀沟抬高术：Bascom 对藏毛窦进行深入研究后，提出了一种抬高臀沟的手术方式，该术式与 Karydakis 皮瓣技术类似，其目的是切除所有病变组织并转移尽可能少的皮瓣在偏中线缝合，从而使臀沟抬高或变浅。Bascom 臀沟抬高术适用于初诊或者病变范围较小的复发性藏毛窦。

操作方法：①先将两侧臀部向中线挤压，标记出两侧皮肤接触缘；用宽胶布将双臀向外侧牵拉，完全暴露病灶及臀沟，确定病灶范围；②然后行椭圆形切口切除病变皮肤及窦道，切口底角偏离臀中 1～2cm；③沿皮下 0.5～0.7cm 脂肪层游离健康侧皮瓣至可以无张力缝合，一般游离不超过术前标记线；④间断缝合脂肪层，消灭无效腔，抬高臀沟，皮下放置引流管（图 55-5）。

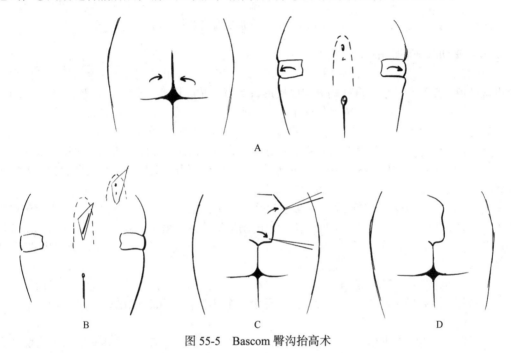

图 55-5　Bascom 臀沟抬高术

4）其他皮瓣技术：如"V-Y"皮瓣技术和"Z"形皮瓣技术对于治疗藏毛窦均有一定疗效，这些方法可以用于身体多种部位的整形重建。

"V-Y"皮瓣技术操作方法：术前标记好病灶切除范围以及"V"形皮瓣位置；椭圆形切除病灶区域，游离皮瓣，然后将皮瓣向中线推进，间断无张力缝合推进皮瓣的边缘，消除了病灶切除留下的缺损区域（图 55-6）。

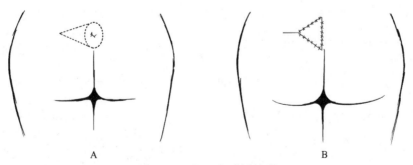

图 55-6　"V-Y"皮瓣技术

"Z"形皮瓣技术操作方法：标记出 30º～60º 角的"Z"形转移皮瓣并切除病灶组织；以创面作为长轴，充分游离转移皮瓣，将全层皮肤及皮下组织形成的皮瓣分别向对侧牵拉形成"Z"形（图 55-7）。

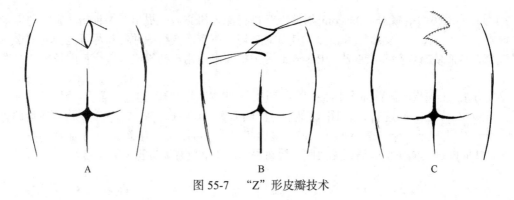

图 55-7 "Z"形皮瓣技术

3. 藏毛窦切除创面敞开

（1）单纯藏毛窦切除术：指彻底切除病灶后开放创面，待伤口由肉芽组织从底部生长自行填充。以亚甲蓝染色病变组织，沿着脊柱的方向以梭形将窦道和脓腔切开，避免损伤骨膜，清除后止血，冲洗，加压包扎。该术式优势在于操作简单，疗效明显。但创面面积大，愈合时间长，并且愈合后瘢痕明显。

（2）切除袋形缝合术：适用于骶尾部藏毛窦无急性感染的患者。该术式是在窦道彻底切除的基础上，横向缩窄了手术切口，纵向降低了切口深度，从而缩短愈合时间。同时缝合后切口处于半开放的状态，引流通畅，减少了并发症发生的概率。

操作方法：①先用探针探查窦道，从破溃口注入亚甲蓝染色；②从破溃口沿后正中臀中缝纵行切开皮肤、皮下组织至染色窦道，彻底去除染色的窦道组织，避免损伤骶尾韧带；③适当游离切口两侧皮下组织后，将创面底部骶骨筋膜与皮下组织、皮肤边缘连续缝合，使切口横向呈"V"形，纵向呈梭形。

4. 内镜下治疗和视频辅助藏毛窦消融术 这类技术是在内镜下利用高频能量消融清除窦道中的毛发和碎片，是通过藏毛窦小凹来进行的，因此切除范围小，对邻近组织损伤小，但其成功率还需进一步的研究。

操作方法：在窦道口做出一个小椭圆形切口，放入内镜；探查窦道，在内镜直视下去除所有病灶区域深部的毛发，并对窦道内的炎性组织进行射频消融，最后冲洗窦道。

（杨　巍）

思 考 题

骶尾部藏毛窦的临床表现是什么？

第五十六章 骶前肿瘤

学习目标

掌握 骶前肿瘤的临床表现及手术入路。

熟悉 骶前肿瘤的分类及病因。

案例 56-1

患者，女性，29 岁。主因"妊娠 40 天妇科检查发现盆腔占位"就诊。

患者妊娠 40 天，行妇科彩超时发现盆腔肿物，无腹痛腹胀，无排尿排便困难。既往无肝炎、结核病史，无血液病史，无手术、外伤史。

体格检查：膝胸位直肠指检：直肠黏膜光滑，未触及明显肿物。

辅助检查：MRI：骶前间隙可见一囊性占位性病变，边界清楚，与直肠分界清楚。

问题：

1. 该患者的临床诊断是什么？

2. 治疗策略有哪些？

骶前肿瘤（presacral tumor）是指发生在骶前间隙，即骶骨和直肠间隙内的肿瘤，也称骶尾部肿瘤或直肠后肿瘤。直肠骶骨筋膜下方是肛提肌上间隙，一个马蹄形的潜在间隙。前方为直肠深筋膜层，下界为肛提肌（图 56-1）。腹膜后间隙含有疏松的结缔组织，骶骨筋膜下有骶前血管，这些血管来源于椎体血管丛，这也是手术中误伤血管造成骶前大出血的主要原因。

一、病因及分类

Uhlig 和 Johnson 基于 Freier 等的分类系统，将骶前肿瘤分为：①先天性，包括发育性囊肿、脊索瘤和骶前脊膜膨出；②炎性，包括肛瘘；③神经源性；④骨肿瘤；⑤其他来源肿瘤，包括肉瘤和转移瘤。在进行临床诊断时，更实用的方法是分为实性和囊性两大类。另外还可分为婴幼儿发病的肿瘤和成年后发病的肿瘤，不同类别肿瘤的临床表现差异较大。

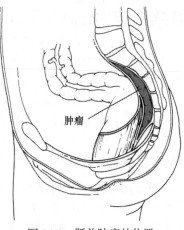

图 56-1 骶前肿瘤的位置

肿瘤

█ （一）发育性囊肿

发育性囊肿可能来源于任何胚层。先天性发育囊肿以女性居多，男女发病率之比为 1：5。大多数囊肿无症状，囊肿内部张力较低，在直肠检查时容易漏诊。平均发病年龄为 40 岁，出现临床症状的时间通常以年来计算。肛门后皮肤小凹陷与一些发育性囊肿有关，可作为诊断的标志性体征。虽无确切的统计数据，但估计有高达 12% 的囊性病变可以发展成恶性肿瘤。

文献报道女性发病率高于男性，通常没有症状育龄期女性患者在做盆腔检查时发现。女性的较高发病率在一定程度上可能与此相关。

1. 表皮样囊肿和皮样囊肿 是由外胚层管闭合缺陷所致，皮肤异位生长，有时伴有皮肤附属器结构。表皮样囊肿内衬复层鳞状上皮，有角质透明颗粒和细胞内桥。除了在表皮样囊肿中可见复层鳞状上皮细胞，皮样囊肿还可见汗腺、毛囊、皮脂腺或三者全部。这些附属器是皮样囊肿的特征表现。

表皮样囊肿和皮样囊肿均呈圆形和局限性生长，有薄层结缔组织构成的囊壁，并含有黏稠的黄绿色物质。皮样囊肿可与皮肤相连形成肛门后方皮肤凹陷。皮样囊肿的感染率为30%。感染后可表现为直肠后脓肿或直肠周围脓肿。当肛门后小凹与感染的囊肿相通时，常被误诊为肛瘘。

2. 肠源性囊肿 来源于后肠发育中的异位残留，可含鳞状上皮或移行上皮在内的黏膜分泌囊肿。通常，由柱状上皮构成的薄壁囊肿，呈分叶状生长，通常由一个大的囊肿和多个子囊肿构成。未感染时，内部充满透明至绿色黏液样物质。肠源性囊肿也容易并发感染，但在大多数病例中仍是无症状的。

3. 直肠重复畸形 是罕见的发育畸形，多见于女性，常伴随其他先天性缺陷，特别是泌尿生殖系统和脊椎畸形。诊断需符合3个解剖学标准，即囊肿必须与消化道相连、有与消化道部分相似的黏膜，以及有平滑肌层。

直肠重复畸形的患者可能无症状，或可表现为会阴部包块、便秘、里急后重感、脱垂、腰背痛和泌尿系统症状，也可表现为反复发作的肛周脓肿或肛瘘。已有报道成人直肠重复畸形恶变的病例，但较为罕见。

4. 尾肠囊肿 也称为直肠后囊性错构瘤，女性多发，有一半的患者因囊肿压迫引起疼痛，这种症状发生比例高于其他发育性囊肿。这些囊肿来自胚胎尾肠的残留组织，与畸胎瘤不同，畸胎瘤通常包含三个胚层的成分。病变通常为局限性的、无包膜、多囊，常充满无色、黄色或灰色的液体，与直肠腔无相通，感染率约为50%。将所有囊性和腔性病灶完整切除，对于防止窦道残留和罕见的恶变非常重要。

（二）畸胎瘤

畸胎瘤是真性肿瘤，来源于全能细胞。含有各个胚层的组织成分，虽然其分化的程度可能有所不同。恶性肿瘤往往来源于一个胚层的细胞；然而，在一些未分化的类型中，很难辨别其组织来源。肿瘤组织分化程度越高，肿瘤就越偏向良性，但所有的肿瘤都应被视为潜在恶变倾向。

骶尾部畸胎瘤的特点和生长方式：有完整的包膜，可为实性或囊性；可包含各种胚层组织，最主要是呼吸系统、神经系统和胃肠道组织成分；畸胎瘤对尾骨和骶骨有很强的附着性，但很少附着于盆腔脏器，除非炎症导致继发性粘连。

（三）脊索瘤

脊索瘤是骶前间隙最常见的恶性肿瘤。起源于胎儿脊索的残余。虽然它可以发生在从脑垂体到尾骨的任何部位，但大约50%的病例发生在骶尾部区域。脊索瘤可在任何年龄段出现，男性发病率更高，发病率最高的年龄段是40~70岁。

从宏观上看，脊索瘤是一种生长缓慢、分叶状、结构清晰的肿瘤，瘤体由柔软的凝胶状组织构成，常伴有出血。肿瘤常侵犯压迫邻近的骨质结构及毗邻组织器官。显微镜下，脊索瘤被认为类似于脊索发育的不同阶段。肿瘤细胞通常聚集成不规则的团块，被基质组织分隔开。外周细胞的细胞质中含有黏液滴。当这些细胞成熟时，这些黏液滴聚集成单个大液泡，形成典型的脊索瘤的空泡细胞。肿瘤中心可见细胞束漂浮于黏液中，细胞边界模糊，可见合胞体。

患者会出现直肠或会阴疼痛，坐时疼痛加剧，站立或行走可减缓。晚期病变可能会出现便秘、大便失禁、尿失禁、阳痿等症状。指检可发现直肠外光滑肿物，直肠黏膜完整。

（四）骶前脊膜膨出

骶前脊膜膨出位于骶前间隙，含有脑脊液。在女性中更为常见，症状包括便秘、排尿困难、腰背痛或腹痛、头痛、脑脊膜炎或难产。典型的临床表现包括盆腔包块和特征性放射学改变，但通常在数月或数年后确诊。骶前脊膜膨出的最佳诊断方式是MRI。由于存在继发脑脊膜炎的风险，应避免抽吸术。治疗方法包括切除脑膜膨出的部分，手术入路有经骶入路的椎板切除、经会阴入路，以及经腹前入路。

（五）其他类型肿瘤

室管膜瘤是最常见的神经源性肿瘤。原发性骨肿瘤极为罕见，骨科已有详细的研究，且通常不需要结直肠外科医生处理。虽然结缔组织肉瘤很少见，但它们是仅次于脊索瘤的第二常见恶性肿瘤。另外一种骶前病变是转移性肿瘤，包括淋巴瘤和腺癌。因此，当高度怀疑转移癌时，应做适当的检查以明确性质。

二、临 床 表 现

（一）症状

直肠后病变引起的症状与其部位、大小有关，如果是骶前囊肿，还与是否感染相关。良性病变往往无症状，需通过全面体检或在女性分娩时发现。恶性病变更容易产生症状。

1. 疼痛 是肿瘤和感染性囊肿患者的最常见症状。通常位置不固定，如下腰部、肛周、直肠或直肠深部痛。如果累及骶神经丛，患者可能会出现腿部或臀部的牵涉痛。在早期伴随麻痹的疼痛并不常见。直肠后肿瘤的典型疼痛通常是体位性的，与坐立或站立相关，而疼痛的开始通常与局部创伤有关，如骶骨或尾骨的跌伤。

2. 感染 可表现为从单纯的发热、畏寒、寒战和疼痛，到反复的肛周脓肿，患者通常会有多次的外科治疗史。有类似病史的女性患者应仔细检查以排除骶前囊肿。

3. 盆腔出口变化引起的症状

（1）便秘：骶前较大占位可能会影响排便或有排便不适感。排便用力可能导致痔的出现，有时伴有直肠出血，但通常肿瘤本身不出血。

（2）失禁：无论是梗阻所致的继发性腹泻，还是括约肌神经功能受到影响，失禁都是一种少见的症状。在肿瘤生长的早期，肛周粪染可能是早期粪便控制不良的唯一表现。

（3）难产：许多实体肿瘤在妊娠期首次被发现。有些分娩时难产的原因就是由于骶前肿瘤的存在。

4. 泌尿系统症状 膀胱功能障碍并不少见，可能是由于干扰盆腔副交感神经，直接压迫膀胱或尿道，或盆段输尿管。

5. 中枢神经系统表现 虽然少见，但骶前脊膜膨出可表现为中枢神经系统症状。据报道，在成人中，头痛和反复发作的脑膜炎是由脊膜膨出反复感染引起的。脊膜膨出是一种严重的骶神经和骶骨发育障碍形成的疾病，在婴儿中伴有不同程度的神经源性疾病。

（二）手术史

骶前囊肿一般有多次的肛周脓肿手术史。此外，具有泌尿生殖系统或胃肠道的恶性肿瘤的手术史，特别是膀胱、前列腺或直肠的手术史后肿瘤复发，这对于骶前肿瘤的诊断具有重要意义。直肠后间隙也是其他原发肿瘤常见的转移部位。

（三）体征

肿瘤能否切除及手术入路方式的选择通常有赖于直肠指检。需仔细检查肛周外观，肛门后方小凹陷提示发育性囊肿的存在。肛周污染和肛门外翻可能表明肛门括约肌的神经支配受累，肛门括约肌松弛和鞍区感觉缺失进一步提示可能累及脊髓骶尾部神经。

指诊可清晰地触及直肠后实性肿物。根据 Mayo Clinic 较早的统计，97%的直肠后肿瘤可通过指检触及。位置较高的直肠后肿瘤可能无法触及，需仔细评估骶骨弧度，骶前突然向前成角是首要表现。

应详细记录肿块的位置，是分叶状的还是孤立的，是否能确定其上极。尤其是必须评估肿块与骶尾骨的关系，这将决定手术方式（图 56-2）。

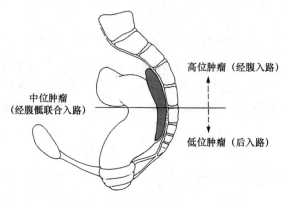

图 56-2　骶前肿瘤位置与手术入路

　　囊性肿瘤较难发现，囊壁松弛时往往感觉像黏膜皱褶。如果手指扫过黏膜表面，囊肿内的液体会在手指挤压下被推入囊肿的侧方，使囊肿变窄变大，轮廓清晰。对于饱满有张力的囊肿，有时很难区分肛提肌上脓肿和直肠后间隙感染。这些病例应该寻找相关的临床表现来判别，如肛门后小凹。骶前脊膜膨出可被误认为是单纯的囊肿。

　　在婴幼儿中，按压囊肿可致囟门部压力升高，用手可以感受到。囟门闭合后，Valsalva 动作可显示椎管是否与囊肿相通。

　　除仔细的体格检查外，还应进行肛门镜和结肠镜检查，以确定直肠壁受累情况。有时可以看到表示肿物外压的痕迹。应注意直肠黏膜的形态，直肠黏膜下水肿提示可能有潜在的感染。通常情况下，直肠黏膜是正常的。

三、诊　　断

（一）内镜检查

　　所有直肠后肿瘤患者都应接受内镜检查。大多数旧教材推荐乙状结肠软镜检查。但全结肠镜检查更适用于近期没有检查近端结肠的患者，可以排除同时多发病变，尤其是对于拟经腹切除肿瘤入路的患者更为重要。

（二）影像学检查

　　过去曾使用过许多不同的影像学方法来评估骶前肿瘤，其中一些具有特征性的表现，在 X 线片上的骨破坏明确提示恶性骶前肿瘤，"弯刀征"是骶前脊膜膨出的典型表现。然而，随着现代医学对骶前肿瘤评估的不断深入，需要采用常规 X 线、钡灌肠、瘘管造影、血管造影甚至 CT 综合评估肿瘤，为我们治疗方式的选择提供尽可能全面的信息。

　　1. 经直肠腔内超声（endorectal ultrasound，ERUS）　是结肠直肠外科医生较多选择的一种检查方法，由于其高实用性和使用的普遍性，它经常被用于评估大便失禁。ERUS 具有较好的耐受性，许多诊所和医疗机构配有超声设备，外科医师可用来进行骶前肿瘤的初步评估检查。ERUS 主要用于鉴别直肠后肿块是囊性还是实性的，以及它的瘘管是否与肛管相通。此外，它还可以检测是否有直肠壁和（或）括约肌的侵犯。

　　2. MRI　就像对直肠癌的评估一样，盆腔 MRI 已成为评估骶前肿瘤和制订治疗计划的重要依据。MRI 可提供肿瘤与骨盆肌肉和骨结构解剖关系的详细图像。它不仅可以判断肿瘤的囊实性，还可以评估肿瘤的分隔和内容物以判断有无出血，甚至可确定神经系统是否受累。与 CT 相比，它具有多平面重建的功能及较高的软组织分辨率，有助于确定病变与骶前筋膜之间的间隙。通过 MRI 判断骶骨侵犯和直肠受累情况，可帮助确定肿瘤的可切除性及是否需要新辅助治疗。现在，MRI 已经取代 ERUS 用于评估直肠癌和骶前肿瘤。

四、治　疗

（一）监测

　　一般不鼓励对骶前肿瘤进行单纯观察监测。即使是良性的囊性病变也有恶性的可能，但应当承认多数无症状的小肿瘤患者不会影响健康。当然，有些患者手术并发症和术后功能恢复的风险超过了获益，这对身体虚弱的患者来说尤其如此。年轻体健的骶前囊肿患者应行手术治疗，因为存在10%或更多的恶变风险。

（二）组织活检

　　骶前肿瘤的术前活检历来是不被赞成的，因为它可能导致肿瘤沿着穿刺道种植，并可能引发囊性病变的感染，对骶前脊膜膨出进行活检还可能会导致脑膜炎。事实上，任何可手术切除的骶前肿瘤均不适合术前穿刺活检。大多数学者认为，如果必须活检，经会阴入路优于经直肠入路，而且应在术中同时切除穿刺道。

　　不赞成活检的另一个主要原因是，除了上述考虑，大多数专家认为从活检获得的病理结果对手术决策的影响不大，且将患者置于无任何益处的并发症风险中。单纯囊性病变不需要活检。然而，对怀疑为恶性的多腔病变及实体肿瘤可能需要术前根据实际情况进行活检。活检结果比无创性影像学检查更敏感和特异，对手术策略的选择有重要意义。具体来说，恶性非脊索瘤采用新辅助放疗；肿块较大、高分化、局部进展期病变采用术中放疗；良性病变，则治疗上着重保护神经、侧重功能保留，而不是广泛的切除。如果进行术前活检，建议经会阴入路，并在手术时切除该活检针道。在穿刺时，可进行染色定位，以帮助之后的手术切除。

（三）新辅助治疗

　　术前放疗对边界清晰的较大的实体肿瘤有明确作用。与脊索瘤相比，新辅助放疗对肉瘤可能会有更好的疗效。新辅助化疗的作用目前仍不明确，但可根据肿瘤组织学进行使用，特别适用于胃肠道间质瘤和部分类型的肉瘤。

（四）手术方法

　　手术方法如前所述（图 56-2），病变的范围决定手术方法。体积巨大和局部进展的病变，建议采用多学科合作，包括骨科医生或神经外科医生。在直肠后间隙的手术需要行彻底机械性和抗生素肠道准备，因为术中有比较大的直肠损伤风险。

　　1. 经腹入路　经腹入路的适应证为骶尾部入路不能完全切除的高位骶前肿瘤。也适用于椎管外神经源性肿瘤。通过腹部横切口或腹正中切口进入。游离乙状结肠，牵拉直肠检查盆腔，确定肿瘤与直肠的关系（图 56-3）。确定骶前交感神经，在神经前进入直肠后间隙。将直肠及其系膜向前推开，显露肿瘤，这样操作可减少出血。如果是直肠后实体肿瘤，骶正中血管常明显增粗，在切除肿瘤前应将其结扎。

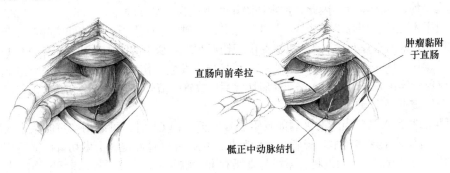

图 56-3　高位骶前肿瘤的经腹手术

骶前静脉出血是最难控制的出血类型，静脉切开后会收缩，很难分离结扎。手术操作需非常细致、精确地止血，并应随时保护神经。通过精细的解剖，肿瘤可顺利游离切除，止血夹在手术中可发挥较大作用。尽管描述起来简单，但不能轻视实际手术过程中所遇到的困难。

只要肿瘤位置高，骶骨不受累，骶前出血通常用骶骨止血固定效果最好，如果肿瘤侵犯直肠，则需要切除直肠。根据肿瘤的位置，术中可能需要将患者调整为折刀位，以便通过骶后入路手术切除剩余部分。如果进行了活检，则切除范围应包括活检针道。

切除的近端和外侧范围由原发病灶的位置决定。根据病变的位置，必要时可切除部分骶骨及神经。在这种情况下，可能需要骨科和神经外科医生来共同手术。

2. 后入路　如果指诊时手指能够触及病变的上界，应选择后入路手术方式。如果仅能触到病变的一半，通常可以从后路切除病变。患者采用折刀位（图 56-4），术前口服泻药机械性准备肠道，预防性使用抗生素。取中线骶尾旁弧形切口或水平状切口，逐层分离并确定骶尾骨及肛尾韧带。将肛尾韧带与尾骨分离并移位，暴露肛提肌和从直肠发出到尾骨的十字交叉纤维。分开肛提肌进入肛提肌上间隙。将尾骨与第 5 椎体分离切除，获得足够的空间进入肛提肌上间隙。切开部分肛提肌可获得更好的视野。外科医生可左手戴双层手套，示指插入直肠，将肿瘤向后推以帮助切除，避免损伤直肠壁。

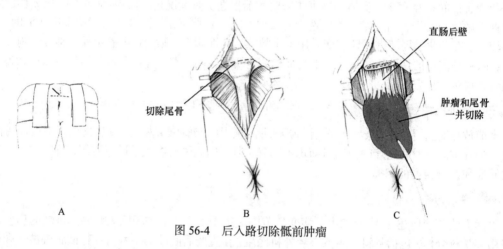

A　　　　　　　　　　　　B　　　　　　　　　　　　C

图 56-4　后入路切除骶前肿瘤

必要时可切除骶骨远端的 1～2 个椎体。这取决于病变的大小、与骶骨的关系，以及需要暴露的部位。如果需要切除骶骨节段，可以从两侧分离臀大肌，并切开一部分骶髂韧带。可以剥离与最低的两个骶椎相关的骶神经，进而避免神经损伤，也不会造成骨盆的不稳定。手术中需注意椎骨切除时的出血，折刀体位在一定程度上减少了出血。

对于骶前肿瘤和囊肿，建议切除尾骨，不仅为了获得更好的暴露，而且可以预防复发。研究显示最常见的复发因素是没有完全切除尾骨，这一观点也得到不少研究的支持。这可能是由于该区域所有囊性病变均起源于尾骨。因此，常规切除尾骨被认为是必要的。

后入路手术最适合切除囊性病变，尤其是尾骨前囊肿，也适用于所有的低位肿瘤和骶骨岬下的许多中位肿瘤。术前检查非常重要，可避免由于错误判断病变上界术中改变手术策略的风险。通过这个切口的操作空间是有限的。如果严重的不可控出血发生在伤口深处，应填充加压止血。如仍出血不止，应更改体位并采用腹部入路。肿瘤切除后，放置引流管并逐层缝合切口，确保肿瘤切除后残留的无效腔被彻底引流。

3. 经腹骶联合入路　当大的肿瘤如脊索瘤延伸至 S₃ 以上时，可采用经腹骶联合入路方式。Dozois 很好地描述了这项技术。患者采用俯卧折刀位，在骶骨和尾骨上做切口。横行切断肛尾韧带并向外侧分离肛提肌。从两侧将脊索瘤与直肠和臀大肌分离，分离骶棘韧带和骶结节韧带，将梨状肌向两边依次分离，显露坐骨神经。在 S_3 层面将侵犯的骶骨一并切除，注意保护 S_3 神经根。

将病变整块切除，放置引流，封闭创面。在骶骨切除时确认有无硬脊膜损伤很重要。这可能会发生在有椎管内病变的患者，并可能导致脑脊液外露甚至危及生命的硬膜内感染。当在 $S_2 \sim S_3$ 或更高平面进行骶骨切除术时，应寻找硬膜囊并用可吸收缝线缝合。

对于 S_3 水平以上的病变，通过开腹前入路进入骶前间隙，向前游离直肠。如果必须切除双侧 S_3 神经根，则切除直肠并同时进行结肠造口术。通过结扎骶正中血管和肿瘤侧的髂内血管减少出血。如果能保留单侧 S_3 神经根，则保留直肠，重建盆底，关闭腹腔。再改为俯卧位，进行如上所述的后入路手术。

Baratti 等报道了术后功能结果及其与神经根保留关系。双侧 S_3 保存的患者均未出现泌尿系或肠道症状。S_2 的双侧保存，虽然在大多数情况下伴有暂时性尿潴留、大便失禁，或者两者兼有，但在大多数情况下可恢复正常排便和泌尿功能。仅保留一侧 S_2 神经根后，所有病例均出现泌尿和（或）排便障碍，只有少数恢复。所有仅保留 S_1 神经根的患者均出现永久性排便和泌尿功能障碍。

骶前肿瘤切除的预后主要取决于肿瘤组织学和是否 R0 切除（切缘无癌细胞，完整切除）。一般来说，良性的囊实性病变切除后的预后很好，比较少的肿瘤特异性死亡和复发率为 3%～15%，取决于不同的研究和切除的质量。恶性病变切除后的生存率较难预测，文献中报道也不一致。不过，较大的和未完全切除的恶性病变与局部和远处的高复发率有关。

（王　权　佟伟华）

思 考 题

试述骶前肿瘤的分类。

第五十七章 骶尾部畸胎瘤

学习目标

掌握 骶尾部畸胎瘤的分类、临床表现、诊断、鉴别诊断和治疗。

熟悉 骶尾部畸胎瘤的病因。

了解 骶尾部畸胎瘤的病理。

案例 57-1

患儿，女性，5 日龄。主因"发现右侧臀部、骶尾部肿物 5 天"于门诊就诊。

患儿于入院前 5 天出生后即发现其右侧臀部、骶尾部一肿物，周围无红肿，患儿无畏寒、发热，无哭吵，无恶心、呕吐、拒食，无腹胀、腹泻，无排黑便、血便、黏液脓血便，无排肉眼血尿等，遂来诊。门诊查 MRI 示"右臀部、骶尾椎前下方及盆腔内囊实性肿瘤，考虑为胚生殖细胞瘤，以畸胎瘤可能性大"，门诊拟"骶尾部肿物"收入院。发病以来，精神、睡眠尚可，食欲正常，大小便正常，体重无明显变化。

专科查体：右侧臀部可扪及一约 4.0cm×6.0cm 的不规则肿物，肿物上界位于骶尾椎水平，肿物位于皮下，表面光滑，边界清楚，质地中等，移动度差，无触痛反应，无搏动感，局部无破溃、出血，表面皮温不高。

辅助检查：MRI：右臀部、尾椎前下方及盆腔内实性肿瘤，考虑为胚生殖细胞瘤，以畸胎瘤可能性大。AFP：23 079ng/ml。

问题：

1. 首先考虑何种疾病？

2. 应与哪些疾病相鉴别？

3. 治疗原则有哪些？

骶尾部畸胎瘤（sacrococcygeal teratoma，SCT）是新生儿和婴儿最常见的性腺外生殖细胞肿瘤，由实体和（或）囊性成分组成，从骶骨尖端、臀部向外突出或在盆腔内发展。它由 3 个胚层组成，含有各种成熟和未成熟的组织。SCT 发病率低，住院发生率大约在 1/（30 000～170 000），主要见于女性儿童，女性和男性的比例为 4:1，更常见于双胞胎或有双胞胎病史的家庭中。值得注意的是，SCT 可分为良、恶性，并且恶性的比例随着儿童年龄的增长而升高。在患者 4 月龄之前被诊断出的肿瘤大部分为良性，而 4 月龄之后被诊断出的则以恶性多见。

一、病 因 病 理

▍ （一）病因

SCT 包含来自所有胚层的细胞，病因尚未完全明确，目前主要有以下几种理论来解释新生儿 SCT 的来源：部分研究者认为 SCT 是由一个受精卵移位形成；也有研究者认为 SCT 是一个未发育完全的双胞胎，这可能可以解释 SCT 在双胞胎或有双胞胎病史家庭中更常见的现象；然而，目前主流观点认为 SCT 来源于原结（亨氏结）的全能细胞。随着身体的发育，原结向头端迁移，6 周时位于胚胎尖端，继而尾巴缩回。到胎龄 10 周时，原结又回到了尾骨的尖端。原结中的一些全能细胞很可能独立于胎儿的其他部分发育，从而形成畸胎瘤。而 SCT 多见于女性可能是因为卵巢在胚胎期的分化（10 周）晚于睾丸（7 周）。

（二）病理

从大体上看，畸胎瘤大小不等，可从直径几厘米到影响胎儿分娩的巨大肿瘤。覆盖肿瘤的皮肤可变薄、发亮，并呈现出类似血管瘤的蓝色变化，也可松弛、粗糙。畸胎瘤可为实性或者囊性，通常是两者兼有。肿瘤表面可能平整光滑，也可能极不规则。大约85%的SCT是良性的，一般来说肿瘤的囊性成分越多，良性的可能性就越大。实性部分触之坚硬或呈肉质，多在此处找到恶性肿瘤证据。部分SCT可能含有钙化沉积物或牙齿，在X线检查中可以查见，有助于鉴别诊断。

SCT的镜下观通常是单个胚层（通常是外胚层）占主导地位，通过仔细镜检可发现其他两个胚层的细胞和结构。良性肿瘤主要是肌肉、软骨、骨骼、神经组织、皮肤、消化道、腺上皮和呼吸上皮。恶性肿瘤主要表现为胚胎性腺癌。同一肿瘤中可同时并存良性和恶性、成熟和未成熟成分。因此，必须对整个肿瘤进行仔细的组织学检查，以排除恶性成分的存在。

病理分型如下：①成熟畸胎瘤：即良性畸胎瘤，由已分化成熟的组织构成，包膜完整，生长缓慢。②未成熟畸胎瘤：在分化成熟的组织结构中，常混有未成熟的胚胎组织，多为神经组织。③恶性畸胎瘤：含有恶性组织，可分为卵黄囊瘤、无性细胞瘤或胚胎细胞瘤。

未成熟畸胎瘤按其成熟程度又可分为3级。1级：有未成熟组织，有或无未成熟的神经上皮组织，低倍视野计数不超过1个。2级：有未成熟组织，有未成熟的神经上皮组织，低倍视野计数1个以上，4个以下。3级：未成熟组织明显，未成熟的神经上皮组织明显，低倍视野计数超过4个。1级恶变机会少，3级最容易复发和转移，2级介于二者之间。

二、分　类

临床上通常根据美国小儿外科学组Altman's分型，将SCT分为4种类型。Ⅰ型（显露型）：大多数肿瘤位于骨盆外；Ⅱ型（内外混合型）：肿瘤主要位于骨盆外，但盆腔也有明显肿瘤组分；Ⅲ型（内外混合型）：肿瘤主要位于骨盆内，并可延伸到腹腔，臀外部也可见小部分肿瘤；Ⅳ型（隐匿型）：肿瘤位于骨盆内，臀外部不可见。

其中，Ⅰ型和Ⅱ型者多发生于新生儿期，占比约为80%；Ⅳ型者少，只占10%，常发生于婴儿期，多于病灶恶变出现梗阻、神经系统症状后才得到诊断，预后差。

三、临床表现

临床最常见的症状是骶骨、臀部区域的肿块，几乎所有在新生儿时期发现的畸胎瘤都有一定程度的外部肿块，许多畸胎瘤有不同程度向骶前延伸，使得肛门和直肠向前移位。部分患者的肿瘤可能向内部生长，而没有外部肿块，尤其是年龄较大的儿童。内部生长的肿瘤可引起肠道或泌尿系梗阻，这些症状通常预示着恶性肿瘤可能。研究指出，只有5%的良性畸胎瘤会产生阻塞性症状，而80%的恶性肿瘤会产生部分肠道或泌尿系阻塞的症状。

案例57-1解析1

本例患儿出生后即发现其右侧臀部、骶尾部肿块，周围无红肿，查体时右侧臀部可扪及一约4.0cm×6.0cm的不规则肿物，肿物上界位于骶尾椎水平，肿物位于皮下，表面光滑，边界清楚，质地中等，移动度差，无触痛反应，无搏动感，局部无破溃、出血，表面皮温不高。

对于成人患者来说，较少有外部肿块，骶尾部疼痛和渗出是最常见的症状，也有部分无任何不适，由体检发现。部分出现直肠、泌尿、生殖道阻塞，出现膀胱、肛门括约肌或四肢的神经系统变化预示恶性倾向，通常见于复发性肿瘤。

四、诊　断

诊断必须依靠病史、专科查体、影像学检查和实验室检查，主要根据手术后病理做出最终诊断，并进行病理分级以指导术后治疗和随访。

1. 专科查体 Ⅰ、Ⅱ型 SCT 出生后肉眼即可发现骶尾部包块，容易诊断；Ⅲ和Ⅳ型 SCT 骶尾部包块不明显，往往在出现梗阻症状时才引起重视，延误诊断，因此，新生儿应常规进行肛门检查。

2. 甲胎蛋白（α-fetoprotein，AFP） 大多数恶性畸胎瘤含有胚胎癌或卵黄囊瘤，可引起血清 AFP 显著升高，而良性畸胎瘤一般正常。故测定血清 AFP 可作为良、恶性判断的参考依据，也可作为判断治疗效果和监测肿瘤复发的重要指标。值得一提的是，判断 AFP 结果时需注意以下几点：极少数恶性 SCT 的 AFP 可不升高；新生儿存在生理性 AFP 升高，故要仔细判断是否为真性升高；要注意排除由肝炎等引起的 AFP 升高。

3. 超声诊断 超声产前诊断使胎儿畸胎瘤可获得早期诊断，有助于临床医生判断肿瘤位置和评估肿瘤对预后的影响。

4. X 线检查 骨盆的侧位平片可显示尾骨区域的软组织肿块；如果直肠前有明显的扩张，肿块可能会使直肠向前移位。大约一半的病例，平片有不同程度的钙化，有助于畸胎瘤的诊断。钡灌肠有助于评估骶前和腹腔内的扩张程度。如果腹腔内成分较大，可行静脉肾盂造影。如果有神经系统症状，可能有脑膜膨出，则需做脊髓造影。原发性、无并发症的 SCT，椎管内侵犯很少见，但复发性肿瘤有时骨髓造影可能会显示肿瘤的椎管内侵犯。

5. MR1 检查 可了解脊髓、骨质情况，并有助于鉴别脊髓栓系。

6. 病理学检查 镜下典型结构的辨认是做出最终诊断的重要依据。此外，免疫组化、荧光原位杂交（Fish）等手段对生物标志物的分子进行病理学检查，有助于病理分型，可准确鉴别生殖细胞肿瘤亚型及判断良恶性、评估预后，并作为指导靶向治疗的依据。

案例 57-1 解析 2

本例患儿出生后即发现其右侧臀部、骶尾部肿物，MRI 提示 SCT，经手术完整切除后，术后病理提示：符合成熟性畸胎瘤，实性为主，内见大量神经胶质成分，细胞生长活跃，建议随访。可做出 SCT 的诊断。

五、鉴 别 诊 断

位于骶尾部、骶前区或臀部的任何占位都需要与 SCT 进行鉴别。因为如果不能早期识别和治疗，可能导致肿瘤恶变，严重影响患者预后。在做出明确诊断之前，排除可能被误认为畸胎瘤的其他病变，包括：

1. 脊髓脊膜膨出 为典型的囊性病变，通常与骶骨异常有关，伴有不同程度双下肢运动障碍和变形，大小便失禁，会阴部鞍形感觉障碍等。当婴儿哭闹时，脑膜膨出会变得紧张，病变处的压力可传递到囟门。值得注意的是，同一患者可能会同时出现脊髓脊膜膨出和畸胎瘤。

2. 血管瘤 臀部的大血管瘤外观可能与畸胎瘤相似，然而，血管瘤通常不会有骶前延伸，并且可以很容易触及尾骨尖端。

3. 脂肪瘤 骶前脂肪瘤少见，与 SCT 鉴别诊断困难，需要手术切除诊断。

4. 直肠重复畸形 同样表现为骶前区占位，并可能无法通过钡灌肠鉴别。同样，手术切除对于鉴别诊断是必要的。

5. 感染的毛滴虫囊肿和坐骨直肠窝脓肿 在术前无法与感染的囊性 SCT 区分开来。对于该部位的脓肿，应始终以组织学检查作为诊断依据。

6. 其他骶前区占位 包括脊索瘤、神经纤维瘤、神经纤维肉瘤、骶骨巨细胞瘤、绒毛囊肿、骶骨骨髓炎、骶前扩张脓肿形成瘘、注射后肉芽肿和结核等可能与 SCT 混淆。脊索瘤是恶性的，伴有疼痛，最常见于成年人，并与骶骨或尾骨的骨质破坏有关；同样，骶骨巨细胞瘤在成年人中更常见，与骨质破坏有关；骶骨骨髓炎表现为骨质变化，通常不会形成骶前囊肿或占位；神经纤维瘤和神经纤维肉瘤质硬，伴有疼痛，多有骨质侵蚀，但可能术前无法区分；藏毛窦和藏毛囊肿发生在骶骨和尾骨的后部，在婴儿、儿童和女性中很罕见。

> **案例 57-1 解析 3**
>
> 本例患儿为 5 日龄女婴，发现骶尾部占位，MRI 提示为 SCT。虽已初步诊断，但骶尾部占位原因较多，需尽快行手术治疗，完整切除病灶，取得详细病理信息，与其他骶尾部占位病变相鉴别，特别是需与脊髓脊膜膨出、血管瘤或其他恶性病变相鉴别，以防误诊、漏诊。

六、治　疗

一旦确诊，完整切除是 SCT 治愈的唯一保证。成熟和未成熟畸胎瘤都需要手术切除。如果肿瘤是良性的，并且切除整个尾骨，治愈率可以超过 90%，如果不切除尾骨，预计复发率约为 33%，复发肿瘤的恶变程度很高，故建议常规切除尾骨和必要的骶骨。此外，如果必须切除第 3 个或更高的骶骨体，则应双侧移植 S_2 和 S_3 神经以保护膀胱的控制功能。对于 Altman's Ⅰ 型病例，大部分患者可从臀部实施手术，对于腹腔内占位较大的患者需同时经腹进行手术。对于巨大的实体瘤，可先结扎骶中动脉以降低出血和肿瘤扩散的风险。对于卵黄囊肿瘤，可以先进行化疗，如 BEP（博莱霉素+依托泊苷+顺铂）治疗，再进行手术切除。

SCT 发生在年龄较大的儿童身上时，通常被诊断时就是恶性，难以治愈。然而，即使是骶尾部恶性畸胎瘤，也应该进行全切除，再进行放疗和化疗。值得一提的是，尽管大多数婴儿 SCT 为良性肿瘤，也有部分发展为巨大肿瘤，导致大出血、高输出量心力衰竭和弥散性血管内凝血，新生儿期也可能出现致命的结局。此外，即使肿瘤切除成功，一些患者在长期随访中也可能出现肿瘤复发、恶变、膀胱和肠道功能障碍以及小腿麻痹等。

> **案例 57-1 解析 4**
>
> 临床诊断：骶尾部畸胎瘤。
>
> 诊断要点：
>
> 1. 出生即发现骶尾部肿物。
> 2. 查体右侧臀部可扪及不规则肿物，肿物上界位于骶尾椎水平，肿物位于皮下，表面光滑，质地中等，移动度差。
> 3. MRI 见右臀部、尾椎前下方及盆腔内实性肿瘤，考虑畸胎瘤可能性大。
>
> 治疗理念：尽快行手术治疗。
>
> 1. 包括尾骨在内完整切除肿物。
> 2. 根据术后病理制定后续治疗方案。
> 3. 术后注意随访，复发性畸胎瘤预后差。

（李心翔）

思　考　题

骶尾部畸胎瘤的发病特点是什么？

第五篇参考文献

陈孝平, 汪建平, 赵继宗, 2018. 外科学[M]. 9 版. 北京: 人民卫生出版社: 385-386.

陈泳成, 莫学忠, 彭慧, 2021. 藏毛窦非手术治疗的研究进展[J]. 结直肠肛门外科, 27(5): 515-519.

付俊豪, 祁志勇, 刘博, 等, 2021. 骶尾部藏毛窦病因及临床诊断研究[J]. 中国实验诊断学, 25(4): 622-625.

黄子宸, 李晨, 郑丽华, 2023. 藏毛窦手术治疗的研究进展[J]. 中国临床医生杂志, 51(2): 148-152.

孔令红, 刘晓刚, 王丽宁, 等, 2021. 藏毛窦囊肿 18 例临床病理分析[J]. 诊断病理学杂志, 28(5): 332-336.

雷程, 吴斌, 2020. 2019 版《日本结肠憩室出血和结肠憩室炎治疗指南》结肠憩室炎部分精要及解读[J]. 基础医学与临床, 40(11): 1608-1612.

雷程, 吴斌, 2020. 乙状结肠憩室炎的诊疗现状及进展[J]. 中华结直肠疾病电子杂志, 9(3): 226-230.

王雯舒, 李琳, 朱元民, 2020. 379 例结肠憩室病的临床特点及内镜表现[J]. 中国内镜杂志, 26(9): 35-40.

张启瑜, 2017. 钱礼腹部外科学[M]. 2 版. 北京: 人民卫生出版社: 376-377.

朱新影, 赵文娟, 杜娟, 等, 2019. 急性结肠憩室炎 132 例临床特点分析[J]. 中国内镜杂志, 25(7): 30-33.

Brandt L J, Feuerstadt P, Longstreth G F, et al, 2015. ACG clinical guideline: epidemiology, risk factors, patterns of presentation, diagnosis, and management of colon ischemia (CI)[J]. The American Journal of Gastroenterology, 110(1): 18-44.

Cahais J, 2021. Endoscopic pilonidal sinus disease treatment (EPSiT)[J]. Journal of Visceral Surgery, 158(4): 337-342.

DuBose J, Seehusen D A, 2021. Diagnosis and initial management of acute colonic diverticulitis[J]. American Family Physician, 104(2): 195-197.

Francis N K, Sylla P, Abou-Khalil M, et al, 2019. EAES and SAGES 2018 consensus conference on acute diverticulitis management: evidence-based recommendations for clinical practice[J]. Surgical Endoscopy, 33(9): 2726-2741.

Fumino S, Tajiri T, Usui N, et al, 2019. Japanese clinical practice guidelines for sacrococcygeal teratoma, 2017[J]. Pediatrics International: Official Journal of the Japan Pediatric Society, 61(7): 672-678.

Hall J, Hardiman K, Lee S, et al, 2020. The American society of colon and rectal surgeons clinical practice guidelines for the treatment of left-sided colonic diverticulitis[J]. Diseases of the Colon and Rectum, 63(6): 728-747.

Johnson E K, Vogel J D, Cowan M L, et al, 2019. The American society of colon and rectal surgeons' clinical practice guidelines for the management of pilonidal disease[J]. Diseases of the Colon and Rectum, 62(2): 146-157.

Salim A, Raitio, Losty P D, 2023. Long-term functional outcomes of sacrococcygeal teratoma - A systematic review of published studies exploring 'real world' outcomes[J]. European Journal of Surgical Oncology, 49(1), 16-20.

Strate L L, Gralnek I M, 2016. ACG clinical guideline: management of patients with acute lower gastrointestinal bleeding[J]. The American Journal of Gastroenterology, 111(5): 755.